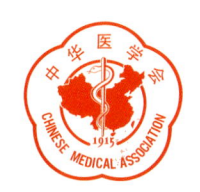

中国医学发展系列研究报告

核医学进展

【2014—2016】

中华医学会　编著

李亚明　黄　钢　李思进　主编

中华医学电子音像出版社
CHINESE MEDICAL MULTIMEDIA PRESS
北　京

图书在版编目（CIP）数据

核医学进展.2014—2016/李亚明，黄钢，李思进主编；中华医学会编著.—北京：中华医学电子音像出版社，2018.4

ISBN 978-7-83005-172-3

Ⅰ.①核… Ⅱ.①李… ②黄… ③李… ④中… Ⅲ.①核医学 Ⅳ.①R81

中国版本图书馆CIP数据核字（2018）第061731号

核医学进展【2014—2016】
HEYIXUE JINZHAN【2014—2016】

主　　编：	李亚明　黄　钢　李思进
策划编辑：	冯晓冬
责任编辑：	王翠棉　冯晓冬
文字编辑：	裴　燕　尹虹娇
校　　对：	龚利霞
责任印刷：	李振坤
出版发行：	中华医学电子音像出版社
通信地址：	北京市东城区东四西大街42号中华医学会121室
邮　　编：	100710
E - mail：	cma-cmc@cma.org.cn
购书热线：	010-85158550
经　　销：	新华书店
印　　刷：	廊坊佳艺印务有限公司
开　　本：	889 mm×1194 mm　1/16
印　　张：	21.75
字　　数：	555千字
版　　次：	2018年4月第1版　2018年4月第1次印刷
定　　价：	130.00元

版权所有　侵权必究

购买本社图书，凡有缺、倒、脱页者，本社负责调换

内容简介

本书为"中国医学发展系列研究报告"丛书之一，旨在记录中国核医学领域的创新发展和学科建设，以期对该专业后续发展起到良好地指导和推动作用。全书共分三章，系统回顾并总结了中国核医学2014—2016年的学科发展和学术进展。"学科发展"章节介绍了中华医学会核医学分会的组织结构及分工，总结并分析了中国核医学的现状，阐述了我国核医学专业学者在学术交流、科研、论文发表、基层医疗、医师培训、医学科普等方面的成果。"学术进展"章节从肿瘤核医学、心血管核医学、神经系统核医学等13个方面介绍了2014—2016年核医学领域的学术进展。"精选文摘与评述"章节筛选了2014—2016年核医学领域的优秀文献并给予评述，力图反映核医学领域具有代表性的科研成果。本书可作为核医学及相关专业医务人员的临床和科研指导用书，也可供卫生管理人员参考使用。

中国医学发展系列研究报告
核医学进展 2014—2016
编委会

主　　编　李亚明　黄　钢　李思进

副 主 编（以姓氏笔画为序）

　　丁　虹　王　铁　安　锐　李　方
　　汪　静　何作祥　张永学

编　　委（以姓氏笔画为序）

　　马庆杰　王　辉　王雪梅　王跃涛　方　纬　尹大一
　　石洪成　兰晓莉　吕中伟　朱朝晖　刘建军　李　林
　　李春林　杨　志　杨国仁　张　宏　张锦明　陈　跃
　　陈　萍　武　健　武志芳　赵　军　侯桂华　贾　强
　　徐　浩　谭　建　樊　卫

参编人员（以姓氏笔画为序）

　　王　实　王　深　王　峰　王任飞　左传涛　朱　华
　　朱元凯　刘会攀　刘鉴峰　孙文伟　孙虎魁　杜　进
　　李子颖　李剑明　李桂玉　李雪娜　杨　丹　杨　敏
　　杨吉刚　杨敏福　余　飞　宋少莉　张晓丽　张俊波
　　陈正平　黄青清　谢敏浩　蔡　炯　阚　英　谭　辉

序

习近平总书记指出："没有全民健康，就没有全面小康"。医疗卫生事业关系着亿万人民的健康，关系着千家万户的幸福。随着社会经济的快速发展和人民生活水平的提高，我国城乡居民的健康需求明显增加，加快医药卫生体制改革、推进健康中国建设已成为国家战略。中华医学会作为党和政府联系广大医学科技工作者的桥梁和纽带，秉承"爱国为民、崇尚学术、弘扬医德、竭诚服务"的百年魂和价值理念，在新的百年将增强使命感和责任感，当好"医改"主力军、健康中国建设的推动者，发挥专业技术优势，紧紧抓住国家实施创新驱动发展战略的重大契机，促进医学科技领域的创新发展，为医药卫生事业发展提供有力的科技支撑。

服务于政府、服务于社会、服务于会员是中华医学会的责任。我们从加强自身能力建设入手，努力把学会打造成为国家医学科技的高端智库和重要决策咨询机构；实施"品牌学术会议""精品期刊、图书""优秀科技成果评选与推广"三大精品战略，成为医学科技创新和交流的重要平台，推动医学科技创新发展；发挥专科分会的作用，形成相互协同的研究网络，推动医学整合和转化，促进医疗行业协调发展；积极开展医学科普和健康促进活动，扩大科普宣传和医学教育覆盖面，服务于社会大众，惠及人民群众。为了更好地发挥三个服务功能，我们在总结经验的基础上，策划了记录中国医学创新发展和学科建设的系列丛书《中国医学发展系列研究报告》。丛书将充分发挥中华医学会 88 个专科分会专家们的聪明才智和创新精神，科学归纳、系统总结、出版各个学科的重要科研成果、学术研究进展、临床实践经验、学术交流动态、专科组织建设、医学人才培养、医学科学普及等，以期对医学各专业后续发展起到良好的指导和推动作用，促进整个医学科技和卫生事业发展。学会要求相关专科分会以高度的责任感、使命感和饱满的热情，认真组织、积极配合、有计划地完成丛书的编写工作。

本着"把论文写在祖国大地上，把科技成果应用在实现现代化的伟大事业中"的崇高使命，《中国医学发展系列研究报告》丛书中的每一位作者，所列举的每一项研究，都是来自"祖国大地"、来自他们的原创成果。该书及时、准确、全面地反映了中华医学会各专科分会的现状，系统回顾和梳理了各专科医务工作者在一定时间段内取得的工作业绩、学科发展的成绩与进步，内容丰富、资料翔实，是一套实用性强、信息密集的工具书。我相信，《中国医学发展系列研究报告》丛书的出版，让广大医务工作者既可以迅速把握我国医学各专业蓬勃发展的脉搏，又能在阅读学习过程中不断思考，产生新的观念与新的见解，启迪新的研究，收获新的成果。

《中国医学发展系列研究报告》丛书付梓之际，我谨代表中华医学会向全国医务工作者表示深深的敬意！也祝愿《中国医学发展系列研究报告》丛书成为一套医学同道交口称赞、口碑远播的经典丛书。

百年追梦，不忘初心，继续前行。中华医学会愿意与全国千百万医疗界同仁一道，为深化医疗卫生体制改革、推进健康中国建设共同努力！

中华医学会会长

目 录

第一章　2014—2016年中国核医学学科发展 ……001
- 第一节　中华医学会核医学分会组织结构及常务委员分工 ……001
- 第二节　中国核医学现状及分析 ……013
- 第三节　国内外学术交流 ……022
- 第四节　核医学国家级基金资助和重要科研成果 ……047
- 第五节　核医学推动分子影像精准医疗 ……056
- 第六节　《中华核医学与分子影像杂志》……081
- 第七节　核医学精准扶贫及基层医疗 ……084
- 第八节　核医学住院医师规范化培训 ……093
- 第九节　新媒体融合下的核医学科普 ……094

第二章　2014—2016年中国核医学学术进展 ……097
- 第一节　肿瘤核医学进展 ……097
- 第二节　心血管核医学进展 ……114
- 第三节　神经系统核医学进展 ……127
- 第四节　泌尿系统核医学进展 ……153
- 第五节　骨骼系统核医学进展 ……158
- 第六节　消化系统核医学进展 ……166
- 第七节　小儿核医学进展 ……172
- 第八节　治疗核医学进展 ……176
- 第九节　放射性粒子治疗肿瘤进展 ……182
- 第十节　核医学体外分析进展 ……189
- 第十一节　实验核医学进展 ……200

第十二节　放射性药物进展 ·· 214
　　第十三节　核医学显像设备进展 ·· 230
第三章　2014—2016 年中国核医学精选文摘与评述 ···························· 240
　　第一节　数据库文献检索 ·· 240
　　第二节　文摘及评述 ·· 240
附录 ·· 318
　　附录一　以核医学科、PET/CT 中心及相关研究机构为第一作者单位的影响
　　　　　　因子＞5 分的 SCI 文章 ··· 318
　　附录二　放射性药物标准名称 ·· 336

第一章 2014—2016 年中国核医学学科发展

第一节 中华医学会核医学分会组织结构及常务委员分工

一、中华医学会核医学分会第十届委员会组成

主任委员：李亚明
前任主任委员：黄钢
候任主任委员：李思进
（以下按姓氏笔画排序）
副主任委员：王铁、安锐、李方、汪静
常务委员：丁虹、马庆杰、王铁、王辉、王跃涛、尹大一、石洪成、吕中伟、安锐、李方、李林、李亚明、李春林、李思进、汪静、陈萍、武健、赵军、侯桂华、黄钢、谭建
委员：丁虹、马庆杰、王茜、王铁、王辉、王蒨、王明华、王雪梅、王跃涛、韦智晓、尹大一、左长京、石洪成、冯珏、吕中伟、朱朝晖、刘纯、刘建军、关晏星、安锐、李方、李林、李玲、李小东、李亚明、李春林、李思进、李前伟、杨志、杨小丰、杨国仁、肖惠宁、何建军、汪静、宋法亮、张宏、张玮、张国旭、陈萍、陈跃、陈文新、武健、赵军、赵倩、赵长久、赵晋华、侯桂华、姚稚明、袁卫红、袁耿彪、耿建华、徐浩、徐白萱、徐慧琴、高再荣、黄钢、韩星敏、谢文晖、楼岑、谭建、缪蔚冰、樊卫、潘卫民
秘书长：王辉
副秘书长：丁虹、马庆杰、李林
秘书：王蒨、杜补林、宋少莉、武志芳、袁志斌

二、中华医学会核医学分会第十届青年委员会组成

主任委员：李亚明
（以下按姓氏笔画排序）
副主任委员：兰晓莉、宋少莉、武志芳、贾强
委员：马超、王城、王峰、王治国、王瑞民、尹雅芙、邓怀福、邓智勇、左传涛、付鹏、兰晓莉、边艳珠、吕宽、朱华、朱小华、关锋、许杰华、李天女、李俊红、李剑明、李晓娜、杨卫东、杨吉刚、杨吉琴、杨敏福、肖欢、余飞、宋少莉、宋普姣、张国玲、陈明、武志芳、罗家伦、周硕、

胡硕、段炼、袁梦晖、贾强、贾志云、夏伟、高识、黄蕤、黄定德、章斌、梁婷、梁英魁、董孟杰、景红丽、程兵、程登峰、谭丽玲

三、中华医学会核医学分会第十届学组及组长、工作委员会及组长

治疗学组 组长：谭建
功能显像学组 组长：李春林
心脏学组 组长：王跃涛
放射性药物学组 组长：武健
科普与继教学组 组长：陈萍
肿瘤学组 组长：石洪成
PET 学组 组长：赵军
实验学组 组长：侯桂华
体外分析学组 组长：马庆杰
技术学组 组长：尹大一
对外交流学组 组长：李林
信息与传媒工作委员会 组长：丁虹、吕中伟
护理工作委员会 组长：李亚明

四、中华医学会核医学分会第十届委员会常务委员介绍

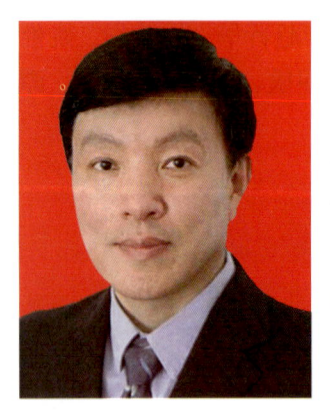

李亚明

中华医学会核医学分会第十届委员会主任委员，兼任护理工作委员会组长。

李亚明，1960年10月出生，黑龙江人。中国医科大学附属第一医院核医学科科主任，二级教授，博士研究生导师。享受国务院政府特殊津贴专家，辽宁省第三批百千万人才工程百人层次人选，辽宁省教学名师。任中国核学会核医学分会候任理事长，中国医师协会核医学分会副会长，中国核医学产业技术创新联盟理事长，中美核医学院院长，《中华核医学与分子影像杂志》副总编辑。"辽宁名医""辽宁省我最喜爱的健康卫士""美国核医学院荣誉院士"。自1983年以来一直从事分子功能影像与核医学靶向治疗的基础研究和临床应用，主编教育部普通高等教育"十一五""十二五"国家级规划教材；主编教材《核医学教程》被评为辽宁省精品教材，辽宁省精品视频公开课；共同主编全国住院医师规范化培训教材《核医学》。被评为中国医科大学教学名师、辽宁省及沈阳市优秀教师。承担包括国家自然基金、教育部博士点基金等国家、省、市级科研课题多项，获辽宁省政府科技进步二等奖、辽宁省自然科学学术成果二等奖等多项奖励。牵头多部核医学相关指南及规范化的编写。近年发表论文多篇，培养博、硕士研究生70余人。

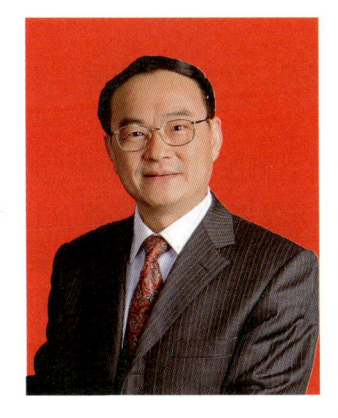

黄钢

中华医学会核医学分会第十届委员会前任主任委员。

黄钢，1961年7月出生，湖南长沙人。上海健康医学院院长，医学博士，二级教授，博士研究生导师。任亚太地区核医学与生物学联盟候任主席，亚洲核医学联盟学院院长，中华医学会核医学分会第九届主任委员，上海市核学会副理事长，上海市医师协会副会长，上海医学教育学会主任委员，《中华核医学与分子影像学杂志》总编辑，《中华生物医学工程杂志》《高校医学教育》、*Nuclear Science and Techniques*（SCI 收录杂志）等杂志副总编辑。作为医学影像科国家临床重点专科及上海市重点学科带头人，获国家卫生健康委员会（原国家卫生和计划生育委员会）突出贡献中青年专家、国务院特殊津贴、上海市领军人才、"宝钢优秀教师奖"等称号。主编 *Personalized Pathway-Activated Systems Imaging in Oncology* 由 Springer 出版，《PBL 导论》《核医学》等教材与专著30余本，发表SCI 文章150余篇，承担国家自然基金重点项目及国家新药创制项目等科研课题30余项，先后获国家科技进步二等奖、华夏医学科技一等奖、国家级教学成果奖及上海市医学科技一等奖等10余项奖励。

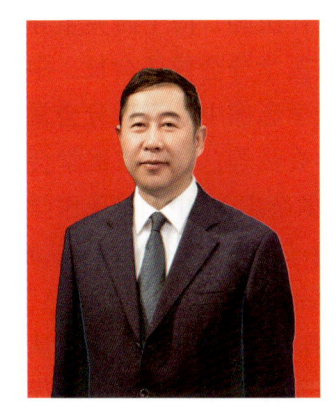

李思进

中华医学会核医学分会第十届委员会候任主任委员。

李思进，1962年8月出生，山西太谷人，教授。1995年毕业于中国协和医科大学，获医学博士学位。二级教授，博士研究生导师，国务院特殊津贴专家，全国优秀科技工作者。现任山西医科大学校长、山西省分子影像精准诊疗协同创新中心主任、山西医科大学附属第一医院核医学科主任。学术兼职：中华医学会核医学分会第十届委员会候任主任委员，中国医师协会核医学医师分会副会长，中国核学会核医学分会副理事长，山西省医学会副会长，牛津大学 John Radcliffe 医院高级访问学者。

近5年，主持国家自然基金项目2项、山西省协同创新项目1项、省重点项目及国际合作项目等10项。主编教材1部，副主编全国统编教材3部，主译专著1部。主导编写了我国首个《临床核医学辐射安全专家共识》《核素肾显像临床应用指南》，参与我国《稳定性冠心病无创影像检查专家共识》编写。申请专利10余项。承担的"山西省分子影像精准诊疗协同中心"项目荣获2017年山西省科技工作者双创大赛金奖，所带领的分子影像诊疗技术研发与转化团队获批山西省"1331工程"重点创新团队。2016年度荣获亚洲核医学贡献奖。作为项目负责人主持国际多中心临床药物研究1项、国内多中心临床药物研究3项及新仪器设备临床试验1项。

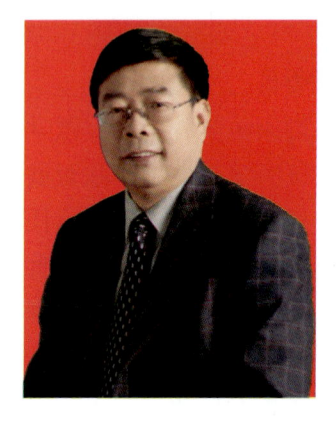

王铁

中华医学会核医学分会第十届委员会副主任委员，学会分工负责组织管理和财务。

王铁，1955年1月出生，安徽省萧县人，现任首都医科大学附属北京朝阳医院核医学科主任，主任医师，二级教授。公开发表论文70余篇，主编专著7部。获国家科技进步二等奖1项，国家卫生健康委员会（原国家卫生和计划生育委员会）医药卫生科技进步二等奖1项，北京市科技进步二等奖1项，北京市科技进步三等奖3项，近5年承担多项国家级和省部级科研课题。兼任中国医师协会核医学医师分会会长，北京医学会核医学分会主任委员，《中华核医学与分子影像杂志》副总编辑。

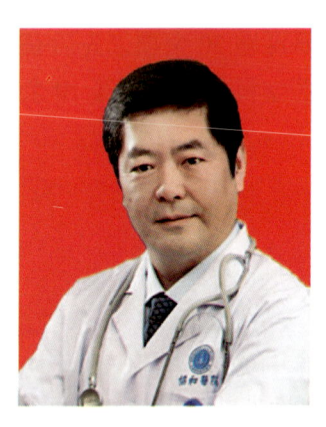

安锐

中华医学会核医学分会第十届委员会副主任委员，负责全国学术性会议，联系科普与继教学组。

安锐，1959年7月出生，黑龙江省哈尔滨市人。华中科技大学同济医学院副院长，附属协和医院副院长、核医学科副主任，湖北省分子影像重点实验室副主任，医学博士，二级教授，主任医师，博士研究生导师，享受国务院政府特殊津贴。中国医师协会核医学分会候任会长，中国医学影像技术研究会副会长，中国医院协会医学影像中心管理分会常务委员，中国生物物理学会分子影像专业委员会委员等，湖北省医学会核医学分会第六届、第七届委员会主任委员。担任《中华核医学与分子影像杂志》《中国临床医学影像杂志》《影像诊断与介入治疗》《华中科技大学学报》（医学版）、American Journal of Nuclear Medicine and Molecular Imaging（USA）、International Journal of Nuclear Medicine Research（USA）等杂志的编委。主要学术成就：从事核医学临床、教学、科研、管理等工作35年。多年来主要从事肿瘤、神经系统疾病的分子影像学研究，研究方向包括：核素报告基因显像监测肿瘤基因治疗疗效、脑梗死和肿瘤干细胞治疗的可视化研究、PET/CT的临床应用研究等。先后在国内外学术期刊上发表学术论文70余篇，参加20余部教材和大型专业参考书的编写工作，其中包括担任全国高等学校8年制教材《核医学》第三版主编、全国高等学校五年制本科临床医学专业教材《核医学》第九版主编，参编7年制、研究生及本科生规划教材。承担国家自然科学基金课题4项、省部级科研课题5项。先后获得湖北省科技进步一等奖1项、三等奖2项，教育部科技进步二等奖1项。

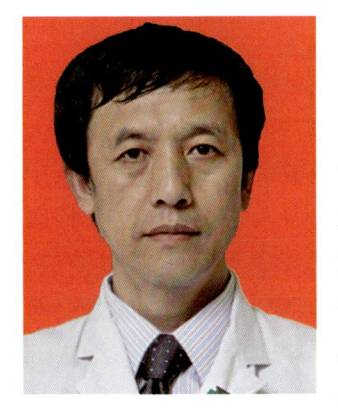

李方

中华医学会核医学分会第十届委员会副主任委员。

李方，1957年8月出生，河南省尉氏县人。北京协和医院核医学科主任，主任医师，博士研究生导师，核医学分子影像诊疗北京市重点实验室主任。学术任职有中国医学装备协会核医学分会主任委员，中华医学会核医学分会副主任委员，中国生物物理学会分子影像分会副主任委员，中国研究型医院学会甲状旁腺及骨代谢疾病专业委员会副主任委员，中华医学会北京分会核医学分会前任主任委员，同位素行业协会常务理事，北京医学会理事等，同时还担任《中华核医学与分子影像杂志》副总编辑等。从事临床核医学，包括影像诊断（γ相机、SPECT和PET/CT临床应用），放射性核素治疗工作。研究工作重点是核医学分子影像的临床应用研究及转化，牵头或参与实施放射性新药的临床试验。承担国家自然科学基金面上基金项目、首都临床特色应用研究项目、国家卫生健康委员会（原国家卫生和计划生育委员会）内分泌重点实验室、教育部科学技术研究重大项目、国家科技重大专项课题重大新药创制项目等。承担国际多中心临床研究、国际多中心药物临床研究项目，国内牵头多项临床药物试验。发表论著100余篇，其中SCI论文40余篇，主编专著3部。获国家级科技进步二等奖1项，北京市科技进步一等奖1项、二等奖1项，教育部科技进步二等奖1项，中华医学科技二等奖1项、三等奖1项，以及北京协和医院医疗成果一等奖多项。

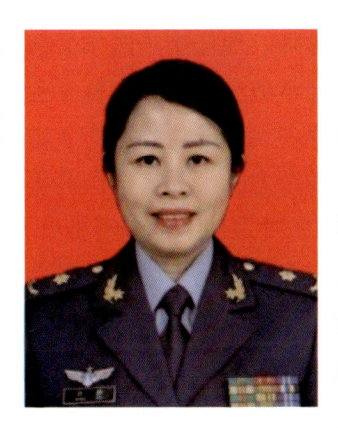

汪静

中华医学会核医学分会第十届委员会副主任委员。主要负责实验学组、体外分析学组，组织全国普查工作。

汪静，1962年7月出生，江苏南京人，现任空军军医大学（原第四军医大学）西京医院核医学科主任，空军军医大学影像医学与核医学专业的硕士、博士研究生导师。2007年获"中国人民解放军院校育才奖银奖"，2014年获"中国核医学医师奖"。现任中央军委保健委员会会诊专家，中华医学会核医学分会副主任委员，全军分子影像与核医学专业委员会主任委员，全军核医学设备质量安全控制专业委员会主任委员，中国医师学会核医学分会常务委员，陕西省核医学与分子影像分会主任委员，陕西省核学会副理事长，《中华核医学与分子影像杂志》常务编委，《标记免疫分析与临床》杂志副总编辑，《中国临床医学影像杂志》常务编委等职务。在肿瘤分子核医学及多模态分子影像的基础及临床应用研究领域，以项目负责人的身份先后获得1项国家自然科学基金重点课题、6项国家自然科学基金面上课题、3项全军医药卫生科研基金等课题的资助。第一作者/通信作者发表源期刊论文60余篇、SCI论文41篇（其中影响因子＞5分的17篇）；主编7部核医学相关书籍。培养硕士、博士研究生40余人。以第一完成人获陕西省及军队科技进步二等奖3项、国家级发明专利7项。

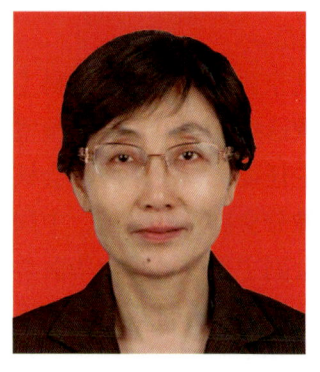

丁虹

中华医学会核医学分会第十届委员会常务委员，副秘书长，兼任信息与传媒工作委员会组长。

丁虹，1957年10月出生，江苏无锡人。江苏省原子医学研究所《中华核医学与分子影像杂志》编辑部主任，主任医师。任中华医学会核医学分会常务委员、副秘书长，中国医师协会核医学医师分会常务委员，《中华核医学与分子影像杂志》副总编辑，中国科学技术期刊编辑学会医学委员会委员，江苏省科学技术期刊编辑学会常务理事。任杂志编辑部主任以来，期刊获中国科学技术协会、中华医学会优秀期刊奖，华东地区优秀期刊、江苏省双十佳期刊等奖项20余项，被评为中国科学技术协会精品期刊示范项目。杂志被《中国科技核心期刊目录》等多个知名数据库收录。期刊的出版编辑质量在多次中华医学会系列杂志质量评定中排名靠前，2010年获中华医学会系列杂志编辑出版质量总分第1名。主编和副主编专著3部，发表论文30余篇。

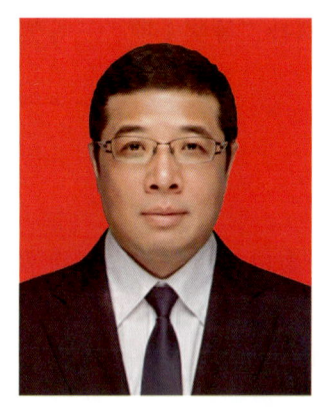

马庆杰

中华医学会核医学分会第十届委员会常务委员，兼任体外分析学组组长。

马庆杰，1963年10月出生，吉林省长春市人。吉林大学中日联谊医院核医学科主任，教授，主任医师，博士研究生导师。现任中华医学会核医学分会全国常务委员，中国医师协会核医学分会常务委员，中国核学会常务理事，吉林省核医学分会主任委员，《中华核医学与分子影像杂志》常务编委，《中华放射防护杂志》编委，《中国老年学杂志》编委，全国高等学校医学规范教材编委，中国医师协会核医学全国医师定期考试编辑委员。入选吉林省医疗事故技术鉴定专家库和长春市医疗事故技术鉴定专家库，荣获国家卫生健康委员会（原国家卫生和计划生育委员会）突出贡献中青年专家等荣誉。作为中华医学会核医学分会体外分析学组组长，主要负责编撰及宣讲相关的管理规范，建立医学检验实验室认可评审员队伍，引领核医学体外分析实验室通过《医学实验室质量和能力认可准则（ISO15189）》。目前承担国家工信部、国家卫生健康委员会（原国家卫生和计划生育委员会）及科技部国家重大专项、国家自然基金等科研课题多项，已获吉林省科技进步奖和吉林大学医学成果奖9项，获得国家级实用新型专利2项；主编、参编专著8部；发表被SCI收录文章50余篇，其中多篇被核医学顶级杂志 Journal of Nuclear Medicine 收录；培养博士研究生15人、硕士研究生6人。

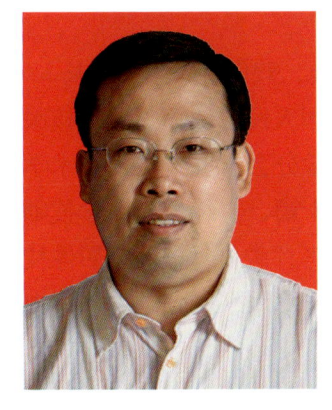

王跃涛

中华医学会核医学分会第十届委员会常务委员，兼任心脏学组组长。

王跃涛，1964年4月出生，浙江金华人。苏州大学附属第三医院/常州市第一人民医院核医学科主任，主任医师，教授，博士研究生导师，享受国务院政府特殊津贴专家。先后获得江苏省卫生系统先进工作者、江苏省用户满意服务明星、江苏省首批"333"工程培养对象、江苏省六大高峰人才等荣誉称号。近年主持国家自然基金、江苏省重大研发计划等科技项目10余项，在SCI及中华系列杂志发表论文30余篇，获得省、市科技奖励10余项。现任中华医学会核医学分会常务委员兼心脏学组组长、中国医师协会核医学医师分会常务委员、江苏省医学会核医学分会前任主任委员、《中华核医学与分子影像杂志》编委。

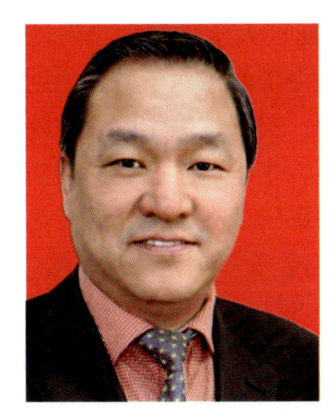

王辉

中华医学会核医学分会第十届委员会常务委员，兼任秘书长及护理工作委员会副组长，负责学会秘书组的日常工作和协助负责护理工作委员会工作。

王辉，1963年7月出生，辽宁沈阳人。上海交通大学医学院附属新华医院核医学科主任，主任医师，博士研究生导师。中华医学会核医学分会常务委员兼秘书长，护理工作委员会副组长。中国医师协会核医学分会常务委员，上海市核医学分会前任主任委员，《中华核医学与分子影像杂志》常务编委，亚洲核医学论坛执行主任。承担国家自然基金2项、上海市科学技术委员会课题2项和上海市卫生和计划生育委员会重大课题1项，近5年发表论文20余篇。

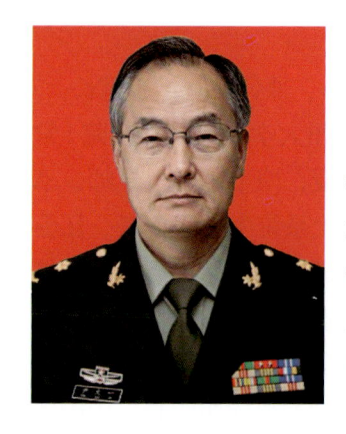

尹大一

中华医学会核医学分会第十届委员会常务委员，兼任技术学组组长。

尹大一，1957年2月出生，河北武安人。中国人民解放军总医院核医学科主任技师。中华医学会第九届、第十届核医学分会常务委员，技术学组组长。发表核医学技术质量控制方面的论著数十篇，主编《核医学技师使用手册》，担任全国医用设备使用人员业务能力考评教材《核医学影像技师》和全国高校教材《核医学》副主编，学术与技术水平得到国内、军内同行的公认。

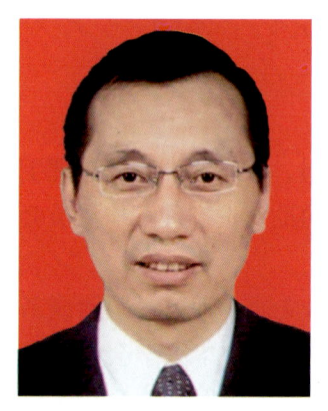

石洪成

中华医学会核医学分会第十届委员会常务委员，兼任肿瘤学组组长。

石洪成，1964年5月出生，辽宁抚顺人。复旦大学附属中山医院核医学科主任，复旦大学核医学研究所所长，上海市影像医学研究所副所长。博士，主任医师，教授，博士研究生导师，美国核医学院荣誉院士。兼任中国医师协会核医学医师分会常务委员，中华医学会心血管病学分会心血管病影像学组委员，上海市医学会核医学分会副主任委员等职。兼任《中华核医学与分子影像杂志》常务编委等多个杂志的编委。以第一作者或通信作者发表论文120余篇，其中SCI收录论文60余篇。主编《心脏核医学》《SPECT/诊断CT操作规范与临床应用》；担任《实用核医学》副主编及住院医师规范化培养教材《核医学》副主编；主译《人类行为的脑影像学SPECT图谱》。参与编写论著或教材30余部。目前承担国家自然科学基金资助项目、科技部国家重点研发计划资助项目等课题多项。

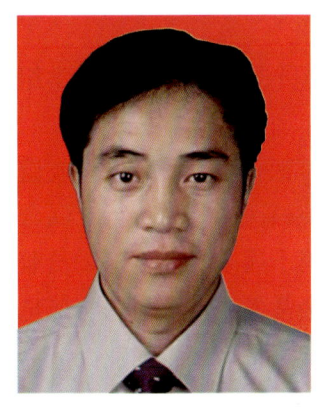

吕中伟

中华医学会核医学分会第十届委员会常务委员，兼任信息与传媒工作委员会组长。

吕中伟，1968年10月出生，吉林省榆树市人，同济大学医学院教授、博士研究生导师。同济大学附属上海市第十人民医院副院长，核医学科学科带头人。现任中华医学会核医学分会常务委员，中国医师协会核医学分会常务委员，上海市医学会核医学专科分会主任委员，中国核学会核医学分会理事，中国核医学医师考评专家委员会委员，《中华核医学与分子影像杂志》编委，Cancer Research 特约审稿人，国家自然基金同行评审人等。主要从事分化型甲状腺癌癌细胞失分化分子生物学机制研究；分子靶向诊疗技术的医学转化；多模态图像融合技术对放射性核素内照射剂量计算。获上海市"医苑新星""新百人""银蛇奖"等多项荣誉。负责起草了《放射性粒子组织间永久植入治疗肿瘤上海专家共识》，参与起草国家卫生健康委员会（原国家卫生和计划生育委员会）《^{125}I 放射性粒子植入治疗肿瘤规范》和《放射性粒子临床防护指南》等学术文件，在全国范围内对肿瘤的内放射靶向治疗规范起到积极推动作用。近年来负责主持各类科研和课题30余项，其中国家自然科学基金5项，发表论文126篇，其中SCI收录60余篇。获上海科学技术奖二等奖（2014）、上海市科技进步奖三等奖（2010）、上海市科技进步奖三等奖（2009）、华夏医学科技三等奖（2013）、上海市医学科技奖三等奖（2007）、上海市教学成果奖三等奖（2006）、同济大学教学成果奖（2006）等奖项；主编著作3部，副主编著作2部，参编著作12部。主持完成国家级继续教育项目12项，发明专利3项。

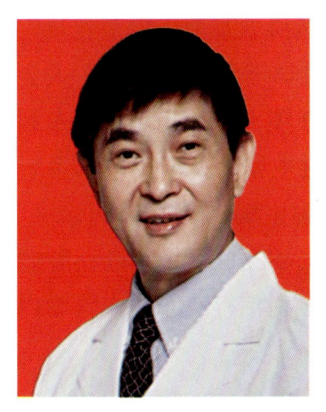

李林

中华医学会核医学分会第十届委员会常务委员，兼任对外交流学组组长。

李林，1961年5月出生，四川彭州人。四川大学华西医院核医学科主任，主任医师，教授，博士研究生导师。四川省学术技术带头人，中华医学会核医学分会常务委员，中国医师协会核医学医师分会副会长，中国核学会核医学分会副理事长，四川省医学会核医学专业委员会前任/候任主任委员，四川省医师协会核医学专科医师分会会长，《中华核医学与分子影像杂志》副总编辑、英文编审组委员，《标记免疫分析与临床》杂志编委，《国际放射医学核医学杂志》编委，《华西医学》杂志编委。先后承担国家级部级、省级科研项目22项（目前在研课题包括国家自然基金、教育部博士点基金、科技部重大专项等6项），在国家级刊物发表论文80余篇（其中SCI 31篇），获发明专利3项。主编、副主编核医学教材多部。"新型多功能抗肿瘤微球的制备及治疗肝癌的实验研究"获1993年四川省科技进步三等奖。

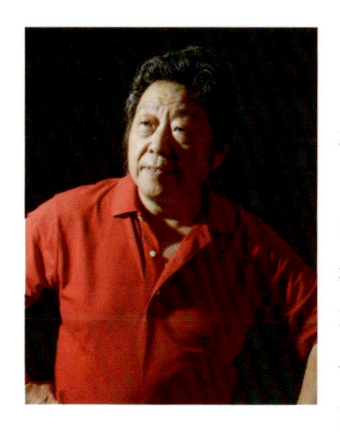

李春林

中华医学会核医学分会第十届委员会常务委员，兼任功能显像学组组长。

李春林，1955年5月出生，河北沧州人，首都医科大学附属北京友谊医院核医学科主任，首都医科大学第二临床医学院核医学与放射治疗联合教研室主任，主任医师。中华医学会核医学分会第十届委员会常务委员兼功能显像学组组长。中国医师协会核医学医师分会常务委员兼科普与信息化工作委员会主任委员，中国医学装备协会核医学装备与技术专业委员会常务委员。

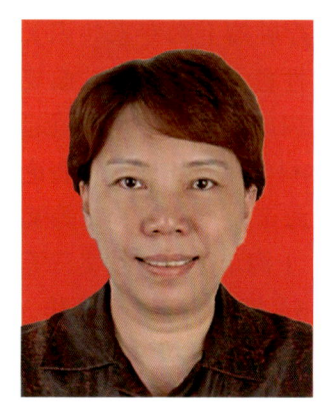

陈萍

中华医学会核医学分会第十届委员会常务委员，兼任科普与继教学组组长。

陈萍，1955年6月出生，浙江余杭人。广州医科大学附属第一医院核医学科学科带头人。主任医师，硕士研究生导师。现任职：中华医学会核医学分会常务委员，中华医学会核医学分会科普与继教学组组长，中国核学会核医学分会常务理事，中国医学装备协会核医学分会常务理事，广东省医师协会核医学分会前任主任委员，广东省医学会核医学分会常务委员，广州市医学会常务理事。《中华核医学与分子影像杂志》编委，《中国医学影像学杂志》编委，《实用医学影像杂志》编委，广东省、广州市医疗事故鉴定专家。广东省、广州市科技项目评审专家；美国NIH 2014-2016 R21项目负责人。参与广东省自然科学基金、广东省及广州市科技项目多项。近5年有13篇论文在北美放射年会（RSNA）、北美核医学年会（SNMMI）大会交流。获广州市科技进步三等奖1项（第一完成人），拥有广州市科研成果2项，国家实用新型专利1项。SCI及核心杂志发表论著60余篇。高校教材《核医学》案例版第2版主编，我国第一本系统核医学科普书籍《"核"你一起医学揭秘》主编。《实用核医学》呼吸系统分篇主编，撰写10万余字。副主编、参编专著及高校教材11部。主要研究方向：呼吸系统疾病PET/CT、SPECT/CT诊断；肿瘤核医学诊断与治疗。在 ^{131}I 治疗甲状腺功能亢进症、甲状腺癌；骨转移癌内照射治疗；小儿血管瘤内照射治疗等方面有丰富的临床经验。

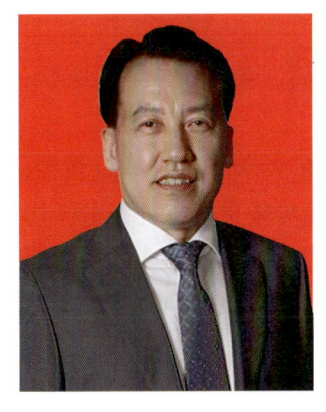

武健

中华医学会核医学分会第十届委员会常务委员，兼任放射性药物学组组长。

武健，1962年11月出生，山西文水人。中国同辐股份有限公司总经理。研究员级高级工程师，享受国务院特殊津贴专家。中华医学会核医学分会常务委员，放射性药物学组组长。中国同位素与辐射行业协会常务副理事长。长期从事同位素及其制品，特别是放射性药物领域的科研生产、对外合作、经营管理、行业发展与政策研究等工作。近年来，领导创办了全国放药制备与质控培训班，组织推进我国放药领域"政、产、学、研、用"合作机制的建立和医疗机构正电子药物备案工作，参与我国放射性药物政策研究与法规制定等工作。先后获省部级放射性药物管理创新奖、高新技术产业突出贡献奖等。

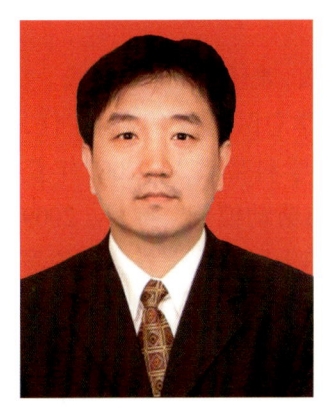

赵军

中华医学会核医学分会第十届委员会常务委员，兼任PET学组组长。

赵军，1967年9月出生，山东人。主任医师，医学博士，硕士研究生导师。现任同济大学附属东方医院核医学科主任。中华医学会核医学分会常务委员兼PET学组组长、PET/MR工作委员会副组长，中国医师协会核医学医师分会常务委员兼临床诊疗规范化工作委员会副主任委员，中国核学会核医学分会常务理事，上海市医学会核医学专业委员会委员兼秘书、PET学组组长，《中华核医学与分子影像杂志》常务编委，《国际放射医学与核医学杂志》副总编辑，《中国医学计算机成像杂志》《中国临床医学影像杂志》《中国医学影像技术》等杂志编委。自1995年起从事PET、PET/CT诊断及研究，是我国最早从事该领域研究工作的核医学专家之一，研究领域为肿瘤显像、神经受体显像，组织并参与制订全国PET/CT技术操作规范及肿瘤临床应用指南。以通信作者或第一作者发表学术论文40余篇；承担国家自然基金及国际原子能机构课题各1项，共同主编著作4部，参编多部核医学本科及研究生教材、专著等，2009—2015年作为项目负责人承担7期国家级继续教育项目"PET/CT临床应用医师培训班"。

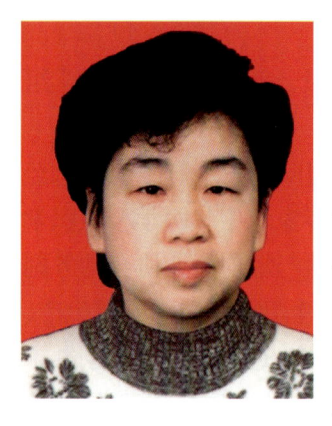

侯桂华

中华医学会核医学分会第十届委员会常务委员,兼任实验学组组长,分管实验核医学工作。

侯桂华,1959年6月出生,山东胶州人。山东大学齐鲁医学院教授,博士研究生导师,基础医学院实验教学中心教学指导委员会主任,分子影像科研团队负责人。获得荣誉:山东大学首届齐鲁医学优秀教师(2017);山东大学"我最喜爱的老师"(2015)。主要学术团体任职:中华医学会核医学分会常务委员,山东省医学会核医学分会主任委员(2011年12月至2017年4月),山东免疫学会常务理事,山东生物医药技术学会常务理事。主持国家自然基金项目2项,山东省科技攻关项目及山东省自然基金项目多项,近5年通信作者发表SCI收录论文13篇;担任《中华核医学与分子影像杂志》编委,多个杂志英文审稿人。

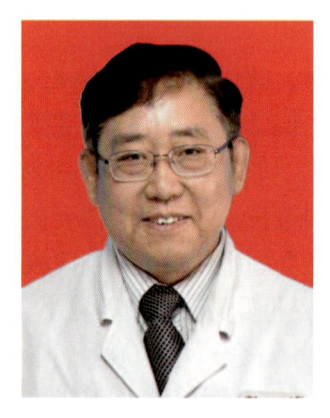

谭建

中华医学会核医学分会第十届委员会常务委员,兼任治疗学组组长。

谭建,1957年出生,天津人。任天津医科大学总医院核医学科主任,博士研究生导师,天津医科大学总医院核医学科学科带头人。2007年获"天津市五一劳动奖章"表彰。2011年获"天津市劳动模范"称号。2009年获"天津市优秀教师"称号。现任中华医学会第十届核医学分会常务委员及治疗学组组长,中国医师协会核医学医师分会常务委员,中国医学影像技术研究会常务理事,中国医学影像研究会核医学分会候任主任委员。曾任天津市医学会核医学分会第五、六、七届主任委员,现任天津市医学影像技术研究会理事长。2008年参加编写了由中华医学会内分泌学分会发布的《中国甲状腺疾病诊治指南》,2012年参加中华学内分泌学分会、中华医学会外科学分会、中华医学会核医学分会和中国抗癌协会头颈肿瘤专业委员会共同发布的《甲状腺结节和分化型甲状腺癌诊治指南》的编写工作;2013年参加编写中华医学会核医学分会发布的《^{131}I治疗格雷夫斯甲亢指南(2013版)》;2014年参加编写中华医学会核医学分会发布的《^{131}I治疗分化型甲状腺癌指南》;2015年参加编写《甲状腺癌诊断和治疗——国家标准》。先后主持并完成国家自然基金课题2项,天津市重点课题2项、面上课题1项,天津市卫生和计划生育委员会重点攻关课题1项等共15项课题的科学研究工作。获得天津市科技进步二等奖3项、教育部科技进步二等奖1项、天津市科技进步三等奖2项。在国内外期刊共发表文章110余篇。现担任《中华核医学与分子影像杂志》等6种杂志的编委和常务编委。

(李亚明)

第二节 中国核医学现状及分析

经过全国核医学同仁的共同努力,我国核医学事业有了新的发展,尤其是在诊疗项目、规模、人员、设备等方面发生了较大变化。为了全面跟进和掌握我国核医学发展的现状,为国家有关政策部门制定决策提供准确数据,为学会制订学科发展计划和有效开展工作提供科学依据,中华医学会核医学分会在2014年与2016年分别进行了全国核医学现状普查工作,以进一步了解近年来核医学的发展。两次普查的数据截点分别为2013年12月31日与2015年12月31日。普查工作在全国核医学普查工作委员会的领导下制定全国核医学现状普查表,先由各单位负责人填写普查表格,各省普查联络员负责区域表格的收集整理,经各省主任委员审核后以电子表格的方式上传普查表格,统计数据涵盖我国大陆30个省、市及自治区。普查内容分为9大方面,包括基本信息、科室概况、设备信息、正电子药物使用情况、显像情况、核素治疗情况、体外检测基本情况、人员情况、意见与建议等。

一、基本信息

1. **学科信息** 全国从事核医学专业相关工作的科(室)891个,较2013年增加6.3%,其中核医学科732个、PET/CT中心49个、ECT室33个、同位素室16个、甲状腺功能亢进症(简称甲亢)专科20个、放射免疫室6个、医学影像科12个、放射科7个、放疗中心4个,其他学科12个(图1-1)。由此可见,独立运行的核医学科占到绝大多数(82%),属于行业的主导学科。

2. **区域分布** 从事核医学相关工作的医疗机构区域分布为:华东地区236个、华北地区159个、华中地区139个、华南地区130个、东北地区79个、西南地区94个、西北地区54个(图1-2)。全

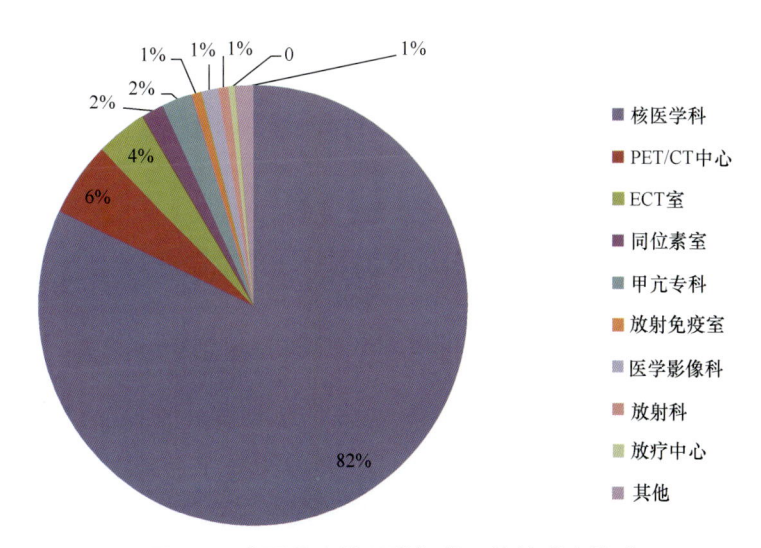

图1-1 全国从事核医学相关工作的科室构成

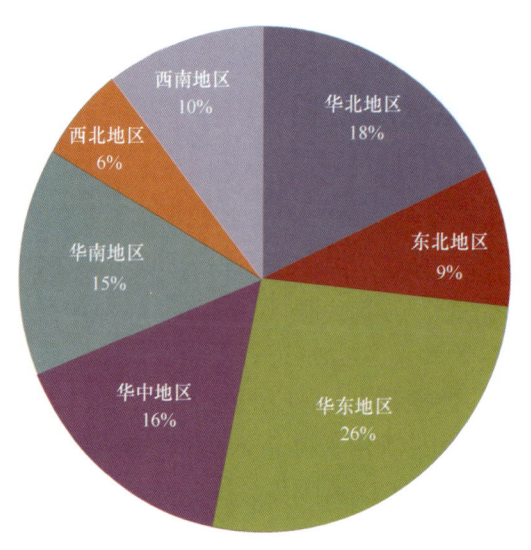

图 1-2 全国从事核医学相关科室地区分布图

国各省、直辖市、自治区中，广东、江苏、河南、山东 4 省各有超过 50 个从事核医学相关工作的医疗机构，其中广东省最多，达到 77 个（图 1-3）。据统计，每百万人口从事核医学相关工作的科室数量以北京最多，达到 2.4 个，多数省、直辖市、自治区为每百万人口 0.4~0.9 个。由此可以看出，中国核医学的发展与区域人口数量、医疗资源分布以及当地的经济发展状况有明显的关系，核医学科室分布存在着显著的不平衡，华东地区数量最多，而西部地区整体数量偏少，尤其是宁夏、青海及海南三省核医学科的数量均低于 10 个。

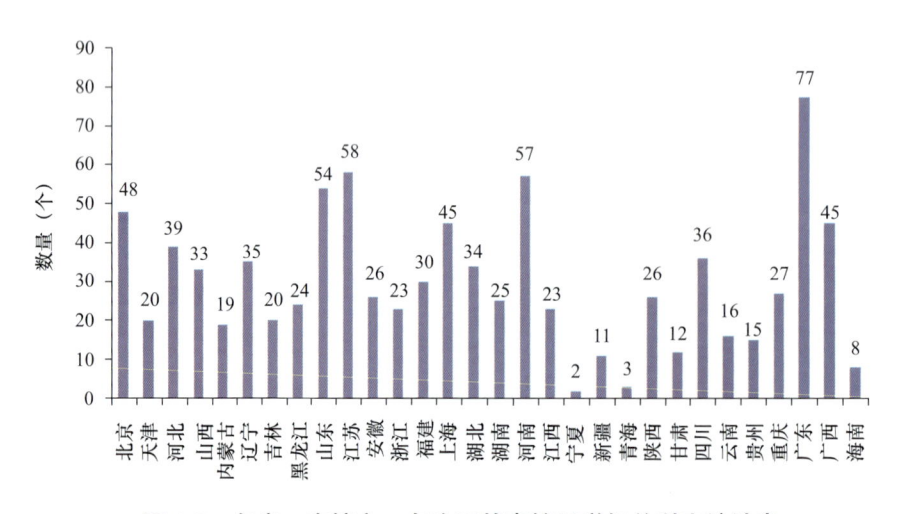

图 1-3 各省、直辖市、自治区从事核医学相关科室统计表

3. 专业情况 所有从事核医学相关工作的科（室）中设立核素专科门诊的 548 个（占 61.5%），具备核素治疗病房的 243 个（占 27.3%），开展正电子显像业务的 234 个（占 26.3%），开展 SPECT（含 SPECT/CT、符合线路、γ 相机、肾图仪）显像业务的 643 个（占 72.2%），开展体外放射免疫分析的 337 个（占 37.8%），开展体外化学发光分析的 352 个（占 39.5%）（图 1-4）。

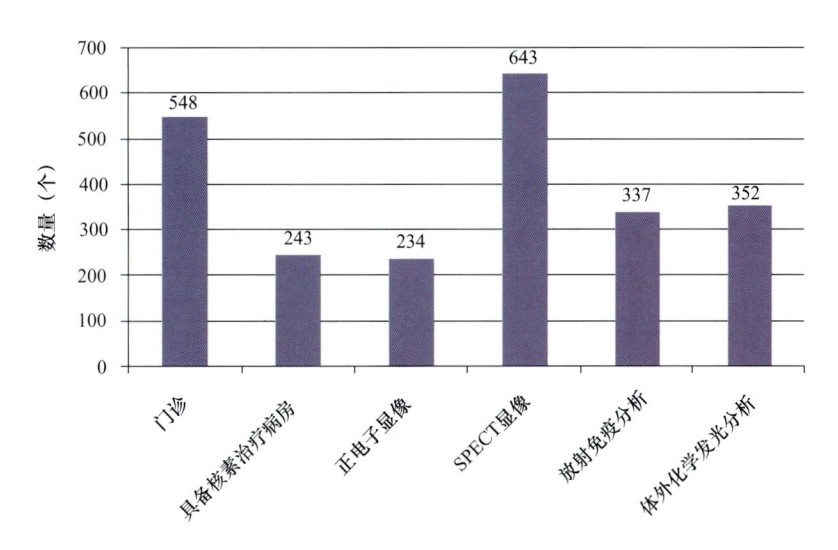

图 1-4　全国从事核医学相关工作的专业开展情况

4. 行政隶属　由于科（室）名称多样，科室隶属关系也呈现出多样化，其中隶属于核医学科的占 73.70%，隶属于医学影像科的占 6.70%，隶属于放射科的占 3.60%，隶属于独立 PET/CT 中心的占 3.50%，隶属于甲亢专科的占 1.50%，隶属于检验科的占 1.30%，隶属于内分泌科的占 1.00%，隶属于 ECT 室的占 0.90%，隶属于同位素室的占 0.70%，隶属于放疗中心的占 0.80%，隶属于放射免疫室的占 0.40%，其他占 5.90%（图 1-5）。

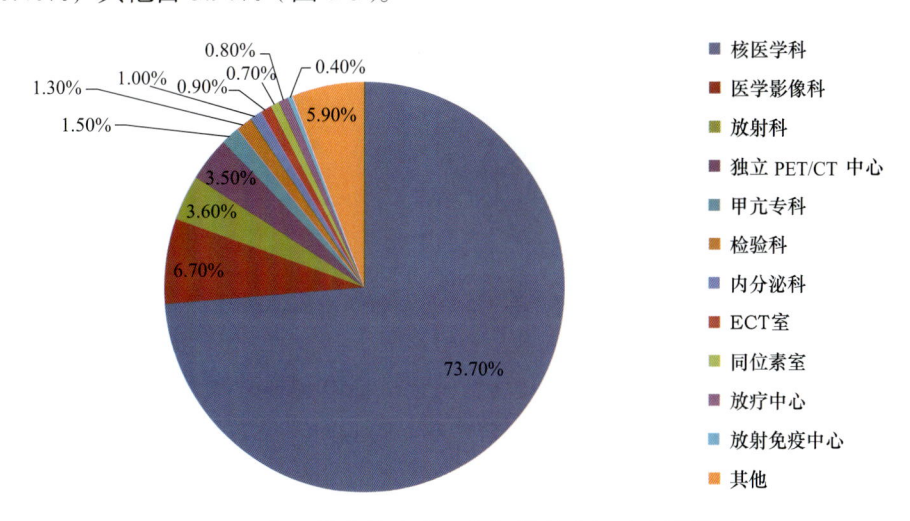

图 1-5　全国从事核医学工作相关科室行政隶属关系

二、设备及药物概况

1. 基本情况　正电子显像设备由 2005 年的 53 台增加到 246 台，其中 PET/MR 6 台、PET（/CT）240 台，特别是最近两年新增率为 21.2%（图 1-6）。这些正电子显像设备分布于全国 229 个（占 25.7%）医疗机构之中，95.2% 的 PET（/CT）配置于三级医疗机构。PET/CT 隶属核医学科的占 65.94%，放射科的占 5.24%，独立 PET（/CT）中心的占 13.54%，医学影像科的占

9.61%，放疗中心的占 1.31%，其他占 4.36%（图 1-7）。医用回旋加速器 101 台，分布于 99 个（占 11.11%）医疗机构。

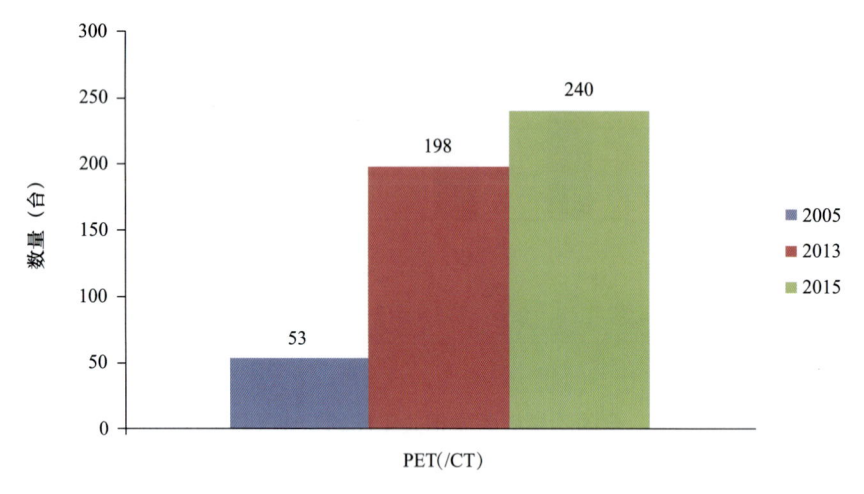

图 1-6　PET（/CT）设备增长情况

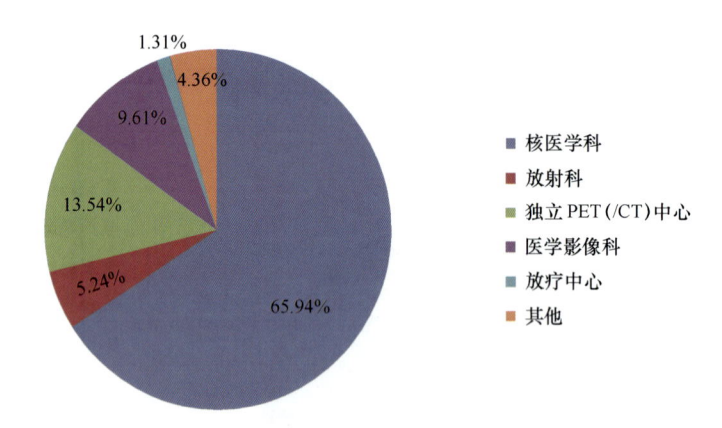

图 1-7　PET（/CT）设备行政隶属关系

SPECT、SPECT/CT、符合线路、肾图仪及伽马相机等单光子显像设备 774 台，其中 SPECT 357 台，近两年新增率 11.4%，SPECT/CT 304 台，新增率超过 60%，符合线路 89 台，γ 相机 16 台，肾图仪 8 台。

同机 SPECT/CT 断层融合显像对病灶的定位和诊断，尤其是在病灶精确定位中的作用被越来越多的临床医师所接受，在甲状腺癌、甲状旁腺、骨肿瘤、消化道出血等疾病中都得到了很好的应用。但目前带有诊断级别 CT 的 SPECT 主要存在于大型三级甲等医院，随着性能优良的 SPECT/CT 设备在基层医院的普及，核医学的代谢显像和传统 CT 的解剖影像的融合技术将会进入前所未有的大发展阶段。

国产大型医疗器械用 20 多年的时间逐渐将国外二手设备挤出中国，不断提升自己的品质，与进口外资品牌器械并肩甚至超越，至今已经形成东软、万东、联影、奥泰等几大品牌。伴随着近年来中国核医学发展的速度和势头，国内核医学影像设备厂家崭露头角，国产 PET/CT 等设备研制已经完成，正在进入临床使用阶段。在政策层面上，国家"十三五"期间将要实施的 100 个重大工程及项目中，"研制核医学影像设备"名列第 31 位，这势必进一步助力中国核医学的发展。

在临床核医学获得大发展的同时，作为核医学的另外一个重要组成部分——实验核医学也得到了长足发展，全国目前拥有小动物成像设备 PET 4 台、PET/CT 11 台、SPECT/CT 2 台、PET/MR 1 台，并且对于小动物 PET 系统的研究已经达到国际领先水平。专用小动物 PET 成像系统免试之前，临床 PET 是从事小动物分子影像研究的主要工具。将临床 PET 系统用于小动物研究的主要缺陷是空间分辨率差、效率低和成本高等。20 世纪 90 年代，国际上多个研究小组开始着手解决这一问题，最终研发出体积小、成本低且分辨率好的小动物专用 PET 成像系统。在国内，中国科学院高能物理研究所、清华大学、北京大学和华中科技大学等多家研究机构多年来致力于小动物 PET 的研发，成功研发了多个小动物 PET 成像系统，小鼠脑成像达到 0.55 mm 的平均分辨率，是目前为止国际上小动物 PET 活体成像达到的最高分辨率。

2. PET（/CT）使用情况 PET（/CT）年检查总数超过 47 万例，其中肿瘤诊断与疗效评价占 86.9%，肿瘤筛查占 6.5%，神经系统疾病占 2.7%，心血管疾病占 0.8%，(^{18}F）骨骼显像占 0.2%，其他方面的应用占 2.9%（图 1-8）。

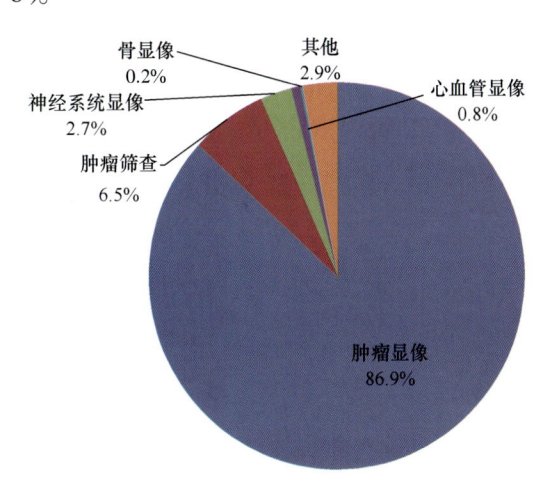

图 1-8 PET/CT 显像类别构成图

在全年全国 PET（/CT）检查总数（万人次）方面，平均单台设备检查 1961 人次 / 年。据自 2008 年至今的统计数据看，检查总人数是逐年递增的，由 2008 年的 15.9 万人次一直上升到 2015 年的 46.9 万人次，近两年的增幅为 5.2%。利用 PET（/CT），临床医师能够从分子水平了解肿瘤发生、发展的动态过程，将肿瘤诊断和治疗推进到分子影像的新时代。

3. SPECT（/CT）使用情况 单光子显像年检查总数超过 210 万例，数量位居前 5 位的检查项目为：全身骨显像、甲状腺显像、肾图及肾动态显像、心肌灌注显像、^{131}I 显像（图 1-9）。显像例数增加的科室占 74.6%。

虽然中国核医学在设备增长方面幅度较大，但从世界范围来看，还有较大的提升空间。据不完全统计，目前每百万人口 PET/CT 数量方面，美国为 4.39 台 / 百万人，韩国为 4.18 台 / 百万人，中国仅为 0.17 台 / 百万人，甚至远低于我国台湾省的 1.75 台 / 百万人。

4. 放射性药物　放射性药物（简称放药）是核医学的灵魂，是核医学的活力所在，核医学的丰富多彩就在于放药的丰富多彩。在发展过程中，中国核工业集团在解决我国放药国产化问题和我国放药的多样性方面做出了重要贡献，如医用裂变 Mo-99 的提取、钼－锝发生器和配套药盒的研制等方面取得了令人瞩目的成绩。但是，由于放药的特殊性，使得目前国内放药从品种到数量都难以满足核医学的发展需求。

在我国从事核医学相关工作中使用单光子药物的医疗机构有 642 所，其中 60% 的单位运用钼－锝发生器自己制备锝标记药物，40% 的单位由具备资质的专业放药配送中心提供药物。使用正电子药物的 234 所，其中 29.9% 的单位通过自备的回旋加速器制备 PET/CT 所需放药，65.8% 的单位从具备资质的专业放药配送中心购买，4.3% 的单位存在与相关单位互相调剂使用放药的情况。

三、核素治疗情况

全国开展核素治疗的医疗机构为 658 所（占 73.8%）。共设有核素治疗专用病床 1882 张，总治疗数约为 60.56 万人次，其中 ^{131}I 治疗甲状腺功能亢进症 16.85 万人次，云克治疗 16.59 万人次，^{90}Sr 敷贴器治疗 14.48 万人次，^{131}I 治疗分化型甲状腺癌 6.12 万人次，^{32}P 治疗敷贴及注射治疗 3.47 万人次，^{125}I 粒子肿瘤植入治疗 1.20 万人次，^{89}Sr 治疗全身多发性骨转移 0.89 万人次，其他治疗 0.9 万人次（图 1-10）。开展 ^{131}I 治疗的单位 579 所（占 65.0%），骨转移治疗的 362 所（占 40.6%），云克治疗的 218 所（占 24.5%），敷贴器治疗的 200 所（占 22.4%），^{32}P 治疗的 74 所（占 8.3%）。

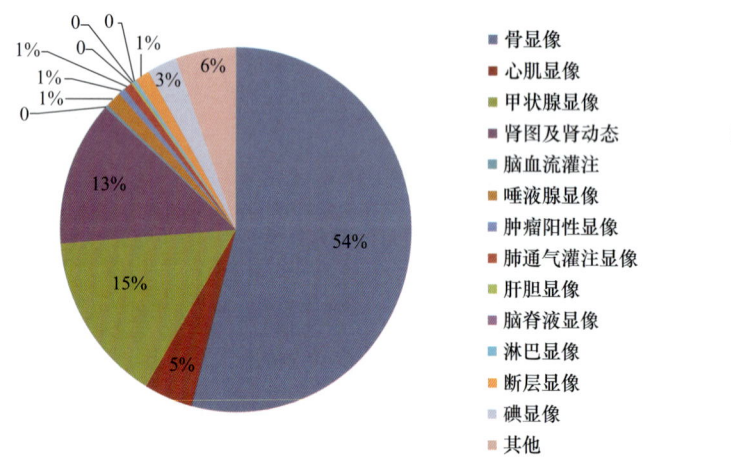

图 1-9　全国单光子核素显像各项目检查比例

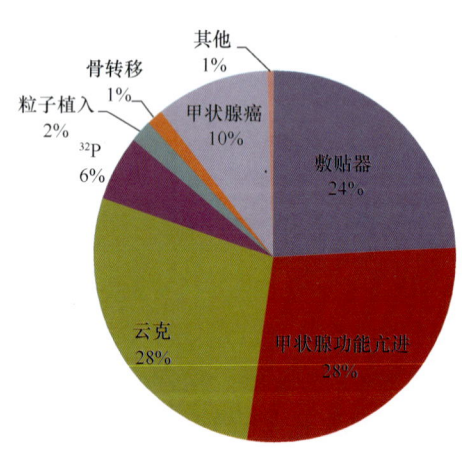

图 1-10　全国核素治疗各项目比例

四、体外分析情况

全国现有 337 个（占 37.82%）科室开展放射免疫分析检测，352 个（占 39.51%）科室开展化学发光分析检测。全年运用放射免疫方法共检测 1216.28 万个标本，使用化学发光法检测 5865.04 万个标本，是放射免疫检测数量的 4.8 倍。调查数据说明，临床应用放射免疫检测的数量逐渐减少，此外，从事放射免疫检测的单位数量也在不断减少。近年来，随着分子标记技术日新月异，作为核医学的传统项目——放射免疫分析正在逐步被快速发展的非放射性体外分析技术取代；其次，由于国家及医政部门相关管理政策的改变，许多三级甲等医院把原来属于核医学科管辖的体外放射免疫分析检测项目划归医院的医学检验（实验）中心统一管理，这也是导致近年来我国从事核医学相关工作医疗单位无明显增多（在个别地区甚至出现减少）的主要原因。

五、人员基本信息

目前全国共有9467人从事核医学相关工作，其中医生4012人、技师2799人、护士1938人、放化师207人、物理师156人、工程师81人、其他274人（图1-11）。

医生、技师及工程师中70.0%的从业人员持有核医学大型设备上岗证，同时持有核医学和CT上岗证占相关人员比例15.8%，同时持有核医学和MRI上岗证的从业人员占相关人员比例6.8%。从事核医学工作者中，正高级职称631人、副高级职称1347人、中级职称3195人（图1-12）；具有博士学位531人、硕士学位1591人、本科学位4070人（图1-13）。

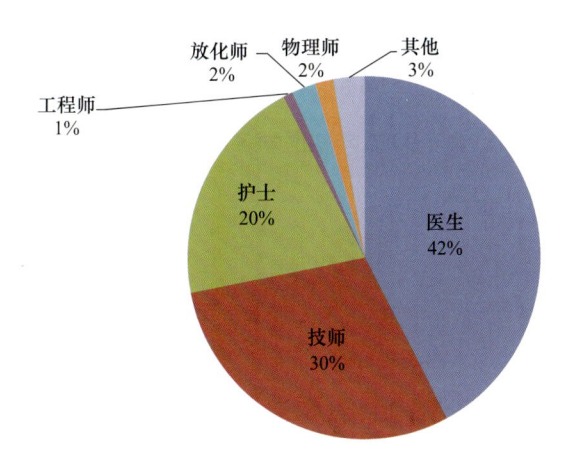

图1-11 全国核医学从业人员构成比

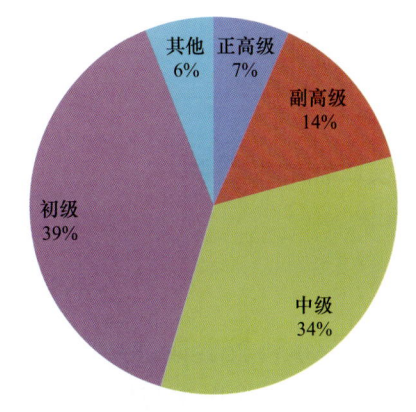

图1-12 全国核医学从业人员职称比例 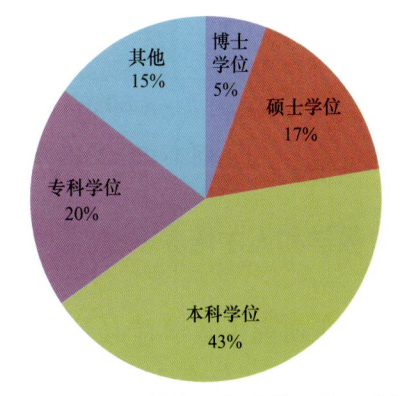　　　　图1-13 全国核医学从业人员学历水平比例

而在2013年，全国共有8678人从事核医学工作，其中医生3669人、技师2702人、护士1697人、工程师94人、放化师159人、物理师122人。从事核医学工作者中，正高级职称601人、副高级职称1258人、中级职称2991人。拥有博士学位439人、硕士学位1365人、本科学位3921人。对比两年不难发现，在核医学领域的工作人员数量（图1-14）、职称（图1-15）、学历（图1-16）都有所提升，这也标志着我国核医学正在持续快速发展。然而，全国共有600多万医务人员，其中放射科注册医师有5.4万余人，但全国核医学从业人员不足1万，这说明中国核医学从业人员整体还需扩大。

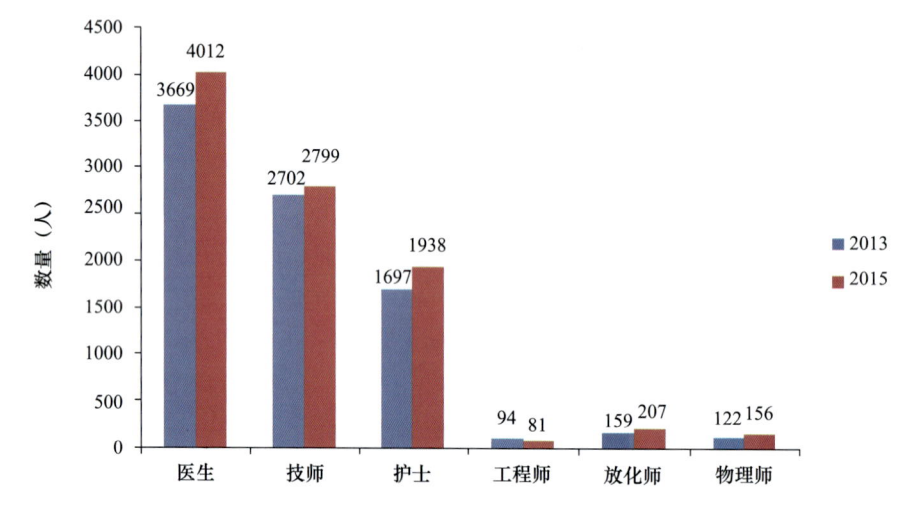

图1-14 2013年与2015年核医学各系列从业人员数量对比表

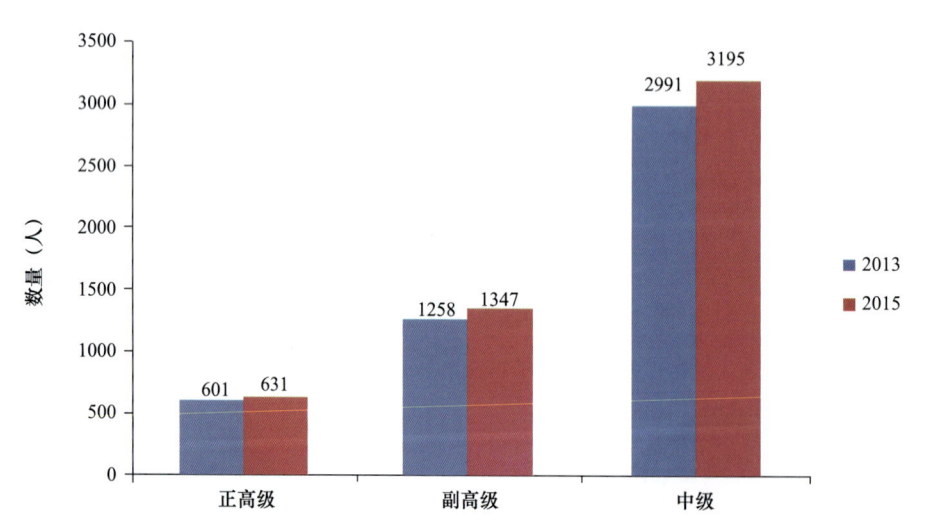

图1-15 2013年与2015年核医学从业人员职称情况对比表

六、教学和人才培养

开展博士研究生教学有41所、硕士研究生教学有140所、本科教学有283所、专科教学有105所、成人教学工作有72所医疗机构（图1-17）；目前全国共有影像医学与核医学专业博士研究生导师81人、硕士研究生导师307人；在读博士研究生237人，硕士研究生998人（图1-18）。

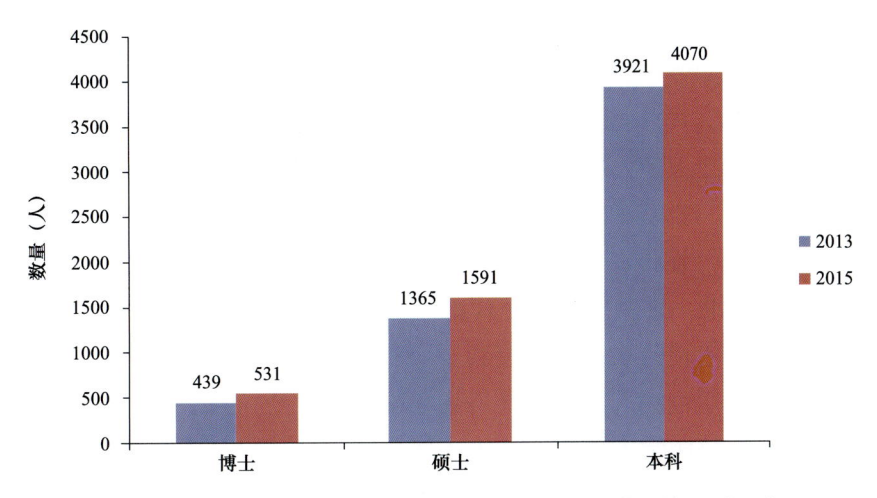

图 1-16　2013 年与 2015 年核医学从业人员学历情况对比表

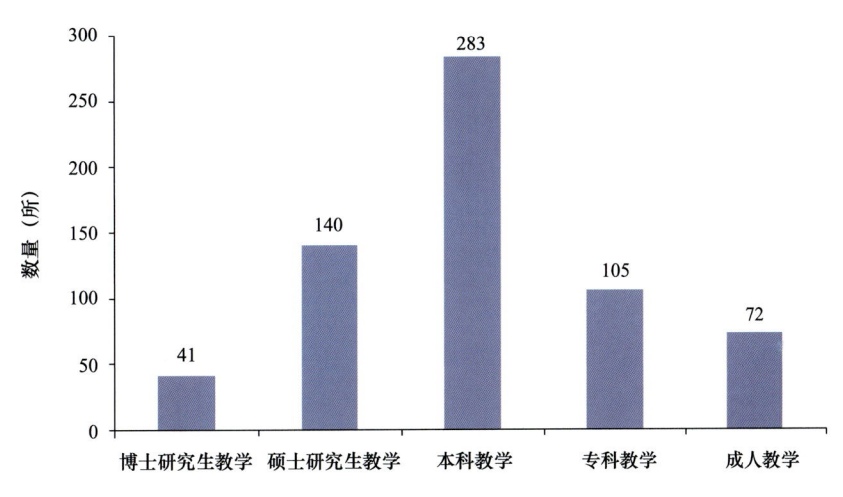

图 1-17　全国开展核医学教学单位情况

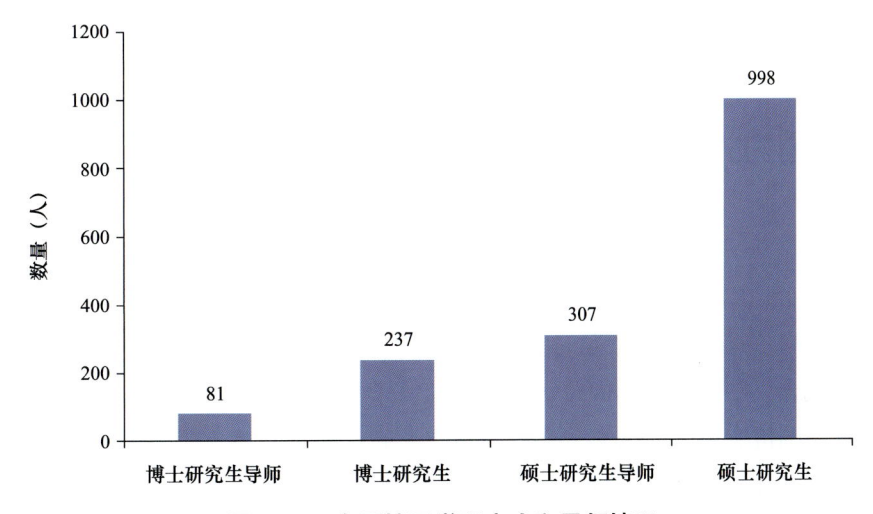

图 1-18　全国核医学研究生和导师情况

全国累计完成研究生教学3748课时，本科生教学17 788课时，专科生3830课时，其他教学2045课时。

1956年，在西安第四军医大学举办的第一个"同位素使用方法训练班"标志着我国实验核医学的开始，两年后在京、津、沪、穗举办的"放射性同位素临床应用训练班"标志着我国临床核医学的起步。在一穷二白、举步维艰的情况下，我国核医学经过60年的发展，实现从无到有、从少到多、从弱到强的转变。在设备方面，从20世纪60年代的扫描仪到伽马照相机、SPECT仪、PET仪、PET/CT、PET/MR，每一次更新换代都可以获得更清晰、更精准、更具有临床价值的图像。在放药方面，我国从依赖药物进口发展到至今有了自主知识产权，呈现出百花齐放的繁荣景象。核素治疗的发展和应用也深入人心，并得到了临床的广泛认可，也是核医学由医技科室走向临床学科的重要标志。在核医学人才方面，人才培育、学科建设日趋完善，形成了本科、硕士研究生、博士研究生、博士后培养梯次，有了自身架构合理的人次梯队，有了多个国家级及省级重点学科和专科。

经过几代核医学人的共同努力、辛勤耕耘，我国核医学取得了长足发展，从业人员由1956年的28人到目前的9467人。在当今的分子影像和精准医疗时代，核医学更是以其先进的分子和靶向诊疗技术引人注目。以我国发病率和死亡率均居首位的中国原发性肺癌为例，2015年我国8个领域43位专家撰写、国家卫生健康委员会（原国家卫生和计划生育委员会）发布的《中国原发性肺癌诊疗规范》中明确提到，PET/CT显像是其诊断、分期和再分期、疗效评价、预后评估的最佳方法，SPECT显像是其骨转移诊断的常规检查技术。中华医学会核医学分会也十分重视学科和专科建设，通过中国核医学网络学院搭建互联网技术支撑的继续教育和培训平台，通过建立SPECT（/CT）、PET/CT质控及远程协作系统网络平台保障核医学大型医用设备质量控制和主管部门的事中、事后监管，通过建立一科一核医学医用设备使用质控师制度，编撰《核医学技师实用工作手册》《核医学护理工作手册》《放射性药物制备手册》保障医疗质量的持续提高和改进，通过ISO核医学诊断和实验室标准体系的建立使核医学医疗质量与国际标准看齐。当前医疗模式正朝着由粗放向精准转变，核医学在未来精准医疗时代将发挥越来越重要的作用。

（汪　静　李桂玉）

第三节　国内外学术交流

中国核医学的起源可以追溯到1956年10月由中央军委卫生部委托第四军医大学在西安举办的"同位素使用方法训练班"。1980年5月，中华医学会核医学分会成立，并在石家庄召开了中华医学会第一届全国核医学学术会议。此后，随着核医学的普及与提高，中国核学会核医学分会、中国医师协会核医学医师分会、中国医学影像技术研究会核医学分会、中国医学装备协会核医学装备与技术专业委员会，以及中国抗癌协会核医学分会相继成立，它们相互支持、相互配合，开展了丰富多彩的学术交流活动，对于推动中国核医学事业的发展起到了极大的推动作用。本节重点回顾几个主要核医学学术团体2014—2016年在国内主办的全国性学术交流活动。

一、中华医学会核医学分会

1. 中华医学会第十次全国核医学学术会议 中华医学会第十次全国核医学学术会议于2014年10月10—12日在北京召开。大会由中华医学会和中华医学会核医学分会主办，北京市医学会核医学分会承办，全国各地千余名核医学相关从业人员参会。本次大会内容丰富，涉及核医学与分子影像临床和基础研究、临床诊治理念和技术的进步、相关分子影像设备及软硬件的研发和应用等。

大会正式举办前夕，在中华医学会的领导下举行了分会的改选，成立了中华医学会核医学分会第十届委员会。10月10日下午，中华医学会核医学分会先后召开第九届委员会常委会及第十届委员会全体委员会议。经选举，李亚明教授当选为第十届委员会主任委员，黄钢教授为前任主任委员，李思进教授当选候任主任委员，李方、汪静、安锐、王铁教授当选副主任委员，会议同时选出21名常务委员及秘书组。11日晚还召开了中华医学会核医学分会第十届委员会第一次常委会。

10月11日上午大会举行了隆重的开幕式，开幕式前播放了来自国际多个核医学学会主席的祝贺视频。开幕式由安锐副主任委员主持，首先由中华医学会领导致辞，黄钢主任委员就3年的分会工作做总结报告，中华医学会组织部郑嵘主任宣布中华医学会核医学分会第十届委员会（图1-19）的组成名单。

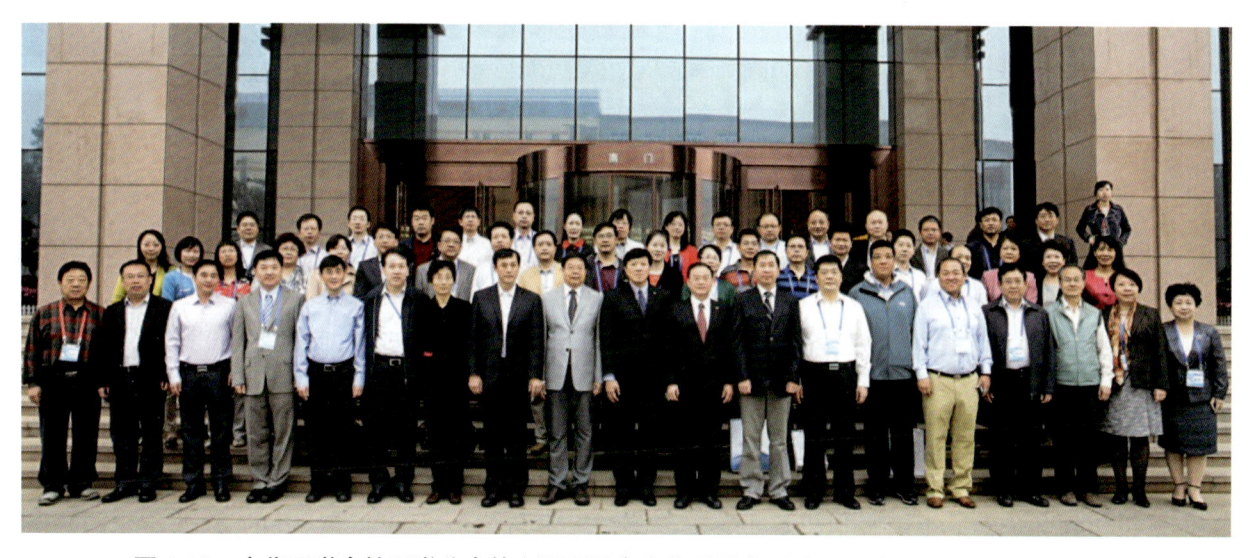

图1-19 中华医学会核医学分会第十届委员会全体委员合影（2014年10月11日，北京）

大会期间进行了形式多样的学术交流，包括主会场报告、多个分会场专题报告、研究论文口头与壁报交流等，全面展示了核医学与分子影像及相关领域的工作成就和最新成果。会议为拓宽视野，还特邀了詹启敏院士、于金明院士、毛一雷教授及多位知名专家介绍跨领域最新进展。大会共收到论文1223篇，其中口头交流147篇，壁报交流509篇（实际张贴382篇），分为肿瘤显像、基础研究、核素治疗、核素显像与核医学技术等5个分会场进行。每个分会场除了有口头论文交流外还设有专题报告（20个）和继续教育讲座（7个），其中专题报告演讲者一改过去老面孔、老专家的惯例，很多年轻人甚至是研究生走上了讲台，给大会带来了新面孔、新气象。大会首次设立核医学技术分会场，少有机会进行学术交流的技师也走上讲台进行报告。大会还设立了青年委员分会场即国际交流分会场，进行亚洲青年核医学论坛交流，选出12名代表参加2015年5月在上海召开的第三届中美核医学交流大会。会议还进行了核医学相关医疗设备与耗材的展览。

10月12日下午大会举行闭幕式，表彰了首届全国优秀技师获奖者（图1-20）、大会优秀壁报获奖者及第三届中美交流青年学者选拔获奖者等；黄钢教授作本次学术年会总结报告，全面综述了近3年来国内的核医学研究成果与进展，对核医学的发展作了展望；中华医学会核医学分会第十届委员会主任委员李亚明教授阐述了分会分工和未来发展计划；大会最后在全体新常务委员的亮相下降下帷幕。

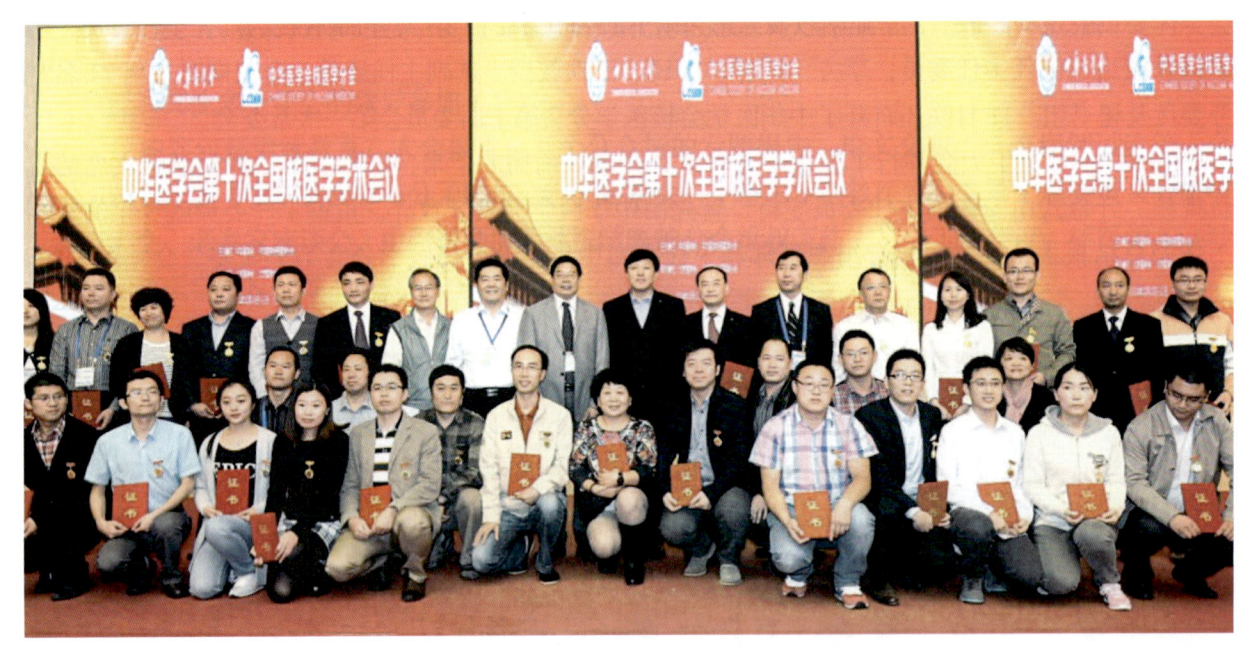

图1-20　中华医学会核医学分会领导与首届十佳优秀技师和十佳新锐技师获得者合影留念

2. 2015年全国核医学学术年会暨第六次青年核医学学术交流会、第三次中美核医学学术交流会（图1-21）　由中华医学会核医学分会主办，中华医学会核医学分会青年委员会、上海市医学会核医学分会承办，中国医学装备协会、美国核医学与分子影像学会协办的2015年全国核医学学术年会暨第六次青年核医学学术交流会、第三次中美核医学学术交流会于2015年5月3—6日在上海市召开。

本次会议的重点内容之一是成立中华医学会核医学分会第十届青年委员会。青年委员会换届改选工作于2015年5月3日举行，由中华医学会组织部主持召开，中华医学会领导及核医学分会现任主任委员李亚明、前任主任委员黄钢、候任主任委员李思进、副主任委员王铁、安锐、汪静、李方等出席。经无记名投票，华中科技大学同济医学院附属协和医院兰晓莉、山西医科大学第一医院武志芳、上海交通大学医学院附属仁济医院宋少莉、天津医科大学总医院贾强从6位候选人中脱颖而出，成为第十届青年委员会副主任委员。

本次大会的开幕式由学会秘书组王辉主持，首先由中华医学会核医学分会第十届委员会主任委员、第十届青年委员会主任委员李亚明致欢迎辞，接着美国核医学会主席Herscovitch和上海市医学会领导致贺辞，中华医学会组织管理部领导宣布第十届青年委员会组成名单，兰晓莉代表中华医学会核医学分会第九届青年委员会作工作总结，回顾过去3年青年委员们竭诚协作、共同奋斗的历程。中华医学会核医学分会第九届全国主任委员黄钢教授和第10届中国青年女科学家雷群英教授分别以"分子影像发展到底往何处去？"和"乙酰化与瓦博格效应"为题做了大会特邀报告，从不同的维度引导核医学青年人才对未来的思考和畅想。核医学的历史需要传承，核医学的发展需要群策群力，核医学的未来需要涌现越来越多的领军人才。主题演讲邀请老一辈专家马寄晓教授、中生代专家张永学教授、新一代专家张宏教授共同演绎中国核医学60年来的发展历程。

除了特邀报告和主题演讲之外，还进行了论文报告、青年委员谈SCI论文写作经验、优秀论文竞赛、优秀病例讨论和中美学术会议等交流。在论文报告环节，由PET学组、肿瘤学组、心脏学组、放射性药物学组、实验学组及治疗学组分别组织，并首次采取了"主题发言＋论文报告＋专家点评"的形式，使学术交流活动更有针对性和系统性。第九届全国青年委员的7位精英们展示了他们在神经、心脏、肿瘤等临床和基础的研究成果以及SCI论文撰写经验，向全体青年核医学人传经送宝。16位作者参加了优秀论文竞赛活动，北京协和医院核医学科张静静获得竞赛一等奖。北京大学人民医院高平和华中科技大学同济医学院附属同济医院朱冬灵获得壁报交流一等奖。中美双方各有12位青年代表参加了中美学术交流，中方的朱文佳、牟甜甜和美方的Adam Kesner、Holly Thompson成为获胜选手，取得中美双方学会资助到对方国家进行短期学术交流的机会。最后，在分会副主任委员安锐的主持下，大会闭幕式由第九届青年委员会副主任委员田蓉做大会学术总结，向各项竞赛获奖者颁发了证书，李思进候任主任委员做大会总结。

此外，本届核医学分会还成立了11个学组和若干工作委员会：放射性药物学组（组长武健）、科普与继教学组（组长陈萍）、体外分析学组（组长马庆杰）、治疗学组（组长谭建）、技术学组（组长尹大一）、功能显像学组（组长李春林）、心脏学组（组长王跃涛）、实验学组（组长侯桂华）、肿瘤学组（组长石洪成）、PET学组（组长赵军）、对外交流学组（组长李林）、信息与传媒工作委员会（组长丁虹、吕中伟）、护理工作委员会（组长李亚明兼）。

3. 中国核医学2016年学术年会暨中国核医学60周年纪念活动（图1-22） 由中华医学会核医学分会主办，陕西省医学会核医学与分子影像学分会承办，中国核学会核医学分会、中国医师协会核医学医师分会、中国医学装备协会协办的"中国核医学2016年学术年会暨中国核医学60周年纪念活动"于2016年5月20—22日在西安举行。"60一甲子，60一轮回"。在西安举行全国核医学2016年学术年会之际，正是中国核医学60周年之时。在这标志着老周期结束、新周期开始的时间节点上，老、中、青三代核医学人齐聚一堂，共同参加学术年会的同时，回首中国核医学60年的发展历程，真可谓是一次承前启后、继往开来、意义深远的学术年会。

参加会议的代表超过1000人（其中注册代表670余人）。他们当中既有退出一线工作的邓敬兰、叶维新、潘中允、陈盛祖、刘秀杰、蒋长英、谭天秩、匡安仁、常国钧、范光灿、王金城

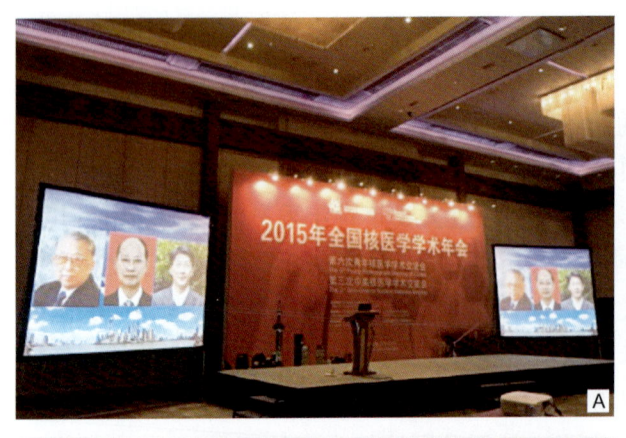

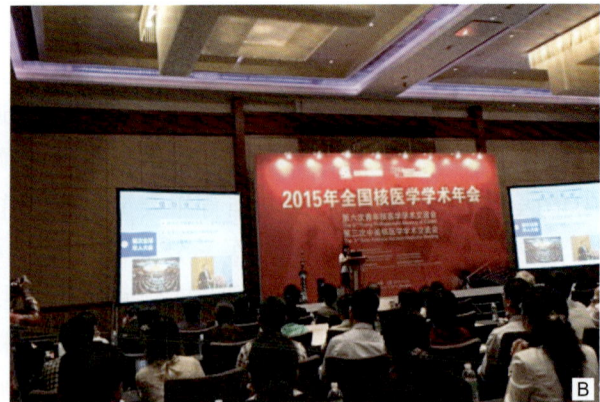

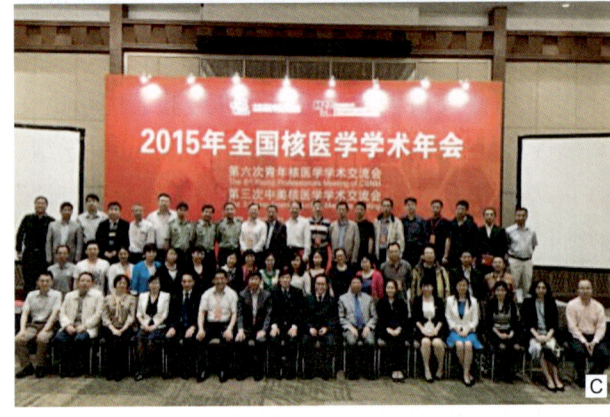

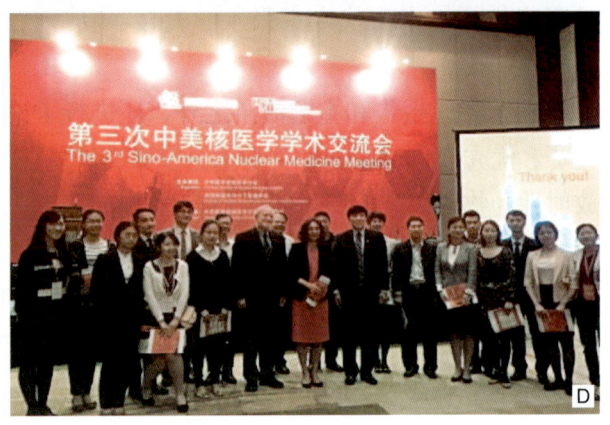

图 1-21　2015 年全国核医学学术年会暨第六次青年核医学学术交流会、第三次中美核医学学术交流会部分合影

注：A. 主会场；B. 兰晓莉教授代表第九届青年委员会做工作总结；C. 中华医学会核医学分会主要领导与第十届青年委员会委员合影；D. 部分参会的中美核医学代表合影

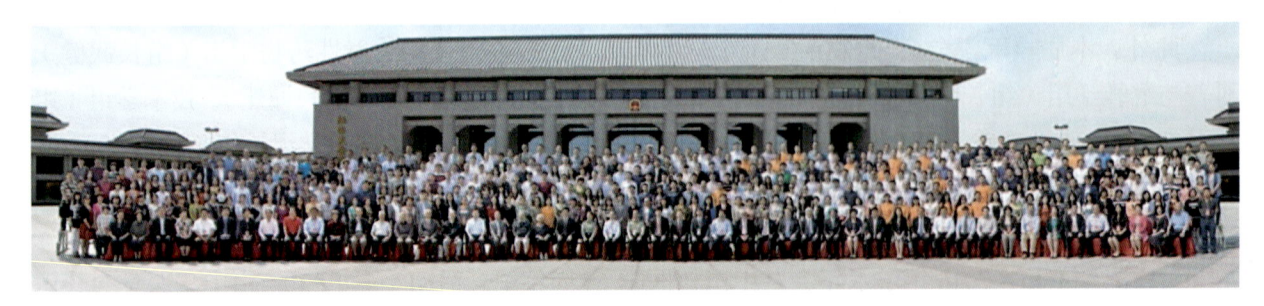

图 1-22　中国核医学 2016 年学术年会暨中国核医学 60 周年纪念活动

等核医学前辈，也有来自全国工作在一线的老、中、青核医学工作者；既有国家卫生健康委员会（原国家卫生和计划生育委员会）、中国工程院、空军军医大学（原第四军医大学）的领导，也有中华医学会核医学分会、中国核学会核医学分会、中国医师协会核医学医师分会、中国医学装备协会核医学分会的学（协）会领导；既有来自美国、日本、韩国等国家及中国香港、澳门地区的核医学同仁，也有来自国内外 34 家核医学相关公司的代表。大家济济一堂，共同参与中国核医学 60 周年的庆典，共同见证中国核医学 60 年的艰辛与辉煌。

中华医学会核医学分会青年委员会全体委员的集体散文诗朗诵《中国核医学60年的情与路》（作者：张永学教授）拉开了年会和纪念活动的序幕（图1-23）。开幕式由中华医学会核医学分会候任主任委员李思进主持。国家卫生健康委员会（原国家卫生和计划生育委员会）医政医管局李路平副局长首先宣读了国家卫生健康委员会（原国家卫生和计划生育委员会）副主任、中华医学会马晓伟会长的贺词并做了热情洋溢的讲话。中华医学会核医学分会主任委员李亚明教授致开幕词。《中华核医学与分子影像杂志》主编、亚洲核医学学院院长黄钢教授，中国医师协会核医学医师分会会长田嘉禾教授，中国核学会核医学分会理事长张永学教授分别代表所在组织致辞。日本核医学会前任理事长井上登美夫教授代表亚洲核医学同道，美国核医学与分子影像学会主席H. Jadvar代表各国核医学界致辞。开幕式最后空军军医大学（原第四军医大学）副校长王茜教授发表了讲话，她感谢中国核医学把这么重要的大会放到西安召开，她热烈欢迎全国各地的核医学同仁来到西安，并祝愿大会圆满成功。

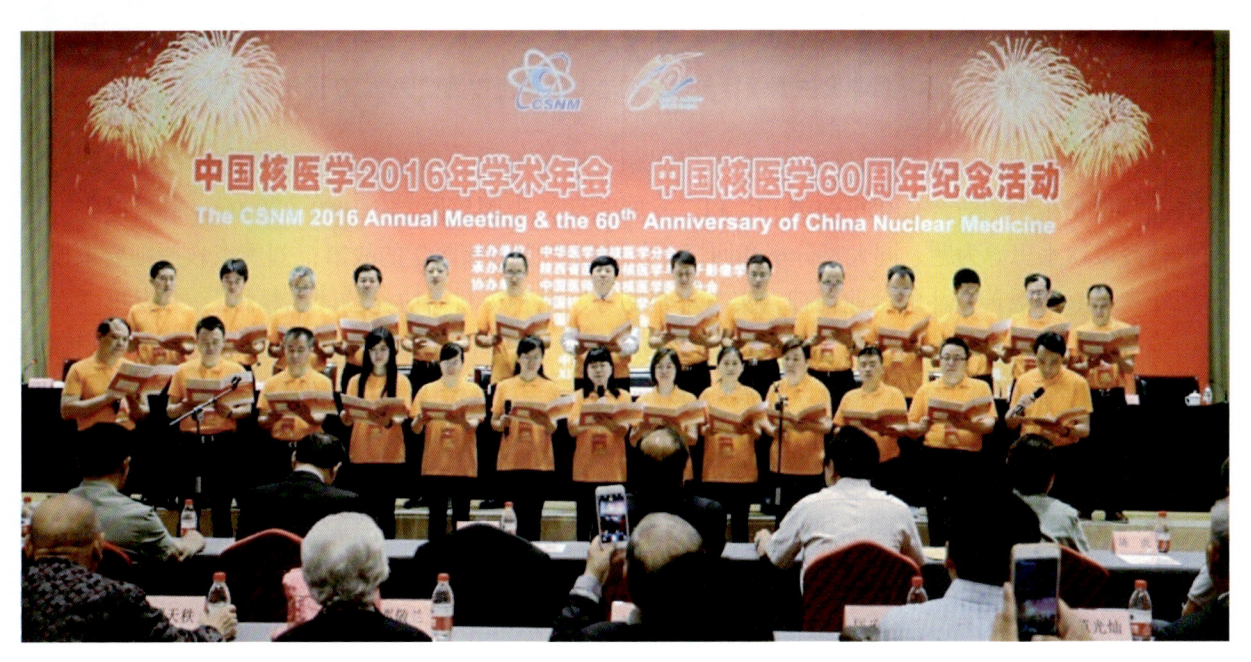

图1-23　第十届青年委员会部分参会委员集体朗诵散文诗《中国核医学60年的情与路》（作者：张永学教授）

简短的开幕式结束后，中国工程院副院长樊代明院士做了"加减乘除话医改"的精彩报告。中国核医学60周年纪念活动从丁虹主任主持制作的"中国核医学60周年宣传片"开始，宣传片制作精良，内容翔实，让我们看到了中国核医学60年的发展进程，展现了中国核医学60年从无到有，从小到大，从弱到强再到今天的硕果累累；展现了一代又一代中国核医学人艰苦奋斗、励精图治，前赴后继、薪火相传的精神。

随后，美国核医学与分子影像学会主席H. Jadvar介绍了美国核医学的发展现状。中华医学会核医学分会主任委员李亚明教授代表中华医学会核医学分会发表"中国核医学发展现状白皮书（2016）"，这是中国首次以白皮书的形式公布中国核医学的发展现状。随后《中国核医学60周年纪念册》举行了发布仪式并为老专家颁授中国核医学60周年纪念牌（图1-24）。

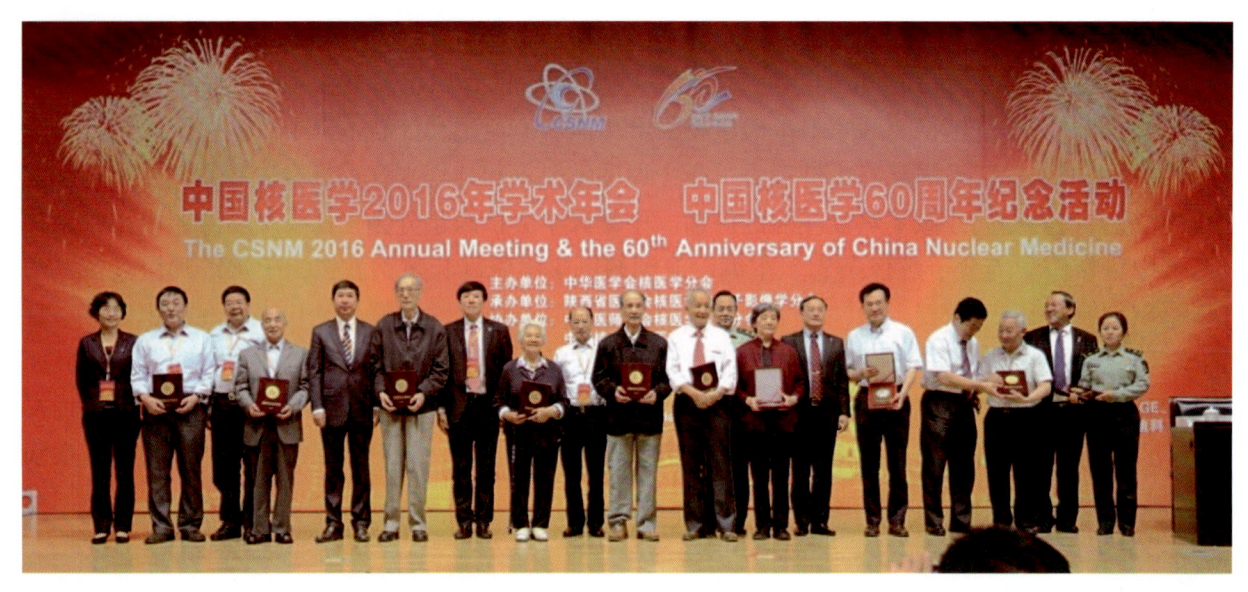

图1-24 中华医学会主要领导向参会的老专家颁授中国核医学60周年纪念牌

本次年会特意开辟了中国核医学60周年回顾与展望板块。邓敬兰教授和刘秀杰教授分别做了"创建时期的中国核医学（1956—1980）"和"发展时期的中国核医学（1980—2000）"精彩报告。邓敬兰教授以饮水思源为题，同大家分享和回忆了创建时期中国核医学的故事；刘秀杰教授则要求核医学工作者要有"艰苦奋斗的敬业精神，实事求是的务实精神，科研协作的团队精神"，并发出"在夹缝中求生存，求发展，要有我们的特色，跳出NM的框框，向分子医学迈进"的号召。中国同辐公司韩全胜先生做了"伴随中国核医学发展的60年"的报告。与会老专家还和中华医学会领导一起参与了开放性对话论坛：展望中国核医学下一个60年。

本次大会采用专题报告的形式，大会报告如下。R. Subramaniam（ACNM）的 *State of Nuclear Medicine and International Collaborations*。B.G. Abbott（FASNC）的 *Nuclear Cardiology: Applications in Clinical Practice*。Jae Tae Lee（韩国）的 *Current status of radioiodine ablation and therapy for differentiated thyroid cancer in Korea*。唐卓敏（香港）的 *Value of Personalized-Medicine with Theranostic approach: A case of metastatic Paraganglioma treated by MIBG and PRRT*。李春林的核医学的基石——单光子显像。赵军的中国PET/CT临床应用14年回顾与思考。石洪成的核医学影像在肿瘤诊治中的应用：过去、现状与展望。谭建的我国 ^{131}I 治疗甲状腺疾病规范和指南的变迁。李思进的临床核医学辐射安全解读。张锦明的放射性药物与核医学发展。张宏的干细胞示踪与功能评价的分子影像。朱立的核医学体外分析现状与出路。马婷的核医学专科优质护理工作标准指导意见及解读。贾强的中国核医学技师队伍建设现状分析。

闭幕式上，中华医学会核医学分会候任主任委员李思进教授做了总结发言，他高度评价了以中华医学会核医学分会副主任委员、空军军医大学（原第四军医大学）西京医院核医学科主任汪静教授为首的西京医院核医学科团队为此次大会成功举办进行的周密组织和周到安排。最后他以"感谢！感恩！感动！"这六个字宣布本次大会胜利闭幕。至此，大会顺利完成了全部会议议程，取得了圆满成功。

大会期间成立了中华医学会核医学分会甲状腺疾病诊治对外交流促进工作委员会和分化型甲状腺癌^{131}I治疗临床路径工作委员会。

4. 第二届全球华人核医学与分子影像大会（图1-25） 由中华医学会核医学分会主办，美国中美核医学会、中国台湾省核医学学会及相关核医学与分子影像学会等组织协办，国药励展展览有限责任公司承办的第二届全球华人核医学与分子影像大会于2016年10月27—29日在深圳召开。

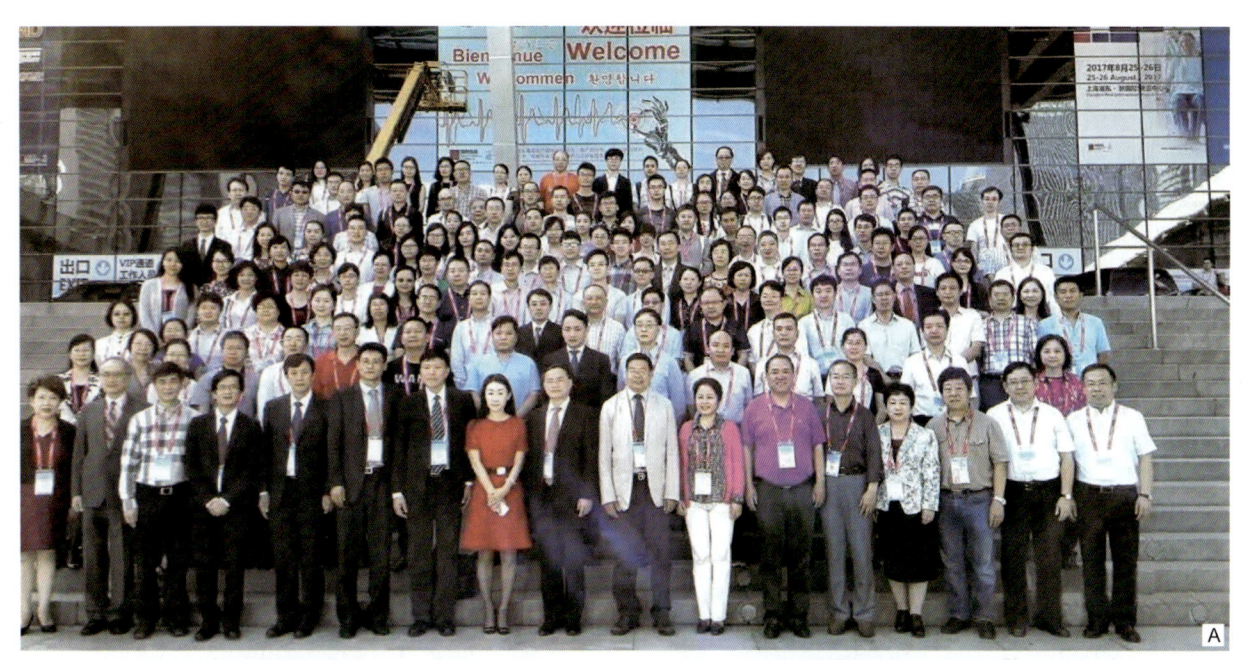

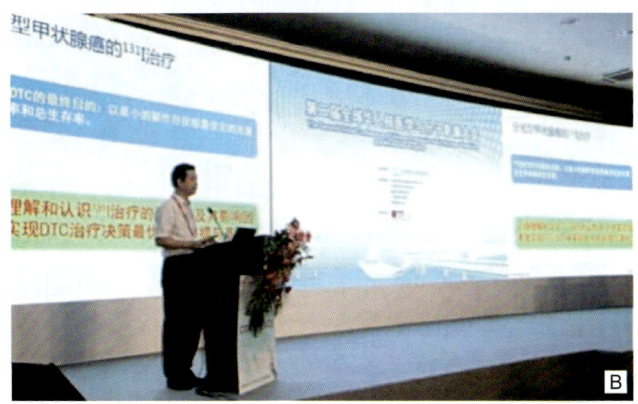

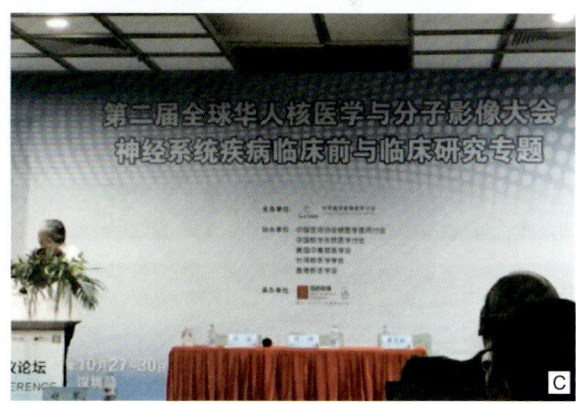

图1-25 第二届全球华人核医学与分子影像大会合影
注：A. 参会全体代表合影；B及C. 大会报告

这次大会是在2013年成功举办首届全球华人核医学与分子影像大会的基础上，又一次大规模、高水平、汇集全球核医学与分子影像领域华人专家的盛会。本次大会有来自美国、比利时、芬兰、日本等国家以及中国香港、澳门、台湾省等地区从事核医学与分子影像的专家73位，他们带来了在核素治疗、心血管、肿瘤、神经核医学与分子影像、仪器与质控、体外分析等多领域专题报告20个，极大地推动了国内核医学及分子影像领域的发展，扩展视野，推动合作，促进交叉，跨界融合。

本届盛会内容涉及核医学及分子影像领域的基础研究、临床前研究、临床诊治，相关影像设备及软硬件的研发和应用等前沿领域与技术。会议形式多样，包括主会场报告、分会场专题报告、会议论文交流、壁报展示等，国内参会代表达到400人。

二、中国核学会核医学分会

1. 第十五届中国心血管核医学年会暨2014中国核学会核医学分会年会（图1-26） 由国家心血管病中心、中国核学会核医学分会、中华医学会核医学分会主办，中华医学会心血管病学分会、中国医学影像技术研究会核医学分会、中国生物物理学会分子影像学分会协办，广东省佛山市顺德第一人民医院、中国医学科学院阜外医院承办的第十五届中国心血管核医学年会暨2014中国核学会核医学分会年会于2014年11月13—16日在广东省佛山市顺德举行，来自全国各地的核医学等领域专家523人注册，另外广州地区、佛山周边地区及部分厂家代表约650人参加了会议。

会议在隆重而热烈的氛围中开幕，开幕式由大会执行主席、中国核学会核医学分会副理事长蒋宁一教授主持，顺德区卫生和计划生育局局长周爱群，常务副局长冯奕忠，顺德第一人民医院陈小伍

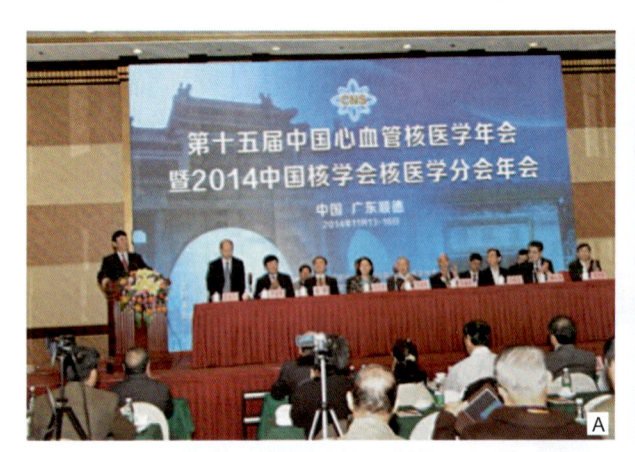

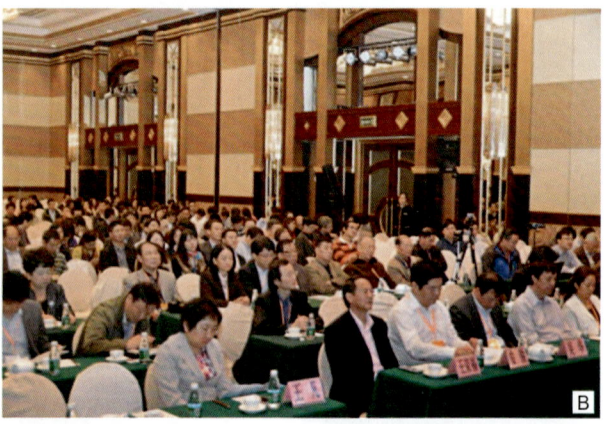

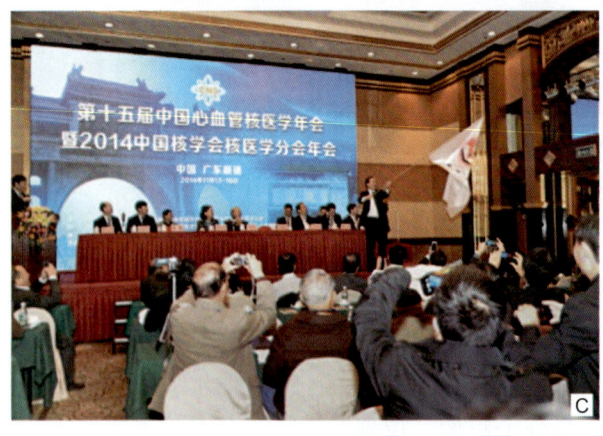

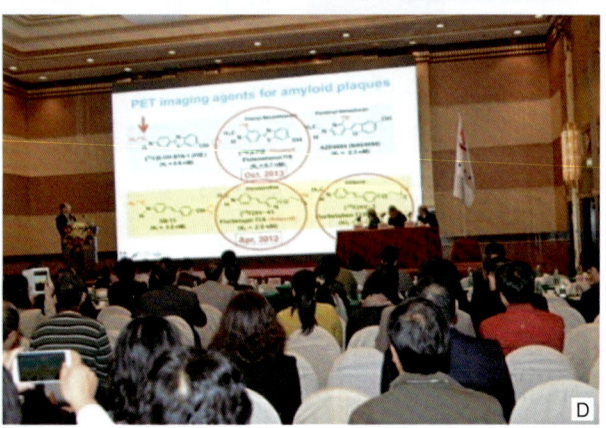

图1-26 第十五届中国心血管核医学年会暨2014年中国核学会核医学分会年会
注：A. 大会开幕式；B. 会议现场；C. 升旗仪式；D. 专题报告

院长，中国核学会宣传部副部长王义伟，中华医学会核医学分会前任主任委员刘秀杰、陈盛祖、黄钢教授，现任主任委员李亚明教授、候任主任委员李思进教授，中国核学会核医学分会理事长张永学教授、候任理事长何作祥教授，中国医师协会核医学医师分会候任会长王铁教授，大会执行主席、顺德第一人民医院副院长钱江教授参加了开幕式并在主席台就座。参加开幕式的还有中华医学会核医学分会副主任委员李方、安锐、汪静教授，中国核学会核医学分会副理事长吴华、王荣福、罗志福、罗世能教授，中国生物物理学会分子影像学分会副主任委员王凡教授，老专家马寄晓、潘中允、吕斌、曾世荃、叶广春教授等也参加了会议。陈小伍院长、李亚明教授、张永学教授、王义伟、冯奕忠及黄钢院长在开幕式上讲话和致辞。大家热烈祝贺会议胜利召开并预祝大会圆满成功。开幕式还隆重举行了升会旗议程。

本届年会进行了广泛的、形式多样的学术交流，交流包括大会主题报告和多个分会场主题报告。讨论内容包括心血管综合影像、乳腺癌核医学诊治、心血管SPECT/CT、转化医学、淋巴瘤、SPECT定量分析、神经核医学与分子影像、住院医师规范化培训与学科建设、专家面对面、核医学热点论坛、核素治疗专场及病例讨论等。

在心血管核医学方面，会议展示了我国在心血管病的诊断与治疗、心血管影像医学与核医学的临床应用以及心血管相关领域的新进展。分子影像学专题讨论是本次会议的亮点之一，多位国内知名专家做了专题发言，展示了这一领域的最新发展。核素治疗专场是继扬州会议后第二次举办，仍然以甲状腺疾病诊治为主，内容丰富，演讲精彩，交流范围包括基础与临床、病例与规范、常规与进展、内外科与核医学等。著名老专家马寄晓教授始终参会并积极参加讨论，还对部分内容进行了点评，特别提到甲状腺疾病治疗的进展和年轻学者的进步。会议还交流了乳腺核医学、淋巴瘤诊治、神经与分子核医学的诊治进展，特别就PET/CT的临床应用以及核素治疗设立专场进行了重点介绍。会议特别邀请了放射性药物、内分泌、病理以及外科专家介绍跨领域最新进展，以推动更广泛地合作与交流。随着最后一天各位专家面对面就核医学的发展进行了热烈讨论后，张永学教授宣布了下一届中国心血管核医学年会的承办单位，大会在李亚明主任委员的主持下落下帷幕。本次会议融学术交流、学科发展为一体，是对外学习交流的好机会，对加强医院的专科建设、增强地区交流发挥了重要作用。

在本次大会举办期间，中国核学会核医学分会第八届理事会召开了第三次会议，常务理事、理事等共62人出席了此次会议。会议表决通过增补郑州大学第一附属医院韩星敏教授、广西医科大学附属第一医院韦智晓教授为第八届理事会理事的决议。

2. 第十六届中国心血管核医学年会暨2015年中国核学会核医学分会年会（图1-27） 由国家心血管病中心、中国核学会核医学分会、中华医学会核医学分会主办，中华医学会心血管病学分会、中国医学影像技术研究会核医学分会、中国生物物理学会分子影像学分会协办，河南省医学会、郑州大学第一附属医院和中国医学科学院阜外医院承办的第十六届中国心血管核医学年会2015年中国核学会核医学分会年会暨SPECT/CT规范化操作与应用研讨会于2015年6月25—28日在河南省郑州市成功召开，来自国内外共912名代表参加会议。

大会开幕式由郑州大学第一附属医院核医学科主任韩星敏教授主持，郑州大学第一附属医院院长阚全程教授致欢迎辞，张永学教授、李亚明教授、中国核学会陈晓鹏部长及河南省医学会秘书长郭万申教授等分别讲话，开幕式上由何作祥教授主持了庄严的升旗仪式。朱晓东院士、刘秀杰教授、陈

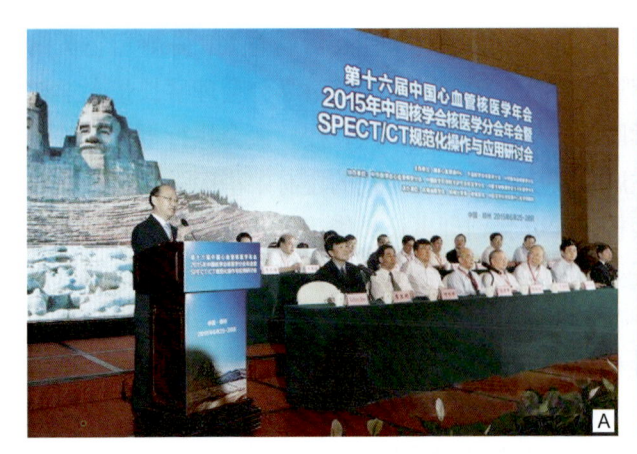

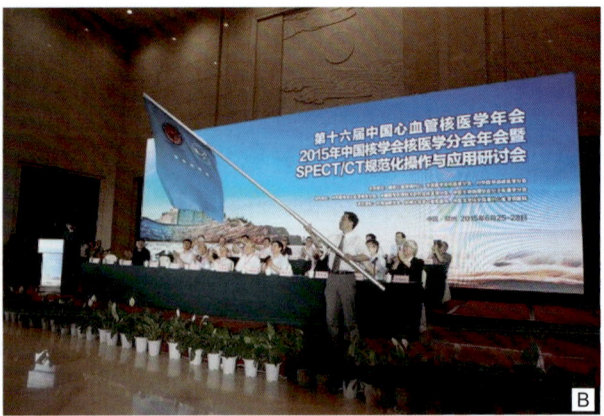

图 1-27 第十六届中国心血管核医学年会暨 2015 中国核学会核医学分会年会
注：A. 张永学理事长致辞；B. 下届会议承办方代表哈尔滨医科大学附属第四医院栾厦接过会旗

盛祖教授及其他多个学会的领导参加了开幕式。

会议内容包括继续教育、大会报告及五个分会场的专题报告、论文交流、疑难病例讨论等，会议期间还召开了《中华核医学与分子影像杂志》定稿会、中华医学会核医学分会第十届委员会心脏学组成立大会、老专家座谈会、中国医师协会核医学医师分会维权工作委员会工作会议、核医学 Top 沙龙及中国核医学网友会等卫星会议。

闭幕式由李思进教授主持，何作祥教授做了大会总结，第十七届中国心血管核医学年会承办方代表栾厦做了会议筹备报告。最后进行了会旗交接仪式，本次会议执行主席韩星敏教授把会旗转交给下届会议承办方代表哈尔滨医科大学附属第四医院的栾厦。

会议期间还召开了中国核学会核医学分会第八届理事会第四次会议，共有常务理事、理事等共76人出席此次会议。会议表决通过增补田捷教授，中国台湾省黄文盛教授、洪光威教授，香港特别行政区唐卓敏教授、欧阳定勤教授为第八届理事会理事的决议。

3. 第十七届中国心血管核医学年会暨 2016 年中国核学会核医学分会年会（图 1-28） 由国家心

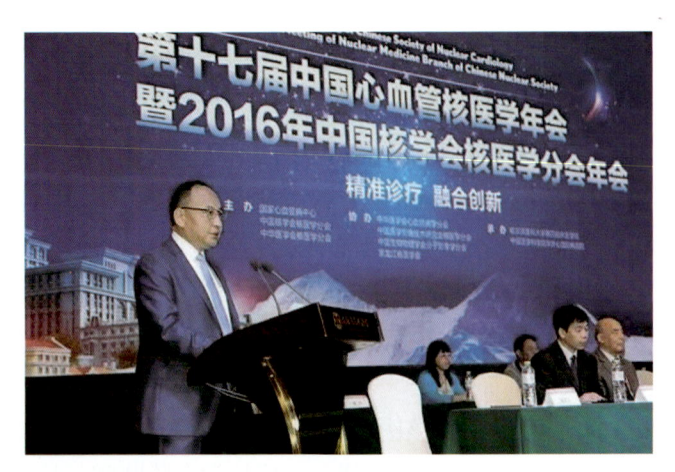

图 1-28 会议承办方哈尔滨医科大学附属第四医院党委书记
赵长久教授主持开幕式

血管病中心、中国核学会核医学分会、中华医学会核医学分会主办,中华医学会心血管病学分会、中国医学影像技术研究会核医学分会、中国生物物理学会分子影像学分会、黑龙江省医学会协办,哈尔滨医科大学附属第四医院和中国医学科学院阜外医院承办的第十七届中国心血管核医学年会暨2016年中国核学会核医学分会年会于2016年7月1—3日在黑龙江省哈尔滨市召开,来自国内外近2000名代表参加会议。

大会以"精准医疗 融合创新"为主题,开幕式由哈尔滨医科大学附属第四医院党委书记、核医学科主任赵长久教授主持,黑龙江省卫生和计划生育委员会赵忠厚主任、哈尔滨医科大学校长杨宝峰院士、哈尔滨医科大学附属第四医院院长申宝忠教授、黑龙江省医学会会长金连弘教授、中国核学会核医学分会理事长张永学教授、中华医学会核医学分会主任委员李亚明教授先后在开幕式上致辞或发言。开幕式上由何作祥教授与申宝忠教授进行庄严的会旗交接仪式。刘秀杰教授、陈盛祖教授及其他多个学会的领导参加了开幕式。

会议内容包括继续教育、大会报告及心血管核医学、神经系统核医学、肿瘤核医学、核素治疗、分子影像等分会场的专题报告、论文交流和疑难病例讨论等,全面反映了1年来核医学临床研究和基础研究的学术成就,特别是对于创新药物、创新技术的研究引起了与会者的高度关注,对于国内外制定的各项相关临床指南进行了深入探讨,对于分子影像在精准医疗发展中的作用进行了热烈讨论。核医学"一枝独秀"演讲比赛专场吸引了众多观众,增强了核医学人的自豪感。

会议期间还召开了老专家座谈会、中国核医学网友会、中国医学影像技术研究会核医学分会青年委员成立大会等卫星会议。

闭幕式由李亚明教授做了大会总结,第十八届中国心血管核医学年会暨2017年中国核学会核医学分会年会承办方代表遵义医学院周国祥教授做了会议筹备报告。最后进行了会旗交接仪式。

大会期间,中国核学会核医学分会完成了换届工作,产生了第九届理事会(图1-29)。第九届理事会由132名理事组成,经过无记名投票,差额选举产生了候任理事长、9名副理事长和38名常务理事。第九届理事会由中国医学科学院阜外医院何作祥教授担任理事长,华中科技大学同济医学院附属协和医院张永学教授为前任理事长,中国医科大学第一附属医院李亚明教授为候任理事长,王荣福、李思进、吴华、刘亚强、李林、赵长久、蒋宁一、兰晓莉、郑荣等9位专家担任副理事长。陈盛祖教授被推选为名誉理事长,刘秀杰、黄钢两位核医学知名专家被聘为学会顾问。

三、中国医师协会核医学医师分会

1. 第三届中国核医学医师年会　由中国医师协会、中国医师协会核医学医师分会、江苏省医师协会核医学医师分会主办,苏州大学附属第一医院承办的中国医师协会核医学医师分会换届选举、第三届中国核医学医师年会暨江苏省医师协会核医学医师分会2014年会于2014年5月8—10日在苏州举行(图1-30)。中国医师协会常务副会长兼秘书长杨民、江苏省医师协会常务副会长兼秘书长刘彦群、中国医师协会会员部主任李明霞、苏州大学附属第一医院院长葛建一、中国医师协会核医学医师分会第二届委员会全体委员及全国各地核医学医师代表233人参加了会议。核医学医

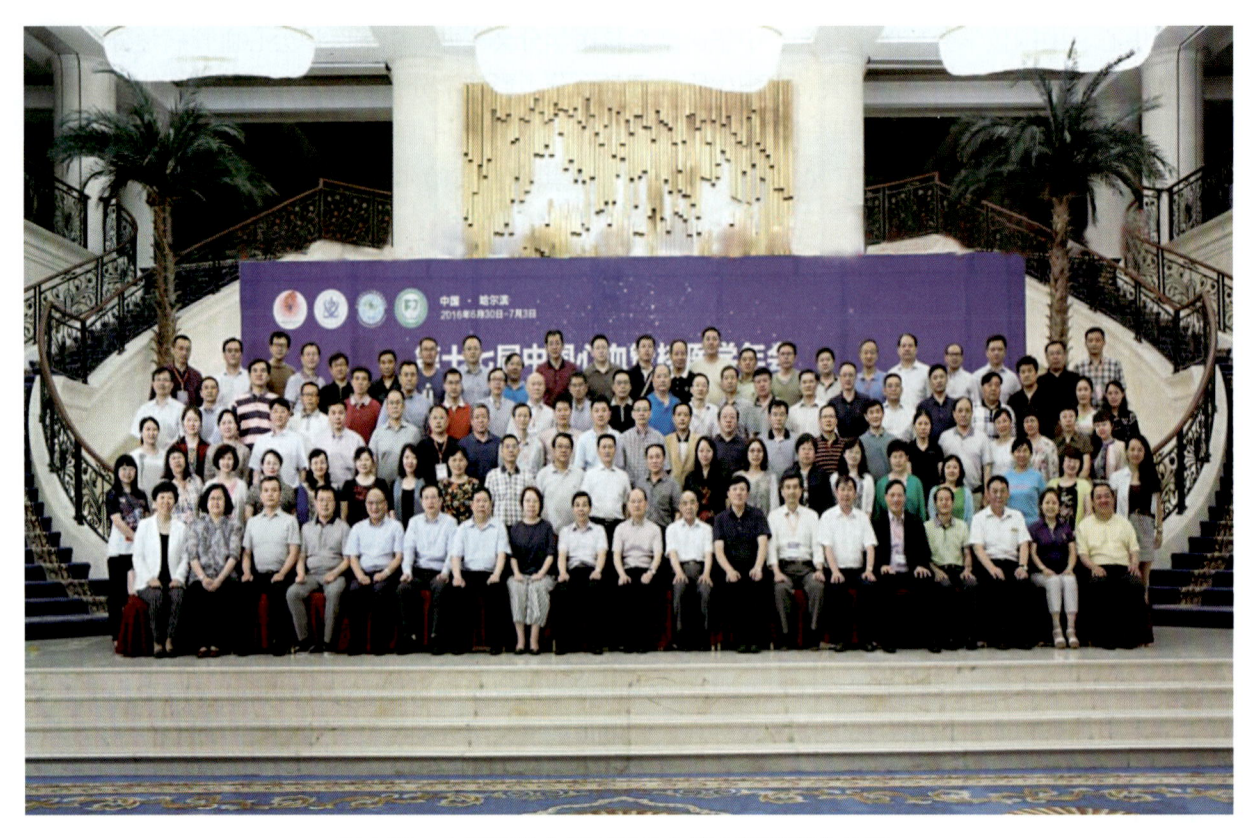

图 1-29 中国核学会核医学分会第九届理事会合影

师分会名誉会长等 7 位老专家亲临会议指导。

5 月 8 日，中国医师协会核医学医师分会换届选举暨第二届委员会成立大会隆重举行。会议由中国医师协会常务副会长兼秘书长杨民和会员部主任李明霞主持。中国医师协会核医学医师分会第二届委员会委员候选人 98 人准时出席大会。核医学医师分会第一届委员会名誉会长林祥通、刘秀杰出席会议。大会最终选举产生了 32 名常务委员（根据中国医师协会有关管理办法规定，前任会长自动进入本届常务委员，不占选举名额），根据选举办法和选举程序，全体委员以无记名投票方式选举产生会长、候任会长和 7 位副会长，以鼓掌通过名誉会长、总干事和副总干事提名。前任会长为屈婉莹，名誉会长为周前、林祥通、刘秀杰，会长为田嘉禾，候任会长为王铁，副会长为黄钢、匡安仁、李亚明、何作祥、蒋宁一、安锐、李思进，总干事为刘甫庚，副总干事为徐白萱。前任会长、名誉会长、会长、候任会长、副会长和总干事、副总干事组成新一届领导班子。

5 月 9 日上午，第三届中国核医学医师年会暨江苏省医师协会核医学医师分会 2014 年会在温馨亲切的"相亲相爱一家人"视频声中开幕，开幕式由副会长黄钢主持。首先由屈婉莹会长致辞，苏州大学第一医院葛建一院长及江苏省医师协会常务副会长兼秘书长刘彦群分别讲话欢迎与会代表和祝贺大会召开。随后，副会长、组织工作委员会主任委员张永学教授宣布了第三届"中国核医学医师终身成就奖"和"中国核医学医师奖"获奖名单并致颁奖词。获得第三

第一章　2014—2016年中国核医学学科发展

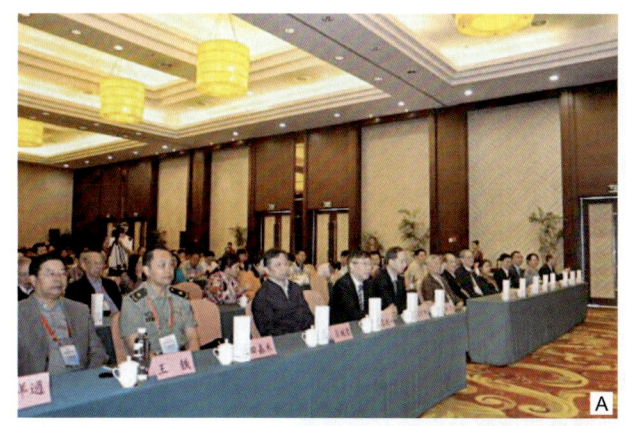

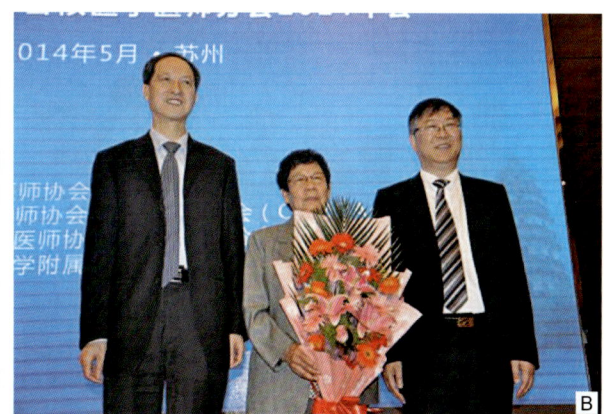

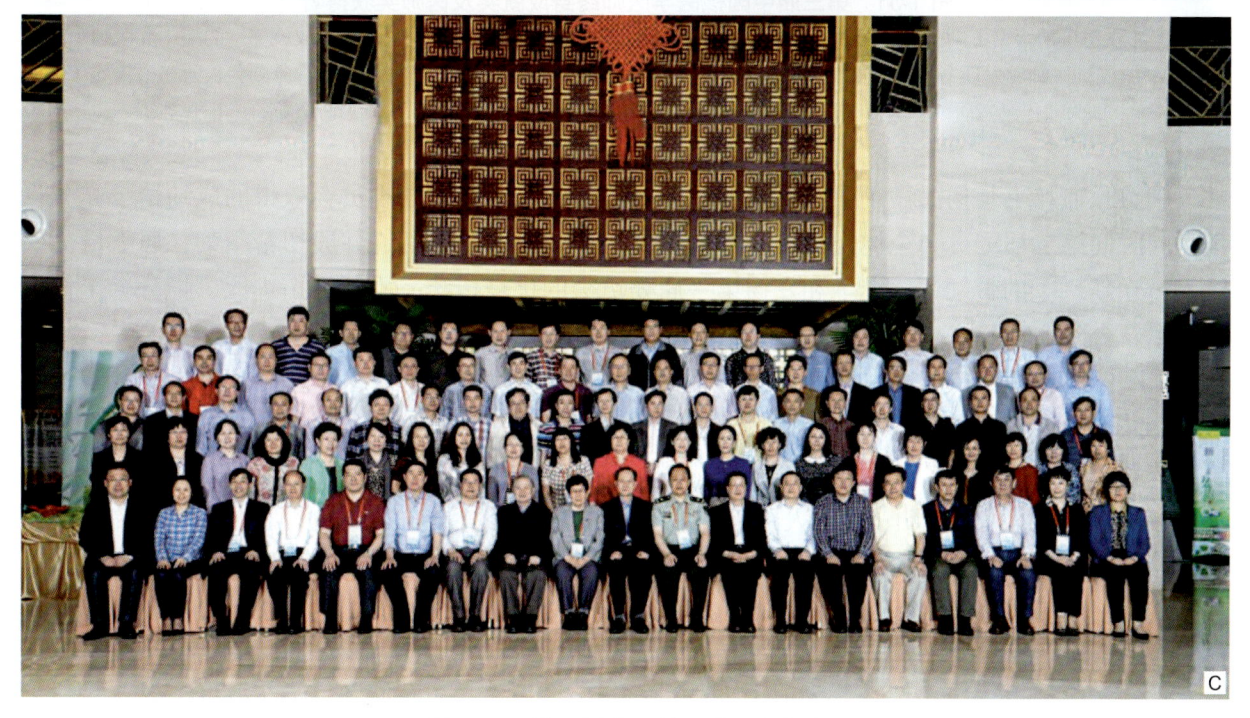

图 1-30　第三届中国核医学医师年会

注：A. 会议现场；B. 中国医师协会常务副会长兼秘书长杨民、江苏省医师协会常务副会长兼秘书长刘彦群向屈婉莹前任会长献花；C. 中国医师协会核医学医师分会第二届委员会全体常务委员合影

"中国核医学医师终身成就奖"的是潘中允医师、叶维新医师、常国钧医师；获得第三届"中国核医学医师奖"的是汪静医师、陈跃医师、石洪成医师和袁卫红医师。中国医师协会常务副会长兼秘书长杨民、江苏省医师协会常务副会长兼秘书长刘彦群分别为获奖医师颁奖、献花并合影。与会代表全体起立为获奖医师热烈鼓掌表示祝贺。获奖医师即席发表了精彩的获奖感言（图1-31）。

大会的另一个重要内容是中国医师协会会员部领导宣读选举产生的中国医师协会核医学医师分会第二届委员会领导班子名单。中国医师协会常务副会长兼秘书长杨民为新一届领导班子颁发证书和合影。新当选会长田嘉禾教授代表新一届领导班子发表了就职演说。最后，中国医师协会

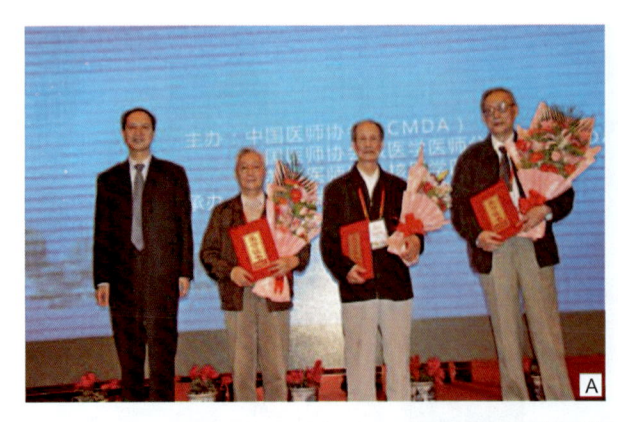

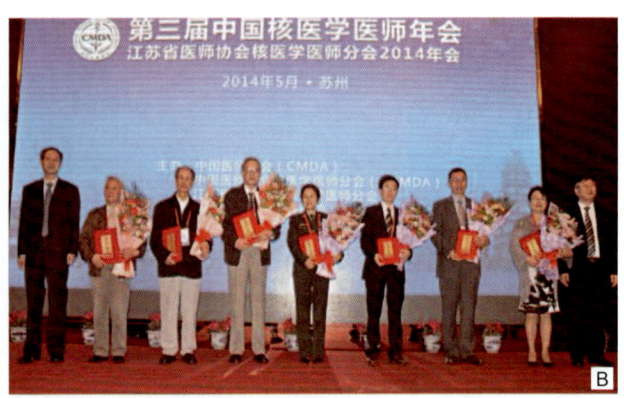

图 1-31 第三届中国核医学医师终身成就奖及医师奖获得者

注：A. 中国医师协会常务副会长兼秘书长杨庄（左一）向获得第三届"中国核医学医师终身成就奖"的潘中允医师、叶维新医师、常国钧医师颁发证书；B. 中国医师协会常务副会长兼秘书长杨民、江苏省医师协会常务副会长兼秘书长刘彦群分别为获得第三届"中国核医学医师终身成就奖"和"中国核医学医师奖"的获得者颁奖献花并合影

常务副会长兼秘书长杨民做了重要讲话，首先对核医学分会第一届委员会取得的成绩给予充分肯定，同时向第二届委员会全体委员和新一届领导班子表示热烈祝贺，并殷切希望第二届委员会全体委员在新班子的带领下，继承和发扬第一届委员会的优良传统，不断开拓进取，把分会工作推上一个新台阶。

5月9日下午和10日上午，会议举行了精彩纷呈的学术报告和核医学医师定期考核知识竞赛（图1-32）。学术讲座包括：中国医师协会培训部柳琪琳主任的"医师行业培训体系建设"；候任会长、首都医科大学附属北京朝阳医院王铁教授的《核医学住院医师培训细则》及《核医学科住院医师培训基地细则》编写说明；中国人民解放军总医院赵美娟教授的"从核医学发展看对生命的理解与干预"；中华医学会放射学分会副主任委员、上海长征医院刘士远教授的"肺内筛查发现SPN的处理"；常务委员兼总干事、北京医院刘甫庚主任医师的"肺非实性结节PET/CT检查细化及诊断思路"。会议期间还召开了各工作委员会会议，举办了继续教育专场讲座和精彩的病例讨论。

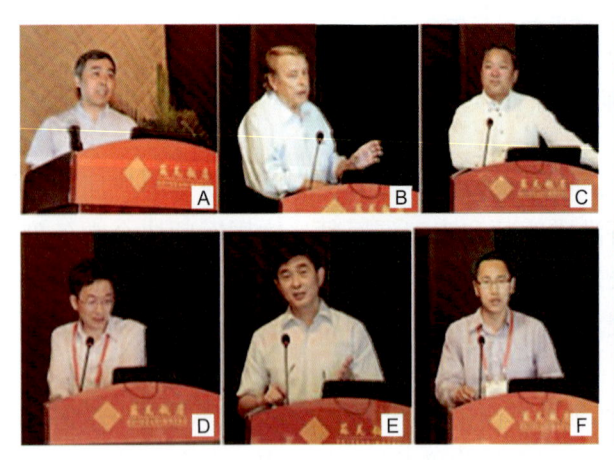

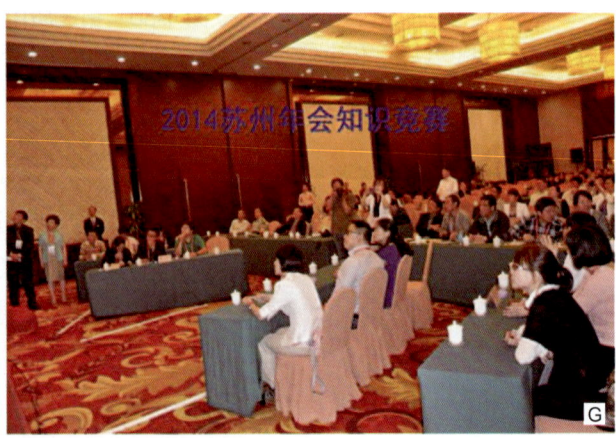

图 1-32 5月9日下午和10月上午第三届中国核医学医师年会

注：A~F. 部分特邀演讲嘉宾；G. 核医学医师定期考核知识竞赛

大会最后一个重要议程是江苏省医师协会核医学医师分会 2014 年会。中国医师协会核医学医师分会常务委员、江苏省核医学医师分会主任委员王跃涛教授在大会上介绍了江苏省核医学发展现状。另外，还有两个精彩的专题报告：中国医学科学院阜外医院赵世华教授的"心血管磁共振的临床应用"；苏州大学附属肿瘤医院院长凌扬教授的"抗血管生成治疗的临床疗效评价——有点困惑"。最后，候任会长王铁教授对本次大会做了详细全面的总结。大会在一片欢歌笑语声中圆满闭幕。

2. 第四届中国核医学医师年会（图 1-33） 由中国医师协会（Chinese Medical Doctor Association, CMDA）、中国医师协会核医学医师分会主办，福建医科大学附属第一医院承办的"第四届中国核医学医师年会"于 2015 年 4 月 17—19 日在福建省福州市举行。中国医师协会核医学医师分会会长、候任会长、副会长、全体常务委员和委员，中国医师协会有关领导，台湾省核医学会会长，福建医科大学、福建医科大学附属第一医院领导，福州市委、市政府有关领导以及来自全国各地的核医学工作者 200 余人参加了会议。

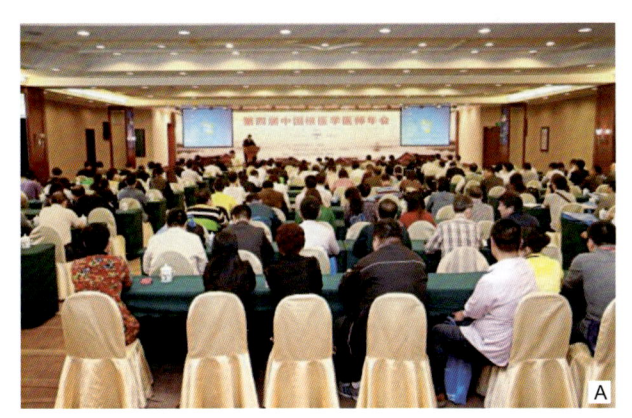

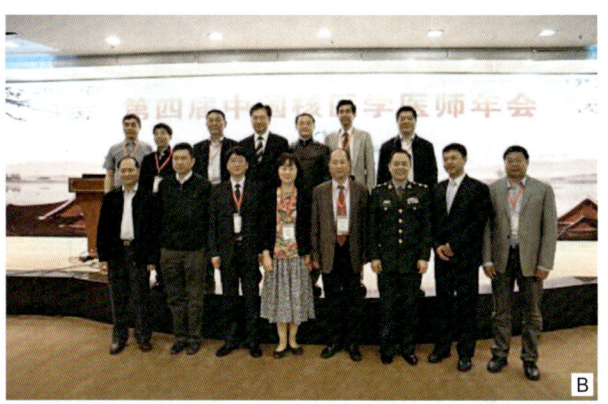

图 1-33 第四届中国核医学医师年会
注：A. 会议现场；B. 部分参会代表合影

会议期间分别召开了"中国医师协会核医学医师分会第二届委员会第三次全体委员会""中国医师协会核医学医师分会第二届委员会第二次常务委员会""中国医师协会核医学医师分会第二届委员会各工作委员会会议"。中国医师协会核医学分会王铁副会长主持了全体委员会和常务委员会会议。田嘉禾会长总结了分会成立一年来所开展的工作，包括完善了分会组织机构，明确了分会工作思路及工作制度；提出了 2015-2016 年工作设想，启动六个主题、半年期的系统化基层核医学培训，确定了 2016 年会"科室管理与学科建设"主题。刘甫庚总干事通报了上级协会的精神和规定。李亚明副会长作"分会基层系统化教育计划及进展情况"的报告。何作祥副会长作"首批基层教育（半年班）策划与准备情况"的报告。石洪成代表李思进副会长作"分会组织发展工作及优秀医师评审情况"的报告。黄钢副会长对分会一年来医德建设情况进行了讲评。匡安仁副会长强调依据协会的规定，在本届协会三次年会中，委员只有一次因正当理由请假的机会，超过一次则取消继续担任委员的资格。安锐副会长作"主题年会（2016）初步设想"的报告。蒋宁一副会长作"一年来信息宣传工作情况及未来工作设想"的报告。

会议举办了核医学教学研讨和学术活动专场学术讲座以及继续教育专场讲座（图1-34），田嘉禾会长做了"新形势下核医学教学内容的思考"专题报告，黄钢副会长介绍了"核医学教学中PBL的应用"，台湾省核医学学会会长黄文盛教授介绍了"台湾省医学毕业后教育模式"。会议期间为"2014年度中国核医学资深优秀医师"及"2014年度中国核医学优秀医师"举行了隆重的颁奖典礼。对核医学热点问题举行了辩论会，辩论赛分2轮，共进行了3场辩论，最终北区联队获得冠军，东区联队获得亚军，西区联队和南区联队获得季军；最佳辩手由北区联队中的中国人民解放军总医院的王卉获得，北区联队天津泰达心血管病医院的李剑明和东区联队上海第六人民医院的陈立波获得优秀辩手（图1-35）。同时，福建省医学会核医学分会举办了读片会。

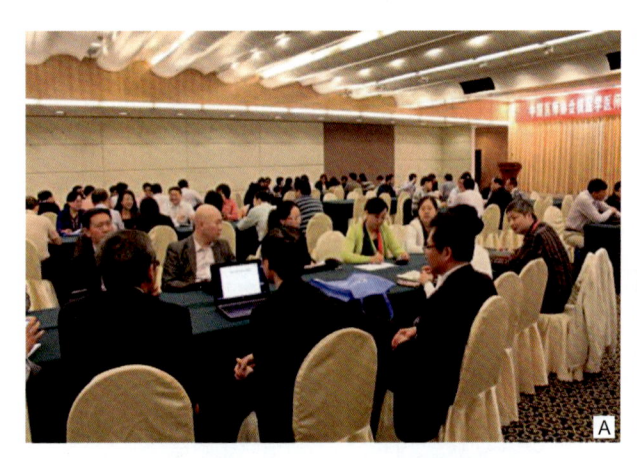

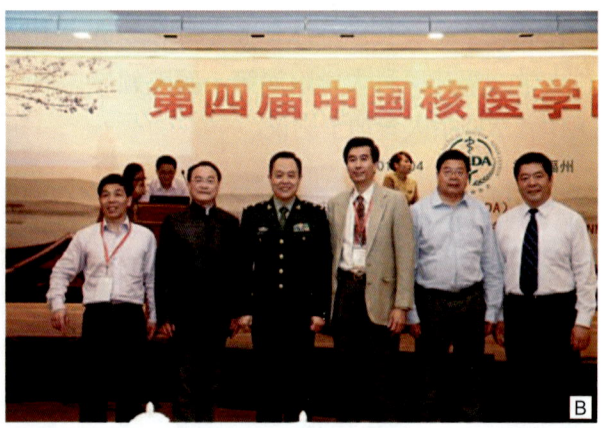

图1-34 第四届中国核医学医师年会
注：A. 工作委员会讨论现场；B. 部分分会领导与台湾省核医学会会长黄文盛教授合影

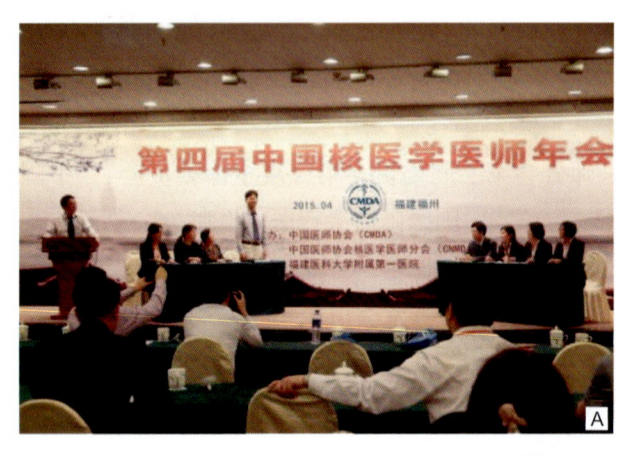

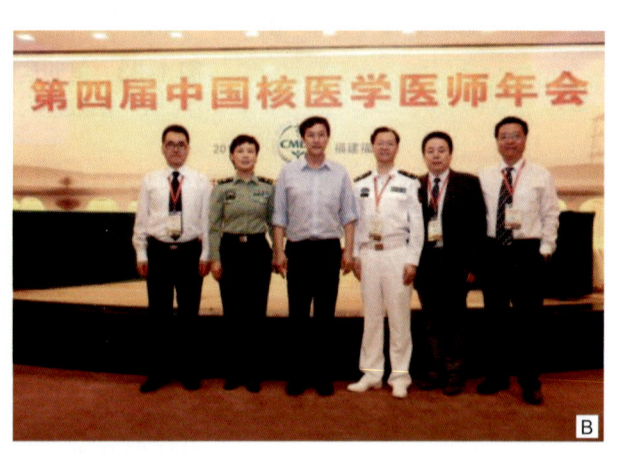

图1-35 第四届中国核医学医师年会
注：A. 辩论赛现场；B. 部分参会代表合影

辩论赛后的闭幕式上，分会领导为参加比赛的获奖队和获奖选手颁奖。最后，候任会长王铁教授对本次大会做了详细全面的总结。大会在团结、欢乐和祥和的氛围中圆满结束。

3. 第五届中国核医学医师年会　由中国医师协会、中国医师协会核医学医师分会、中华医学会核医学分会主办，河南省医学会核医学分会、河南省漯河市中心医院承办的中国医师协会核医学医师分会第五届中国核医学医师年会于2016年4月8—10日在河南省漯河市成功举办，来自全国各地近300位代表参加了会议（图1-36）。中国装备协会赵自林会长，漯河市栗社臣副市长，中国医师协会谢启麟副秘书长，中国医师协会核医学医师分会会长田嘉禾教授，漯河市卫生和计划生育委员会吴书清主任，中国医师协会学术会务部李明霞主任，中国医师协会会员部高峰主任，中华医学会核医学分会主任委员李亚明教授，中国核学会核医学分会理事长张永学教授，漯河市中心医院王海蛟院长、杨秀慧副院长，漯河市中心医院党委王向良书记等有关领导莅临大会。

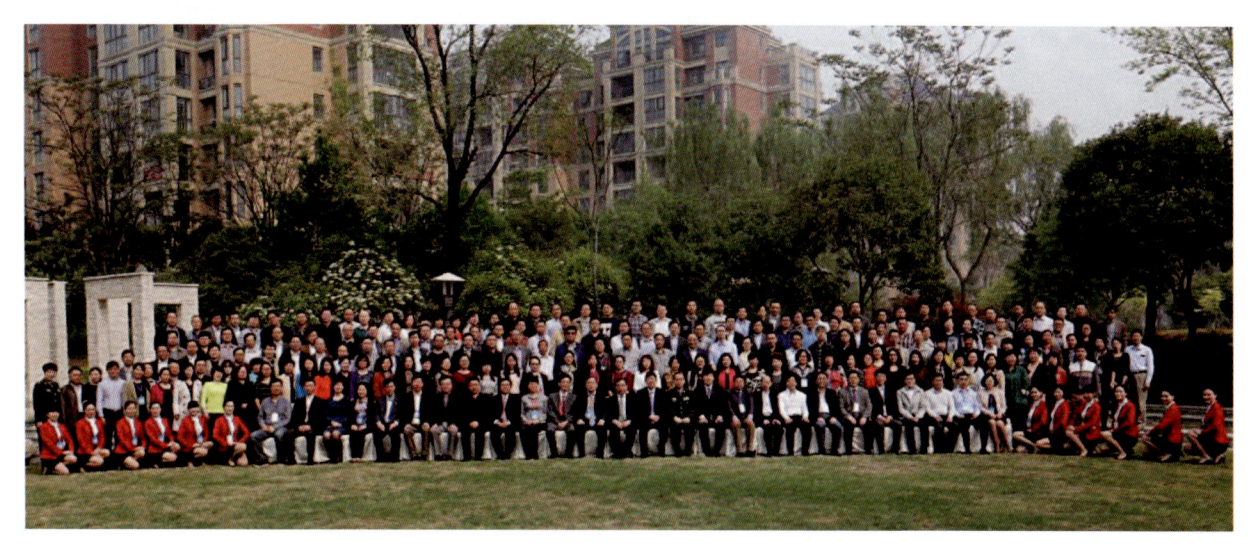

图1-36 第五届中国核医学医师年会部分参会代表合影

中国医师协会核医学医师分会候任会长王铁教授主持了开幕式，中国医师协会核医学医师分会会长田嘉禾教授，中华医学会核医学分会主任委员李亚明教授，漯河市中心医院王海蛟院长，漯河市栗社臣副市长，中国装备协会赵自林会长，中国医师协会谢启麟副秘书长代表张雁灵会长先后致辞祝贺大会的召开（1-37）。

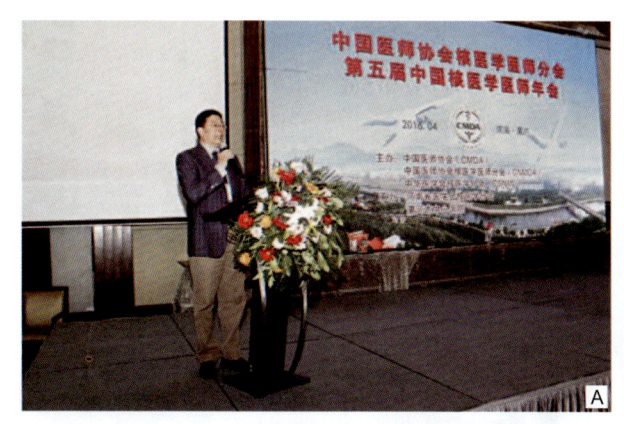

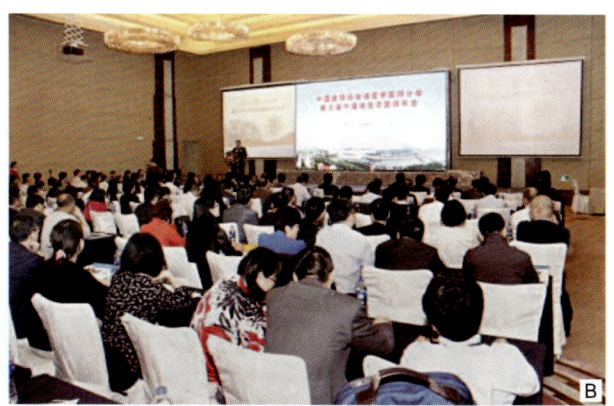

图1-37 第五届中国核医学医师年会
注：A. 候任会长王铁教授主持开幕式；B. 会议现场

会议期间进行了4场科主任培训、2场继续教育专场和辩论赛（图1-38），中国医师协会核医学医师分会第二届委员会召开了第五次全体委员会和第五次常务委员会，召开了信息工作委员会会议，召开了河南省第十三次核医学学术会议暨SPECT/CT规范化操作与应用研讨会。

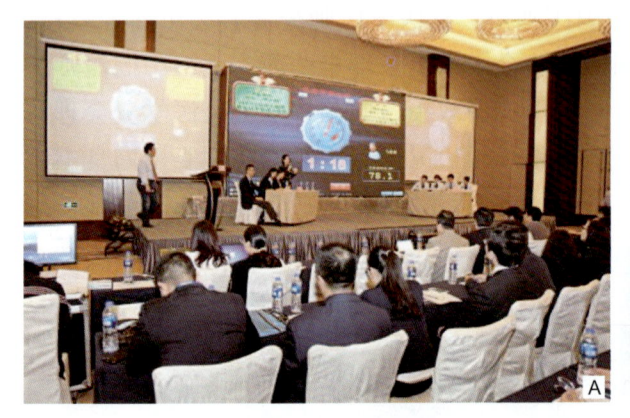

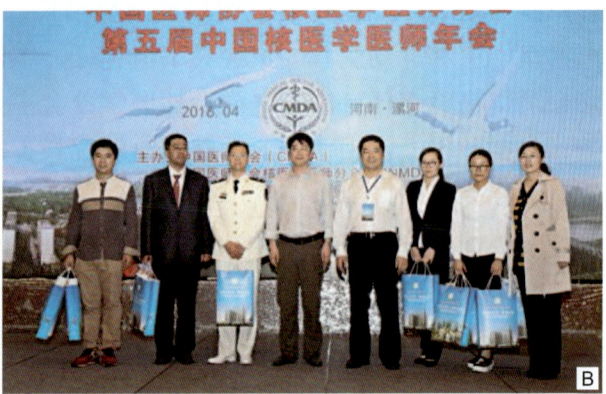

图1-38 第五届中国核医学医师年会辩论赛
注：A. 辩论赛现场；B. 韩星敏副会长和安锐副会长向辩论赛获奖代表队合影

辩论赛后的闭幕式上为参加比赛的获奖队和获奖选手颁奖。中国医师协会核医学医师分会候任主任委员王铁教授做了会议总结。

四、中国医学影像技术研究会核医学分会

1. 中国医学影像技术研究会第二十八次全国学术大会　中国医学影像技术研究会于2014年4月25—27日在北京召开第二十八次全国学术大会，会议以医学影像新技术和新进展在淋巴瘤诊治中的应用与进展为主题，采取专题学术讲座、多学科专题论坛、小组论文交流、展板等多种形式交叉进行。会议期间，召开第七届理事会（图1-39）第二次会长会议、中国影像技术研究会第七届理事会第二次常务理事会议，进行了《中国医学影像学杂志》编委会换届，放射分会和超声分会换届选举。

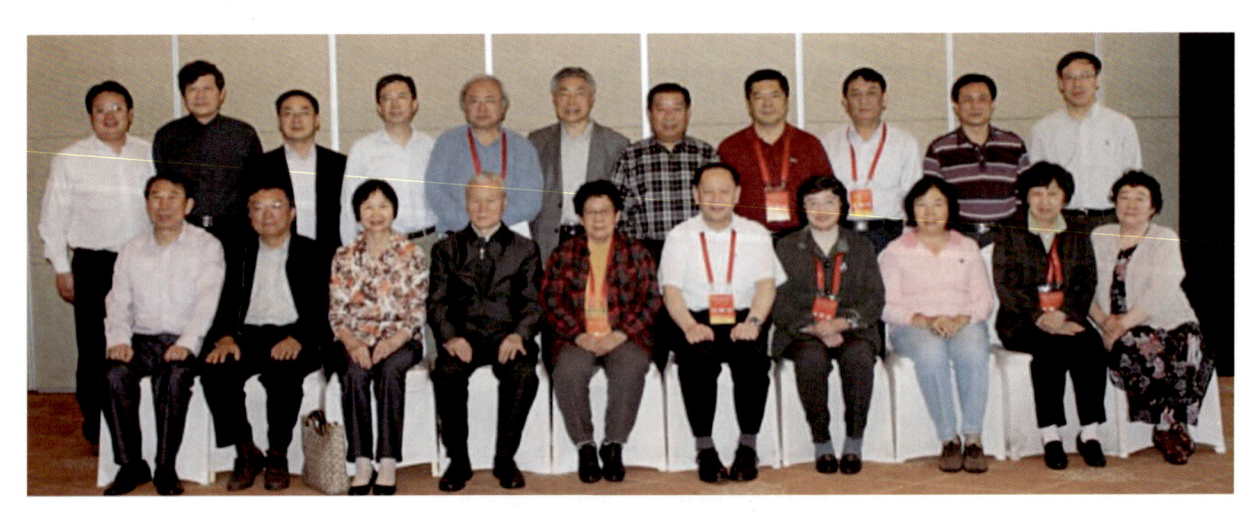

图1-39 2014年中国医学影像技术研究会第七届理事会领导班子合影

学术大会围绕淋巴瘤影像技术进展为中心分别设置多场学术论坛，分别由放射分会、超声分会、核医学分会和相关专业具体组织进行专题学术交流，其中，核医学专家专场大会发言交流的学术题目有：李立伟的 FDG-PET/CT 在儿童淋巴瘤诊治中的应用；王全师的 FDG-PET/CT 在老年人淋巴瘤诊治中的应用；赵晋华的 FDG-PET/CT 在复发难治性淋巴瘤疗效预测与评估中的作用。放射学专家专场大会发言交流的学术题目有：金征宇的影像学在淋巴瘤诊疗中的价值；申宝忠的淋巴瘤的分子影像研究；陈克敏的腹部淋巴瘤的 CT、MRI 诊断；梁碧玲的骨淋巴瘤的影像学诊断；马林的中枢神经系统淋巴瘤的影像学诊断；吴宁的胸部淋巴瘤的 CT 诊断。超声学专家专场大会发言交流的学术题目有：曹兵生的超声造影在诊断腹部淋巴瘤中的临床应用；李晶的颈部淋巴瘤与淋巴结反应性增生疾病超声诊断特征识别；王学梅的腹部结外淋巴瘤超声表现。相关专业专家专场大会发言交流的学术题目有：高上凯的神经影像学与神经工程的发展现状与未来；刘辉的淋巴瘤分型及诊治进展。

大会专题报告均涉及淋巴瘤临床热点问题及新进展，引起了与会者的浓厚兴趣，特别是核医学 FDG 全身显像在淋巴瘤分期诊断和疗效评估中的作用与价值，让参会的放射与超声专家印象深刻，核医学分会精心选题，所选题目涉及儿童淋巴瘤、老年淋巴瘤和复发难治性淋巴瘤的分期诊断与早期疗效评估，大家现场发言踊跃，各抒己见，均进行了充分的讨论，现场气氛热烈。

另外，核医学专业有 15 篇优秀论文进行小组交流，10 篇优秀展板进行同期展出，也同时获得了较好的影响。

2. 中国医学影像技术研究会第二十九次全国学术大会　中国医学影像技术研究会于 2015 年 6 月 20—22 日在吉化集团公司松花湖疗养院举行了第二十九次全国学术大会暨第八次全国会员代表大会。会议期间，围绕大会主题"胰腺肿瘤及相关疾病影像诊断进展"，由核医学分会推举的来自核医学专业的李方教授、左长京教授和兰晓莉教授分别做了"胰腺神经内分泌肿瘤的核医学诊断""FDG PET/CT 诊断自身免疫性胰腺炎的优势"和"FDG PET/CT 在胰腺肿瘤鉴别和分期诊断中与增强 CT 或 MRI 的比较"的专题报道，引起了与会的放射与超声专业专家们的浓厚兴趣，使核医学的功能分子影像技术在胰腺癌及相关疾病诊断分期与疗效评估中的优势与技术特长得到与会各兄弟学科代表的认同。在本次会议上，来自核医学专业的代表共为会议论文投稿 108 篇，会议期间，核医学分会组织了核医学专业的医师共计 23 人次参与大会组织的电子展板评选，分别获得二等奖、三等奖各 1 名，同时，核医学分会专业理事左长京教授参与了会议期间中国影像技术研究会组织的远程疑难病例影像会诊工作。

学术交流是本次大会的主线，亮点有 4 个。

（1）紧扣主题。本次大会的主题为胰腺病变（以肿瘤性病变为主），21 个专题讲座中 20 个讲座涉及主题，占讲座总数的 95.2%，另一个为医学工程专题。

（2）充分体现了综合影像与临床及病理相结合的特点。所有的专题报告从临床、病理及各个影像学角度（包括放射、超声、核医学）阐述了胰腺病变的特点、治疗方案及疗效评估等。临床专家、病理专家与影像专家共同探讨，横向交叉融合。从临床、病理及不同影像专业对同一种病从不同角度分析与诊断，提出了互相的需求及如何进一步合作的理念。对该病的特点及临床、病理与各影像技术间的相互需求有了进一步的了解，对提高胰腺病变的诊断、治疗与疗效评估得到启发。

（3）本次大会的展板采用电子展板模式，作者自行设计制作成PPT文件，供代表浏览，共有89篇展板展出，其中核医学展板23篇，是历年来最多的。这些展板选题新颖，具有较高的学术水平；展板制作整齐规范，图像清晰，配色合理，给大会增添了学术气氛，也给大家提供了一个很好的学习交流平台。研究会组织专家组进行优秀展板评选，评出一等奖1名，二等奖2名，三等奖3名。

（4）本次大会利用21日中午休息时间进行了3例远程医疗会诊。与会代表发言十分踊跃，多名专家对病例进行了连线。使远在我国各地的患者可以面对面地得到国内知名专家的医疗服务。体现了当代网络发展给患者带来的福音。

3. 中国医学影像技术研究会第三十次全国学术大会 2016年6月中国影像技术研究会第三十届全国学术大会在湖北武汉举行。本次会议中放射影像、核医学和超声诊断领域的众多知名专家针对肌骨肿瘤等专题分别进行学术交流，为多种影像技术之间的相互了解以及综合应用提供了有效的信息及参考，参会者对会议举办的方式表示赞扬。在本次会议上，来自核医学专业的代表为大会投稿论文共计132篇，经过核医学分会推选，其中18篇优秀论文参加了大会的优秀电子展板评选，并分别获得二等奖2名，三等奖2名。在本次大会的专题学术交流环节，来自华中科技大学同济医学院附属同济医院的张永学教授、山东省肿瘤医院核医学科的杨国仁教授、空军总医院核医学科的李立伟教授、中国人民解放军总医院核医学科的徐白萱教授分别进行了"核医学分子影像与乳腺癌的精准治疗""乳腺癌前哨淋巴结核素显像实践与指南""FDG-PET/CT与胃肠道肿瘤精准治疗"和"PET/MRI在神经退变性和变性疾病诊断中的应用"的专题报告与学术交流，体现了现代核医学分子影像技术在临床的最新应用进展，达到了与其他影像技术之间的互动交流效果。会议期间核医学分会还顺利完成了换届改选工作，产生了新一届的委员、常务委员。王茜任为主任委员，李立伟为前任主任委员，谭建为候任主任委员，副主任委员包括：赵文锐、王全师、宋文忠、冯珏、杨国仁和王雪梅。新一届领导班子和委员针对学会工作进行了筹划与交流，决定在核医学分会下设立青年委员会，为年轻医师搭建学术交流平台，同时开展核医学住院医师规范化培训工作。随后7月在冰城哈尔滨，本学会与中国核学会核医学分会协作共同举办了"中国心血管核医学年会暨中国核学会核医学分会年会"。会议期间，针对核医学显像技术及临床应用进展情况进行了学术交流。与此同时，中国影像技术研究会核医学分会宣布成立青年委员会，王茜任青年委员会主任委员，方纬任副主任委员，34名被遴选出的青年才俊为青年委员，显示出我国核医学新生代的力量。

五、中国医学装备协会核医学装备与技术专业委员会

1. 中国医学装备协会第二十三届学术年会 由中国医学装备协会核医学装备与技术专业委员会主办的"核医学大型设备新技术与质量控制研讨会"于2014年7月25—28日中国医学装备协会第二十三届学术年会在郑州举行（图1-40）。主要内容：①中国医学装备协会第二十三届学术年会；②PET/MR、PET/CT新技术；③回旋加速器新技术；④核医学诊疗中的剂量问题及防护；⑤核医学质量控制等。

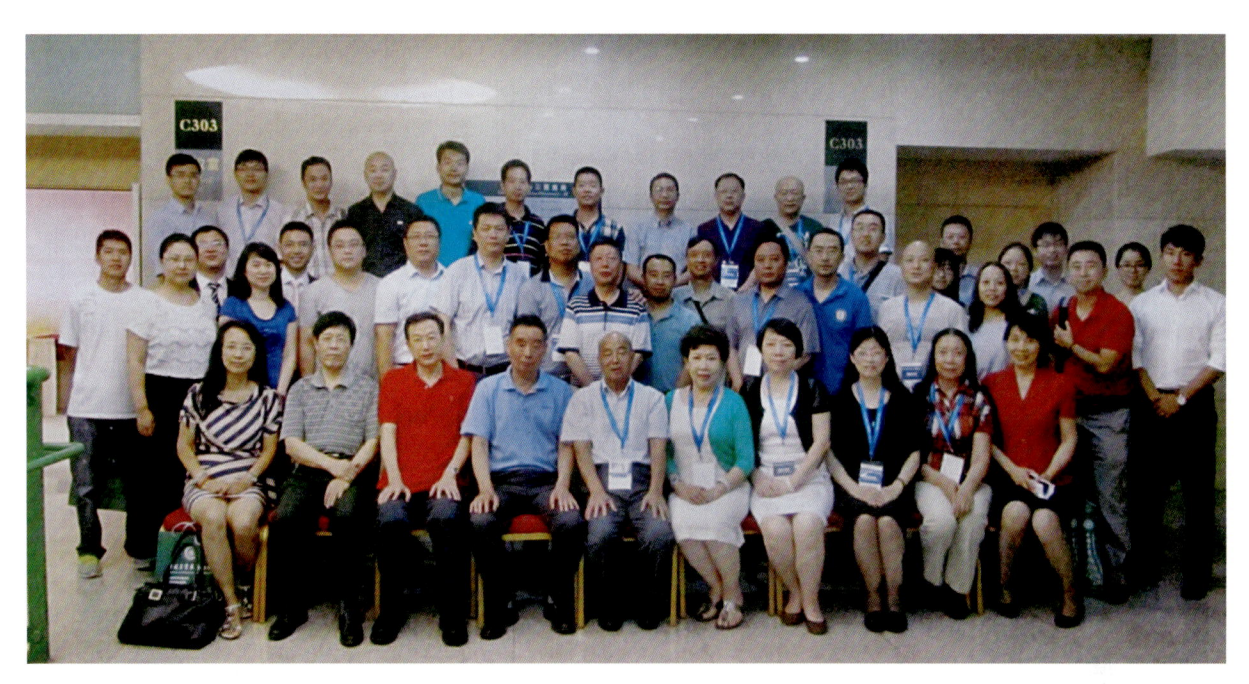

图 1-40　核医学大型设备新技术与质量控制研讨会（2014 年 7 月，郑州）

　　来自十几个省市的 96 名代表参加了研讨会。中国医学装备协会核医学装备与技术专业委员会主任委员陈盛祖教授，副主任委员金永杰教授主持了会议。研讨会涵盖内容有 PET/MR、PET/CT 新技术，加速器及正电子放射性药物研发方面的新进展，核医学诊疗中的剂量问题及防护，核医学质量控制，PET/CT 和 SPECT 的辐射安全与防护，国产核医学大型设备研发论坛。首先主任委员陈盛祖教授对核医学大型设备新技术及质量控制的进展做了报告，指出了发展动态及方向；专业委员会副主任委员来自中国人民解放军总医院的陈英茂教授就 PET/MR 新技术做了报告，并谈了 PET/MR 使用、质量控制的心得和体会；专业委员会副主任委员来自北京大学第一医院的王荣福教授做了关于 SPECT/MRI 技术应用研究进展报告；专业委员会秘书长耿建华教授关于核医学诊疗中的剂量问题的报告引起了与会代表的共鸣与关注。核医学设备厂家美国通用电气公司、荷兰飞利浦公司、德国西门子公司的代表介绍了各自的 PET/CT、SPECT/CT 和 PET/MR 新设备及新技术，IBA 代表介绍了加速器及正电子放射性药物研发方面的新进展。核医学装备与技术专业委员会一直以来对国产核医学设备给予了高度支持与关注，本次研讨会，5 个国产核医学大型设备的代表介绍了各自的研发进展及新技术。代表们和汇报人的互动使得会场的气氛既活跃又融洽。所有专家讲课认真，内容丰富、翔实，深受参会代表的好评。"核医学大型设备新技术与质量控制研讨会"每年举办一次，每年均有不同的侧重，今年的研讨会亮点为核医学大型设备新技术及诊疗剂量问题。核医学诊疗中的剂量问题越来越引起受检者及公众的关注，通过这次会议报告及讨论，明确了核医学诊疗中一些剂量问题。报告人的精彩发言和高质量的报告吸引了听众。研讨会自始至终座无虚席。参会代表们听讲认真，讨论热烈，表示受益匪浅。

　　2. 中国医学装备协会第二十四届学术年会　由中国医学装备协会核医学装备与技术专业委员会

主办的"2015年核医学大型设备新技术及质量控制研讨会"于2015年7月18日中国医学装备协会第二十四届学术年会期间在厦门举行（图1-41）。

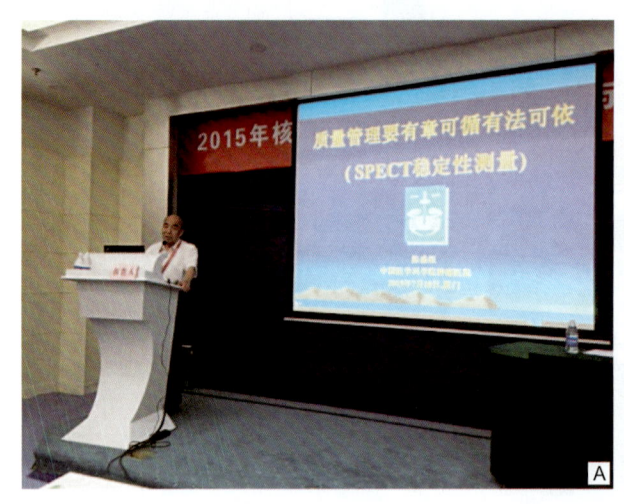

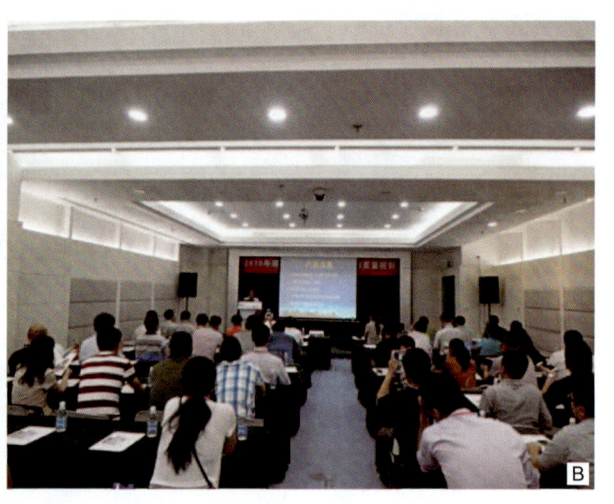

图1-41 核医学大型设备新技术及质量控制研讨会（2015年7月，厦门）
注：A. 陈盛祖教授做专题报告；B. 会议现场

来自十几个省市的101名代表参加了研讨会。核医学装备与技术专业委员会主任委员陈盛祖教授、副主任委员王荣福教授主持了会议。研讨会涵盖内容有核医学影像新技术，加速器及正电子放射性药物研发方面的新进展，PET/CT新技术，核医学质量控制，PET/CT和SPECT的辐射安全与防护，国产核医学大型设备研发论坛。研讨会分三个专题：第一个专题是核医学大型设备新技术与质量控制学术报告，主任委员陈盛祖教授、副主任委员王荣福教授、陈英茂教授、耿建华教授分别做了报告；第二个专题是核医学大型设备新技术，美国通用电气公司、荷兰飞利浦公司、德国西门子公司及IAB四个核医学设备国际厂商介绍了各自的新技术；第三个专题是国产核医学大型设备研发论坛，在国家的政策支持下，核医学大型设备厂家迅速发展，结束了核医学大型影像设备"G、P、S"统霸市场的时代。在该论坛上，为所有国产核医学设备厂家提供了介绍自己产品的机会，联影、锐视康、东软、赛诺联合、大基医疗、杭州高能医疗、永新医疗7家国产核医学设备厂家代表介绍了各自的产品，该主题论坛为宣传推广国产设备提供了一个平台，为核医学业界人员认识和了解进而使用国产设备提供基础。

"核医学大型设备新技术与质量控制研讨会"每年举办一次，每年均有不同的侧重，今年的研讨会亮点为国产设备的发展及核医学大型影像设备的质量控制，质量控制是保证使用安全与影像质量尤为重要的手段，也是国家相关规章要求的。

年会期间，召开了核医学装备与技术专业委员会第四次全体委员会议，会上投票通过了三项决议：①由于主任委员年龄的限制，陈盛祖教授卸任核医学装备与技术专业委员会主任委员，担任名誉主任委员；②王荣福教授担任2015年7月至2016年7月（换届）间专业委员会代理主任委员；③增补耿建华教授担任专业委员会副主任委员。

3. 中国医学装备协会第二十五届学术年会　由中国医学装备协会核医学装备与技术专业委员会

主办的"核医学大型设备新技术与质量控制研讨会"于2016年7月16—17日中国医学装备协会第二十五届学术年会期间在贵阳举行（图1-42）。

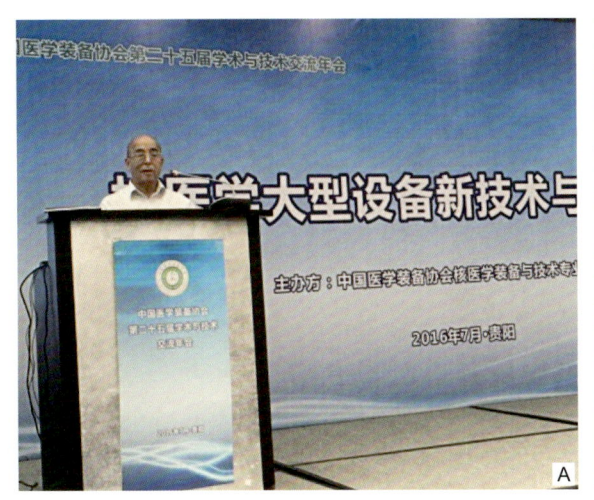

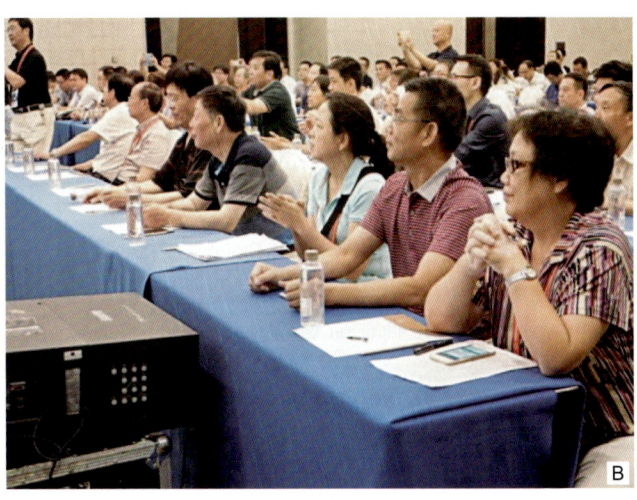

图1-42　核医学大型设备新技术及质量控制研讨会（2016年7月，贵阳）
注：A. 陈盛祖教授做专题报告；B. 会议现场

来自20余个省市的130名代表参加了研讨会。中国医学装备协会核医学装备与技术专业委员会第三届主任委员李方教授、常务副主任委员耿建华教授及副主任委员王荣福教授、刘亚强教授主持了会议。研讨会有两个专题：①核医学大型设备新技术及质量控制；②核医学大型设备国产化。在第一个专题中，专业委员会名誉主任委员陈盛祖教授做了关于PET SUV质量控制的报告；主任委员李方做了PET/CT上市前临床评价方面的报告；王荣福教授、耿建华教授、陈英茂教授、周绿漪教授及西门子工程师分别对核医学中各环节的质量控制及核医学设备探测原理与新技术做了报告，与会代表表示受益匪浅。在第二个专题中，来自5个国产核医学设备的厂家代表报告的各自新技术与优势，其中有联影、赛诺联合及明锋医疗的PET/CT，大基医疗的PET/MR及永新医疗的SPECT，在本专题最后，陈盛祖教授从用户角度对国产设备提出了发展方向：①低辐射剂量；②友好的用户界面；③可行的质控方案；④辅助软件；⑤开发中与临床人员交流。另外，还有4家国产核医学辅助设备厂家在本次研讨会期间进行了新产品展示。专业委员会自成立以来一直重视国产核医学设备的推进工作，本次会议响应国家支持国产产品的精神，突出国产的一个"新"字，新思维、新方法、新技术、新设备，与会代表与国产厂家均非常满意，表示专业委员会为国产新产品与技术开辟了一个面向用户的窗口，让核医学设备用户全方位了解国产新技术与产品。

年会期间，中国医学装备协会核医学装备与技术专业委员会召开了换届会议。北京协和医院李方教授当选为第三届专业委员会主任委员，中国医学科学院肿瘤医院耿建华研究员当选为常务副主任委员，王荣福、刘亚强、刘兴党、吴华、张永学、陈英茂、姚稚明（以姓氏笔画为序）当选为副主任委员。

（安　锐）

六、国际学术交流（表1-1）

表1-1　2014—2016对外交流一览表

国际会议名称	口头交流数量	壁报交流数量	参会人数
2014年美国核医学与分子影像年会（Society of Nuclear Medicine and Molecular Imaging, SNMMI）(St. Louis, Missouri)	50	121	28
2015年美国核医学与分子影像年会（Society of Nuclear Medicine and Molecular Imaging, SNMMI）(Baltimore, Maryland)	57	137	32
2016年美国核医学与分子影像年会（Society of Nuclear Medicine and Molecular Imaging, SNMMI）（San Diego, California）	52	123	39
2014年欧洲核医学学会（European Association of Nuclear Medicine, EANM）(Gothenburg, Sweden)	6	19	15
2015年欧洲核医学学会（European Association of Nuclear Medicine, EANM）(Hamburg, Germany)	7	34	22
2016年欧洲核医学学会（European Association of Nuclear Medicine, EANM）（Barcelona, Spain）	10	21	28
2015第三届中美核医学大会（上海）	32		
2016第四届中美核医学大会及SNMMI 2016 Mid-Winter Meeting（Phoenix, Arizona）	16		
2014海峡两岸核医学学术交流会	5		
2015海峡两岸核医学学术交流会	6		
2016海峡两岸核医学学术交流会（台湾省高雄）	4		
2016年SNMMI-CSNM Chinese Physician NM Training Program	60		2

七、国际学术组织任职和奖励（表1-2）

表1-2　中国核医学专家在国际学术组织任职及荣誉

姓名	国际学术组织任职和奖励
黄钢	亚洲核医学院院长
李亚明	美国核医学院荣誉院士
	中日核医学交流协会主席
	Co-President, American-Sino (Sino-American) Academy of Nuclear Medicine and Molecular Imaging
石洪成	美国核医学院荣誉院士
	Member, American-Sino (Sino-American) Academy of Nuclear Medicine and Molecular Imaging
李思进	Co-Dean, American-Sino (Sino-American) Academy of Nuclear Medicine and Molecular Imaging
李林	Member, American-Sino (Sino-American) Academy of Nuclear Medicine and Molecular Imaging
李方	Member, American-Sino (Sino-American) Academy of Nuclear Medicine and Molecular Imaging
上海中山医院＋联影	Arthur Weis Award in Radiation Dosimetry and Safety
姚稚明	国际原子能机构（IAEA）地区合作项目的中国协调员
	Strengthening Radionuclide Therapy for High Impact Cancer Treatment Strategy in Member States of the Regional Cooperative Agreement (RCA)（项目编号 RAS6071）
	Strengthening the Application of Nuclear Medicine in the Management of Cardiovascular Diseases in the Asian Region（项目编号 RAS6063）
王雪梅	Alavi-Mandell Award, 2016 SNMMI:The reverse Warberg effect and 18F-FDG uptake in NSCLC A549 in mice-a pilot study

（安　锐　李　林）

第四节 核医学国家级基金资助和重要科研成果

一、国家级基金资助

1. 科技部重大、重点项目　近年来，随着"创新驱动发展战略"和"健康中国战略"的实施，我国在核医学与分子影像相关领域的发展日益受到重视。2016年两会期间公布了"十三五"期间政府要做的"百件大事"，其中第31项就是关于研制核医学影像设备等高性能医疗器械的。

科技部的"十一五""十二五"科技支撑计划已经把PET/CT等高端医学影像设备的自主研发纳入重点发展领域。在此基础上，2014年上海联影医疗公司新推出了高分辨率、大轴向视野PET/CT，在国际上独具特色，并与美国加州大学戴维斯分校签订协议，研发全景动态扫描uExplorer PET/CT系统，达到国际领先水平。清华大学、北京大学与相应公司共同研发的PET/CT也相继推出。目前，联影、锐视康、赛诺联合、大基医疗、明峰医疗、东软等公司均已有了注册的PET产品。PET/CT等高端医学影像设备的国产化已初具规模，有望带动数百亿的新兴产业发展，逐步脱离对进口设备的完全依赖。

"十三五"期间科技部立项的国家重点研发计划中，"数字化诊疗装备研发"专项将全数字化PET、PET/CT、PET/MR和各种多模成像设备列入重点研发方向，"精准医学""重大慢病"和"干细胞研究"等专项也有核医学和分子影像相关内容。

核医学相关的企业、研究机构和医院积极申请，获得的相关研究项目列于表1-3。其中，企业牵头的项目最多，这些项目往往有研究机构及医院的参与。但总体来说，核医学领域的项目数和经费额度仍然偏少。

表1-3　已批复的科技部重点研发专项中核医学密切相关的项目列表

序号	项目类别（编号）	项目名称	牵头人	单位	金额（万元）
1	数字化诊疗装备研发（2016YFC0102600）	基于核素放射激发荧光断层成像的肿瘤检测新技术	胡振华	中国科学院自动化研究所	100
2	数字化诊疗装备研发（2016YFC0103000）	一体化TOF-PET-MRI脑血流定量方法研究及在脑疾病的应用	卢洁	首都医科大学宣武医院	100
3	数字化诊疗装备研发（2016YFC0103700）	PET-荧光双模融合分子影像系统	刘力	北京锐视康科技发展有限公司	1250
4	数字化诊疗装备研发（2016YFC0103800）	基于PET-光学融合的乳腺成像系统研究	朱守平	苏州瑞派宁科技有限公司	1250
5	数字化诊疗装备研发（2016YFC0103900）	一体化全身正电子发射/磁共振成像装备（PET/MR）研制	胡凌志	上海联影医疗科技有限公司	1250
6	数字化诊疗装备研发（2016YFC0104000）	PET/MR关键技术与一体化系统研究	张占军	北京锐视康科技发展有限公司	1250

（待续）

（续表）

序号	项目类别（编号）	项目名称	牵头人	单位	金额（万元）
7	数字化诊疗装备研发（2016YFC0104200）	新一代全数字高清PET/CT系统的研制	曾海宁	北京锐视康科技发展有限公司	1000
8	数字化诊疗装备研发（2016YFC0104300）	新一代临床全数字PET/CT整机系统研发	陈牧	上海联影医疗科技有限公司	1000
9	干细胞及转化研究（2016YFA0100800）	移植后干细胞的在体示踪及功能分析的分子影像研究	张宏	浙江大学	3000
10	政府间国际科技创新合作（2016YFE0115400）	精准医学合作研究：分子影像个体化指导靶向治疗	朱朝晖	中国医学科学院北京协和医院	91
11	数字化诊疗装备研发（2017YFC0113300）	PET-CT综合评价体系及培训体系的研究与实践	刘兴党	复旦大学附属华山医院	1040

注：相关信息从网络选择摘录

2. 国家自然科学基金项目　国家自然科学基金是自由申请国家级科研项目的最好平台，与核医学密切相关的学科代码主要是H1806（核医学）和H1808（分子影像和分子探针），主体项目是面上项目、青年基金项目，也有重大研究计划、国家重大科研仪器研制项目、重点项目、国际合作和交流项目，还有地区科学基金项目和应急管理项目。此外，还包括国家杰出青年科学基金、创新研究群体和优秀青年科学基金等。

表1-4为2014年以来H1806（核医学）面上项目和青年基金项目情况。无论是面上项目，还是青年基金项目，项目数和资助金额呈增长趋势，尽管期间有明显的波动。但总体来说，核医学领域的资助偏少，且波动较大，提示该领域的创新研究环境还有待进一步激活，需要大力加强研究型人才的培养，特别是青年科研人才的培养力度。

表1-4　2014年以来H1806（核医学）面上项目和青年基金项目资助情况比较

年度	面上项目数	面上项目资助总额（万元）	青年基金项目数	青年基金项目资助总额（万元）	两者总项目数	两者总资助金额（万元）
2017	18	980	20	400	38	1380
2016	14	791	11	192	25	983
2015	17	943	10	180	27	1123
2014	10	731	14	322	24	1053

表1-5为2014年以来国家自然科学基金H1806的项目及H1808中与核医学相关的项目。各类项目总和达180余项，其中100万元以上的重大、重点、国际合作或人才项目10项，包括杰出青年基金获得者2人，优秀青年基金获得者2人。由于选择、时效等原因可能有部分遗漏。

分析这些课题发现，项目总体有逐年增长趋势，表明这一领域正在日益活跃，整体水平在逐步提高，而且，核医学相关的重大项目、重点项目、人才项目和国际合作项目较以往明显增多，说明整体研究水平在快速提高；另一方面，部分核医学密切相关的研究项目是其他领域人员在牵头，但这也难掩核医学设备和技术正成为研究的热点，不仅吸引其他领域的人才加入，也在培养、带动核医学领域本身的人才梯队，核医学领域正在迅速发展壮大。

表1-5 2014年以来核医学相关国家自然科学基金项目列表

序号	项目类别（编号）	项目名称	起止年月	牵头人	单位	金额（万元）
1	国家重大科研仪器研制项目（81527804）	面向猕猴脑科学研究的高清晰磁兼容PET成像系统	2016-01至2020-12	杨永峰	中国科学院深圳先进技术研究院	692.61
2	国家重大科研仪器研制项目（81627901）	多核素同步一体化肿瘤分子成像仪器研制	2017-01至2021-12	申宝忠	哈尔滨医科大学	7133.77
3	国家重大科研仪器研制项目（81727807）	面向全四维动态成像的精准自适应大动物SPECT/CT一体化成像设备研制	2018-01至2022-12	何作祥	中国医学科学院阜外医院	760.81
4	国家杰出青年基金（81425015）	核医学分子影像	2015-01至2019-12	张宏	浙江大学	400
5	国家杰出青年基金（81525014）	分子影像和功能影像	2016-01至2020-12	居胜红	东南大学	350
6	重点项目（81530053）	高分辨分子成像在肿瘤代谢重编程机制及精准靶点定位的基础研究	2016-01至2019-12	黄钢	上海交通大学	273
7	重点项目（81630049）	基底样乳腺癌的靶的多模态分子影像研究	2017-01至2021-12	兰晓莉	华中科技大学	275
8	国际合作与交流项目（81420108019）	基于Porphysome的新型分子探针的研究	2015-01至2019-12	王凡	北京大学	300
9	国际合作与交流项目（81761148029）	基于分子影像的细胞治疗基础研究	2017-08至2022-07	田梅	浙江大学	400
10	优秀青年基金项目（81422023）	肿瘤诊疗一体化分子影像探针	2015-01至2017-12	刘刚	厦门大学	100
11	优秀青年基金项目（81722024）	肿瘤多模诊疗	2018-01至2020-12	梁敏敏	中国科学院生物物理研究所	130
12	面上项目（81371590）	精神分裂症相关区域分子探针的研制及受体间相互作用影响的研究	2014-01至2017-12	周杏琴	江苏省原子医学研究所	65
13	面上项目（1371593）	正电子核素标记异喹啉类细胞凋亡显像剂的研究	2014-01至2017-12	张锦明	中国人民解放军总医院	70
14	面上项目（81371592）	铜-64标记的双硝基咪唑乏氧分子探针的构建及其肿瘤乏氧诊疗中的应用研究	2014-01至2017-12	杨志	北京市肿瘤防治研究所	70
15	面上项目（81371594）	新型miR21靶向肿瘤反义核素显像与治疗研究	2014-01至2017-12	杨卫东	空军军医大学	70
16	面上项目（81371587）	马蔺子素放射增敏治疗中肿瘤HKM表达变化及RNAi抑制其表达对放射敏感性的影响	2014-01至2017-12	徐慧琴	安徽医科大学	70

（待续）

(续表)

序号	项目类别（编号）	项目名称	起止年月	牵头人	单位	金额（万元）
17	面上项目（81371597）	¹³¹I 偶联人端粒酶逆转录酶-siRNA 对肝细胞癌放射基因治疗的实验研究	2014-01 至 2017-12	夏伟	上海中医药大学	64
18	面上项目（81371591）	靶向 Neurophilin 和 GPC-3 受体的双靶点 PET 分子探针的构建和鉴定	2014-01 至 2017-12	吴湖炳	南方医科大学	70
19	面上项目（81371584）	靶向肿瘤氨基酸转运体 N-取代氨基酸 PET 显像剂的研制及其作用机制研究	2014-01 至 2017-12	唐刚华	中山大学	70
20	面上项目（81371589）	基于核素-纳米金棒多功能纳米探针的肿瘤光热治疗研究	2014-01 至 2017-12	屈晓超	西安电子科技大学	16
21	面上项目（81371595）	MiR-302 调节 TRIM24 参与分化型甲状腺癌 ¹³¹I 耐受机制	2014-01 至 2017-12	吕中伟	同济大学	70
22	面上项目（81371600）	从线粒体损伤探讨自噬在放射性心脏损伤早期中的作用及机制	2014-01 至 2014-12	李险峰	山西医科大学	16
23	面上项目（81371598）	阳离子超支化聚乙二醇介导的增加肿瘤细胞内放射性碘摄取和滞留的研究	2014-01 至 2017-12	李培勇	上海交通大学	70
24	面上项目（81371585）	¹²⁵I/¹³¹I 碘混合标记肿瘤导向肽 CRMP 用于肿瘤靶向治疗的基础研究	2014-01 至 2017-12	李林	四川大学	70
25	面上项目（81371601）	Toll 样受体 5 靶向的新型核分子探针制备及实时监测同种排斥的分子机制	2014-01 至 2017-12	侯桂华	山东大学	70
26	面上项目（81371586）	以内皮素 A 受体为靶点的肺血管重构分子显像研究	2014-01 至 2017-12	方纬	中国医学科学院阜外医院	70
27	面上项目（81371588）	基于 microPET 棕色脂肪显像技术的 2 型糖尿病的调控因素及疗效评估的研究	2014-01 至 2017-12	程午樱	中国医学科学院北京协和医院	70
28	面上项目（81371596）	特异性靶向肝细胞肝癌标志物 GPC3 的核酸适配体筛选以及正电子成像中的研究	2014-01 至 2017-12	陈小元	厦门大学	80
29	面上项目（81371599）	¹³¹I 标记单克隆抗体对肿瘤干细胞靶点放射免疫治疗的实验研究	2014-01 至 2017-12	安锐	华中科技大学	70
30	面上项目（81371625）	¹⁸F-DPA714 小胶质细胞分子影像在 AD 炎性病变及抗炎干预疗效监测中的实验研究	2014-01 至 2017-12	赵军	复旦大学	70
31	面上项目（81371605）	¹⁸F-3PRGD2 PET/MR 分子成像在肝脏纤维化早期诊断研究	2014-01 至 2014-12	辛军	中国医科大学	16
32	面上项目（81371621）	乳腺癌裸鼠模型 cxvp3 表达的 PET/MRI 活体分子影像研究	2014-01 至 2017-12	汪登斌	上海交通大学	65
33	面上项目（81371606）	新型靶向 VPAC1 高亲和力多肽的结直肠癌分子显像应用基础研究	2014-01 至 2017-12	李前伟	陆军军医大学	70
34	面上项目（81371626）	Tet-on 调控报告基因酪氨酸酶用于光声、PET/MR 多模态成像的探索研究	2014-01 至 2017-12	兰晓莉	华中科技大学	70
35	面上项目（81471688）	GLP-1 旁分泌优化 MSCs 与胰岛细胞共移植治疗糖尿病及其监测的研究	2015-01 至 2018-12	张一帆	上海交通大学	70
36	面上项目（81471694）	钙通道拮抗剂介入人的 ¹⁸F-FDG 心肌缺血显像的机制和方法学研究	2015-01 至 2018-12	杨敏福	首都医科大学	73

（待续）

第一章 2014—2016年中国核医学学科发展

（续表）

序号	项目类别（编号）	项目名称	起止年月	牵头人	单位	金额（万元）
37	面上项目（81471684）	高亲和力 αvβ3 和 TNF 双受体靶向乳腺癌正电子成像探针的构建	2015-01 至 2018-12	吴华	厦门大学	80
38	面上项目（81471690）	¹⁸F-FDG PET 心肌代谢显像对缺血性心肌病 CRT 无应答的预测及相关机制的实验研究	2015-01 至 2018-12	王跃涛	苏州大学	73
39	面上项目（81471695）	新型丙酮酸代谢 PET 分子探针的研制及其在肿瘤诊断中的基础研究	2015-01 至 2018-12	王红亮	山西医科大学	70
40	面上项目（81471691）	新型胰岛 β 细胞分子探针的构建及胰岛功能显像的实验研究	2015-01 至 2018-12	万卫星	江南大学	73
41	面上项目（81471693）	甘露糖受体介导纳米微粒应用于肿瘤相关巨噬细胞显像与治疗的研究	2015-01 至 2018-12	田蓉	四川大学	70
42	面上项目（81471687）	分子显像监测 TIGAR 调节微环境诱导肿瘤转移分子机制	2015-01 至 2018-12	刘建军	上海交通大学	70
43	面上项目（81471686）	基于脑胶质瘤骨髓间充质干细胞靶向介导双基因治疗的可视化研究	2015-01 至 2018-12	李彪	上海交通大学	72
44	面上项目（81471692）	分化型甲状腺癌碘-131 治疗抵发生机制及其逆转的研究	2015-01 至 2018-12	匡安仁	四川大学	80
45	面上项目（81471685）	脂代谢显像与流量测定评价 SREBP1 对肺癌紫杉醇耐药的调节及其分子机制	2015-01 至 2018-12	黄钢	上海交通大学	90
46	面上项目（81471689）	构建新型智能多功能载体系统靶向诊治恶性肿瘤及可视化研究	2015-01 至 2018-12	胡硕	中南大学	70
47	面上项目（81471707）	针对心室重构关键靶点的新型核素探针构建与显像	2015-01 至 2018-12	张现忠	厦门大学	73
48	面上项目（81471708）	靶向 EphB4 的放射性分子探针在体诊治评价	2015-01 至 2018-12	宋少莉	上海交通大学	73
49	面上项目（81471712）	诊治一体化的胰腺癌整合素 αvβ6 靶向多功能分子探针	2015-01 至 2018-12	刘昭飞	北京大学	73
50	面上项目（81471710）	HER2 亲和体-凋亡素靶向诊断与治疗分子探针的构建及其在乳腺癌中的应用研究	2015-01 至 2018-12	段小艺	西安交通大学	70
51	面上项目（81571710）	分子影像监测 SS-PEI 介导 shRNA-LDHA 增加肺腺癌靶向诊疗对紫杉醇敏感性的机制研究	2016-01 至 2019-12	周翔	上海交通大学	55
52	面上项目（81571702）	HER2: V2 亲合体-培美曲塞分子探针构建及肺腺癌靶向诊疗的应用基础研究	2016-01 至 2019-12	赵新明	河北医科大学	57
53	面上项目（81571717）	PET/CT 心肌代谢动态显像评价二甲双胍对冬眠心肌的保护作用及其相关分子机制研究	2016-01 至 2019-12	张晓丽	中国医学科学院阜外医院	57
54	面上项目（81571705）	靶向生长抑素受体各亚型的 68Ga/177Lu-PA 探针的构建及其肿瘤个体化诊疗中的研究	2016-01 至 2019-12	杨志	北京市肿瘤防治研究所	55
55	面上项目（81571715）	前列腺癌早期诊断的 PET/MR 多模态分子影研究	2016-01 至 2019-12	徐白萱	中国人民解放军总医院	57

（待续）

— 051 —

(续表)

序号	项目类别（编号）	项目名称	起止年月	牵头人	单位	金额（万元）
56	面上项目（81571718）	siRNA 激活 hNIS 和 hTPO 基因介导肝癌核素显像与治疗的机制研究	2016-01 至 2017-12	夏伟	上海中医药大学	25
57	面上项目（81571716）	新型代谢类多靶向 PET 分子探针的研制及其在肿瘤代谢显像中的应用研究	2016-01 至 2019-12	武志芳	山西医科大学	55
58	面上项目（81571711）	干细胞及微环境与中枢神经损伤修复的分子影像学实验研究	2016-01 至 2019-12	田梅	浙江大学	57
59	面上项目（81571704）	肿瘤短链脂肪酸代谢 PET 显像及其作用机制研究	2016-01 至 2019-12	唐刚华	中山大学	60
60	面上项目（81571707）	穿膜肽修饰 TSPO 靶向纳米诊疗剂用于胶质瘤边界多模式显像和残留灶光热治疗的研究	2016-01 至 2019-12	苏新辉	厦门大学	57
61	面上项目（81571709）	Midkine 拮抗核素碘 131 治疗耐药的通路机制研究	2016-01 至 2019-12	孟召伟	天津医科大学	57
62	面上项目（81571708）	光促/酶促双控释透明质酸纳米靶向联合治疗药物的制备及其疗效的 PET 评估	2016-01 至 2019-12	马庆杰	吉林大学	60
63	面上项目（81571706）	多巴胺转运体对近视眼形成的核素示踪受体显像研究	2016-01 至 2019-12	刘兴党	复旦大学	60
64	面上项目（81571714）	碘难治甲状腺癌核医学分子影像学特征与 TERT 及 BRAF 突变特征关系的研究	2016-01 至 2019-12	林岩松	中国医学科学院北京协和医院	60
65	面上项目（81571703）	"半胱氨酸结"肽类正电子显像剂在监测不稳定性动脉粥样硬化斑块药物治疗方面的研究	2016-01 至 2019-12	姜磊	复旦大学	60
66	面上项目（81571713）	肝细胞癌乙酸盐 PET 动态显像的动力学分析及临床应用研究	2016-01 至 2019-12	霍力	中国医学科学院北京协和医院	56
67	面上项目（81571712）	建立 AD 多探针 MicroPET 分子显像方法评价 AAV1-Aβ-scFv 治疗效果	2016-01 至 2019-12	蔡炯	中国医学科学院北京协和医院	55
68	面上项目（81571733）	双靶向肿瘤多模态纳米分子探针用于手术导航技术导脑胶质瘤精确切除的研究	2016-01 至 2017-12	王欣璐	广州军区广州总医院	25
69	面上项目（81571743）	基于 ^{89}Zr 标记氧化铁纳米颗粒的 PET/MR 双模式成像造影剂的开发及其在体示踪树突细胞的研究	2016-01 至 2019-12	孙晓莲	厦门大学	58
70	面上项目（81671718）	靶向 PD-L1 胶质瘤免疫 PET 显像及放射免疫治疗研究	2017-01 至 2020-12	朱小华	华中科技大学	56
71	面上项目（81671712）	基于 BmK CT 的新型纳米探针构建及其对脑胶质瘤的分子影像诊断与靶向治疗研究	2017-01 至 2020-12	赵晋华	上海交通大学	58
72	面上项目（81671720）	IGF-1 自分泌/旁分泌协同 Tregs 过继免疫治疗 T1D 及其分子影像学监测的研究	2017-01 至 2020-12	张一帆	上海交通大学	58

（待续）

(续表)

序号	项目类别(编号)	项目名称	起止年月	牵头人	单位	金额(万元)
73	面上项目(81671717)	基于α4β2 nAChRs PET分子示踪进行的烟碱干预缺血性认知障碍的机制研究	2017-01至2020-12	尹雅芙	中国医科大学	56
74	面上项目(81671713)	基于CXCR4与pHLIP双重靶向的核素诊疗一体化探针在脑胶质瘤中的研究	2017-01至2020-12	王喆	空军军医大学	56
75	面上项目(81671719)	靶向治疗诱导肺癌自噬凋亡小分子PET显像研究	2017-01至2020-12	聂大红	中山大学	56
76	面上项目(81671716)	AKT1/PKM2轴靶向ERα调控分化型甲状腺癌失分化机制研究	2017-01至2020-12	吕中伟	同济大学	60
77	面上项目(81671724)	MicroRNA-26a调控CTGF表达在放射性心脏损伤中的作用机制研究	2017-01至2020-12	李思进	山西医科大学	56
78	面上项目(81671722)	基于蛋白激酶小分子抑制剂的胰腺癌新型PET显像剂的体内外实验研究及临床转化研究	2017-01至2020-12	李方	中国医学科学院北京协和医院	58
79	面上项目(81671715)	细胞递送载体小导基因及金纳米棒精准协同放射治疗肿瘤的分子影像学研究	2017-01至2020-12	李彪	上海交通大学	56
80	面上项目(81671714)	Apt介导MDM2 siRNA分子探针制备及用于前列腺癌的诊疗研究	2017-01至2020-12	付鹏	哈尔滨医科大学	56
81	面上项目(81671723)	VMAT2在帕金森病发病机制中的作用机制及相关microPET显像研究	2017-01至2020-12	陈正平	江苏省原子医学研究所	53
82	面上项目(81671721)	^{188}Re标记伊班膦酸骨转移瘤显像与靶向治疗的研究	2017-01至2020-12	陈跃	西南医科大学	56
83	面上项目(81671711)	激酶抑制剂调控表观遗传学药物诱导甲状腺癌再分化的作用及机制	2017-01至2020-12	陈立波	上海交通大学	56
84	面上项目(81671733)	生物学可控的Her-MN纳米平台的构建、评价及分子显像的研究	2017-01至2020-12	朱华	北京市肿瘤防治研究所	58
85	面上项目(81671748)	诊疗一体化多功能纳米探针的研制及其在多模态影像引导下卵巢癌精准治疗研究	2017-01至2020-12	周民	浙江大学	56
86	面上项目(81671735)	炎症和微钙化PET/CT联合显像用于动脉粥样硬化斑块不稳定性的评估	2017-01至2020-12	石洪成	复旦大学	58
87	面上项目(81671747)	肿瘤相关巨噬细胞IE向多功能氧化石墨烯纳米分子探针的构建及应用	2017-01至2020-12	刘昭飞	北京大学	60
88	面上项目(81671239)	PDCP评价帕金森病的早期认知功能障碍的研究	2017-01至2020-12	左传涛	复旦大学	57
89	面上项目(81771864)	HABP1分子靶点成像：乳腺癌诊断精准诊疗新路径	2018-01至2021-12	赵长久	哈尔滨医科大学	50
90	面上项目(81771863)	酸敏感修饰脂质体运载miR-155分子探针用于预测乳腺癌多药耐药性及其逆转效果的实验研究	2018-01至2021-12	张永学	华中科技大学	55
91	面上项目(81771860)	靶向CD30放射免疫探针的制备及在淋巴瘤患者显像和治疗机制的研究	2018-01至2021-12	杨吉刚	首都医科大学	50
92	面上项目(81771862)	利用PET/MR探讨肠道微生物对阿尔茨海默病老年斑形成效应的机制	2018-01至2021-12	王红星	首都医科大学	55

(待续)

(续表)

序号	项目类别（编号）	项目名称	起止年月	牵头人	单位	金额（万元）
93	面上项目（81771861）	碘-131标记的多功能诊治一体化微球栓塞治疗肝癌的实验研究	2018-01至2021-12	宋少莉	上海交通大学	55
94	面上项目（81771865）	miR-106α/RARB/MAPK信号轴参与PD-L1调控乳头状甲状腺癌失分化机制研究	2018-01至2021-12	邱忠领	上海交通大学	55
95	面上项目（81771871）	CRISPR/Cas9基因编辑与iPSCs定向分化CAR-T淋巴细胞及其可视化与生物学表征	2018-01至2021-12	彭志平	重庆医科大学	55
96	面上项目（81771870）	^{131}I-金丝桃素靶向坏死肿瘤清除肝癌动脉栓塞后残留病灶及其机制研究	2018-01至2021-12	倪以成	南京中医药大学	55
97	面上项目（81771869）	协同靶向透明质酸纳米联合化疗药物复合物的制备与应用及其疗效的PET评估	2018-01至2021-12	马庆杰	吉林大学	55
98	面上项目（81771859）	分化型甲状腺癌 ^{131}I WBS阴性/Tg阳性病灶葡萄糖代谢及其TSH调控和TSH受体表达的研究	2018-01至2021-12	马超	上海交通大学	55
99	面上项目（81771858）	^{11}C-乙酸监测EGFR经pS4nrb/SREBP1复合体重编程脂代谢促进TNBC发生发展的研究	2018-01至2021-12	刘建军	上海交通大学	60
100	面上项目（81771875）	循环肿瘤特征在碘难治分化型甲状腺癌早期预测、诊断及疗效评估体系中的意义	2018-01至2021-12	林岩松	中国医学科学院北京协和医院	55
101	面上项目（81771868）	长链非编码RNA OIPS-AS1通过调控miR-424靶向IDH3α影响肺腺癌糖酵解的机制及分子影像学研究	2018-01至2021-12	李亚明	中国医科大学	50
102	面上项目（81771867）	NOX4调控的糖酵解在乳腺癌转移中的通路机制及分子影像学研究	2018-01至2021-12	李雪娜	中国医科大学	60
103	面上项目（81771873）	基于细胞表面GRP78为靶点的胰腺癌精准分子显像与疗效评估研究	2018-01至2021-12	胡硕	中南大学	50
104	面上项目（81771866）	基于BRD4新靶点实现分子靶向及 ^{131}I协同治疗碘难治性分化型甲状腺癌的实验研究	2018-01至2021-12	高再荣	华中科技大学	55
105	面上项目（81771872）	适用于SPECT心肌血流绝对定量的心肌灌注显像创新药物的实验研究	2018-01至2021-12	方珏	中国医学科学院阜外医院	55
106	面上项目（81771874）	颞叶癫痫神经网络一体化PET/MR多模态显像研究	2018-01至2021-12	崔瑞雪	中国医学科学院北京协和医院	55
107	面上项目（81771896）	特异性分子探针 ^{11}C-AZD9291 PET-CT检测肺癌EGFR蛋白突变	2018-01至2021-12	马建安	中南大学	55
108	面上项目（81771900）	基于 ^{99m}Tc标记两种染料自组装纳米颗粒的FUCL/PA/SPECT三模态成像造影剂的开发及其肿瘤诊疗的研究	2018-01至2021-12	刘增	中国药科大学	55
109	面上项目（81771886）	F-18标记β分泌酶1抑制剂用于阿尔茨海默病早期诊断的基础研究	2018-01至2019-12	李云春	四川大学	25
110	面上项目（81771905）	^{68}Ga标记智能纳米PET探针的研制及其用于肿瘤诊断的性能研究	2018-01至2021-12	刘娅灵	江苏省原子医学研究所	55
111	面上项目（81771893）	^{18}F标记反义寡核苷酸一体化ToF-PET/MR成像在肝纤维化早期诊断的临床前期研究	2018-01至2021-12	郭启勇	中国医科大学	60

二、重要科研成果

2014年以来，国内核医学与分子影像领域的研究非常活跃，在分子探针、成像设备和技术手段等的基础研究、临床转化和推广应用方面不断推陈出新，获得了系列重要研究成果。

在新型分子探针的临床前研究和临床转化应用方面，对 $^{99}Tc^m$、^{68}Ga 和 ^{18}F 标记的系列整合素受体显像剂进行了系统、深入的转化医学研究，并广泛用于肺癌、乳腺癌、脑胶质瘤、心肌梗死、脑卒中和类风湿关节炎的诊断和评估；对一系列新型分子探针进行了研究和转化，如 EGFR mRNA 反义多肽核酸探针、GLP-1 受体探针和 GRPR 探针等；对双靶点、多模态探针进行了研究和转化，如同时靶向整合素和 GRPR 的分子探针，以及核医学和光成像双模探针等；探索了诊疗一体化分子探针，包括可以用于光热治疗、光动力治疗和光免疫治疗等的新型分子探针等。

在成像设备和技术研究方面，除前面提到的临床高端医学影像设备 PET/CT、PET/MR 等的国产化研究外，国内自主研制的首台光学分子影像手术导航系统也成功开展了初步临床应用，实现了国产光学影像设备临床应用的突破；国内自主研制的小动物专用分子成像设备也获得成功，其中一种整合 PET、SPECT、光成像和 CT 的四模态一体化小动物分子影像系统，经初步研究证实可以为生物医学研究提供更加全面、互补的分子影像信息。

附录一为2014年以来影响因子＞5分的SCI文章，共129篇，其中影响因子＞10分的文章10篇。在10篇影响因子＞10分的文章中，5篇是新技术的基础研究，1篇是机制基础研究，所研究的新技术主要是基于纳米技术的光热治疗、光动力治疗和荧光成像等；2篇是临床转化或应用基础研究，分别介绍整合素受体 ^{68}Ga-PRGD2 PET/CT 用于类风湿关节炎新生血管显像的国际首次临床转化和原发性快速动眼睡眠行为异常的神经代谢网络；另2篇为临床病例报告。在本学科顶级杂志 *Journal of Nuclear Medicine* 发表文章28篇，其中涉及转化医学研究的文章占半数，包括对 ^{11}C-N-methylspiperone、$^{99}Tc^m$-Glu-c（RGDyK）-Bombesin、^{68}Ga-BBN-RGD、^{68}Ga-NOTA-Exendin-4、^{68}Ga-Alfatide Ⅱ、^{68}Ga-NOTA-Aca-BBN（7-14）、^{68}Ga-NOTA-PRGD2 和 ^{68}Ga-NEB 的临床转化，以及对 ^{90}Y-DMEB-RGD、^{64}Cu-NOTA-3-4A、^{18}F-FP-QD-RGD-BBN、$^{99}Tc^m$-EGFR-PNA、^{68}Ga-PaniF（ab'）2 和 $^{99}Tc^m$-HHK 的临床前转化研究。在所有影响因子＞5分的文章中，临床转化和新分子探针、新技术临床前研究的文章占很大比例，体现出国内在此领域的不断创新、积极转化和拓展应用。

尽管近年来国内核医学和分子影像领域发展迅速，取得了一定的成绩，但仍有明显不足。① 研究投入仍明显不足。针对这一不断创新、极具发展前景的新兴领域，虽然国家和企业都加大了投入力度，但仍然太过谨慎，缺少大规模研发资金的涌入和产业配套支撑。② 产业化发展存在瓶颈。虽然相关基础研究和转化研究已积累了相当多的成果，但受限于设备和技术的普及程度不高，全国装机的 PET/CT 设备仅 300 余台，拥有 SPECT 或 SPECT/CT 的单位也就 600 多家，总体规模有限，其产值和效益分析不容乐观。要解决这一问题，大力发展这一学科是根本。由于相关法律法规的不完善或不够细化，还需建立相对快速的审批程序和恰当的管理措施，以推动其临床应用和产业化进程，以更好地为广大患者服务。③ 专业人才严重匮乏。核医学分子影像是新兴交叉学科，需要物理、化学、生物、医学、药学、管理等众多学科的人员参与，综合型专业人才极为匮乏。现有的大学教育体系中，相应的医工结合专业尚未完善，也是限制这一领域快速发展的原因之一。

然而，我国正处在国家经济发展的重要转型时期，在"创新驱动发展"的大政方针下，大力发展核医学分子影像技术，积极开展科技创新，努力推进其产业化进程，具有以下明显优势。①政策优势。国家已经把自主创新研发"核医学影像设备"等高端医学影像设备写入政府要做的大事。在国家科技政策的大力支持下，我国自主研发的PET/CT等分子影像设备陆续获得CFDA的注册许可，高端医学影像设备的国产化已迈出了可喜的一步。还需加大政策力度，大力发展这一领域。②资源优势。中国人口众多，病例资源丰富，在临床研究方面具有明显的优势。只要国家细化相关技术临床转化政策，加快审批流程，就能够快速、高效地开展分子影像新技术的临床转化、验证和推广。以分子影像技术无创、安全的普遍特性，相信很多先进技术都能够迅速转化应用，为广大患者服务。③人才发展潜力。近年来国内人才引进和培养的力度日益加大，只要有好的政策，必能吸引学有所成的海外学者回国创业或开展创新研究；只要加大培养培训力度，积极开展国际交流，国内相关人才的水平也会很快提高。

总之，核医学分子影像是当代精准医学的重要内容，是先进生物医药产业的重点发展方向，从长远来看，具有广阔的发展前景。

（朱朝晖　李　方）

第五节　核医学推动分子影像精准医疗

2014年至2016年，中华医学会核医学分会通过组织学术交流、学术会议，尤其是跨学科的学术交流，分子影像在肿瘤、神经、心血管等领域的基础及临床研究取得了丰硕成果。

一、分子影像在肿瘤领域

2014年中国医学科学院北京协和医院核医学科的霍力分析了40例肝占位患者 ^{11}C-乙酸盐PET早期显像（注射AC后即刻行肝局部显像）及常规显像（注射后10~20 min行全身显像）的资料，分别计算病灶摄取比（R1、R2）及变化率（△R）。以病理结果为金标准，比较早期、常规及双时相显像方法的诊断效能。得出结论：双时相显像方法可动态反映肿瘤动脉血液供应及代谢异常变化，结合△R定量指标，对肝原发肿瘤的良恶性鉴别诊断有一定帮助。

2014年苏州医科大学附属第一医院核医学科的戴娜回顾性分析了2007年5月至2013年4月24例经病理学证实，治疗前行 ^{18}F-FDG PET/CT显像的滤泡性淋巴瘤患者。将患者按组织学分级和临床分期进行分组，将同期一线治疗后行 ^{18}F-FDG PET/CF显像的16例，按照PET/CT结果分为阳性组和阴性组，对患者进行随访（6~49个月）并评价预后。得出结论： ^{18}F-FDG PET/CT对治疗前不同组织学分级及不同临床分期的滤泡性淋巴瘤有较高的诊断价值，滤泡性淋巴瘤患者一线治疗后

行 ^{18}F-FDG PET/CT 检查可提示预后。

2014 年南方医科大学南方医院 PET 中心的董烨等对 85 例非小细胞肺癌患者进行分析，患者分别于术前 1 周内和术后 3 个月接受 ^{18}F-FDG PET/CT 显像，肿瘤复发和转移的诊断经病理学确诊或经多种影像学综合诊断并经临床随访证实。得出结论：^{18}F-FDG PET/CT 多次显像有助于监测非小细胞肺癌术后复发和转移；术前肿瘤分期、原发灶大小及原发灶 SUV_{max} 为 2 年内发生肿瘤复发和转移的影响因素。

2014 年中山大学附属第一医院的陈志丰等回顾性分析了 27 例肝细胞癌治疗后（15 例部分切除术、12 例射频消融）患者资料，患者治疗后均行 ^{18}F-FDG PET/CT 及超声造影监测肿瘤复发，两种检查间隔时间在 2 周内，间隔期间未接受任何治疗，依据病理或随访（＞6 个月）结果进行分析。得出结论：^{18}F-FDG PET/CT 在评估肝细胞癌治疗后患者肝内肿瘤复发方面的灵敏度及准确性明显优于超声造影，并能有效发现肝外转移，可作为超声造影阴性而临床高度怀疑复发和转移的肝细胞癌患者的有效补充检查手段。

2014 年中山大学附属第一医院 PET/CT 中心的张冰等对 2008 年 10 月至 2013 年 2 月间经临床证实的 11 例 POEMS 综合征患者进行分析，患者确诊前均行 ^{18}F-FDG PET/CT 显像。得出结论：^{18}F-FDG PET/CT 可以同时发现 POEMS 综合征的骨损害、脏器肿大以及血管外水容量过负荷等多系统病变，表现具有一定的特征性，能为临床进一步诊治提供依据。

2014 年南京医科大学第一附属医院核医学科的丁重阳等回顾性分析了 2005 年 12 月至 2013 年 1 月行 PET/CT 检查并经病理确诊为滤泡性淋巴瘤的 28 例患者资料，28 例中有 17 例行化疗后 PET/CT 检查和电话随访（10~88 个月）监测疗效，比较疗效佳（CR＋PR）和不佳（SD＋PD）者生存差异。得出结论：^{18}F-FDG PET/CT 有助于明确滤泡性淋巴瘤分期、评价疗效、监测复发及提示预后。

2014 年复旦大学附属上海市第五人民医院普外科的殷琛庆等回顾性分析 92 例胃部疾病患者的资料。^{18}F-FDG 符合线路显像视觉法与 SUV_{max} 诊断胃癌的灵敏度均为 64.1%（50/78），特异性均为 64.3%（9/14），准确性均为 64.1%（59/92）。得出结论：在 ^{18}F-FDG 符合线路显像评估胃癌中，SUV_{max} 较视觉法提供了更多的信息，但其与胃癌 T 分期、组织学类型、分化程度等的关系需进一步研究。

2014 年山东省肿瘤医院核医学科的李蕾等在不同条件下制备 $^{99}Tc^m$-SC，将煮沸时间分别控制在 3 min（显像剂 1）和 5 min（显像剂 2），分别测定显像剂 1 和显像剂 2 放置 10 min、1 h、2 h 和 4 h 的放射化学纯度及胶体大小分布。得出结论：通过缩短煮沸时间减小 $^{99}Tc^m$-SC 胶体粒径，经肿瘤上方皮下注射蓝染料、乳晕周围乳腺组织内注射核素及 SPECT/CT 断层显像，可获得较好的乳腺癌腋窝和内乳前哨淋巴结检出效果。

2014 年浙江省肿瘤医院的叶雪梅等回顾性分析 97 例分化型甲状腺癌（differentiated thyroid cancer, DTC）患者 176 个摄碘灶的 ^{131}I WBS 和 ^{131}I SPECT/CT 显像资料。显像均为 ^{131}I 治疗后的常规扫描，SPECT/CT 显像针对 WBS 发现的病灶进行，以病理及随访结果为诊断标准。得出结论：^{131}I SPECT/CT 不仅可以弥补 ^{131}I WBS 的不足，还可以准确区分残余甲状腺组织和淋巴结、肺或骨等远处转移及生理性摄取，对于 DTC 的诊治有较好的增益价值。

2014 年青岛大学医学院附属医院肿瘤科的何信佳回顾性分析新辅助化疗前后均行 ^{18}F-FDG PET/

CT 检查的 41 例肠型胃癌患者，有效组 20 例，无效组 21 例。化疗前后最大标准摄取值（SUV_{max}）减少率、肿瘤代谢体积（metabolic tumor volume，MTV）减少率与病理分级的 r 分别为 0.434 和 0.763，预测病理学反应的药时曲线下面积（area under the ROC curve，AUC）分别为 0.789 和 0.943，差异有统计学意义。得出结论：在 FDG 摄取的胃癌患者中，^{18}F-FDG PET/CT 可用于新辅助化疗治疗反应的评价，MTV 可作为评价治疗反应有效性的重要指标。

2014 年洛阳正骨医院影像中心的张斌青等回顾性分析骨折金属固定术后，X 线检查无法明确骨折愈合程度而行 SPECT/CT 显像的 28 例患者资料，观察 SPECT/CT 图像特征。以骨显像剂通过骨折端判断为骨折可延迟愈合，否则为不愈合，同时观察螺钉周围是否有放射性浓聚，以判断螺钉是否松动，最终结果均经手术或 X 线检查随访证实。得出结论：SPECT/CT 显像可评估骨折愈合情况，对探寻骨折愈合不佳原因也有一定辅助作用。

2014 年四川大学华西医院核医学科的苏鸣岗等回顾性分析 177 例接受 ^{18}F-FDG PET/CT 检查和手术治疗的非小细胞肺癌患者，非 N2 淋巴结转移（142 例）组和 N2 淋巴结转移（35 例）组间的肿瘤大小、SUV_{max} 和分化程度差异均有统计学意义，而性别、年龄、肿瘤部位和组织学类型差异均无统计学意义。单因素分析显示，肿瘤大小、SUV_{max} 及分化程度与 N2 淋巴结转移相关；而多因素分析显示，只有 SUV_{max} 与 N2 淋巴结转移之间的相关性具有统计学意义。非小细胞肺癌 N2 淋巴结转移的概率随着原发病灶 SUV_{max} 的增加而增加；当原发灶 $SUV_{max} \leq 2.5$ 时，发生 N2 淋巴结转移的概率为 0，而 $SUV_{max} > 7.5$ 时概率为 0.29。得出结论：SUV_{max} 是非小细胞肺癌发生 N2 淋巴结转移的危险因素。

2014 年南京医科大学第一附属医院的丁重阳等回顾性分析 2005 年至 2011 年经手术或活组织病理检查确诊的 110 例弥漫性大 B 细胞淋巴瘤（DLBCL）患者的 ^{18}F-FDG PET/CT 显像结果。得出结论：化疗终末期 PET/CT 是 DLBCL 患者预后评估的可靠方法，而化疗中期 PET/CT 对患者的预后评估有一定的局限性。

2014 年天津医科大学附属肿瘤医院核医学科的刘江等回顾性分析 227 例骨显像诊断为可疑骨转移患者的尿 I 型胶原氨基末端肽水平。当尿 I 型胶原氨基末端肽骨（uNTX）>65 nmol 骨胶原当量（BCE）/mmol 肌酐（Cr），判断为骨转移，反之为非骨转移。得出结论：该研究获得的 uNTX 最佳切点值可以对骨显像中的疑似骨转移病例进行有效甄别，具有较高的临床应用价值。

2014 年兰州军区兰州总医院 PET-CT 中心的方雷等回顾性分析 8 例神经淋巴瘤病患者 ^{18}F-FDG PET/CT 影像学资料，共发现病灶 11 个，PET 示病灶均沿神经丛、神经束或椎间孔走行，表现为束条形、根块状或结节状 FDG 代谢异常增高，SUV_{max} 为 6.54±3.23；病灶 CT 表现为沿神经束或神经根管走行的束条形、根块状或结节状软组织密度影，与周围软组织及邻近脂肪间隙分界不清。健侧对应部位周围神经在 ^{18}F-FDG PET/CT 上未见明确显影，SUV_{max} 为 1.15±0.48。神经淋巴瘤病受累神经与健侧周围神经 SUV_{max} 比较，差异有统计学意义。得出结论：神经淋巴瘤病 ^{18}F-FDG PET/CT 主要表现为沿神经丛、神经束或椎间孔走行的束条状、根块状或结节状 FDG 异常摄取灶，PET/CT 可以准确反映肿瘤细胞对周围神经的浸润，显示病灶的大小、形态、分布及肿瘤活性。

2014 年中山大学附属第六医院影像检验中心的张占文等回顾性分析 69 例临床怀疑为直肠癌患者的常规及水灌肠 ^{18}F-FDG PET/CT 资料，与肠镜或术后病理结果进行对照。病理证实直肠癌 61 例，非直肠癌 8 例。61 例直肠癌患者灌肠前后 SUV_{max} 差异有统计学意义，两种方法诊断直肠癌的准确性差异有统计学意义。得出结论：水灌肠 PET/CT 弥补了常规 PET/CT 的不足，提高了对直肠癌诊断的准确性。

2015 年江南大学附属医院的陈峰等回顾性分析 95 例子宫颈癌治疗后患者的 ^{18}F-FDG PET/CT 检查资料，共有 54 例患者 ^{18}F-FDG PET/CT 检查发现局部复发和（或）远处转移病灶，其中局部复发 24 例，远处转移 30 例；^{18}F-FDG PET/CT 诊断肿瘤复发与转移的灵敏度、特异性和准确性分别为 98.1%（52/53）、95.2%（40/42）和 96.8%（92/95）。^{18}F-FDG PET/CT 检查结果与病理及临床随访结果一致性良好。得出结论：^{18}F-FDG PET/CT 对临床可疑子宫颈癌复发的诊断具有较高的灵敏度和特异性，有助于局部复发和（或）远处转移病灶的检测。

2015 年南方医科大学南方医院 PET 中心的陈丹丹回顾性分析 45 例子宫颈癌复发患者的治疗前、后 ^{18}F-FDG PET/CT 显像结果，22.2%（10/45）的子宫颈癌复发患者 ^{18}F-FDG PET/CT 显像评价为完全代谢反应，22.2%（10/45）为部分代谢反应，4.4%（2/45）为代谢无变化，51.1%（23/45）为代谢进展。PET/CT 评价为无代谢进展者和代谢进展者的无进展生存期差异有统计学意义。治疗前子宫颈癌复发病灶 SUV_{max} <7.5 组和 SUV_{max} ≥7.5 组的无进展生存期分别为 16.3 个月和 5.9 个月。得出结论：^{18}F-FDG PET/CT 可以用于评价复发子宫颈癌治疗疗效，并有助于预测预后。

2015 年河北医科大学第四医院核医学科的张召奇等回顾性分析末次治疗后 3~24 个月的随访期内首次出现鳞状细胞癌抗原水平升高（>1.5 μg/L），进行了 PET/CT 检查、临床资料齐全的子宫颈鳞状细胞癌治疗后患者 48 例，患者末次治疗后首次异常鳞状细胞癌抗原水平为 1.6~42.5 μg/L。经病理及随访证实有残余、复发或转移的患者 45 例，占 93.75%。得出结论：^{18}F-FDG PET/CT 可准确判断子宫颈癌残余、复发及转移灶，在子宫颈癌治疗后随访出现鳞状细胞癌抗原水平升高的患者中具有重要应用价值。

2015 年甘肃省人民医院 PET-CT 中心的王慧春等回顾性分析 14 例膀胱肿瘤患者，患者均先完成 ^{18}F-FDG PET/CT 常规显像，随即静脉注射呋塞米 20 mg，充分饮水水化，注射 FDG 后 2.5~3.0 h 行盆腔延迟显像。将膀胱病灶放射性聚集高于尿液设定为高摄取（阳性），等于或小于尿液放射性为等或低摄取（阴性）。得出结论：^{18}F-FDG PET/CT 利尿延迟显像有助于对膀胱肿瘤良恶性的鉴别诊断。

2015 年甘肃省人民医院 PET-CT 中心王慧春用相同方法分析 32 例临床疑似复发的男性直肠癌患者资料。32 例患者中 25 例局部复发，其中 10 例合并直肠邻近组织器官受侵，5 例合并远处转移；7 例局部无复发，但其中 2 例合并远处转移。得出结论：利尿后 ^{18}F-FDG PET/CT 延迟显像能消除膀胱尿液的放射性伪影，可更有效检出直肠邻近组织器官受侵病灶，从而弥补常规显像探测男性直肠癌局部复发的不足。

2015 年中国医学科学院肿瘤医院 PET-CT 中心的梁颖等回顾性分析治疗前行 ^{18}F-FDG PET/CT 显像的 DLBCL 患者 46 例，以标准摄取值（SUV）2.5 为阈值，获得全身肿瘤的 SUV_{max}、MTV 和肿瘤糖酵解总量（TLG）。得出结论：DLBCL 的 MTV、TLG 与乳酸脱氢酶（LDH）水平呈正相关，TLG 比 SUV_{max}、MTV 具有更好的预后价值，有可能成为国际预后指标（IPI）的有益补充。

2015 年山东省潍坊市人民医院核医学科李现军回顾性分析 2011 年 1 月至 2013 年 12 月在 ^{18}F-FDG PET/CT 显像中表现为多发骨质破坏和（或）骨质代谢异常但未发现骨外恶性肿瘤的患者 46 例，经随访诊断为多发骨髓瘤 26 例、多发骨转移瘤 20 例。^{18}F-FDG PET/CT 对骨髓瘤和骨转移瘤的鉴别灵敏度、特异性及准确性分别为88.5%、85.0%和87.0%，其灵敏度明显高于尿本周蛋白检查，其特异性及准确性高于初始PET/CT诊断。得出结论：全面分析^{18}F-FDG PET/CT显像中病灶的骨质结构和代谢变化，同时结合尿本周蛋白更有利于对骨髓瘤和原发不明骨转移瘤进行鉴别诊断。

2015年沈阳军区总医院核医学科的陆国秀等回顾性分析该院19例临床怀疑原发性肺淋巴上皮瘤样癌（LELC）患者的^{18}F-FDG PET/CT影像、胸部增强CT及临床资料，PET/CT诊断LELC的灵敏度为12/13，特异性为4/6；LELC SUV$_{max}$与肺其他恶性肿瘤及良性病变相比，差异有统计学意义。不同分期中，Ⅳ期LELC与Ⅰ、Ⅱ、Ⅲ期相比，病灶直径大、密度低、SUV$_{max}$高。放射性摄取环形增高的病灶SUV$_{max}$（3.94±0.67）较其他三种类型高。Schmincke型SUV$_{max}$较Regaud型SUV$_{max}$高。得出结论：^{18}F-FDG PET/CT显像对原发性LELC具有较高的诊断价值。

2015年中国医学科学院北京协和医院核医学科的郑有璟等回顾性分析行^{18}F-FDG PET/CT检查并经病理证实的初诊小细胞肺癌（SCLC）患者49例，49例患者随访过程中死亡20例，失访1例，45例患者（91.84%）存在转移，疾病局限（LD）期患者27例，疾病扩展（ED）期患者22例。得到结论：^{18}F-FDG PET/CT显像时，患者的功能状态（PS）评分以及根据显像结果进行的分期为SCLC患者独立预后因素，而原发灶SUV$_{max}$与预后的关系有待进一步研究。

2015年复旦大学附属中山医院核医学科的吴冰等回顾性分析53例临床疑似胰腺肿瘤患者的^{18}F-FDG PET/CT影像资料及血清CA19-9结果，恶性39例，良性14例，其中32例患者行双时相显像。受试者工作特征曲线（ROC）示，常规显像以SUV$_{max}$ 3.13为判断肿瘤良恶性的界值时诊断效能最高，灵敏度及特异性分别为92.3%及9/14。恶性肿瘤组SUV$_{max}$较良性病变组高。得出结论：^{18}F-FDG PET/CT是一种较好的胰腺良恶性病变鉴别方法。

2015年中国医学科学院肿瘤医院PET/CT中心的李小萌等回顾性分析161例食管癌患者资料。161例食管癌原发灶的SUV$_{max}$、平均标准化摄取值（SUV$_{mean}$）、MTV、TLG分别为9.9±4.0、6.2±2.6、（12.5±11.2）cm^3、（85.3±84.7）g，转移淋巴结的SUV$_{max}$为6.0±3.5。有淋巴结转移（N1期）患者高于无淋巴结转移（N0期）患者，鳞状细胞癌高于腺癌。SUV$_{max}$、SUV$_{mean}$、MTV、TLG均与T分期呈正相关，SUV$_{max}$、SUV$_{mean}$、TLG均与N分期呈正相关，各参数与M分期均不存在相关性；食管癌转移淋巴结的SUV$_{max}$与原发灶的SUV$_{max}$、SUV$_{mean}$、TLG均呈正相关，而与MTV不存在相关性；转移淋巴结的SUV$_{max}$与T分期不存在相关性，但与M分期及临床分期呈正相关。得出结论：食管癌原发灶的SUV$_{max}$、SUV$_{mean}$、TLG、MTV均与T分期呈正相关，其中前3项参数还与N分期呈正相关。食管癌转移淋巴结的SUV$_{max}$与原发灶的SUV$_{max}$、SUV$_{mean}$、TLG、M分期及临床分期均呈正相关。

2015年山东省肿瘤医院检验科的王更记分析68例行手术治疗的非小细胞肺癌患者。肺癌组织CD31、CD34、CD105标记的肿瘤微血管密度（MVD）平均值分别为159.6、166.1个/视野和38.0个/视野，术前2周内^{18}F-FLT PET/CT检查的SUV$_{max}$为4.1±2.9，核抗原Ki-67标记指数（LI）为（37.0±14.5）%；SUV$_{max}$、Ki-67 LI与CD105-MVD的表达呈正相关，但SUV$_{max}$与CD31-MVD和CD34-MVD的表达不相关。得出结论：非小细胞肺癌^{18}F-FLT PET/CT显像与CD105-MVD呈正相关，^{18}F-FLT SUV$_{max}$可同时反映非小细胞肺癌的增殖能力和肿瘤组织的血管增生能力。

2015年中国医科大学附属第一医院核医学科王姝等回顾性分析21例伴发骨转移的恶性肿瘤患者的^{99}Tc^m-MDP SPECT/CT图像。得出结论：在SPECT/CT骨显像中，部分骨代谢增高病灶在CT可为溶骨性改变，病灶的靶/本底比值和 CT 值显著相关，SPECT/CT 骨显像可减少漏诊及误诊。

2015 年上海市影像医学研究所的谭辉等选取 106 例乳腺肿块拟行手术的患者，术前 10 天内行乳腺专用伽马显像（BSGI），选取其乳房头尾位与内外侧斜位靶/本底比值中的较大值作为 BSGI 图像分析的半定量指标。得出结论：目测与半定量法结合分析 BSGI 图像，有助于提高乳腺癌诊断的特异性，具有增益价值。

2016 年江南大学附属医院的尤徐阳等前瞻性地选择 28 例胃癌未治患者，常规 ^{18}F-FDG PET/CT 显像后，原位行腹盆部 CECT。得出结论：常规 ^{18}F-FDG PET/CT 能够弥补 CECT 在较小肝癌转移灶诊断上的不足，^{18}F-FDG PET/CT ＋ CECT 有助于提高胃癌治疗前分期的准确性。

2016 年江南大学附属医院的尤徐阳等对 44 例鼻咽癌患者行 ^{18}F-FMISO PET/CT 显像，其中 3 例患者行 2 次显像，共计 47 例次。注射 ^{18}F-FMISO 后 2 h 和 4 h 显像，将显像前 1 周内鼻咽部 MRI 图像与 PET/CT 图像进行融合匹配，根据 MRI 图像确定鼻咽癌原发病灶范围。得出结论：采取鼻咽部 ^{18}F-FMISO PET 与 MRI 图像融合，有助于准确识别鼻咽癌原发灶内存在的乏氧组织；两位观察者在对图像的视觉及半定量分析上有高度一致性；4 h ^{18}F-FMISO PET 显像图像对比度优于 2 h 显像。

2016 年上海交通大学医学院附属仁济医院核医学科的贾文芝回顾性分析 2006 年 4 月至 2011 年 12 月 85 例行 PET/CT 检查的有肺孤立性结节并经手术证实为 I 期非小细胞肺癌的患者。得出结论：^{18}F-FDG PET/CT 所提供的 SUV_{max} 和 TLG 对 I 期非小细胞肺癌患者的复发情况具有重要预测价值。

2016 年哈尔滨医科大学附属肿瘤医院 PET/CT-MRI 中心的武鹏回顾性分析了 52 例行治疗前 ^{18}F-FDG PET/CT 检查、经病理和临床证实并有随访结果的胰腺癌患者，PET/CT 显像前 1 周均行血清 CA19-9 检测，随访时间截至 2015 年 1 月。52 例患者的中位生存时间为（11.20±7.25）个月。得出结论：MTV 和 ^{18}F-FDG PET/CT 分期可以作为胰腺癌患者预后的评估指标，也有助于临床为高危患者制订有针对性的治疗方案。

2016 年南方医科大学南方医院 PET 中心的王珍等回顾性分析 54 例疑似胆囊癌患者的 PET/CT 显像结果及相关临床资料，并测定患者血清 CEA、CA19-9 水平和行外周血 WBC 计数。54 例患者中 27 例为胆囊癌，另 27 例为胆囊良性病变。^{18}F-FDG PET/CT 显像阳性者 42 例（真阳性 27 例，假阳性 15 例），以胆囊病灶代谢增高为定性诊断标准，PET/CT 诊断胆囊癌的灵敏度、特异性和准确性分别为 100%、44.4% 和 72.2%；以 SUV_{max} 6.6 为定量诊断标准时的相应值分别为 81.5%、70.4% 和 75.9%。代谢增高胆囊良性病变患者的外周血 WBC 计数增高异常率明显高于早期胆囊癌患者。得出结论：无论是定性法还是定量法，^{18}F-FDG PET/CT 均难以特异性鉴别诊断早期胆囊癌和代谢增高胆囊良性病变（急性炎性病变为主），PET/CT 显像结合外周血 WBC 计数有助于两者的鉴别，全身 ^{18}F-FDG PET/CT 显像有助于胆囊癌准确分期。

2016 年江南大学附属医院的杜晓庆等回顾性分析 20 例行 ^{18}F-FDG PET/CT 检查的结外鼻型自然杀伤/T 细胞淋巴瘤患者资料，其中 11 例为初诊患者，9 例为治疗后患者。得出结论：PET/CT 对结外鼻型自然杀伤/T 细胞淋巴瘤的诊断及分期较传统影像学方法更具优势，PET/CT 检查范围应包括四肢，以免遗漏病灶。

2016 年厦门大学附属第一医院核医学科的郭崴等回顾性分析了 2011 年 12 月至 2015 年 9 月期间 72 例行全身 ^{18}F-FDG PET/CT 检查被诊断为肾细胞癌，并收集通过手术、病理或随访证实的患者的PET/CT、增强CT资料。得出结论：^{18}F-FDG PET/CT检查不仅可以了解肾细胞癌合并静脉癌栓患者的局部和全身转移情况，还能明确癌栓的延伸范围，对癌栓进行准确分级，诊断效能优于增强CT，能够帮助临床确定最佳治疗方案，改善患者预后。

2016年北京大学肿瘤医院暨北京市肿瘤防治研究所核医学科的李囡等选取2008年6月至2014年11月期间89例确诊皮肤恶性黑素瘤住院患者注射^{99}Tc^{m}-利妥昔单抗后0.5～1.0 h行平面显像，术中据显像结果行前哨淋巴结活检。得出结论：^{99}Tc^{m}-利妥昔单抗能够有效、可靠地用于恶性黑素瘤的前哨淋巴结活检，帮助临床分期和判断预后。

2016年北京大学肿瘤医院暨北京市肿瘤防治研究所核医学科的李囡等对104例Ⅰ～Ⅱ期原发性乳腺癌患者在超声引导下于乳腺肿块周围及肿块表面皮下注射^{99}Tc^{m}-利妥昔单克隆抗体18.5 MBq（0.5 ml），2 h后用手持便携式γ探测器于腋窝区体表初探前哨淋巴结果不理想，遂于注射后2 h行前哨淋巴结平面显像和SPECT/CT显像。得出结论：SPECT/CT断层显像显示前哨淋巴结比平面显像更清晰、定位更准确、成功率更高，可帮助临床进行乳腺癌前哨淋巴结活检。

2016年山东省肿瘤医院放疗科六病区的孙洪福等回顾性分析了48例治疗前行肺功能测试（PFT）、胸部CT和SPECT/CT-LPI的非小细胞肺癌患者。得出结论：与PFT相比，SPECT/CT-LPI图像能更好地显示非小细胞肺癌患者区域肺组织功能；肿瘤位置、肿瘤大小及肺门淋巴结情况有助于预测肺灌注缺损分级；对于中央型、原发灶较大及有肺门淋巴结转移患者，建议行SPECT-LPI了解患者肺功能状况。

2016年中国医科大学附属第一医院核医学科的李雪娜等回顾性分析了93例因不明原因胸腔积液行^{18}F-FDG PET/CT显像且通过组织学、细胞学和临床随访最终诊断为恶性胸腔积液和结核性胸腔积液的患者资料。得出结论：恶性胸腔积液和结核性胸腔积液^{18}F-FDG摄取均高于正常组织；PET/CT显像有助于恶性胸腔积液原发灶的寻找；^{18}F-FDG PET/CT显像定性方法对恶性胸腔积液和结核性胸腔积液具有较好的鉴别诊断价值。

2016年青岛大学附属医院PET/CT中心的刘青青等回顾性分析40例在该院就诊的非霍奇金淋巴瘤患者和42例广泛淋巴结转移癌患者的^{18}F-FDG PET/CT资料。得出结论：在^{18}F-FDG PET/CT影像上非霍奇金淋巴瘤和广泛淋巴结转移癌的淋巴结在形态、分布、密度及代谢等特征上有一定差异，有助于两者的鉴别诊断。

2016年江南大学附属医院的徐巧玲等将行^{18}F-FDG PET/CT检查发现乳腺病灶的160例女性患者的167个病灶按照病理结果分为良性（118个）组、恶性（49个，乳腺浸润性导管癌）组。乳腺浸润性导管癌原发病灶的SUV_{max}为6.09（3.88，9.26），高于乳腺良性病灶的SUV_{max}[1.35（0.95，2.35）]；所有乳腺病灶、最大径≤2.0 cm组和最大径＞2.0 cm组的SUV_{max}最佳截断值分别为＞2.60、＞1.71和＞3.97；最大径≤2.0 cm乳腺病灶选取SUV_{max}最佳截断值为＞1.71和＞2.60时，Youden指数分别为0.66、0.61，当最大径＞2.0 cm乳腺病灶选取SUV_{max}最佳截断值为＞3.97和＞2.60时，Youden指数分别为0.89和0.81。得出结论：乳腺浸润性导管癌的T分期、淋巴管受侵、组织学分级、转移方式及Ki-67表达影响原发肿瘤组织对^{18}F-FDG的摄取；乳腺浸润性导管癌原发病灶SUV_{max}和病灶大小有关，对于较小的病灶，其SUV_{max}诊断截断值应该适当下调。

2016年中国人民解放军总医院核医学科的刘亚超等收集分析2014年4月至2015年1月于该院

接受经会阴前列腺系统性穿刺活检前行 ^{11}C-胆碱 PET/MR 显像的可疑前列腺癌患者资料，将前列腺分为 5 区，测量各区组织 SUV_{max} 及最小表观弥散系数（ADC_{min}）。得出结论：^{11}C-胆碱 PET/MR 可用于前列腺检查；SUV_{max}/ADC_{min} 可作为有效的 PET/MR 融合后诊断指标鉴别前列腺良恶性病变。

2016 年华中科技大学同济医学院附属协和医院核医学科的刘红红等回顾性分析 137 例病理学诊断为原发灶不明颈部淋巴结转移癌（CCUP）的患者的 PET/CT 显像结果，将其与病理学和（或）临床长期随访（≥6 个月）结果进行比较。得出结论：^{18}F-FDG PET/CT 显像对于探寻 CCUP 原发灶有十分重要的诊断价值；即使在原发灶不明确时也能够根据有无远隔转移灶及颈部淋巴结累及范围对患者进行预后评估。

2016 年青岛大学医学院第二附属医院的吴增杰等回顾性分析 2007 年 7 月至 2014 年 11 月间 36 例多发性骨髓瘤患者的资料，对患者进行治疗后随访（4~92 个月），根据病情发展情况及存活情况分组。$SUV_{max}>2.5$ 的病灶数及肿瘤代谢体积与 $β_2$-M 浓度均呈正相关，CT 及 PET 显示病灶数、$SUV_{max}>2.5$ 均与 $β_2$-M 无相关性。得出结论：^{18}F-FDG PET/CT 显像 $SUV_{max}>2.5$ 的病灶数及肿瘤代谢体积均能预测多发性骨髓瘤患者的无进展生存率及总生存率，较准确地评估其临床预后。

2016 年南方医科大学第一临床医学院南方医院 PET 中心的陈丹丹等回顾性分析 62 例子宫内膜癌术后患者的显像结果，62 例患者中经病理及临床随访证实为子宫内膜癌术后复发、转移者 28 例，第二原发癌（无复发、转移）9 例。PET/CT 显像有 3 例假阳性，2 例假阴性，PET/CT 对子宫内膜癌术后复发、转移诊断的灵敏度、特异性及准确性分别为 93.3%、90.6%、91.9%；PET/CT 显像对阴道残端复发、淋巴结转移及远处转移诊断的灵敏度、特异性分别为 9/10 和 98.1%，95.7% 和 92.3%，15/18 和 95.5%。得出结论：PET/CT 对监测子宫内膜癌术后复发、转移具有较高的灵敏度和特异性，并能及时检出第二原发癌。

2016 年泸州医学院附属医院核医学科的乐亚丽等对 63 例鼻咽癌患者进行了前瞻性研究，比较两种影像学检查方法对最终确诊的鼻咽癌颅底骨质受侵患者的病灶检出及其分布情况。得出结论：^{18}F-NaF PET/CT 与 MRI 对鼻咽癌颅底骨质受侵具有相似的诊断效能，但 ^{18}F-NaF PET/CT 检出的病灶总数多于 MRI，提示前者在颅底微小骨质病灶的诊断上具有潜在优势。

二、分子影像在神经领域

近年来，分子影像在重大神经精神疾病诊断和治疗中有越来越广阔的发展，其优势在于无创的观察人体脑生化和代谢改变，分子影像本身具有结合解剖结构和代谢程度的特点，在神经核医学方面又可以选择不同的分子影像显像剂。目前较为常见的是 ^{99}Tc^m-ECD、^{18}F-FDG、氨基酸类、神经受体、胆碱类、乙酸类及嘧啶类等显像剂，通过不同的代谢途径反映脑部病变情况和脑功能。

1. 脑疾病与脑功能　2014 年天津医科大学总医院 PET/CT 中心的王颖等对 46 例混合型多系统萎缩患者行头部 ^{18}F-FDG PET/CT 检查，根据病变的葡萄糖代谢变化模式进行早期诊断，额叶、颞叶外侧、前扣带回及尾状核在病变早期即可受累，随后壳核由后至前逐渐出现代谢减低，而丘脑一直保持高代谢状态，小脑代谢减低由前叶延伸至后叶。^{18}F-FDG PET/CT 可较好地反映混合型多系统萎缩病变的进展情况。

2015年泸州医学院附属医院核医学科的杨慧凡等选取利用小鼠制备脑出血模型，分别于建模前及建模后不同时间点行 ^{18}F-FDG microPET/CT 显像，得出结论：^{18}F-FDG microPET/CT 能动态反映脑出血小鼠的脑葡萄糖代谢变化；随着时间的推移，血肿葡萄糖代谢减低区域逐渐缩小，中心为葡萄糖代谢缺失区。

2015年广州中山大学附属第一医院核医学科的何巧等回顾性分析45例行 ^{13}N-NH$_3$ 及 ^{18}F-FDG PET/CT 显像的脑胶质瘤患者的资料。以肿瘤/脑灰质（T/G）比值为半定量分析指标，分析两种显像方法 T/G 比值鉴别高级别胶质瘤与低级别胶质瘤的最佳临界值。比较 ^{13}N-NH$_3$ 及 ^{18}F-FDG T/G 比值在不同级别胶质瘤中的差异。^{13}N-NH$_3$ PET/CT 与 ^{18}F-FDG PET/CT 诊断高级别胶质瘤的灵敏度分别为94%、84%，阳性预测值分别为94%、93%。得出结论：^{13}N-NH$_3$ PET/CT 对高级别胶质瘤与低级别胶质瘤的鉴别诊断效果优于 ^{18}F-FDG PET/CT，且在显示高级别胶质瘤时其肿瘤与正常脑组织的对比度好。

2015年兰州大学第二医院核医学科的王璐等回顾性分析13例烟雾病患者治疗前后 SPECT 脑血流灌注显像的影像学资料，以同期因偶发头痛行脑灌注显像的年龄匹配者为对照组。得出结论：SPECT 脑血流灌注显像能够较好地反映烟雾病手术前后缺血脑组织的血流量变化，对烟雾病搭桥手术治疗的疗效评价具有一定价值。

2015年上海交通大学医学院附属仁济医院核医学科的靳丽丽回顾性分析35例经数字减影血管造影（digital substraction angiography，DSA）证实脑血管狭窄行动脉支架植入术患者的资料，患者均于手术前后行 ^{99}Tc^m-ECD SPECT 脑血流灌注显像。得出结论：SPECT 脑血流灌注显像定量分析可较好地反映支架植入前的低灌注情况、预测支架植入后的灌注改善情况。

2015年复旦大学附属华山医院 PET 中心的葛静洁等对该院上海10例进行性核上性麻痹（progressive supranuclear palsy，PSP）患者和10名健康对照者，以及北京协和医院13例 PSP 患者和13名健康对照者行静息状态下 ^{18}F-FDG PET 检查。分别获得两组 PSP 患者葡萄糖代谢异常脑区，并比较其变化特点。得出结论：不同地区的两组 PSP 患者均存在中脑及双侧丘脑、双侧尾状核、双侧前额叶内侧和双侧前额叶（腹）外侧葡萄糖代谢减低的表现，为 ^{18}F-FDG PET 显像应用于 PSP 鉴别诊断的多中心研究提供了客观依据。

2015年中国医学科学院北京协和医院核医学科的青浩渺等选取接受标准前颞叶切除术的颞叶癫痫患者96例，根据国际抗癫痫联盟2001疗效分级标准随访其手术疗效。回顾性分析患者的术前 ^{18}F-FDG PET 脑显像结果，以颞叶外皮质和皮质下低代谢灶为暴露因素，分别计算比值比（OR），分析其与颞叶癫痫手术疗效的相关性。得出结论：颞叶外皮质代谢减低及基底核、丘脑低代谢灶均是颞叶癫痫患者前颞叶切除术疗效不佳的危险因素。

2015年河南省人民医院暨郑州大学人民医院放射科的窦社伟等分别对18例首发抑郁症患者与17名健康对照者行颅脑 PET/CT 及功能 MRI。分析患者脑葡萄糖代谢及脑功能一致性的异常改变，对 PET 及功能 MRI 的结果进行相关分析。得出结论：抑郁症患者具有相对特征性的异常脑代谢和脑功能损伤模式，且其代谢与局部功能活性改变相一致。

2015年北京航天总医院影像科的杨淑贞等回顾性分析107例临床诊断为缺血性脑血管疾病患者的资料，所有患者均在发病7 d内行 ^{99}Tc^m-ECD SPECT/CT 脑血流灌注显像及脑 MRI 检查。分别统计分析脑血流灌注 SPECT/CT、脑血流灌注 SPECT、同机脑 CT、脑 MRI 及其联合应用时的病灶检出数及阳性率。得出结论：脑血流灌注 SPECT/CT 显像对缺血性脑血管疾病患者的诊断具有重要价值，与 MRI 联合应用能更全面地揭示病变。

2015 年大连医科大学附属第一医院神经内科的浦兰兰等将 31 例帕金森病患者分为无认知功能障碍（PD-NC）组 [蒙特利尔认知评估（MoCA）评分＞26 分]、轻度认知障碍（PD-MCI）组（MoCA 评分 21～26 分）和痴呆（PDD）组，同时设立健康对照（NC）组，进行前瞻性研究。^{18}F-FDG 后行 PET/CT 显像，比较各组间脑代谢及认知功能的差异和相关性。得出结论：^{18}F-FDG PET/CT 显像能客观反映认知障碍的进展过程，由其测得的脑代谢改变同帕金森量表的评估结果间具有良好的相关性。

2. 神经核医学分子探针　2014 年广州中山大学附属第一医院核医学科的刘玉博等利用 ^{13}N-NH$_3$·H$_2$O 联合 ^{18}F-FDG 进行原发性中枢神经系统淋巴瘤（PCNSL）和脑胶质瘤的鉴别显像，谷氨酰胺合成酶可以催化 ^{13}N-NH$_3$·H$_2$O 生成谷氨酰胺，因此，含有谷氨酰胺合成酶丰富的肿瘤可以大量摄取 ^{13}N-NH$_3$·H$_2$O，例如胶质瘤，因此，联合显像可提供 ^{18}F-FDG 代谢以外的信息，^{13}N-NH$_3$·H$_2$O 联合 ^{18}F-FDG 显像有助于鉴别 PCNSL 和胶质瘤。

2014 年中国医学科学院北京协和医院核医学科的赵晓斌等评估新型生长抑素受体（SSTR）显像剂 ^{68}Ga-DOTATATE 在不同类型垂体腺瘤中的摄取情况，研究纳入的 34 例垂体瘤均有 SSTR-2 的表达，能特异性摄取 ^{68}Ga-DOTATATE，其中部分垂体瘤患者接受了奥曲肽治疗，治疗后的 ^{68}Ga-DOTATATE PET/CT 显像可以观察垂体腺瘤的体积变化，可用于垂体腺瘤疗效评估。

2015 年山东淄博万杰肿瘤医院神经外科的于雷等回顾性分析多例脑胶质瘤患者，所有患者均行 ^{11}C-MET PET/CT 及增强 MRI 检查，结果 ^{11}C-MET PET/CT 的应用优化了 22 例患者的放疗靶区，得出结论：^{11}C-MET PET/CT 对高级别胶质瘤病变范围的显示与 MRI 异常强化范围存在一定差异，^{11}C-MET PET/CT 勾画放疗靶区能明显优化高级别胶质瘤患者的放疗计划，对术后及复发病例有应用价值。

三、分子影像在心血管疾病领域

2014 年中国医科大学附属第一医院心内科的张鹏飞等选择 71 例冠状动脉支架植入术后 3 个月以上且伴有典型心绞痛症状的患者，进行前瞻性研究，于 1 个月内分别行 ATP 负荷 ^{99}Tc^m-MIBI -MIBIG-MPI 和冠状动脉造影（coronary angiography，CAG）检查，以 CAG 作为"金标准"，评价 ATP 负荷 ^{99}Tc^m-MIBI -MIBIG-MPI 诊断冠状动脉支架植入术后再狭窄的诊断效能。得出结论：ATP 负荷 ^{99}Tc^m-MIBI -MIBIG-MPI 在评价冠状动脉支架植入术后再狭窄中具有较高的诊断效能，是一种安全、价廉的检查方法。

2014 年北京医院核医学科的姚稚明等纳入 214 例临床拟行心肌灌注显像（MPI）并在 1 个月内完成 ATP-MPI 和 CAG 的病例。显像表现为可逆性放射性减低或缺损者为心肌缺血，固定性缺损为心肌梗死，以 CAG 为"金标准"，计算 ATP-MPI 的诊断效能。得出结论：ATP-MPI 诊断冠心病的效能较高，有较好的临床推广价值。

2014 年复旦大学附属中山医院心内科、上海市心血管病研究所的杨虹波等回顾性分析 21 例冠状动脉慢性闭塞病变患者，术前完成 $^{99}Tc^m$-MIBI-MIBIG-MPI 和 ^{18}F-FDG 心肌代谢显像。应用门控心肌灌注显像（G-MPI）所测左心室射血分数（LVEF）评价左心室功能，并将患者分为两组：正常组和非正常组，比较两组患者的 LVEF、灌注 / 代谢缺损、左心室收缩同步性参数，分析冠状动脉慢性闭塞病变患者中同步性参数峰相位，相位标准差（SD），相位图带宽、偏斜及陡度与 LVEF 的线性相关性。得出结论：冠状动脉慢性闭塞病变患者左心室收缩同步性较健康人差，核素显像相位图同步性参数可有效预测左心室泵功能。

2014 年北京协和医学院、中国医学科学院国家心血管病中心、阜外医院、心血管疾病国家重点实验室核医学科的李燕等前瞻性入选 19 例经心脏 MRI 确诊的孤立性左心室心肌致密化不全患者，同期行 $^{99}Tc^m$-MIBI-MIBIG-SPECT MPI。采用标准的 17 节段法分析 MRI 及 SPECT 图像。得出结论：大部分孤立性左心室心肌致密化不全患者存在不同程度的心肌血流灌注受损，MRI 所示致密化不全和非致密化不全心肌均可出现；心肌灌注受损在该病的发生及进展中的作用尚需进一步研究。

2014 年北京市心肺血管疾病研究所、首都医科大学附属北京安贞医院核医学科的苏航等回顾性分析 294 例以胸闷、胸痛或心悸为主要症状、接受 MPI 及同机 CT 冠状动脉成像（CTCA）检查的患者资料，筛选出冠状动脉心肌桥（MB）患者 49 例。统计心肌桥和缺血发生部位；将 MPI 和 CTCA 图像进行融合，对融合图像上心肌桥 – 壁冠状动脉穿行心肌缺血区域且 CAG 证实该区域供血冠状动脉不存在粥样斑块所致管腔狭窄者，判定心肌缺血为心肌桥所致。得出结论：左冠状动脉前降支中段是心肌桥的好发部位，不同部位的 MB 引发心肌缺血的发生率无显著差异。MPI/CTCA 融合影像可同时探测心肌缺血和冠状动脉心肌桥的部位，判断心肌桥对心肌血液供应的影响。

2014 年北京协和医学院、中国医学科学院阜外医院核医学科的马兴鸿等连续纳入诊断为特发性扩张型心肌病患者 63 例的研究，患者均进行血浆总三碘甲状腺原氨酸（TT3）、总甲状腺素（TT4）、游离三碘甲状腺原氨酸（FT3）、游离甲状腺素（FT4）和促甲状腺素（TSH）测定、$^{99}Tc^m$-MIBI-MIBIG 心肌灌注 SPECT/^{18}F-FDG 心肌代谢 PET 显像和心脏 MRI 延迟增强成像（cMRI-LGE）。得出结论：$^{99}Tc^m$-MIBI-MIBIG 心肌灌注 SPECT/^{18}F-FDG 心肌代谢 PET 显像和 cMRI-LGE 证实甲状腺功能减退症能够加重特发性扩张型心肌病患者的心肌损伤。SPECT/PET 可以检测出更多的慢性缺血 / 存活心肌，而 cMRI-LGE 可以检测出更多的心肌纤维化病变，两者结合能提供更全面的心肌损伤信息。

2015 年首都医科大学附属北京安贞医院核医学科、北京市心肺血管疾病研究所的付瑛等回顾性分析 169 例 MPI 阳性冠心病患者的核素 MPI 与同机 CTCA 影像资料，重建心肌与冠状动脉的融合影像，匹配出心肌灌注异常区及其供血冠状动脉。根据 MPI 17 节段靶心图，对各节段心肌进行 5 级评分。分析各组心肌灌注异常区域负荷积分、灌注积分差与冠状动脉狭窄程度的关系。得出结论：SPECT/CT 融合影像技术可用于诊断功能相关冠状动脉病变。在中度灌注异常组中，心肌血流灌注异常与冠状动脉狭窄的关系更为密切。

2015 年北京医院核医学科的郭悦等回顾性分析 129 例行 $^{99}Tc^m$-MIBI-MIBIG 两日法静息 – 负荷门控心肌灌注断层显像（GSMPI）患者的心肌灌注及心功能数据。采用 17 节段 5 分制对图像进行评分，获得负荷总积分及心肌缺血积分，分为灌注正常组及灌注异常组，后者再分为可逆性灌注缺损组及固定性灌注缺损组。得出结论：$^{99}Tc^m$-MIBI GSMPI 相位分析能够反映血流灌注异常对心肌收缩同步性的损害及由此造成的对左心室整体收缩功能的影响，可在一定程度上反映不同心肌缺血状态下左心室收缩同步性的差异；就 $^{99}Tc^m$-MIBI 而言，负荷和静息 GSMPI 相位分析对左心室收缩同步性评估的价值相当。

2015 年南京医科大学附属南京医院、南京市第一人民医院核医学科的邵婉怡等对分别行双源 CT 冠状动脉成像（DSCTCA）和 MPI 检查，并在 1 个月内完成 CAG 的 124 例患者进行回顾性研究。以 CAG 结果为"金标准"，分别计算 MPI 和 DSCTCA 的灵敏度、特异性和准确性，比较两者的诊断效能。得出结论：MPI 和 DSCTCA 分别提供心肌血流灌注信息和冠状动脉解剖学信息，对冠心病有较好的诊断价值。

2015 年南京医科大学附属南京医院、南京市第一人民医院心内科的阚静等回顾性分析同时接受 MPI、定量 CAG（QCA）和血管内超声（IVUS）检查的患者。将冠状动脉狭窄程度为 40%~70% 且临界病变血管供应区域心肌灌注减低的患者归入心肌缺血组，临界病变血管供应区域心肌灌注无异常者归入无缺血组，分别测定血管直径和横截面积，计算狭窄度。得出结论：临界病变功能性心肌缺血与病变分布和病变局部解剖特征有关；IVUS 测量指标预测冠状动脉前降支（LAD）病变患者心肌缺血的价值较高。

2015 年南京医科大学附属无锡市人民医院核医学科的邵科晶等选取 43 例初次确诊为扩张型心肌病（dilated cardiomyopathy，DCM）的患者，以 QRS 波时限作为左心室收缩同步性分组标准对患者进行分组：QRS 正常（QRS 波时限＜120 ms）的 24 例作为同步组，QRS 增宽（QRS 波时限≥120 ms）的 19 例作为不同步组。分析患者 $^{99}Tc^m$-MIBI 静息门控 MPI 结果，应用定量门控心肌灌注显像（QPS）软件计算得到两组 LVEF、峰值充盈率（PFR）、收缩末期容积（ESV）、舒张末期容积（EDV）等心功能参数，并计算受检者左心室心尖、前壁、侧壁、下壁及间隔的 $^{99}Tc^m$-MIBI 摄取百分数、摄取减低程度及范围。得出结论：$^{99}Tc^m$-MIBI 心肌摄取分析可以显示 DCM 患者心肌受损部位、程度及范围；左心室下壁 $^{99}Tc^m$-MIBI 摄取减低程度及范围对 DCM 患者左心室同步性存在显著影响。

2015 年北京协和医学院、中国医学科学院阜外医院核医学科的田丛娜选择行 G-SPECT 和 G-PET、并经 MRI 确诊的左心室室壁瘤（LVA）患者进行回顾性分析。G-SPECT 和 G-PET 均采用定量门控心肌断层显像（QGS）软件获得 LVEF。非门控图像的心肌血流灌注评分采用 17 节段 5 分法进行半定量分析，4 分代表无放射性分布，0 分代表放射性分布正常。得出结论：对于临床常规行心肌灌注显像和心肌代谢显像检测心肌存活性的 LVA 患者，建议两种方法均采用门控采集。对于小范围心肌灌注缺损的 LVA 患者，建议参考 G-SPECT 测定的 LVEF，大范围者建议参考 G-PET。以 MRI 测定值为标准，G-SPECT 较 G-PET 能更准确地筛选出严重左心室功能衰竭（LVEF≤35%）的 LVA 患者。

2015 年北京协和医学院、中国医学科学院阜外医院核医学科的马兴鸿等前瞻性研究确诊的特发性扩张型心肌病连续病例 64 例。所有入选者均行 ^{18}F-FDG 心肌代谢 PET 显像、心脏 MRI 延迟增强成像（cMRI-LGE）和超声心动图检查。得出结论：右心室心肌葡萄糖代谢水平与左、右心室功能密切相关，通过 PET 显像测定右心室 ^{18}F-FDG 的摄取，对特发性扩张型心肌病患者的病情评估和预后判断具有一定的临床价值。

2015 年北京医院核医学科的郭悦等对健康同龄成年雌性藏香猪开胸，结扎冠状动脉前降支第一对角支，建立心肌梗死模型。分别于冠状动脉结扎术前及术后 6 h、24 h、48 h、72 h 和 96 h 对猪行 $^{99}Tc^m$-MIBIG-MPI 及经胸超声心动图，分析左心室心肌各节段的灌注情况，应用超声斑点追踪成像（STI）分析左心室不同节段超声短轴水平径向应变峰值（SR）、圆周应变峰值（SC）及局部心肌旋转角度（Rot）；分别测量左心室（LV）EDV、LVESV 及 LVEF。得出结论：超声 STI 技术可以早期预估心肌受损情况，对受损心肌的运动情况进行定量分析，与 G-MPI 所测心肌灌注和心功能具有较好的相关性和一致性。

2015 年新乡医学院附属第一医院核医学科的王伟等对 83 例疑似冠心病的患者行静息 MPI 及 CAG，先注射 $^{99}Tc^m$-MIBI 296 MBq，90 min 后行静息 MPI；3 h 后按患者体质量以 0.16 mg/（kg·min）静脉注射 ATP 5 min，注射到 3 min 时从另一静脉通道注射 $^{99}Tc^m$-MIBI 925 MBq，90 min 后进行 ATP-MPI，观察患者在 ATP 应用过程中的不良反应。得出结论：ATP-MPI 无创、简便、安全，对冠心病的诊断具有较高的效能，可以作为常规检查方法。

2015 年北京协和医学院、中国医学科学院阜外医院核医学科的蔡敏等按随机数字表将 24 头猪分为两组：间充质干细胞（mesenchymal stem cell，MSC）移植组（$n=12$）及对照组（$n=12$）。制备急性心肌梗死（AMI）模型体征平稳后于梗死周边心肌内注射自体 MSCs（2×10^7，2 ml），对照组以相同方法注射等体积无血清 Iscove 改良的 Dulbecc 培养基（IMDM）培养液。得出结论：经心肌内注射自体 MSC 治疗猪 AMI，4 周后心功能明显改善，心肌葡萄糖代谢显著提高，而心肌血流灌注未见明显改善，推测心功能的改善与心肌糖代谢增加有关。

2016 年苏州大学附属第三医院、常州市第一人民医院核医学科的王跃涛等前瞻性入选苏州大学附属第三医院心胸外科行冠状动脉旁路移植术（coronary artery bypass grofting，CABG）的冠心病患者 39 例，术前进行 $^{99}Tc^m$-MIBI 门控心肌灌注断层显像（GSMPI）和 ^{18}F-FDG PET 心肌代谢显像评估存活心肌，术后 3~6 个月随访并复查 GSMPI。得出结论：存活心肌数量是冠心病患者 CABG 术后左心室容积减小的独立影响因素，存活心肌节段数≥3 可较准确地预测 CABG 术后左心室容积减小。

2016 年上海交通大学医学院附属胸科医院核医学科的常城等回顾性分析因胸闷、心悸、胸痛等症状就诊，临床怀疑冠心病的中年患者 97 例，所有患者均行常规一日法 $^{99}Tc^m$-MIBI 多巴酚丁胺负荷-静息心脏三维重塑 MPI，并于 1 个月内行 CAG 进行对比分析，获得心脏三维重塑 MPI 对中年冠心病患者的诊断效能。得出结论：多巴酚丁胺负荷心脏三维重塑 MPI 对中年冠心病患者的诊断、心肌损害程度的评估具有重要价值。

2016 年北京协和医学院、中国医学科学院阜外医院核医学科的易展雄等回顾性分析 34 例肥厚型心肌病合并心肌梗死患者 $^{99}Tc^m$-MIBI SPECT 静息 MPI 的资料。按冠状动脉造影或螺旋 CT 结果确定患者是否合并冠心病（1 支或 1 支以上血管狭窄≥50% 为阳性），将患者分为肥厚型心肌病合并冠心病组（组 1）和不合并冠心病组（组 2）。得出结论：肥厚型心肌病患者即使不存在有意义的冠状动脉狭窄，当发生心肌梗死时，其心肌受损的范围、程度也均较严重。

2016 年天津市胸科医院核医学科的姚青海等回顾性分析 352 例原发性高血压患者资料，根据心脏超声及 G-MPI 相位分析技术，比较各组患者的心脏超声参数、相位直方图带宽（PHB）、相位标准差（PSD）和血清 B 型利钠肽（BNP）值。得出结论：高血压所致射血分数保留的心力衰竭组患者存在明显左心室收缩的失同步，该同步性异常和心力衰竭严重程度有关。

四、分子影像在新药领域

2014年中国人民解放军总医院胸外科柳曦等用 ^{11}C- 三氟甲基磺酰基甲烷（^{11}C-Triflate-CH$_3$）直接标记去甲基鬼臼和去甲基表鬼臼，测量 ^{11}C- 鬼臼和 ^{11}C- 表鬼臼的标记率和放射化学纯度。得出结论：荷瘤鼠肿瘤对 ^{11}C- 鬼臼摄取量不高，^{11}C- 鬼臼直接用于肿瘤的诊断价值有限。

2014年宁波市第一医院影像科的江茂情等在体外以5、10 Gy 和 15 Gy X 线分别照射人食管癌细胞 Eca-109，检测细胞对 ^{18}F-FLT 摄取率的变化、细胞相对存活率和 ATP 的表达情况。将 24 只荷食管癌裸鼠分成 4 组：对照（未照射）组；10 Gy 照射后 1、7 d 及 15 d 各 1 组，分别行 ^{18}F-FLT PET 显像并测量肿瘤对 ^{18}F-FLT 的摄取值（T/NT）的变化。得出结论：^{18}F-FLT 在食管癌细胞及肿瘤内摄取的变化能较好地评价其照射后早期生物学响应，^{18}F-FLT PET 有望用于监测食管癌照射后早期疗效。

2014年南京医科大学附属南京医院、南京市第一医院核医学科的宛楠等以羟乙基哌嗪乙硫磺酸（HEPES）为缓冲体系，水浴合成 ^{68}Ga-DOTA-cNGR，HPLC 测定标记率及放射化学纯度，观察其在人血清中的稳定性，进行 ^{68}Ga-DOTA-cNGR 的正常小鼠体内生物分布和荷肺腺癌裸鼠活体 microPET 显像，对荷肺腺癌裸鼠的瘤组织进行病理及氨肽酶 N（APN）的免疫组织化学分析。得出结论：^{68}Ga-DOTA-cNGR 易于制备，标记率和放射化学纯度高，在人血清中的稳定性好，具有良好的代谢及肺腺瘤靶向特性，有望用于肺癌显像。

2014年中国医学科学院北京协和医院核医学科的张静静等采用强阳离子交换（SCX）柱金属核素多功能模块自动化及手工方法合成 ^{68}Ga-DOTATATE，并对产品注射液进行质量控制。取美国癌症研究所（ICR）小鼠 30 只，分为 5 组，分别于注射 ^{68}Ga-DOTATATE 后 10、30、60、120 min 和 240 min 处死，取各脏器、称质量并测定放射性计数，计算放射性摄取值（%ID/g），观察生物学分布。得出结论：^{68}Ga-DOTATATE 合成工艺简单、质控合格、动物实验结果良好，是一种有潜在应用前景的新型生长抑素类特异性正电子显像剂。

2014年广州医科大学附属第三医院核医学科兼放射治疗科的张金山等将 25 只 A549 肺腺癌细胞皮下种植的 BALB/c-nu 裸鼠模型分为实验组（$n=13$）和对照组（$n=12$）。实验组进行 ^{125}I 粒子植入，对照组进行无活度的"冷粒子"植入，7~10 d 后进行 ^{99}Tc^m-Annexin V 细胞凋亡显像，并同期行磁共振弥散加权成像（MR-DWI），然后处死裸鼠，取瘤体标本进行原位末端标记法（TUNEL）荧光免疫细胞凋亡检测及 Survivin 免疫组织化学检测。得出结论：^{99}Tc^m-Annexin V 显像联合 MR-DWI 能有效地对移植瘤细胞凋亡情况进行非创伤性活体检测，有利于 ^{125}I 粒子内照射治疗早期疗效的判断。

2014年南京医科大学附属南京医院核医学科的罗瑞等以直接还原法对 TP5-3 进行 ^{99}Tc^m 标记，高效液相色谱（HPLC）检测产物的标记率；进行正常小鼠体内 ^{99}Tc^m-TP5-3 的生物分布及药代动力学研究。得出结论：^{99}Tc^m-TP5-3 标记方法简单，生物分布理想，具备优良的药代动力学特性；^{99}Tc^m-TP5-3 microSPECT/CT 可用于早期检测荷乳腺癌裸鼠模型化疗后的肿瘤细胞凋亡水平。

2014年哈尔滨医科大学附属第四医院核医学科的吴琼等人工合成一段针对 MDM2 mRNA 的反义寡核苷酸（ASON）和错义寡核苷酸（ASONM），以肼基尼古酰胺（HYNIC）为螯合剂，对 ASON 和 ASONM 进行 ^{99}Tc^m 标记，检测标记率、放射化学纯度、稳定性及分子杂交活性，观察探针对 MDM2、 p53 mRNA 和相应蛋白质表达的影响。得出结论：MDM2 反义探针能与 MDM2 mRNA 链上的目的序列特异结合，并抑制目的基因的表达，具备活体内前列腺癌反义显像的实验条件，有望在基因水平上诊断前列腺癌提供一种新方法。

2014 年河北医科大学第四医院核医学科的张敬勉等利用配体交换法进行 ZHER1:342 的 $^{99}Tc^m$ 标记，分析不同质量的 $SnCl_2$ 和 NaOH、不同反应时间对标记率的影响，探讨最佳的标记方法。得出结论：$^{99}Tc^m$ 标记 ZHER2:342 方法简单，标记率高；标记产物体外稳定性好，在体外可与人表皮生长因子受体 2（HER2）高表达的人卵巢癌 SKOV-3 细胞特异性结合，是有潜力的 HER2 靶向分子影像探针。

2014 年上海交通大学医学院附属胸科医院核医学科的谢文晖等采用 $^{99}Tc^m$ 直接法标记 RET，再行 $^{99}Tc^m$-RET 与非小细胞肺癌细胞 H1299 的结合实验。得出结论：注射 $^{99}Tc^m$-RET 后 4.5～6.0 h 肿瘤显影清晰，$^{99}Tc^m$-RET 具有亲肺癌的特性，有可能成为一种亲肺癌显像剂。

2014 年北京大学肿瘤医院暨北京市肿瘤防治研究所核医学科、恶性肿瘤发病机制及转化研究教育部重点实验室的朱华等利用巯基乙醇还原法对 IgG 进行分子修饰，采用十二烷基硫酸钠 – 聚丙烯酰胺凝胶电泳（SDS-PAGE）、紫外分光光度法和基质辅助激光解析电离飞行时间质谱（MALDI-TOF）方法测定修饰后 IgG-SH 的浓度、完整性；对 IgG-SH 进行 $^{99}Tc^m$ 标记及放射性 HPLC 分析，通过冷冻干燥法制备药盒，并观察 $^{99}Tc^m$-IgG 在新西兰大白兔体内的代谢情况。得出结论：该研究成功制备了 $^{99}Tc^m$-IgG 并行生物学评价，对 $^{99}Tc^m$ 标记蛋白工作具有一定借鉴意义。

2014 年宁夏医科大学总医院核医学科的李娟等应用 Iodogen 法对 K237 多肽进行 ^{131}I 标记，用薄层层析（TLC）测定标记率及经 Sephadex G25 层析柱分离纯化后的 ^{131}I-K237 放射化学纯度。得出结论：^{131}I-K237 能与人前列腺癌 LNCaP 细胞特异性结合。

2014 年厦门大学附属中山医院核医学科（现在杭州浙江大学医学院附属第二医院核医学科）的豆晓锋等采用 Iodogen 法对 A6 进行 ^{131}I 标记，检测其标记率、放射化学纯度和体外稳定性。以人胶质瘤细胞株 U87MG 为实验细胞进行体外实验，测定 ^{131}I-A6 生物学活性、结合率及其与受体的亲和力。得出结论：^{131}I-A6 的标记方法简单易行，标记率高，产物稳定性好，具有良好的 NRP-1 靶向性和特异性，有望成为一种新型肿瘤诊断和治疗的药物。

2014 年天津医科大学总医院核医学科的郑薇等制备重组质粒 pcDNA3.1/TSHR268。将 50 只小鼠分为实验组（30 只）、对照组（10 只）和空白组（10 只）。分别于实验第 1、4、7、10 周在实验组小鼠双后肢腓肠肌注射重组质粒，在对照组及空白组小鼠相同位置注射相同体积生理盐水；实验组及对照组小鼠每次注射后在注射区域行电穿孔加强免疫。以放射免疫法检测小鼠血清 T4，ELISA 法检测小鼠 TRAb 氨基端（TRAb N）抗体和 TRAb 羧基端（TRAb C）抗体。对模型小鼠进行甲状腺 $^{99}Tc^mO_4$ 显像及甲状腺形态学、病理学分析。得出结论：重组质粒 pcDNA3.1/TSHR268＋免疫电穿孔方法可成功构建 BALB/c 小鼠 GD 模型。

2014 年江苏省原子医学研究所、国家卫生健康委员会（原国家卫生和计划生育委员会）核医学重点实验室、江苏省分子核医学重点实验室的王立振等采用氟化铝新策略制备 ^{18}F-Al-NOTA-PRGD2。取新鲜切除的人乳头状甲状腺癌（papillary thyroid cancer, PTC）肿瘤组织接种于裸鼠右腋下，制得荷人 PTC 裸鼠模型，再分别取人 PTC 标本及毗邻的正常组织、荷瘤裸鼠移植瘤行整合素 $\alpha_v\beta_3$ 免疫组织化学染色。得出结论：^{18}F-Al-NOTA-PRGD2 制备简单，放射化学纯度高，可有效监测 PTC 中整合素

$\alpha_v\beta_3$表达水平；其PET显像有望为研究PTC整合素$\alpha_v\beta_3$受体相关机制提供一种新方法。

2014年泸州医学院附属医院核医学科唐宇辉等采用自身前后对照方法，实验组（注射欧乃影＋$^{99}Tc^m$-MDP）与自身对照组（注射生理盐水＋$^{99}Tc^m$-MDP）处理相隔7 d。得出结论：注射欧乃影后短时间内行$^{99}Tc^m$-MDP骨显像，肝、脾会出现异常摄取；间隔360 min再行$^{99}Tc^m$-MDP骨显像可避免此现象发生。

2014年哈尔滨医科大学附属第四医院核医学科的张月红等以HYNIC为螯合物，对含MDM2 mRNA某段序列的ASON、错义寡核苷酸（ASONM）进行$^{99}Tc^m$标记，检测标记率及放射化学纯度。建立荷人前列腺癌LNCaP裸鼠肿瘤模型，分为3组（每组10只），进行$^{99}Tc^m$-HYNIC-ASON和$^{99}Tc^m$-HYNIC-ASONM、$^{99}Tc^mO_4^-$（对照）肿瘤显像，测量肿瘤/对侧肢体（T/M）比值。得出结论：标记的MDM2反义探针可在荷人前列腺癌裸鼠模型的肿瘤组织中特异性聚集，可以在早期对前列腺癌进行无创性的基因诊断。

2014年广东药学院药科学院的杜侃等利用噬菌体随机展示肽库筛选实验得到多肽Lladtthhrpwt（ZS-6），基于氟多功能化学合成模块PET-MF-2V-IT-I合成常用辅助基团^{18}F-2-氟丙酸对硝基苯酯（NFP），再与多肽ZS-6反应得到^{18}F-FP-ZS-6。将纯化后的^{18}F-FP-ZS-6通过尾静脉注入荷人肺腺癌NCI-H1299裸鼠体内，进行microPET显像。成功制备^{18}F-FP-ZS-6。其衰减校正后总产率为（5±2）%（$n=3$），放射化学纯度＞95%。microPET显示^{18}F-FP-ZS-6在荷瘤裸鼠肿瘤与腹部呈高摄取，在注射后35 min达最高，随后缓慢减少。成功制备^{18}F-FP-ZS-6，其在荷人肺腺癌裸鼠肿瘤中有一定聚集，有可能作为人肺腺癌显像剂。

2014年重庆医科大学超声影像学研究所的何子朋等通过单乳化法及碳二亚胺法制备叶酸受体靶向载PTX高分子纳米微球，利用Malvern激光仪检测造影剂平均粒径和表面电位，用HPLC检测包封率和载药量，并检测造影剂表面叶酸连接情况及和荧光抗体的结合率。成功制备了叶酸受体靶向载PTX高分子超声造影剂，其包封率与载药量均较高，具备良好的体外寻靶能力与高强度聚焦超声（HIFU）辐照增强超声显影特性。

2014年河北医科大学第四医院核医学科、PET/CT中心的赵新明等利用碱基互补配对原则将带有短肽螯合功能的EGFRmRNA反义PNA与部分互补寡核苷酸杂交，再以配体交换法对反义探针进行标记，然后以脂质体包裹反义探针，用HPLC法鉴定标志物的标记率。得出结论：脂质体介导可以明显促进EGFR mRNA反义PNA进入细胞，并提高对表皮生长因子受体高表达肿瘤的显像效果。

2014年苏州大学附属常州肿瘤医院核医学科的毛夕保等用细胞计数试剂盒（CCK）-8检测鼠源性前列腺癌RM1细胞和转染*B7-H3*基因RM1的同种细胞（RM 1-B7-H3）培养后0.5、1.0、2.0、3.0、4.0 d和5.0 d的吸光度（A）值，并测定两种细胞的生长周期。得出结论：转染*B7-H3*基因能增强前列腺癌细胞的代谢和增殖活性，并提高细胞对^{18}F-FDG和^{18}F-FLT的摄取；给予抗B7-H3单抗4H7后，RM1-B7-H3细胞的^{18}F-FDG细胞摄取率降低。

2014年山西医科大学第一医院核医学科的马海彦等将2010年10月至2012年10月46例可疑冠心病患者，按就诊先后顺序编号，同一患者随机分配进行$^{99}Tc^m$-N-DBODC5和$^{99}Tc^m$-MIBI运动–静息MPI检测冠心病及病变血管，2种显像剂的MPI在1周内完成，并在4周内行CAG。以CAG结果为"金标准",$^{99}Tc^m$-N-DBODC5 和 $^{99}Tc^m$-MIBIMPI 结果分别与其进行一致性检验。得出结论:$^{99}Tc^m$-N-DBODC5 对冠心病患者具有一定诊断价值,可作为心肌灌注显像剂应用于临床。

2015 年宁波大学医学院附属医院影像科的汪建华等进行细胞学实验:确定适宜的胰岛细胞密度($15×10^3$ 个细胞/孔)和 ^{18}F-Fallypride 放射性活度(3.70 kBq)。将上述胰岛细胞与 ^{18}F-Fallypride 共同孵育 1 h,测定其细胞摄取率[细胞计数/(上清液计数+细胞计数)×100%]。得出结论:^{18}F-Fallypride 可与胰岛细胞多巴胺受体特异结合,效率高,可能是胰岛细胞显像的潜在示踪剂。

2015 年北京大学肿瘤医院暨北京市肿瘤防治研究所核医学科、恶性肿瘤发病机制及转化研究教育部重点实验室的朱华等用 0.05 mol/L HCl 从锗-镓发生器中直接淋洗出 $^{68}GaCl_3$,加入预制的 DOTATATE 试剂盒,于 85 ℃条件下保温 15 min,经 0.22 μm 微孔滤膜过滤,制得 ^{68}Ga-DOTATATE。采用放射性 HPLC 等方法分析 ^{68}Ga-DOTATATE 的标记率及体内外稳定性,并进行质量控制。得出结论:^{68}Ga-DOTATATE 的制备具有耗时短、标记率和比活度高等特点。该标记化合物能特异性与神经内分泌瘤(NET)病灶结合,其显像结果有望用于 NET 的分期指导及个体化治疗方案的确定。

2015 年首都医科大学附属北京安贞医院核医学科、北京市心肺血管疾病研究所的谷珊珊等对 16 只新西兰大白兔分成假手术对照组(A 组)、稳定斑块组(B 组)和易损斑块组(C 组)。分别于喂养第 4、第 8、第 12 周对 3 组按体质量自耳缘静脉注射 $^{99}Tc^m$-Duramycin 74 MBq/kg,注射后 0.5、1.0、2.0 h 行 SPECT/CT 显像;并于第 4、8 周末处死 A、B 组各 1 只、C 组 2 只,12 周末处死剩余动物,进行离体腹主动脉 SPECT 显像、病理学染色分析和原位末端标记法(TUNEL)细胞凋亡检测,并计算细胞凋亡指数(AI)。得出结论:$^{99}Tc^m$-Duramycin 可无创性检测动脉粥样硬化的易损斑块中的凋亡细胞,可为评价动脉粥样硬化的稳定性提供信息。

2015 年中国医学科学院北京协和医院核医学科的李欣等以葡庚糖酸钠和 $SnCl_2·2H_2O$ 为标记体系在 ABH2 上标记 $^{99}Tc^m$,测定标记产物的标记率和放射化学纯度,再用磷酸盐缓冲液(PBS)和血清测定标记后 6.0 h 内的稳定性。用表达 HER2 的 MBA-MD-361 乳腺癌细胞测定 $^{99}Tc^m$-ABH2 的平衡解离常数(Kd)。得出结论:成功制备了高纯度 $^{99}Tc^m$-ABH2,荷瘤鼠实验表明 $^{99}Tc^m$-ABH2 能够特异地对 HER2 阳性乳腺癌进行显像。

2015 年东南大学附属中大医院心血管病研究所的姚玉宇等采用化学连接剂将 Ox-LDL 单克隆抗体与二巯基丁二酸(DMSA)修饰的磁赤铁矿纳米粒子(MNPs)相结合,构建具有免疫活性的分子探针。通过 ELISA、透射电子显微镜(TEM)等方法检测其免疫活性及形态。ApoE-/- 小鼠高脂饮食 8 周,尾静脉注射氧化低密度脂蛋白(Ox-LDL)靶向及对照探针(IgG-MNPs),分别在注射前及注射后 24 h 行 MRI,检查后处死小鼠取腹主动脉行病理学检查。得出结论:靶向 Ox-LDL 纳米铁 MRI 探针能活体检测动脉粥样硬化斑块 Ox-LDL。

2015 年天津医科大学总医院 PET/CT 影像诊断科的蔡莉等将 48 只 SD 大鼠随机分成 6 组,每组 8 只:1、2 组构建同时荷右腹股沟 C6 胶质瘤、左上肢急性炎性病变模型;3、4 组构建右腹股沟 C6 胶质瘤、左上肢慢性炎性病变模型;5、6 组构建右腹股沟 C6 胶质瘤、左上肢炎性肉芽肿模型。1、3 及 5 组行 ^{11}C-MET 和 ^{18}F-FDG PET/CT 检查;2、4 组及 6 组行 ^{11}C-CHO 和 ^{18}F-FDG PET/CT 检查,分别计算 3 种显像剂的 4 种病变与正常肌肉的摄取比值及肿瘤选择指数(SI)。得出结论:同 ^{18}F-FDG、^{11}C-CHO 相比,^{11}C-MET 有助于肿瘤和不同炎性病变的鉴别诊断,是一种更具肿瘤特异性的显像剂。

^{11}C-CHO 特异性最低，不适用于肿瘤与炎性病变的鉴别。

2015 年北京大学肿瘤医院暨北京市肿瘤防治研究所核医学科、恶性肿瘤发病机制及转化研究教育部重点实验室的谢卿等应用二亚氨基噻吩（2-IT）双功能螯合剂制备 ^{99}Tc^{m}-IT-Cetuximab，研究标记后抗体的稳定性、分子完整性以及体内分布情况。建立荷人肺癌 A549 肿瘤裸鼠模型，评价 ^{99}Tc^{m}-IT-Cetuximab 分子探针进行模型动物 γ 显像的效果。γ 显像也证实，随着显像时间的延长，该分子探针有明显的肿瘤靶向性。得出结论：成功制备 ^{99}Tc^{m}-IT-Cetuximab 分子探针，其具有较好的放化性质及体内外稳定性，能对荷人肺癌细胞（A549）裸鼠模型进行靶向显像。

2015 年江南大学附属医院、无锡市第四人民医院核医学科的陈礼平等采用基于标记前体 1-（2'-硝基 -1'- 咪唑基）-2- 氧 – 四氢吡喃基 -3- 氧 – 甲苯磺酰基 – 丙二醇（NITTP）的"一锅法"，利用 CFN-MPS-100 氟多功能放射性药物化学合成模块，在密闭的平底反应瓶中依次完成放射性氟化反应、水解反应，粗产品经过半制备 HPLC 分离纯化后旋蒸除去溶剂，注入生理盐水得到 ^{18}F-FMISO 注射液。采用 HPLC 和 TLC 等方法测定放射化学纯度等质控指标。基于 CFN-MPS-100 氟多功能模块的 ^{18}F-FMISO 自动化合成方法稳定，产率高，产品稳定性好、化学纯度高。

2015 年内蒙古医科大学附属医院核医学科的何玉林等通过 N 端甲基化的方法合成 ^{11}C-MDA，并用半制备 HPLC 进行分离纯化。取昆明小鼠 30 只分 5 组，每组 6 只，静脉注射 ^{11}C-MDA 7.4 MBq，分别于注射后 2、5、10、20 min 和 30 min 断颈处死，收集血液、心、肺、肝、脾、肾、胃、肠、脑、肌肉、骨等组织器官，测质量及放射性计数，经衰减校正后计算放射性摄取（%ID/g）。得出结论：^{11}C-MDA 合成简便易行，制备成本低，心肌摄取率高，是一种具有潜在临床应用价值的心脏交感神经显像剂。

2015 年南京医科大学第一附属医院核医学科的郭喆等对 11 名健康志愿者于注射 ^{18}F-Fallypride 后 1 h 进行 PET/CT 显像。对图像分别进行视觉分析及感兴趣区（ROI）分析，计算各感兴趣脑区与小脑的 SUV 比值。^{18}F-Fallypride 广泛分布于各脑区内，各脑区与小脑的 SUV 比值从高到低的顺序为壳核＞垂体＞尾状核＞杏仁核＞丘脑（4.87±1.50）＞上下丘＞黑质＞皮质（颞叶为 2.11±1.34，顶叶为 1.51±0.57，枕叶为 1.31±0.11，额叶为 1.30±0.25）。得出结论：^{18}F-Fallypride 能在体无创地显示纹状体及纹状体外核团的 D2 和 D3 受体分布情况，^{18}F-Fallypride PET/CT 显像可以用于脑神经疾病研究。

2015 年江南大学附属医院、无锡市第四人民医院核医学科的郁春景等选取 15 例疑似肺癌患者，注射 ^{18}F-Alfatide 3.7 MBq/kg，行体部及头部 PET/CT 扫描，计算 SUV$_{max}$ 和 SUV$_{mean}$。对肿瘤石蜡标本切片后进行整合素 $\alpha_v\beta_3$ 免疫染色分析。分析 ^{18}F-Alfatide 摄取和整合素 $\alpha_v\beta_3$ 表达的相关性。得出结论：^{18}F-Alfatide 具有较好的体内生物学分布特性，相应的 PET 显像可以反映肿瘤组织的整合素 $\alpha_v\beta_3$ 表达水平。

2015 年厦门大学附属第一医院核医学科的李业森等应用固相法合成 NOTA-G-TMTP1，利用 ^{18}F 标记制得 PET 探针 ^{18}F-AlFNOTA-G-TMTP1。分别用低转移潜能肝癌细胞株 HCC97L 和高转移潜能肝癌细胞株 HCCLM3 建立荷瘤裸鼠模型，并进行 microPET/CT 显像及生物分布研究。得出结论：成功合成的 ^{18}F-AlF-NOTA-G-TMTP1 可特异性靶向由高转移潜能肝癌细胞构建的瘤体。

2015 年青岛大学附属医院 PET/CT 中心的王振光等选取 32 只 Wistar 大鼠同时构建右腹股沟区 C6 胶质瘤和左上肢急性炎性病变模型，分两组行 ^{11}C-MET、^{11}C-CHO 和 ^{18}F-FDG PET/CT 显像，比较两种病变间 3 种显像剂的肿瘤 SUV$_{max}$/ 对侧脊柱旁肌肉 SUV$_{max}$（T/M）及急性炎性病变 SUV$_{max}$/M（AI/M）是否存在差异，同时计算肿瘤选择指数（SI）。得出结论：^{11}C-MET 和 ^{18}F-FDG 能够鉴别胶质瘤和炎性病变，且 ^{11}C-MET 更具肿瘤特异性，^{11}C-CHO 价值有限；^{18}F-FDG 和 ^{11}C-MET 可用于评价胶质瘤的乏氧状态，且 ^{18}F-FDG 更敏感；^{18}F-FDG、^{11}C-MET、^{11}C-CHO 均可评价胶质瘤的血管生成，但敏感性不同。

2015 年苏州大学附属第二医院核医学科的谢亦驰等采用 2- 巯基乙醇还原法制备 ^{99}Tc^m-D-D3，凝胶柱分离法纯化标记产物，纸层析法检测标记率、放射化学纯度、比活度及稳定性，细胞结合分析法测定标记抗体的抗原结合能力。建立 SCLC NCI-H446 及肺腺癌 A549 荷瘤裸鼠模型。自 NCI-H446 荷瘤裸鼠尾静脉注射 ^{99}Tc^m-D-D3 后，于不同时间点处死裸鼠并取血液及各主要脏器组织标本，计算各时间点的放射性摄取值（%ID/g）和肿瘤/肌肉、肿瘤/血液的放射性计数比值。得出结论：^{99}Tc^m-D-D3 能选择性聚集在 NCI-H446 移植瘤部位，具有潜在的小细胞肺癌靶向功能。

2015 年上海交通大学医学院附属瑞金医院核医学科的石朔等将 *NIS* 及 *EGFP* 基因片段分别亚克隆至慢病毒载体 pLVX-puro，制备慢病毒 pLVX-CMV-NIS-EGFP，同时构建对照组慢病毒 pLVX-CMV-0-EGFP。分离培养骨髓间充质干细胞（bone marrow mesendrymal stem cell，BMSC），转染后经嘌呤霉素筛选，得到稳定干细胞株 BMSC-NIS-EGFP 及对照组干细胞株 BMSC-EGFP。蛋白质印迹法分析 NIS 蛋白在细胞中的表达。通过摄碘实验、NaClO$_4$ 抑制实验验证 NIS 蛋白的功能。得出结论：重组慢病毒 pLVX-CMV-NIS-EGFP 可使 *NIS* 基因在 BMSC 中表达并介导 ^{125}I 的摄取，*NIS* 基因可有效监测 BMSC 向颅内胶质瘤的迁移，这为开展以 BMSC 为载体、由 NIS 介导的胶质瘤基因靶向治疗奠定了基础。

2015 年河北医科大学第一医院核医学科的贾红丽等以 survivin 为靶序列制备 3 种（A1、A2、A3）C 含量不同（10%、20%、30%）的 20 个碱基单链 ASODN，偶联 HYNIC，经 ^{99}Tc^m 标记、Cellufine GH-25 纯化、脂质体包裹后获得 3 种标记化合物。得出结论：survivin ASODN 中的 C 含量越低，标记化合物的肾内滞留率越低，肿瘤特异性结合率越高，显像质量越好。

2016 年第四军医大学西京医院核医学科的赵明玄等取 ^{68}Ga 新鲜淋洗液 200 μl（92.5～129.5 MBq），通过调节 pH 值、反应温度、反应时间及 DOTA-iNGR 用量，摸索最佳标记条件。测定标记产物的体外稳定性、体内稳定性及脂水分配系数。正常小鼠经尾静脉注射 ^{68}Ga-DOTA-iNGR 后，分别于 10、20、40、60 min 及 120 min 处死，取血及主要脏器，测质量及放射性计数。建立人纤维肉瘤细胞 HT-1080（表达 CD13）和人结肠癌细胞 HT-29（不表达 CD13）荷瘤裸鼠模型，经尾静脉注射 ^{68}Ga-DOTA-iNGR，60 min 后用 microPET 采集静态图像。得出结论：^{68}Ga-DOTA-iNGR 标记方法简便，标记率高，无需进一步纯化，体外及体内稳定性好，生物分布理想，能靶向结合 CD13 阳性肿瘤，有望成为一种新型的 CD13 阳性肿瘤靶向显像剂。

2016 年中日友好医院核医学科的李环等先用双功能螯合剂 HYNIC 与 BMS-200261 偶联，再以 tricine 和 TPPTS 为协同配体，进行 ^{99}Tc^m 标记，合成三重配位化合物 ^{99}Tc^m-(HYNIC-BMS-200261)(tricine)(TPPTS)，测定其放射化学纯度及稳定性，并进行正常小鼠、荷乳腺癌 MDA-MB-435 裸鼠体内生物分布实验和荷乳腺癌裸鼠 γ 显像。得出结论：^{99}Tc^m-(HYNIC-BMS-200261)(tricine)(TPPTS) 三重配位化合物制备成功，标记方法可行，放射化学纯度高，稳定性好，生物分布特性良好，有望用于乳腺癌显像研究。

2016 年河北医科大学第三医院核医学科的陈敏等先将 VEGF125-136 与双功能螯合剂 MAG3 偶联，然后进行 ^{99}Tc^m 标记。采用纸层析法及 HPLC 法测定标志物 ^{99}Tc^m-MAG3-VEGF125-136 的即刻标记率、体外稳定性。取 20 只人骨肉瘤 MG63 荷瘤裸鼠，分为 4 组，分别于注射后 0.5、1.0、2.0 h 和

4.0 h 取各脏器行体内分布研究；另取 10 只均分为实验组和竞争抑制组，进行肿瘤受体显像，分别计算注射后 0.5、1.0、2.0 h 和 4.0 h 的 T/NT 比值。得出结论：$^{99}Tc^m$-MAG3-VEGF125-136 即刻标记率高，体外稳定性较好，能特异性靶向骨肉瘤组织，有望用于骨肉瘤的早期诊断及疗效监测。

2016 年华中科技大学同济医学院附属协和医院核医学科、湖北省分子影像重点实验室的夏晓天等以雌酮为原材料合成 EDL，与 GAP 反应生成 GAP-EDL，标记得到 $^{99}Tc^m$-GAP-EDL，测定其标记率及稳定性。培养雌激素受体（estrogen receptor，ER）高表达及低表达乳腺癌细胞 MCF-7 和 MDA-MB-231，比较 2 种细胞摄取 $^{99}Tc^m$-GAP-EDL 的差异。在注射显像剂后 30、60、120、180 min 及 240 min，分别测定正常 BALB/c 小鼠血液及主要组织器官中的放射性摄取值。得出结论：$^{99}Tc^m$-GAP-EDL 制备过程简单，标记条件温和，产物标记率高、稳定性好，与 ER 有较好的结合特性，是一种有潜力的 ER 靶向性显像剂。

2016 年中山大学附属第一医院核医学科的张雪珍等利用蛋白质印迹法和 PCR 定量分析 PC3 和 DU145 前列腺癌细胞谷氨酰胺合成酶（GS）的表达量，并分析 2 个细胞株 ^{13}N-NH$_3$ 摄取的情况。选取 34 例可疑前列腺癌患者进行 ^{13}N-NH$_3$PET/CT 检查，穿刺活组织病理检查分析 Gleason 评分，免疫组织化学检查定量分析 GS 表达水平，对 6 分区的 SUV_{max}、GS 表达评分和 Gleason 评分。得出结论：GS 表达是前列腺癌摄取 ^{13}N-NH$_3$ 的决定因素，前列腺癌病灶普遍存在 GS 表达上调，^{13}N-NH$_3$ 显像有助于前列腺癌病灶的检测和诊断。

五、分子影像在呼吸系统疾病领域

2014 年沈阳军区总医院的尹宗涛等回顾性分析了 43 例行心外全腔静脉 - 肺动脉连接（ETCPC）手术随访资料完整的患者，术后 1 个月内（早期）及 5 年（中期）随访时行 $^{99}Tc^m$-MAA 肺灌注显像和心血管造影检查所得各肺段灌注比值、肺血管阻力（PVR）及肺动脉指数。得出结论：在研究功能性肺血流灌注方面，放射性核素显像效果优于心血管造影。Fontan 循环的长期弱动力、无搏动血流会引起肺血流坠积性重新分布。

2014 年中日友好医院的李环等对 95 例肺栓塞（pulmonary embolism，PE）临床低度可能性（Wells 评分 <2 分）患者进行了前瞻性研究，患者均在 1 d 内完成 V/Q 断层显像和血浆 D- 二聚体检测。V/Q 断层显像的诊断灵敏度为 93.3%，特异性为 91.9%，准确性为 92.4%，阳性预测值为 84.8%，阴性预测值为 96.6%；D- 二聚体阳性作为 PE 诊断依据的灵敏度为 36.7%，异性为 79.0%，准确性为 65.2%，阳性预测值为 45.8%，阴性预测值为 72.1%。得出结论：V/Q 断层显像对于 Wells 评分 <2 分的疑似 PE 患者具有良好的诊断效能，优于血浆 D- 二聚体检测。

2014 年北京医院核医学科的陈聪霞等回顾性分析 44 例急性 PE 患者的 V/Q 显像、螺旋 CT 肺动脉造影（CTPA）及临床资料。PIOPED Ⅱ 诊断标准、PISA-PED 诊断标准、CTPA 及临床 Wills 评分诊断 PE 的灵敏度分别为 70.00%、84.62%、65.22% 和 23.08%，除 Wills 评分外，余三者差异均无统计学意义；四者特异性分别为 80.00%、61.11%、93.75% 和 9/10，CTPA 最高；四者准确性除 Wills 评分外，差异均无统计学意义。V/Q 显像 PIOPED Ⅱ 诊断标准及 PISA-PED 诊断标准的诊断符合率为 77.14%。得出结论：V/Q 显像和 CTPA 诊断老年急性 PE 的总体准确性相当。

2015年首都医科大学附属北京儿童医院呼吸感染中心的王维等对30例闭塞性细支气管炎（bronchiolitis obliterans，BO）患儿的核素肺V/Q显像资料进行了前瞻性研究。30例患儿出院后随访到24例，其中8例病情加重患儿肺灌注显像异常累及肺段数量及受损程度明显高于16例复查好转患儿。得出结论：BO患儿的肺V/Q显像呈现肺段性、多发性肺灌注和（或）通气稀疏或缺损。该显像方法对BO患儿的临床诊断、病情评估及预后判断有重要意义。

2016年广州医科大学附属第一医院核医学科的刘清奎等用30只健康新西兰大白兔建立了急性PE模型，采用同机SPECT/CT分别获得Q-SPECT、CTPA、Q-SPECT/CT平扫、Q-SPECT/CTPA融合显像4种图像，并行病理解剖，均以肺叶为单位记录异常肺叶的部位及数目。得出结论：Q-SPECT/CT平扫融合显像诊断急性PE具有较高的Se、Sp，诊断效能优于Q-SPECT断层显像，且与Q-SPECT/CTPA融合显像、CTPA相当；采用Q-SPECT/CT平扫融合显像时不同阅片者诊断急性PE的一致性最好。

六、分子影像在良性疾病领域

2014年上海交通大学医学院附属苏州九龙医院核医学科的许远帆等回顾性研究68例经PET/CT检查发现甲状腺结节且有术后病理结果的患者，分析其PET/CT图像特征并获得特征参数，包括结节边界清晰度、密度均匀性、钙化情况、包膜情况、平均CT值、结节大小及SUV_{max}，以术后病理结果为"金标准"，对各参数的诊断效能进行统计分析。得出结论：可依据^{18}F-FDG PET/CT SUV_{max}对甲状腺结节良恶性进行判断，但同机CT影像特征价值有限。

2014年北京大学第一医院核医学科的付占立等回顾性分析47例单侧肾盂输尿管连接部狭窄患者临床情况及手术前后$^{99}Tc^m$-DTPA利尿肾动态显像，记录患者的年龄、性别、患肾位置、梗阻类型、手术方式、相对肾功能［患肾放射性摄取占总肾的百分比（RRF）］以及PTT，评价不同因素或指标对术后患肾RRF改善率（术后与术前RRF差值）的影响。得出结论：$^{99}Tc^m$-DTPA利尿肾动态显像皮质通过时间（PTT）延迟是预测肾盂输尿管连接部狭窄（UPJO）患者术后肾功能改善的唯一有效指标。

2014年苏州大学附属第二医院核医学科的周洁等回顾性分析20例行甲状旁腺切除术的肾性继发性甲状旁腺功能亢进症（SHPT）患者影像学资料，以术后病理结果为"金标准"，计算$^{99}Tc^m$-MIBI双时相SPECT/CT显像结果与彩色多普勒超声（CDUS）对SHPT的诊断效能，同时对延迟显像中甲状旁腺摄取的最高放射性比值（T/NT）与患者近期全段PTH（iPTH）水平及术中切除的相应甲状旁腺体积的关系作分析。得出结论：$^{99}Tc^m$-MIBI SPECT/CT显像诊断继发性甲状旁腺功能亢进症的特异性高于CDUS。$^{99}Tc^m$-MIBI双时相显像可准确定位功能亢进的甲状旁腺，为手术治疗提供依据。

2014年复旦大学附属金山医院儿科的张梅虹等回顾性分析28例经基因确诊、同时行$^{99}Tc^m$-EHIDA肝胆动态显像检查的婴儿肝内胆汁淤积症患儿资料。肝胆动态显像时心、肝、肾按正常时序和强度显影定义为摄取功能正常，肝影模糊和（或）心肾影持续时间延长者为摄取功能差；60 min内肠道显影为排泄通畅，60 min后为排泄延迟，24 h肠道仍不显影为排泄受阻。分析肝胆显像特征与血清总胆红素、直接胆红素、丙氨酸氨基转移酶（ALT）、总胆汁酸等指标间的关系。得出结论：$^{99}Tc^m$-EHIDA 肝胆显像可反映肝内胆汁淤积症患儿肝摄取和排泄功能受损的状况，摄取功能受损严重时，可出现排泄受阻的征象。

2014 年南京医科大学第一附属医院核医学科的丁重阳等回顾性分析南京医科大学第一附属医院 31 例继发性噬血细胞性淋巴组织细胞增多症患者临床资料及 ^{18}F-FDG PET/CT 显像资料，根据病因将患者分为肿瘤相关噬血细胞性淋巴组织细胞增多症（MAHLH）组（13 例）、感染相关噬血细胞性淋巴组织细胞增多症（IAHLH）组（13 例）及风湿病相关噬血细胞性淋巴组织细胞增多症（RAHLH）组（5 例），分别统计各组病灶 FDG 摄取情况和 SUV_{max}。得出结论：RAHLH 多表现为脾大伴 ^{18}F-FDG 摄取轻度增高，IAHLH 和 MAHLH 多表现为脾大，侵犯淋巴结及骨髓；MAHLH FDG 摄取最高。上述 ^{18}F-FDG PET/CT 显像特点有助于对该病的准确诊断。

2014 年首都医科大学附属北京世纪坛医院核医学科的文哲等选择临床疑诊小肠淋巴管扩张症的 68 例患者作为研究组，选取同期年龄、性别与研究组相匹配的 60 例下肢淋巴水肿或乳糜腹水的患者作为对照组。两组患者均行 $^{99}Tc^m$-DX 淋巴显像，对患者的腹部影像特征进行分型，以肠道显影作为小肠淋巴管扩张症阳性诊断标准，根据病理检查或胶囊肠镜的最终诊断评价 $^{99}Tc^m$-DX 淋巴显像的诊断效能。得出结论：$^{99}Tc^m$-DX 显像可以作为临床诊断小肠淋巴管扩张症的重要手段，肠道显影是其重要的诊断依据。

2015 年北京医院核医学科的郭悦等回顾性分析经手术病理或随访证实的 44 例患者的 49 个非实性结节的 ^{18}F-FDGPET/CT 影像资料，其中纯磨玻璃结节（pGGN）28 个，部分实性结节（PSN）21 个；测量病灶最大径（dmax）、磨玻璃成分（GGO）百分比、SUV_{max} 及延迟显像的滞留指数（RI）；得出结论：^{18}F-FDG PET/CT 对于 pGGN 较单独 CT 无明显诊断优势，而对于 PSN 则具有较好的诊断价值。

2015 年北京大学第一医院核医学科的范岩等回顾性分析 41 例行全身 ^{18}F-FDG PET/CT 检查的不明原因肌无力患者资料。患者最终诊断根据组织病理学结果及长期随访（8~46 个月）得出，并获得 ^{18}F-FDG PET/CT 对肌无力患者良恶性病变的诊断效能。得出结论：^{18}F-FDG PET/CT 有助于肌无力患者的病因诊断，早期发现潜在的肿瘤病灶，还有助于判断某些周围神经肌肉疾病受累的范围和程度。

2015 年江苏省无锡市第二人民医院核医学科的倪建明等回顾性分析 6 例 SAPHO 综合征患者的骨显像及 SPECT/CT 断层显像资料，其中 3 例患者骨显像后进行了胸锁关节活组织检查。总结 SAPHO 综合征的全身骨显像及 SPECT/CT 的影像特点。得出结论：SPECT/CT 可发现滑膜炎、痤疮、脓疱病、骨肥厚、骨炎典型的胸锁关节侵蚀及更多的胸锁关节外病变，能够提高对 SAPHO 综合征的诊断准确性。

2015 年江苏省无锡市第二人民医院核医学科的华茜等回顾性分析 58 例下腰背部疼痛患者 SPECT 骨扫描平面采集及腰椎 SPECT/CT 融合显像资料，综合 SPECT/CT 和随访 CT 结果作为诊断标准，分别计算 SPECT 显像、CT 和 SPECT/CT 融合显像诊断腰椎峡部裂的灵敏度和准确性。得出结论：SPECT/CT 骨显像对腰椎峡部裂早期诊断有良好的应用价值。

2015 年中日友好医院核医学科的韩萍萍等收集以"肺占位性病变、性质待定"行手术且经手术病理证实为肺硬化性血管瘤的患者共 12 例，对其影像学资料，包括胸部 CT 平扫、CT 增强扫描以及 ^{18}F-FDG PET/CT 全身显像（5 例）进行回顾性分析，分析肺硬化性血管瘤的影像学特征，探讨更有效的诊断方法。得出结论：CT 平扫及增强的多种表现对于肺硬化性血管瘤的诊断具有重要价值，^{18}F-FDG PET/CT 显像有助于病变良、恶性的鉴别诊断。

2015 年宁夏医科大学总医院核医学科的李艳梅等回顾性研究 30 例经病理证实为骨纤维异常增殖症的患者，分析这些患者全身骨平面显像及局部 SPECT/CT 显像的影像特点。得出结论：全身骨显像联合 SPECT/CT 显像对诊断骨纤维异常增殖症有一定价值。

2015 年首都医科大学附属北京同仁医院核医学科的罗莎等对 25 例眶炎性假瘤患者行生长抑素受体显像（SRS），计算各受累眼眶的放射性摄取比值（UR）。①将患者分为活动期组和非活动期组，比较组间各眼眶 UR 差异；比较 12 例复查患者治疗前后各眼眶 UR 差异。②判断疾病活动的 UR 最佳阈值，计算诊断效能和 Youden 指数，并对 SRS 与伯明翰系统性血管炎评分的一致性进行检验。③参考 UR 阈值将患者分为两组，观察组间预后差异。④采用免疫组织化学染色法，观察活动期患者 SSTR2 与 SSTR5 的表达情况。得出结论：SRS 在系统性血管炎相关眶炎性假瘤的免疫活性评价方面具有潜在的应用价值。

2016 年南方医科大学南方医院核医学科的齐永帅等取 SD 大鼠 12 只，按随机数字表法分为正常对照组（3 只）和胆总管结扎组（9 只）。采用胆总管双重结扎术构建大鼠肝外胆道闭锁模型。正常对照组及胆总管结扎组（结扎后 2、3、4 周）行 ^{99}Tc^m-MIBI 肝胆动态显像，以 3 min/帧连续动态采集 30 min，并在 30 min，1、2、3 h 后行延迟平面显像。显像结束后取血并处死，检测血清 ALT、天冬氨酸氨基转移酶（AST）、总胆红素、直接胆红素、间接胆红素、谷氨酰转移酶（γ-GT）、碱性磷酸酶（ALP）及总胆汁酸水平；取十二指肠、空肠、回肠、结肠和盲肠等部分肠段，进行 P-糖蛋白的免疫组织化学检测。得出结论：^{99}Tc^m-MIBI 可经肠黏膜分泌进入肠腔，该分泌过程与 P-糖蛋白表达水平有关。

2016 年苏州大学附属第三医院、常州市第一人民医院核医学科的王冬艳等 5 例经临床证实的多发性大动脉炎活动期男性患者，确诊前行 ^{18}F-FDG PET/CT 显像，其中 1 例为治疗 1 年后病情稳定而复查 ^{18}F-FDG PET/CT。分析其影像特征，观察病灶 ^{18}F-FDG 摄取情况。得出结论：^{18}F-FDG PET/CT 显像有助于多发性大动脉炎的诊断，可准确显示病变范围，反映多发性大动脉炎活动性，并可用于疗效评估。

2016 年广西医科大学附属柳州市工人医院影像科的邓艳云等收集临床确诊为炎性肠病（inflammatory bowed diseuse，IBD）且均在 PET 中心接受 ^{18}F-FDG PET/CT 显像的患者 75 例，患者 1 周内均行肠镜检查并测定 C-反应蛋白（CRP），其中溃疡性结肠炎（ulceratie colitis，UC）30 例，克罗恩病（Crohn disease，CD）45 例，盲法比较 PET/CT 诊断结果与同机 CT 及同期肠镜结果。得出结论：^{18}F-FDG PET/CT 显像对 IBD 具有较高的检出率，对 IBD 的活动性评估也有一定价值，能显示肠镜检查容易漏诊的上皮下活动性病灶，为指导临床诊断及治疗提供帮助。

2016 年复旦大学附属中山医院核医学科的顾宇参回顾性分析 40 例临床疑似原发性甲状旁腺功能亢进症（PHPT）且获得手术病理结果的患者资料。所有患者均行 ^{99}Tc^m-MIBI 双时相平面显像及 SPECT/CT 显像。以术中所见病理诊断及术后 PHPT 水平为标准，分别计算 ^{99}Tc^m-MIBI 双时相平面显像及 SPECT/CT 显像对 PHPT 的诊断效能。得出结论：SPECT/CT 显像诊断 PHPT 较 $^{99}Tc^m$-MIBI 双时相平面显像具有更高的准确性。

2016 年成都军区昆明总医院核医学科马春旭等对 2011 年 10 月至 2013 年 10 月超声证实为单发非囊性结节、$^{99}Tc^mO_4^-$ 静态显像提示为甲状腺单发"冷"或"凉"结节、甲状腺功能正常、1 周内行 $^{99}Tc^m$-MIBI 亲肿瘤显像且经手术取得病理结果的 76 例患者资料进行回顾性研究。得出结论：$^{99}Tc^m$-MIBI 双时相显像联合超声诊断能显著提高对良恶性甲状腺结节的鉴别诊断效能，具有较高的临床价值。

2016 年南京医科大学附属第二医院核医学科的许小飞等回顾性分析 368 例因肾功能不全继发甲状旁腺功能亢进症（HPT）于南京医科大学第二附属医院接受彩色多普勒超声和 $^{99}Tc^m$-MIBI 双时相显像检查的患者资料，以手术病理诊断为标准，分析核素显像、彩色多普勒超声对肾功能不全继发 HPT 异位病灶的诊断效能。得出结论：$^{99}Tc^m$-MIBI 延迟显像对继发性 HPT 异位病灶具有良好的定位诊断价值，能有效指导手术治疗。

2016 年复旦大学附属中山医院核医学科的余浩军等 75 例全身骨显像示脊柱放射性异常浓聚病灶的患者，因全身骨显像无法明确良恶性诊断行 SPECT/CT 显像。将脊柱病灶 NAC SPECT 图像与 CTAC SPECT 图像按 5 分法评分，以手术病理结果为"金标准"，评价 CTAC 对脊柱病灶 SPECT 显像的增益价值。得出结论：CTAC 可显著提高图像视觉质量较差的脊柱病灶 SPECT 图像质量，对视觉质量较好的 SPECT 图像意义不大；其对良恶性诊断信心无显著提升。

2016 年宁夏医科大学总医院核医学科的李艳梅等回顾性分析经实验室及手术病理证实为布鲁菌病脊柱炎患者的 SPECT/CT 图像，分析该病患者全身骨显像及 SPECT/CT 显像的影像特征。以病理和血清学结果为"金标准"，计算显像的诊断效能。得出结论：SPECT/CT 显像诊断布鲁菌病脊柱炎有一定价值，且诊断效能高于全身骨显像。

2016 年北海市人民医院、广西医科大学第九附属医院核医学科的张学辉等回顾性对比分析 103 例注射 $^{99}Tc^m$-MDP 后 180 min 全身骨显像有脊柱阳性病灶患者的 SPECT、CT 及两者同机融合图像资料。以病理结果、影像学检查或随访结果（≥6 个月）为诊断依据，分析 SPECT/CT 显像及平面骨显像对脊柱阳性病灶的诊断能力。得出结论：SPECT/CT 显像对脊柱阳性病灶的良恶性鉴别诊断较平面骨显像能够提供更多的诊断信息，具有较高的增益价值。

2016 年郑州大学第一附属医院核医学科的靳水等对临床怀疑 Meckel 憩室的 31 例患者行腹盆部 $^{99}Tc^mO_4^-$ 动态平面显像，并于 20 min 平面显像结束后立即行腹盆部 SPECT/CT 显像。得出结论：与平面显像相比，SPECT/CT 显像可提高异位胃黏膜检查的特异性，两者联合应用诊断价值更高。

2016 年上海同济大学同济医院核医学科的陈淑珍等前瞻性研究 204 例可疑干燥综合征（Sjogren syndrome，SS）患者。每例患者均行改良唾液腺动态显像与唇腺活组织检查。按照临床最终诊断结果分为 SS 组和非 SS 组，分别计算改良唾液腺动态显像双侧腮腺及颌下腺的摄取比值（UR）和排泄分数（EF）。得出结论：改良唾液腺动态显像明显缩短了采集时间，灵敏度高，与唇腺活组织检查联合应用可提高对 SS 的诊断准确性。

2016 年成都核工程四一六医院核医学科的颜兵等通过测定 126 例格雷夫斯甲状腺功能亢进症患者 4、24、48、96、120、144、168、192 h 和 216 h 甲状腺摄 ^{131}I 率（RAIU），实测 ^{131}I 在甲状腺内有效半衰期（EHL）。得出结论：为了获得优化的 EHL 估算方法，应依据 ^{131}I 转换率分组估算。对于高峰前移的，采用（RAIU4 h/RAIU24 h+RAIU24 h/RAIU48 h）估算 EHL；对于无高峰前移的，依据 RAIU24 h/RAIU48 h>100% 和 ≤100% 分组，采用各组 EHL 均数作为患者 EHL 预测值。

2016 年山东省肿瘤医院 PET/CT 室的郑劲松等回顾性分析有椎体溶骨性或混合性骨质破坏的 125 例患者的 ^{18}F-FDG PET/CT 资料，其中研究组（脊柱结核）32 例，50 个病灶，对照组（其他疾病）93 例，150 个病灶。得出结论：回归分析表明，^{18}F-FDG PET/CT 诊断脊柱结核有统计学意义的征象为椎旁"冷脓肿"、存在放射性"冷区"、椎间盘病变、连续椎体受累，多数征象及其组合对诊断脊柱结核有较高的灵敏度及特异性。

2016 年武汉华中科技大学同济医学院附属同济医院核医学科的吴书婷等回顾性分析 41 例临床诊断为原发性甲状旁腺功能亢进症的患者术前 $^{99}Tc^m$-MIBI 双时相甲状旁腺平面显像、SPECT/CT 显像、CT 及颈部超声检查结果。结果 41 例原发性甲状旁腺功能亢进症患者经手术共发现 42 个甲状旁腺病灶，病理证实腺瘤 39 例（单发腺瘤 37 例，包括 2 例异位腺瘤，双发腺瘤 2 例）、甲状旁腺癌 1 例。得出结论：与 $^{99}Tc^m$-MIBI 双时相平面显像、CT 及超声检查相比，SPECT/CT 显像不仅能够提供更加精确的解剖信息，而且有更高的检出率，对原发性甲状旁腺功能亢进症术前定性定位诊断有重要临床价值。

2016 年郑州大学人民医院、河南省人民医院核医学科的崔静等回顾性分析 2011 年 1 月至 2015 年 9 月 108 例单侧肾功能正常而对侧肾缺如、无功能患者的 $^{99}Tc^m$-DTPA 肾动态显像结果，建立其单侧肾功能完全代偿后肾小球滤过率（GFR）参考值范围。得出结论：建立留存肾代偿后的 GFR 参考范围，可更为准确、客观地评价留存肾 GFR。年龄与留存肾 GFR 代偿能力相关，年龄较小的患者代偿能力个体差异较大。

2016 年广西医科大学第一附属医院核医学科的田甜等回顾性分析 94 例 SS 患者和 60 例非干燥综合征患者的唾液腺显像结果，根据腮腺显影程度和酸刺激后腮腺影减淡程度将 94 例 SS 患者分为 3 组：A 组，功能正常 15 例、轻度损伤 7 例；B 组，功能中度损伤 56 例；C 组，功能重度损伤 16 例。勾画腮腺和颞叶本底 ROI，计算腮腺 UR10 min 和残留比。得出结论：腮腺 UR10 min 对晚期 SS 诊断灵敏，腮腺残留比对早期 SS 诊断灵敏，建议将残留比作为判断唾液腺功能损伤的定量诊断指标。

2016 年徐州医学院医学影像学院的蒯玉娴等回顾性分析病理证实为胰腺实性假乳头状瘤（SPTP）的 16 例患者 PET/CT 及临床资料。观察病灶的形态、密度及代谢特征，测量病灶大小、SUV_{max}；对 10 例行双时相显像患者的早期 SUV_{max} 与延迟 SUV_{max} 进行配对 t 检验，并计算滞留指数（RI）。结果 16 例患者病灶均为单发、外生性生长，边界较清楚。得出结论：SPTP 多表现为体积较大、边界清楚、向胰腺外突出且伴有钙化的囊实性或实性肿块。病灶代谢特征多样，实性部分 FDG 多为高摄取，延迟显像后 FDG 摄取无明显变化。

2016 年南方医科大学第一临床医院南方医院 PET 中心的刘文渭等回顾性分析行 ^{18}F-FDG PET/CT 显像的孤立性肺结节患者 164 例。得出结论：成功建立以 ^{18}F-FDG PET、薄层 CT 和临床信息为基础的孤立性肺结节鉴别诊断模型；该模型诊断肺癌的灵敏度高，特异性优于传统的 PET 二分法，具有潜在的临床应用价值。

2016 年成都核工程四一六医院核医学科的董延武等应用简单随机抽样法选取 40 例格雷夫斯甲状腺功能亢进症（简称甲亢）患者进行前瞻性研究。经肘静脉注射 $Na^{99}Tc^mO_4$ 后，于不同时间（5、10、

15、20、25、30、45 min 和 60 min）进行 SPECT 平面和断层甲状腺显像，采用平面法和断层积分法分别估测甲状腺体积。得出结论：注射后不同时间 SPECT 甲状腺显像，断层积分法估测甲状腺体积具有更好的相关性和重复性。

2016 年徐州医学院附属医院核医学科的刘莉等回顾性分析经组织学或临床随访证实的自身免疫性胰腺炎（AIP）患者的 ^{18}F-FDG PET/CT 胰腺及全身影像表现，总结其形态、代谢特征，并对 32 例双时相扫描的早期及延迟 SUV_{max} 间差异行配对 t 检验。得出结论：AIP 在 ^{18}F-FDG PET/CT 上胰腺病灶表现为多样性的代谢增高，延迟相病灶代谢进一步升高。^{18}F-FDG PET/CT 可很好地显示 AIP 的胰腺外器官受累，有助于 AIP 的诊断及全身评估。

（李亚明　李雪娜）

第六节 《中华核医学与分子影像杂志》

《中华核医学与分子影像杂志》1981 年创刊，原刊名《中华核医学杂志》，为双月刊。2012 年，为顺应学科发展，更名为《中华核医学与分子影像杂志》。该杂志由中国科学技术协会主管，中华医学会主办，由《中华医学杂志》社有限责任公司出版，编辑部设立在江苏省原子医学研究所，2016 年在上海第十人民医院设立了编辑部分部。

一、新一届《中华核医学与分子影像杂志》编辑委员会换届成立

在《中华医学会杂志》社的领导下，在全体编委的共同努力下，2015 年 5 月在上海顺利进行第八届《中华核医学与分子影像杂志》编委会的换届工作，成立了第九届编辑委员会。为了更好地开展工作，新一届编委会设立常务编委，由各常务编委负责相应的学组，在进行杂志学术导向、杂志总体设计方面充分发挥名誉总编、正副总编、顾问及常务编委的学术作用。与此同时，为加快稿件审阅周期，新一届编委会实施了一些新的举措，例如每篇论文审稿人增至 5 位，要求 10 天内返回审稿意见，有 3 位审回即可反馈意见给作者，加速处理流程；同时加强对编委的考核。另外，为适应核医学学科发展及新媒体时代期刊发展模式的变革，编委会积极推动杂志由双月刊变更为月刊的工作，并且就如何方便手机浏览、优化用户体验、促进点击和下载、改进杂志网站等展开多轮讨论，同时计划建立杂志微信公众号。新举措给杂志运行带来了好的效果。新一届编辑委员会组成如下。

《中华核医学与分子影像杂志》第九届编辑委员会成员名单

顾问：屈婉莹　田嘉禾　陈绍亮　Dominique Delbeke（美国）　HR Schelbert（美国）　TAMAKI Nagara（日本）　Andrei Horia Iagaru（美国）　Andrew Mark Scott（澳大利亚）　J. Fred Verzijlbergen（荷兰）　Seigo Kinuya（日本）

名誉总编辑： 匡安仁

总编辑： 黄钢

（以下按姓氏笔画排序）

副总编辑： 丁　虹　王　铁　田　捷　李　方　李亚明　李　林　张永学　张锦明　陆汉魁
罗世能　滕皋军

编辑委员： 丁　虹　万卫星　马云川　马庆杰　王　凡　王全师　王荣福　王　铁　王雪梅
王跃涛　王　维　王　辉　王　蒨　方　纬　左长京　左书耀　石洪成　卢光明
田　捷　田　蓉　包建东　吕中伟　朱文珍　朱　虹　朱虹芸（美国）　刘建军
刘　爽（美国）　刘增礼　关晏星　安　锐　李小东　李　方　李立伟　李亚明
李坤成　李　林　李林法　李　春（美国）　李思进　李前伟　李晓峰（美国）
李　娟　李　彪　杨小丰　杨卫东　杨　志　杨国仁　杨　鑫　吴　华　吴湖炳
吴翼伟　何志礼（中国香港）　何作祥　库　耕（美国）　汪　静　张永学
张延军　张国君　张祥松　张　琦　张锦明　张燕燕　陆汉魁　陆　伟（美国）
陈小元（美国）　陈文新　陈正平　陈英茂　陈　凯（美国）　陈　萍　陈　跃
林岩松　罗世能　郑海荣　郑　容　单保慈　赵长久　赵　军　赵晋华　赵新明
胡　硕　邰发宝　侯桂华　姚稚明　袁卫红　袁耿彪　倪以成（比利时）　徐白萱
徐　浩　高　硕　宾建平　黄　钢　章英剑　阎紫宸（中国台湾）　梁继民
彭方予（美国）　蒋宁一　韩星敏　程　震（美国）　曾　骏　楼　岑　管一晖
谭　建　滕皋军　颜学先（新加坡）　戴志飞

通讯编委： 丁　勇　于丽娟　马　超　王　茜　王　峰　韦智晓　尹吉林　尹雅芙　付占立
冯彦林　兰晓莉　朱小华　朱　宝　刘兴党　刘甫庚　安建平　李凤岐　李剑明
李险峰　李素平　李培勇　杨爱民　杨　敏　杨敏福　辛　军　张国旭　陈雪红
武志芳　林承赫　郁春景　罗全勇　金　刚　周绿漪　赵春雷　秦永德　耿建华
徐慧琴　郭万华　唐　军　唐明灯　黄　蕤　章　斌　梁英魁　谢文晖　缪蔚冰
樊　卫　霍　力

常务编委： 马云川　马庆杰　王　凡　王全师　王　辉　石洪成　卢光明　刘增礼　安　锐
李思进　李　彪　杨　志　吴　华　何作祥　汪　静　郑海荣　赵　军　邰发宝
章英剑　蒋宁一　谭　建

二、2014—2016年杂志学术导向

根据核医学学科发展，针对学科热点问题，每年设立3期以上重点号，对某一领域的现状、发展瓶颈及今后方向，邀请本领域专家撰写述评，编辑部积极配合专家组稿、约稿。2014—2016年所设重点号如下。

1. 2014年，考虑到 ^{131}I 治疗甲状腺功能亢进症（简称甲亢）及甲状腺癌已在国内多家医院开展，但具体诊疗措施和原则各地并不统一，且其发展水平不均衡，为统一规范诊疗，不仅给核医学从业人员指导，还让相关学科人员共同参考，组织了 ^{131}I 治疗甲亢和 ^{131}I 治疗分化型甲状腺癌的重

点号专栏，专家点评文章为关于《^{131}I治疗格雷夫斯甲亢指南（2013版）》的几点意见[1]、对《^{131}I治疗格雷夫斯甲亢指南（2013版）》有关问题的解答[2]，专家述评为规范化^{131}I治疗分化型甲状腺癌[3]。近年PET及PET/CT显像技术飞速发展，科学无止境，PET/MR显像技术也应运而生。国内在这一块也迅速推动，已有几家医院引进仪器，开展研究，因此，杂志也紧跟这一热点，组织了PET/MR重点号，专家述评为PET/MR：分子影像发展的新契机[4]。

2. 2015年，组稿编委意识到杂志过往重点号较少涉及妇科肿瘤，而随着PET/CT在临床的广泛应用，其在子宫颈癌中的研究也颇引人注目，故组织了1期子宫颈癌的重点号，以期抛砖引玉，专家述评为^{18}F-FDG PET/CT在宫颈癌中的临床价值[5]。另外，进入分子影像时代，大家的目光焦点也都落在分子探针研发上。因此，杂志及时推出了肿瘤分子探针重点号，专家述评为实验核医学面临的挑战和角色转变[6]。另外还有一期心血管系统核医学重点号，专家述评为放射性核素显像在冠心病与心肌病治疗决策中的应用[7]。

3. 2016年，进一步紧跟分子影像和多模态显像的学科发展趋势、引导学术研究方向，组织了包括核医学、超声、光学等在内的肿瘤分子影像重点号，专家述评为用分子影像指导肿瘤精准治疗[8]，纳米材料在光动力治疗中的应用[9]和分子影像学：精于诊疗 谋求创新[10]。显像技术的发展必然带动药物的研发，因此，杂志也安排了正电子放射性药物重点号，专家述评为关注小分子正电子放射性药物的研发及在肿瘤诊治中的应用[11]。我国小儿核医学的发展相对较慢，为引起大家重视，促进小儿核医学在我国的普及，为广大病患带来切实利益，杂志又组织了小儿核医学重点号，专家述评为加快小儿核医学的发展[12]。2016年还较往年多增一期重点号为核素治疗分化型甲状腺癌，专家述评为^{131}I治疗：综合评估患者获益和风险[13]，继续推动治疗核医学的发展。

三、2014—2016年杂志获奖

《中华核医学与分子影像杂志》是核医学与分子影像领域的代表性期刊，自创办之初即为中华医学会系列杂志的成员，历经多年发展已是"中华"牌杂志队伍中的佼佼者。在中华医学会系列杂志审读中所获成绩多次排名靠前。2014至2016年，杂志获得多个审读单项奖，如"版权目次优胜奖""中文摘要优胜奖""英文摘要优胜奖""表组优胜奖""法定计量单位优胜奖"等。2016年，1篇论文获"中华医学百篇优秀论文奖"。杂志也是中文核心期刊、中国科技核心期刊的常驻成员，近年还在为进入国际知名数据库不断努力。

参 考 文 献

[1] 张永学. 关于《^{131}I治疗格雷夫斯甲亢指南（2013版）》的几点意见. 中华核医学与分子影像杂志, 2014, 34（1）: 1-2.

[2] 蒋宁一. 对《^{131}I治疗格雷夫斯甲亢指南（2013版）》有关问题的解答. 中华核医学与分子影像杂志, 2014, 34（1）: 3-4.

[3] 匡安仁. 规范化 ^{131}I 治疗分化型甲状腺癌. 中华核医学与分子影像杂志, 2014, 34 (4): 261-263.
[4] 田嘉禾, 张永学. PET/MR: 分子影像发展的新契机. 中华核医学与分子影像杂志, 2014, 34 (6): 421-422.
[5] 王全师. ^{18}F-FDG PET/CT 在宫颈癌中的临床价值. 中华核医学与分子影像杂志, 2015, 35 (3): 161-163.
[6] 张永学. 实验核医学面临的挑战和角色转变. 中华核医学与分子影像杂志, 2015, 35 (5): 337-339.
[7] 何作祥. 放射性核素显像在冠心病与心肌病治疗决策中的应用. 中华核医学与分子影像杂志, 2015, 35 (6): 417-419.
[8] 蒋力扬, 孟雪, 于金明. 用分子影像指导肿瘤精准治疗. 中华核医学与分子影像杂志, 2016, 36 (1): 3-6.
[9] 刘惠玉, 田捷. 纳米材料在光动力治疗中的应用. 中华核医学与分子影像杂志, 2016, 36 (1): 7-9.
[10] 滕皋军, 王玉. 分子影像学: 精于诊疗 谋求创新. 中华核医学与分子影像杂志, 2016, 36 (1): 10-11.
[11] 张锦明, 田嘉禾. 关注小分子正电子放射性药物的研发及在肿瘤诊治中的应用. 中华核医学与分子影像杂志, 2016, 36 (2): 103-105.
[12] 王辉. 加快小儿核医学的发展. 中华核医学与分子影像杂志, 2016, 36 (4): 281-283.
[13] 李林. 专家述评: ^{131}I 治疗: 综合评估患者获益和风险. 中华核医学与分子影像杂志, 2016, 36 (5): 381-383.

第七节 核医学精准扶贫及基层医疗

"走基层、解难题、授技术、办实事、育人才、促发展"是60年来，每一代核医学人为了推进学科发展所牢记并履行的宗旨。从学会、学组、地方等进行了多个领域、不同层次和角度的努力，以基层临床工作需求及亟需解决的问题为导向，力求理论与临床实践工作相结合，助推基层核医学工作人员的理论水平和整体素质的提升，通过学术交流、科室规划、面对面交流和技术培训，为基层医师、技师、护士"传经送宝，授之以渔""精准滴灌式"施策助推核医学学科、人才、诊疗水平"协同创新式"发展。

一、精心布局，注重科普推广

2014年中华医学会核医学专业委员会提出"一县一科"的构想，之后在山西、陕西、江苏、河南、广东、福建等省积极寻求可循的发展经验，目前已经初见成效，为后续进一步推广奠定了基础。2016年开始"一带一路"的国际拓展和应用，已经到达新加坡、蒙古、巴基斯坦、日本等四站。这些举措对推广核医学的应用，规范核医学的治疗，提高核医学在临床诊疗工作中的价值有着重要的作用。

二、走向基层，逐步扩大应用范围

1. 治疗规范，精准定位 核素治疗是核医学重要的内容，特别是放射性碘的靶向治疗，核医学专业从本专业共识逐渐走入内分泌、核医学、超声和外科多学科的联合指南；从核医学科到多学科团队（MDT），临床对核素治疗逐步认知并正确使用经历了漫长的过程。2014年始，中华医学会核医学分会开展了核素治疗推进示范基地建设项目，李亚明主任委员、谭建教授率专家组专程到基层医院进行了实地考察，对其核医学科建设、多学科融合、核素治疗发展方向等相关事项进行了论证，签署《核素治疗工作推进示范基地建设项目协议书》，该项目通过中华医学会核医学分会提供的技术支持、现场指导、知识讲座和进修学习等措施，实行年度考核，实现医院核素治疗工作增项增量，进一步提高了核医学科整体实力。

2. 质控巡国，一科一质控医师　质控是科室发展的生命线。质量管理范围主要包括质量控制组织结构、行业准入和上岗证制度、管理制度、岗位职责、操作规范、放射性核素显像、测量和体外分析仪器设备的质量保证和控制、放射性药物质量保证和控制、体外分析试剂的质量保证和控制、放射性核素治疗的规范管理和质量控制以及质控要求和标准等。学会一直非常重视核医学质控，全国基层巡讲，多次举办质控国家级继续教育学习班，质控讲座，召开了质控培训班，小班招收学员，做到一科一质控师，保证了核医学的临床质量和仪器使用的良性循环。

3. 面向"基层"公益性培训　复旦大学附属中山医院核医学科与中华医学会核医学分会肿瘤学组、中国医师协会核医学分会基层工作委员会联合，自2015年起每年定期举办为期1周的面向"基层"公益性培训。招录的学员以来自于基层、初建科室或者是需要特殊帮扶单位的中青年医师或者主任为主，以网络报名和当地核医学分会主任委员、委员推荐相结合。中山医院核医学科为学员免费提供培训期间的食宿，并免费参加中山医院同期主办的"SPECT/CT临床应用及技能培训"国家级继续教育学习班。培训内容的重点是让学员体验中山医院核医学科的PET分子影像中心、单光子功能影像中心和核素靶向治疗中心不同岗位的中山核医学规范化、制度化、流程化的工作模式，共同参与核医学科的读片、教学和多学科病例讨论等方面的相关内容；参观中山医院核医学科的分子探针研发中心，感受核医学实验室和基本流程；培训内容还包括教师讲授科室构建与科室管理，科室员工如何与临床科室协同发展，科室文化的构建等方面的内容。通过为期1周的培训，学员普遍认为：深入了解了核医学工作规范化操作的重要性，与临床科室协同发展的必要性，科室内部严格管理与执行力落实的可行性，对于核医学的未来充满了信心。该培训班得到了业界的普遍认可和好评，报名人数逐年增加。

2015年首届和2016年面向基层公益性培训班各培训学员10名，2017年培训学员13名。学员分别来自于新疆、贵州、云南、宁夏、甘肃、内蒙古、广西、云南、福建、河南和山东等16个省、直辖市、自治区。

三、逐级推动基层帮扶工作

1. 广东省　近3年来，广东省医学会核医学分会在主任委员徐浩教授和前任主任委员蒋宁一教授带领下，坚持每年开展核医学直通车下基层活动2次以上，已在茂名市、高州市等多家基层医院进行了核医学专家学术报告和工作指导；始终贯彻执行"一县一科"建设要求，目前在广东省建立或开展核医学诊疗项目的近百家医院中，广州、深圳等地市已有20多个区县级医院建立核医学科或开展核医学诊疗项目，有4个乡级医院开展了核医学诊疗项目；开展核医学"对口援疆"工作，进行学术报告，参与当地核医学科的建设和临床诊疗工作。

对广东省内唯一的一所长期在基层乡镇开展甲状腺疾病的核医学诊疗工作的民营甲状腺专科医院——广东省湛江市麻章甲状腺专科医院在技术和学术方面给予大力帮扶支持。同时，中华医学会核医学分会、中国医师协会核医学医师分会、广东省医学会核医学分会、湛江市医学会核医学分会的著名核医学专家多次前往该院进行新技术介绍、学术讲座和临床工作指导。该院近年来在核医学诊疗方面取得了突出的成绩，系统开展了甲状腺疾病的核医学检查、超声检查、实验室检查、甲状腺功能亢进症和甲状腺癌的核素病房治疗等项目，成为一所以核医学诊疗为主要医疗业务的民营甲状腺专科医院，受到了国内核医学同行的高度认可和当地广大人民群众的广泛欢迎，在当地乃至全国起到了明显的示范效应。

广东省医学会核医学分会前任主任委员蒋宁一教授长期以来对位于山区的清远市人民医院核医学科进行学术帮扶支持。作为国内核医学著名专家，蒋教授亲自到当地医院开展专家门诊，一直以来关心清远市人民医院核医学科的建设和发展。在蒋教授的带领和帮助下，清远市人民医院核医学科近年来发展迅速，目前已经开设了甲状腺功能亢进症核素治疗、SPECT/CT显像，DXA骨密度测量等项目，近期规范化的甲状腺癌 ^{131}I 核素治疗病房也已投入临床使用，未来还计划安装 PET/CT。

2. 陕西省　陕西省核医学与分子影像分会在中华医学会核医学分会的领导下，积极贯彻和落实"核医学基层帮扶"计划，大力支持和帮助基层核医学的发展，通过学科建设规划建议、专家现场指导、学术专题讲座、加强培养进修生等多种方式，从基层医院实际工作需求出发，着力帮助基层核医学解决发展的瓶颈问题，全面帮扶基层核医学发展仪器设备等硬件设备及专业人才、专业知识等软件设备的提升，促进基层核医学健康、可持续的发展。

陕西省医学会核医学分会与中华医学会核医学分会紧密合作，积极开展"核素治疗基层帮扶"。2014年4月和7月，在李亚明主任委员亲自带领下先后对汉中市中心医院、汉中市三二〇一医院、宝鸡市中心医院等开展帮扶，期间李亚明主任委员与各医院领导充分沟通，着力阐明核医学学科的特点、前景及其对医院学科及综合实力提升的重要作用，促进医院主管高度重视核医学的发展，帮助制订科学合理的政策，积极扶持医院核医学的发展。同时李亚明主任委员还与医院其他相关学科负责人及专家举行座谈，着力强调核医学与诸多临床学科的紧密关系，强调通过多学科紧密合作，通过多学科的协同作用，有效提升诊疗水平，实现合作共赢的目标，进一步扩大核医学的临床业务范围。此外，李亚明主任委员、蒋宁一主任与其他全国及陕西省知名核医学专家，亲自做专题讲座，积极普及核医学知识，提高基层医务工作者对核医学的再认识，扩大核医学的影响，拓展核医学的发展空间。通过此次活动有效地促进了这些单位核医学的全面发展，以上三家单位的核素治疗有了显著性的提高，甲状腺疾病核素治疗的问诊量及治疗患者提高多达60%以上，核医学治疗患者覆盖范围不断扩大，宝鸡市中心医院的核素治疗逐步辐射到邻近的甘肃省，而汉中市两家医院也逐步接受来自四川省的患者。

陕西省医学会核医学分会力所能及地指导和帮扶基层核医学的发展，制订定期走进基层的活动计划。近5年来先后3次将陕西省医学会核医学分会年会分别安排在榆林、延安及汉中等城市举办；定期邀请全国专家在陕西省榆林市、汉中市、宝鸡市、安康市、渭南市及延安大学医学院、延安大学咸阳医院等开展学术专题讲座，累计邀请全国专家32位，开展12次学术专题讲座，累计听众超过千人。

为解决基层核医学发展面临的科室现场指导政策性及学科规划性问题，在陕西省医学会核医学分会主任委员汪静教授的倡议和带领下，组织相关专家亲赴基层，通过现场交流与考察提出学科建设规划提议、环评指导建议、仪器购买指导等，切实帮助解决基层核医学发展面临的建设规划问题。同时专家们进一步加强与临床学科的沟通，定期进行临床工作指导，提高核医学在各医院的影响力与知名度，扩大和提高学科影响，促进核医学业务发展。在陕西省医学会核医学会的帮扶下，陕西省汉中市中心医院、三二〇一医院及榆林市中心医院等多家医院都加快了PET/CT仪器的场地建设与仪器安置工作，顺利开展了相关业务，极大地提高了核医学的发展，也为其他基层医院核医学更快的发展做出了良好的示范。

积极帮助基层核医学单位培养核医学专业工作人员。核医学专业人才的欠缺是制约基层核医学发展的瓶颈，提高基层核医学工作人员的业务水平是拓展核医学业务范围，提升核医学诊疗水平的关键。陕西省医学会核医学分会高度重视基层人员的培训工作，除通过组织专家教授开展基层学术专题讲座的强化提高方式外，更重视长期系统的业务提高，积极组织核医学医疗条件好、业务水平高的单位，无条件接受基层医院核医学工作人员的进修培训，空军军医大学（原第四军医大学）西京医院、唐都医院、西安交通大学附属第一医院及附属第二医院等综合实力强的医院积极开展对基层核医学工作人员进修培养，先后为汉中市、榆林市、宝鸡市、安康市、渭南市及延安大学医学院、延安大学咸阳医院等多家基层医院培养进修生78人，为基层医院核医学的发展提供充足"弹药"，有效促进基层核医学的发展。

此外，为全面提高核医学知识的普及，提高核医学知识宣讲及教学水平，配合中华医学会核医学分会的"核医学教学比赛"活动，陕西省医学会核医学分会成功举办首届陕西省核医学与分子影像教学比赛，来自全省各单位的42位人员参加教学比赛，最终14家单位的18位选手参加最终决赛，该活动的成功举办有力地提升了核医学工作者的教学能力，为核医学知识的广泛普及奠定了良好基础。

拓展帮扶范围，积极帮扶域外基层核医学单位。除积极关注本省核医学的发展外，作为西部地区核医学发展领头羊，陕西省医学会核医学会在空军军医大学（原第四军医大学）西京医院等单位的协助下，积极扩大基层帮扶的范围，把基层帮扶的范围辐射至核医学欠发达的整个西部地区，与青海省医学会核医学分会合作分别于2015年及2017年两次委派专家、教授进行学科建设指导（汪静主任）和学术交流指导（杨卫东、李国权），依托青海省核医学发展的现状，切实帮助制订核医学发展规划建议，并针对性地开展核医学专业知识的普及，大力支持当地核医学专业人才的培养，吸纳本地区7名核医学工作者到西京医院进修培训，为本地区核医学的发展解决人才瓶颈。此外，陕西省核医学会通过区域合作的"西南西北核医学学术交流"活动的定期展开，分别在陕西西安、云南昆明、甘肃兰州等多地召开学术交流活动，通过系统的继续教育活动持续提高核医学工作者的业务能力，通过集聚西部核医学同仁共同协商核医学发展计划，通过学科建设经验交流大力推进基层核医学的发展。

经过陕西省医学会核医学分会的不断努力，陕西省基层核医学获得了长足发展，陕西省医学会近5年累计邀请全国专家52人次，开展基层核医学学术交流及专题讲座等18次，为基层核医学培训进修生62人次。通过持续不断的帮扶，陕西省基层核医学在仪器设备、人员配备及业务开展等方面得到了相应提高，基层医院新增SPECT/CT显像6台，新增PET/CT显像设备4台，基层受帮扶单位的核医学诊疗水平明显提高，业务范围有效扩展，核素治疗接诊患者提高达40%。此外，通过对基层核医学单位的带动，有效促进并带动了全省核医学的发展，5年来全省新增核医学工作人员79人，SPECT显像增加25 000余例，增幅高达45%。陕西省医学会核医学分会将在已取得成绩的基础上，继续总结经验，提升在新时代下基层帮扶效果，全面推进本地区核医学的发展。

3. 福建省　福建省医学会核医学分会注重基层核医学科建设，近5年来，分别对宁德市医院、龙岩市医院、三明市医院、莆田学院附属医院、泉州解放军第 180 医院、福州市第二医院等基层核医学科进行建设帮扶。通过长期现场培训、人员进修、科室建设指导、业务培训、远程会诊、设立专项扶持基金、选送科室人员外出进修学习、派专家定期到该院坐诊并指导其临床工作、福建省医学会核医学分会治疗学组的青年委员不定期地开展实地帮扶活动等形式帮扶。具体效果：协助新科室成立、规划、开展 SPECT、^{131}I 治疗等项目，业务量逐步上升。相关项目立项：中华医学会核医学分会于 2014 年 7 月 19 日，与福建医科大学附属宁德市医院签署了《核医学推广协作帮扶项目协议书》。受到《闽东日报》、宁德电视台、龙岩网等宣传及报道。

4. 重庆市　重庆市医学会核医学分会积极推动对基层核医学的帮扶工作。近 5 年多次对垫江县人民医院、开州区人民医院、黔江区中心医院、永川区人民医院、铜梁县人民医院、重庆市肿瘤医院、重庆三峡中心医院等多家医院进行了定点帮扶支持。帮扶的形式主要是对基层帮扶医院核医学相关工作人员进行现场培训、科室建设（人员安排、检查仪器技术指导、辐射防护指导），并通过在帮扶医院举行义诊活动扩大帮扶医院的群众基础，提高其影响力。被帮扶医院定期向上级医院派出进修及规培人员进行学习。重庆医科大学附属第一医院核医学科派出工作人员长期帮扶合川区人民医院，为其筹备核医学科。2016 年、2017 年涪陵中心医院、重庆三峡中心医院相继与中华医学会核医学分会签约核素治疗推进示范基地建设项目，促进基层核医学的发展，为当地群众提供更高质量的医学服务。

通过重庆市医学会核医学分会的定点帮扶工作，近 5 年来重庆市基层医院核医学取得了长足发展。在重庆市医学会核医学专业委员会的帮扶下，从无到有，垫江县人民医院、开州区人民医院、黔江区中心医院相继建立了核医学科，逐渐开展了多个核医学科诊疗项目，扩大了核医学科在基层人民群众中的影响力。而永川区人民医院、铜梁县人民医院、垫江县人民医院、开州区人民医院核医学科先后引进了 SPECT/CT，开展了放射性核素显像，提高了科室的收益及学术影响力。重庆市肿瘤医院、重庆三峡中心医院核医学在重庆市医学会的帮扶下，引进了 PET/CT。

重庆市医学会在帮扶过程中也注重宣传工作。目前开通了微信公众号，积极宣传核医学的帮扶新闻。

5. 河南省　定期派专家到三门峡、濮阳等地通过举办讲座等形式与临床医师沟通、交流，扩大核医学的影响。近年连续协助三门峡市本科生的教学工作。帮助郑州市第四人民医院、三门峡市黄河医院、周口市协和骨科医院等新成立的核医学科室培训人才，接收地市医院核医学新近人员的规范化培训工作。2015 年 11 月 13 日，组织全省核医学科主任及负责人参加"放射性药品转让网上申报培训班"。韩星敏教授主持了此次培训班，河南省环保厅辐射处吴建副处长、吕朝举主任科员及刘兰芳女士详细讲解了放射性药品转让审批网上申报的流程及注意事项，并进行了答疑，最后征求了与会代表对环保厅工作的意见与建议，当场决定可以在不违反相关政策法规的条件下，为申办单位提供方便，比如邮寄服务、电话咨询指导填写等，使我省各单位核医学科能够正确填报审批表，规范了核素临床应用。组织省内知名专家下基层义诊。核医学科在 2016 年得到了壮大，有两家医院：商丘地区夏邑县人民医院和济源市中心医院新成立了核医学科，增加了核医学的力量。夏邑县人民医院核医学科的成立，是中华医学会核医学分会提出"一县一科"建设项目以来河南省迈出的第一步。举办主题为"关注甲状腺，关爱你我他"的大型义诊活动，通过面对面的交流，不仅帮助患者接受正规、科学的诊断及治疗，为难治性甲状腺功能亢进症及其他核医学相关性疾病患者带来福音，更为广大市民的甲状腺健康提供专业的科普知识及其他核医学专业相关知识。为郑州市中心医院新成立的核医学科培训医师、技师、护士人才，接收地市医院核医学新近人员的规范化培训工作。

6. 内蒙古自治区　多地方、多角度、多层次进行基层帮扶。包头篇：中华医学会核医学分会心血管病学组莅临内蒙古自治区包头市中心医院进行心血管核医学的学术讲座，通过心血管核医学专家下基层讲座，使内蒙古广大基层核医学工作者和心血管临床医师知道了如何应用核医学解决临床心血管疾病，特别是对冠心病的诊治，讲座结束后，心血管核医学检查的例数明显增多，核医学医师的诊断水平也有所提高。国内的顶级PET/CT专家于包头中心医院讲授了PET/CT在心脏方面的应用，让基层医院了解了心肌存活评价的"金标准"。中国顶级放射性药物专家杨敏教授在包头医学院第一附属医院讲授心脏核药物的标记，通过讲授及实际操作，包头医学院第一附属医院的药物标记师知道了如何标记放射性药物和质控，使医师们知道了"转化医学"的临床应用。呼伦贝尔篇：通过专家们传经送宝，基层医院实现了心脏核医学"0病例"的突破。继"心脏核医学走进基层"外，核素治疗遍地开花。兴安盟篇：专家们讲授内容生动、实用，从而开辟了内蒙古革命老区核医学新篇章。乌兰察布篇：内蒙古核医学分会主任委员王雪梅教授赶赴乌兰察布市中心医院讲授核医学相关知识，特别是心脏核医学和治疗核医学，并解答各位专家的提问，使基层核医学逐渐强大。赤峰篇：内蒙古自治区医学会核医学分会第四届第四次全委会在内蒙古赤峰成功举办，在本次全委会上李亚明、何作祥、李思进、石洪成、王跃涛、吴华、方纬及王雪梅教授分别做了"PET/CT在肿瘤筛查中的应用""科研课题的申请及论文撰写""甲亢与甲癌的核素治疗""SPECT骨显像的临床应用及转移性骨肿瘤的核素治疗""心血管核医学的临床应用""PET/CT在淋巴瘤应用进展""核素显像在肺血管病中的临床应用"及"学科建设经验交流"的专题讲座。使内蒙古自治区广大核医学医师及相关学科的临床医师对PET/CT、SPECT/CT、核素治疗、核医学的学科建设、核医学科的管理、科研课题的申报及论文写作有了更深刻的了解和认识，特别是核医学专业的医师以及赤峰市红山区内各家医院相关专业的医师受益匪浅。鄂尔多斯篇：邀请全国各地18名专家带来精彩讲座及基层指导，近百名临床、影像及核医学学者、专家、医师参加了本届大会，此次大会拓展了大家的临床思路，进行了"核医学图像处理中重建–矩阵与后滤波选取要点""核医学辐射安全与防护法律法规""治疗病房的建立及宣教""住院医师规范化培训考核及质量控制"等精彩讲座，让内蒙古自治区广大核医学医师及相关学科的临床医师对核医学的前沿技术进展、分子探针的发展及核素治疗有了更深刻的了解和认识，使得核医学专业及相关专业的医师受益匪浅。

7. 山东省　对潍坊市中医院、滕州市中心人民医院等18家公立医院及4家民营医院进行帮扶工作。采用定点帮扶、学术讲座、推荐退休核医学专家长期指导、进修人员培养等形式从科室组建、专利申报、基金书写、科研合作、临床工作等方面进行帮扶指导。多次在枣庄市立医院举办全国核医学质量控制学习班、院级核医学学术交流会，促进该院核医学发展，体外、核素显像、治疗全面开展，已确定为山东省核素治疗示范基地建设单位，拟于近期内挂牌，并于2017年申请枣庄市核医学发展项目1项（枣庄市发改委立项，100万元人民币）。在乳腺癌前哨淋巴结核素显像方面给予淄博市齐都医院多次具体业务及相关学科配合等指导，在现场考察场地布局、建科指导、人员培训支持、设备选型、参数指导等。协助德州市肿瘤医院等5家单位新建核医学科，运转效率逐年提升。对淄博市中心医院进行专利申请指导，目前已经获得实用新型专利1项。对菏泽市立医院进行多次业务指导，现该院为菏泽地区最大的核医学单位。

四、"一县一科核医学建设项目"创新性打造核医学基层精准帮扶

2015年7月中华医学会核医学分会在地方主任委员工作会议上提出基层核医学的发展战略，开展"一县一科核医学建设项目"，将山西省作为全国推广的试点省份，并于2015年8月16日正式发布了《中华医学会核医学分会关于开展"一县一科核医学建设项目"的工作通知》。为推动该项目开展，于2015年9月14日得到了正式批复《山西省卫生和计划生育委员会关于同意山西医科大学实施核医学一县一科构建远程协同诊疗体系的批复》晋卫医函［2015］35号。自此，山西省基层核医学帮扶正式拉开了序幕。聚焦山西省基层核医学建设的四大难题：设备布局与区域经济发展、人口数量的不平衡；解决核医学主要检查设备存在数量不足且分布不合理的情况；打破专业技术性人才缺乏，政策性管理烦琐及局限，真正实现优势资源共享；推进基层核医学的普及和应用。

1. 分子影像远程诊疗协同体系项目 山西省核医学"一县一科构建远程协同诊疗体系"项目是在应用物联网技术概念的指引下，借助信息传感技术把分子影像与互联网相连接，在各市、县级医院与三级医院间通过建立分子影像远程协同诊疗平台，形成医疗、教育、科研、信息综合一体化的平台体系。目前已经有38家医院加入山西省核医学"一县一科构建远程协同诊疗体系"项目，本中心已完成门户网站的建设（图1-43）及远程会诊手机APP（图1-44）的开发，已具备运行能力。

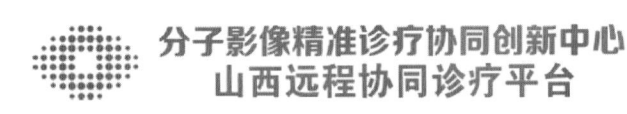

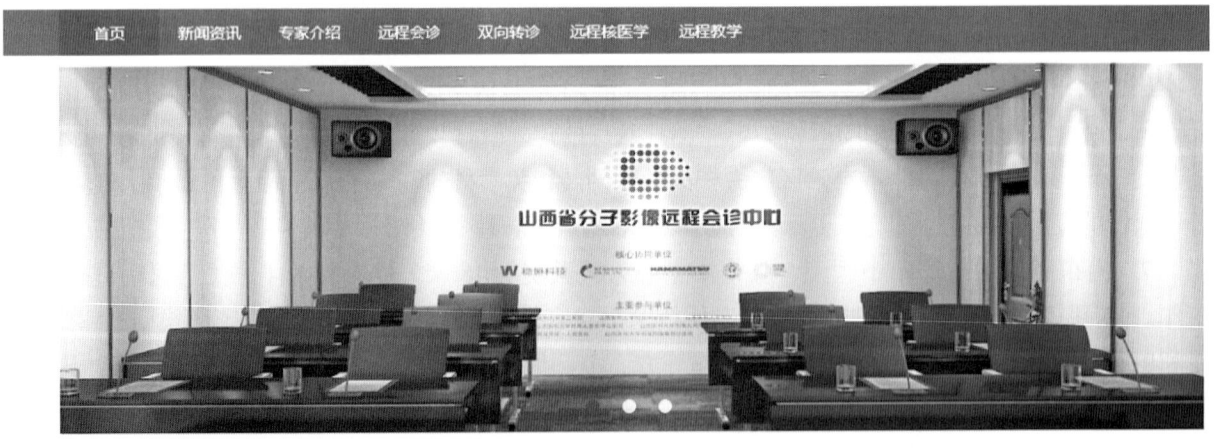

图1-43 山西医科大学分子影像精准诊疗协同创新中心门户网站

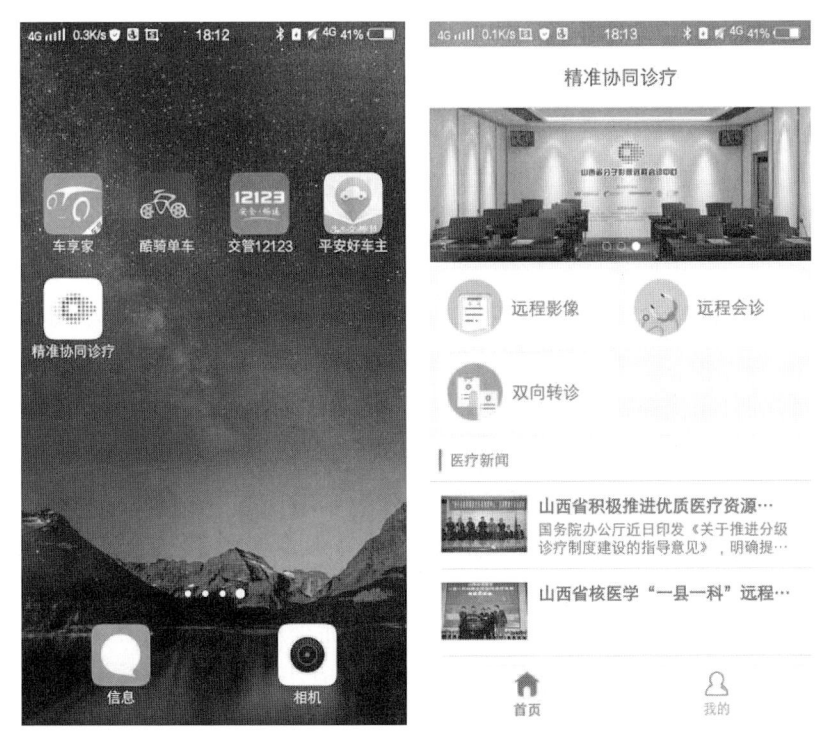

图 1-44　山西医科大学分子影像精准诊疗协同创新中心远程会诊手机 APP

本项目的开展被央视新闻频道《朝闻天下》栏目对山西省"一县一科远程协同诊疗体系"进行 2 次报道（图 1-45），指出该项目开展使山西省在"推进优质医疗资源下沉"和"构建新型医疗服务体系"方面已走在全国前列，且该报道被包括央视网、凤凰网、腾讯视频、搜狐视频等多家媒体网站转载。

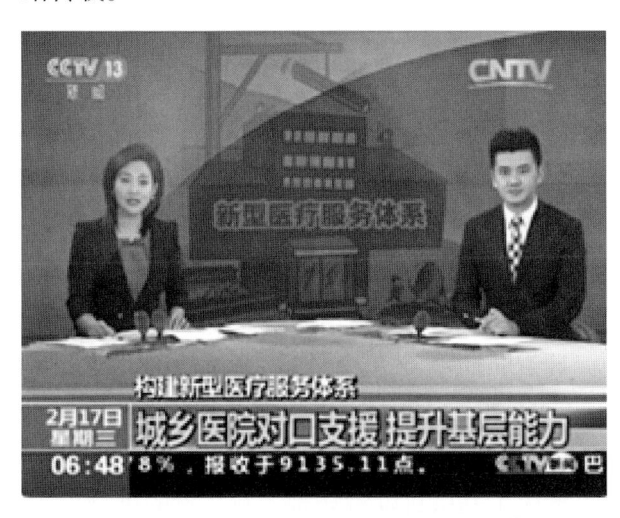

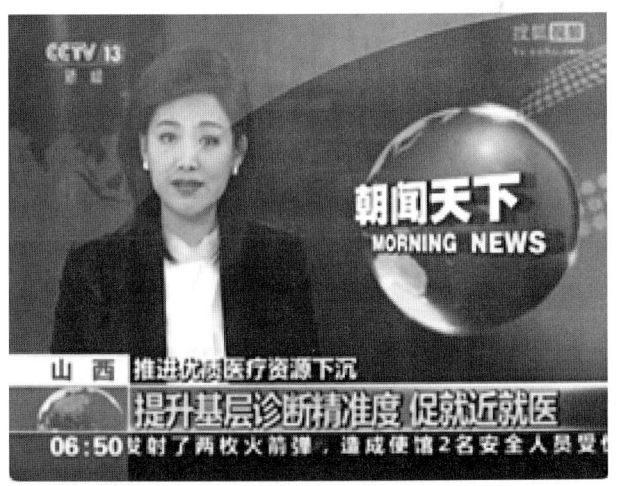

图 1-45　央视新闻频道"朝闻天下"2 次报道对本中心远程协同诊疗体系

经过近 1 年的建设期，协同中心在山西医科大学第一医院核医学科组建了山西省分子影像精准诊疗协同创新中心远程医学中心，在包括山西医科大学第一医院在内的 11 家医院完成了可视化远程交互设备的安装，进行了 30 余次的学术讲座，100 余次业务及技术学习，以及数百次的病例学习。

2015—2017年，该中心通过协同阅片及会诊，基于互联网平台为基层医院提供省级专家高水平的治疗方案指导，直接为全省范围内接入医院累计提供远程会诊1000余例，间接为留在本地进行治疗的患者节省医疗支出约200万元。

本项目的开展已经实现了全省全部市级重要医院的互联网连接，对核医学精准帮扶形成了点对点的直接对接形式，可形成区域性覆盖。

2. 医疗影像云项目　山西省医疗影像云项目于2016年8月3日由山西医科大学、山西联通、中北大学三方协作共建。该项目的建设是本中心在山西省核医学"一县一科构建远程协同诊疗体系建设"项目的基础上，与中北大学和山西联通协作推出的影像诊断协作平台，为分级诊疗体系的各级医院提供了一整套影像"分布检查、集中诊断"的互联网解决方案。

与中心已对接的38家医院将整体加入山西医疗影像云的建设，同时大同市第三人民医院携其医联体接入27家医院；晋中市第一人民医院牵头接入22家医院；长治和济医院牵头接入20家医院；吕梁市卫生和计划生育委员会牵头汾阳医院为试点，选其下属一个县医院及其下属所有乡镇卫生所接入系统。

山西省医疗影像云项目是在依托协同创新中心在山西省核医学"一县一科构建远程协同诊疗体系"项目的基础上进行，已将该省近100家医疗单位纳入其中，对基层核医学帮扶建设实现点对面的连接，基本上实现了基层全域覆盖。

3. 多元化辅助帮扶　对基层核医学的帮扶建设，除了项目性的合作推进外，充分发挥山西省分子影像精准诊疗协同创新中心的主体承担单位山西医科大学第一医院核医学科作为全国核医学医师的规范化培训基地的重要功能，针对基层核医学从业人员开展核医学医师的规范化培训和进修学习，同时还采取了承办国家级或省级继续教育项目，在地市级医疗单位举办核医学学术会议，专家巡讲，以及颁发相应基层帮扶示范单位铭牌等形式，针对性的提高区域性核医学的影响力和临床认知力。

五、"输血""造血""活血"推动基层核医学发展与区域协同发展

为实现基层核医学可持续性发展，力争国产设备的推广和专业人才的对口就业是解决基层核医学发展的重要方向。国产化设备在国家的大力推动下已经具备很好的质量，在政策的引导下本协同创新中心已经与相关企业联合，共同推进国产化设备在基层医院的配置，将大大改善国产设备市场占有率低的现状。设置合理的人才引进政策，将会促进专业人才的基层就业，同时通过对医学定向生的规培，解决基层从业人员专业技能较低的情况。另外，在医保政策和就医政策上给予合理性指导和倾斜，将会促使基层核医学实现快速发展和推进分级诊疗真正实施，通过远程诊疗协同体系已经形成了区域性医疗的协同发展，真正解决了基层百姓看病难、看病贵的难题。

因此，通过设备推广、人才引进及培训、政策性引导，实现对基层核医学建设的"输血""造血"和"活血"并举，终将实现基层核医学的健康发展。

（李思进　武志芳）

第八节　核医学住院医师规范化培训

根据国家卫生健康委员会（原国家卫生和计划生育委员会）科教司和中国医师协会的指示，住院医师规范化培训（简称住培）核医学科专业委员会于2015年10月正式成立。依据国家7部委《关于建立住院医师规范化培训制度的指导意见》和《住院医师规范化培训管理办法（试行）》等文件，专业委员会做了以下具体工作。

一、受国家卫生健康委员会（原国家卫生和计划生育委员会）委科教司和中国医师协会委托于2015年年底进一步完善、细化了《核医学科住院医师规范化培训专业基地细则》和《核医学科住院医师规范化培训细则》。

二、根据《专科医师规范化培训内容与标准——核医学专科医师培训细则》的要求，制定了《核医学专科医师培训基地细则》和《核医学专科医师培训细则》。

三、按照中国医师协会要求，2016年8月20日成立了毕业后医学教育专家委员会核医学科专业委员会（简称专委会），由田嘉禾教授任主任委员，屈婉莹教授为顾问，王铁、安锐、李亚明、李方、蒋宁一为副主任委员，刘甫庚任总干事。专委会领导具体分工如下：王铁教授（基地评估）、李方教授（师资培训）、李亚明教授（考试考核）、安锐教授（专科试点）、蒋宁一教授（数字教程），为切实做好住培工作提供了强有力的组织保障。

四、积极组织实施全国核医学科专业基地骨干师资培训工作，实施国家级专业骨干师资培训3次，省级专业骨干师资培训8次。2017年7月19日在全国238个核医学科住院医师规范化培训专业基地基础上，遴选出20个核医学科住院医师规范化培训骨干师资培训基地。

五、根据中国医师协会毕业后医学教育部的要求，完成了《核医学专业基地评估指标》的编写工作。

六、组建了"住院医师规范化培训考核——核医学专业专家委员会"。

七、配合国家卫生健康委员会（原国家卫生和计划生育委员会）国家医学考试中心完成了《住院医师规范化培训专业理论考试大纲》的编写工作；建立了核医学科题库，组织了核医学专业年度业务水平测试。

八、完成了国家医学考试中心下达的2016年住院医师规范化培训专业理论考试的出题和组卷工作。

九、2016年6月召开了核医学科住院医师规范化培训师资培训会议，核医学医师分会田嘉禾会长主持大会并讲话，王铁候任会长、刘甫庚总干事等7位核医学教授分别作了《核医学科住院医师规范化培训专业基地细则》和《核医学科住院医师规范化培训细则》解读、核医学科住院医师规范化培训经验交流。

十、根据中国医师协会的指示推荐并遴选出27名核医学医师分会住院医师规范化培训评估专家。

十一、受中国医师协会委托，依据国家7部委《关于建立住院医师规范化培训制度的指导意见》和《住院医师规范化培训管理办法（试行）》等文件，核医学专业基地评估专家组于2016年和2017

年对吉林、广东、福建、黑龙江、河南、湖北、湖南、江西、贵州和四川 10 个省 38 个核医学专业基地进行了认真仔细地检查评估，发现了不少亮点，但也找出了很多不足。

（王　铁）

第九节　新媒体融合下的核医学科普

2014 年 10 月中华医学会第十届核医学分会委员会正式成立，在第一次和第二次常务委员会上决定由常务委员陈萍教授（广州医科大学第一附属医院核医学科主任）牵头组建本届学会的科普与继教学组。经过半年的筹备、人选酝酿，在 2015 年 5 月 3 日召开了中华医学会第十届核医学分会科普与继教学组第一次全体委员会议科普与继教学组成立大会。在学组成立大会上，根据工作领域的细分，学组分为三个工作小组：放射化学及药品科普与继教工作小组（组长潘卫民）；核物理及辐射安全科普与继教工作小组（组长余飞）；临床核医学科普与继教工作小组（组长徐白萱）。李亚明主任委员、安锐副主任委员为全体委员颁发了聘书，学组也成立了领导班子，组长陈萍，副组长徐白萱、潘卫民、边艳珠、余飞，秘书黄斌豪、王卉。

学组成立后，依照《中华人民共和国科学技术普及法》《国家中长期科学和技术发展规划纲要（2006—2020 年）》（国发 200544 号），遵循"政府推动，全民参与，提升素质，促进和谐"的准则，及李亚明主任委员与常务委员会提出的普及核医学知识、推广原子能和平利用，提高广大核医学工作者的综合素质，更好地为核医学工作者和公众服务，开展科普与继续教育工作。学组在过去的 3 年中，结合学会总体工作计划和安排，积极配合、做好总会和各地方分会科技宣传月、周以及单项活动的科普宣传；利用生动活泼的语言文字、公众喜闻乐见的方式、深入浅出的演绎，广泛开展诸如原子能和平利用、核医学在疾病诊断与治疗中的价值等科普宣教；日常科普宣教工作做到点面结合，尤其是针对公众感兴趣和社会上有关核医学的热点话题，围绕人们对核医学诊疗的某些疑惑、误解，一些流传较广但严重违反科学理论的传言发表一些专业性文章；指导核医学各学科在辐射防护、核废物管理、人员健康管理等多个层面的知识更新与普及；利用学会主任委员、副主任委员等专家的学术影响力，在报纸、杂志、广播、电视、网络、移动互联平台（微博、微信、APP 等）等公众媒体上开展"高端访谈"；探索采用"借船出海"的形式，以各种大型活动为平台，开展核医学科普与继续教育工作。

一、组织先行，严格规范管理，建立健全各项规章制度

通过实施严格的制度化管理，规范学组各项活动的开展。一是建立交流汇报制度。科普与继教学组根据年度工作计划，每年度召开专题工作例会不少于 1 次；学组领导定期向学会主管领导汇报科普与继教工作开展情况和进度。2015 年 10 月在北京召开了第二次全体委员会议；2016 年 9 月 10 日在河南省三门峡市召开了第三次全体委员会议；2017 年 10 月在三亚召开第四次全体委员会议。二是建立量化考核制度。各工作小组制订工作计划，有针对性地开展线上、线下等多种形式的对口科普与继教宣传工作；学组成员制订个人年度工作计划，交秘书组统一保存，年度工作完成后第一

时间作总结；每位学组成员每年应该完成2篇及以上原创科普文章，并在市级以上公共媒体刊发（播出），年底将科普文章的刊登资料提交，由学组工作小组组长进行督促、登记和管理；学组成员通过组织渠道向学会自媒体平台（中华医学会核医学分会官方网站、官方微信平台）投稿，在自媒体平台上发表包括科普文章、继续教育项目的通告、公益义诊通告等形式的内容，大型活动尝试使用学会微信平台作全程直播。

二、平台创新，用活新兴媒体，扩大核医学的公众知晓率和影响力

核医学相对于其他学科在公众中的知晓率和影响力略低，亟待通过媒体扩大核医学的传播力。学组领导班子经过研判认为当前媒体的界限已经变得模糊，门户网站、自媒体、社交媒体及传统媒体做的新媒体产品等，统称为"新媒体"，随着移动互联网浪潮和智能手机的普及，即时快捷阅读已成为主流传播方式，在学术期刊数字化之路的过程中，核医学科普工作也尝试开展新媒体融合，用"数字化＋新媒体"两条腿走路，让新媒体为我所用。许多传统期刊都尝试融合利用新媒体，设立微网站、开通官方微博、官方微信，研发手机APP，以期吸引数目庞大和日益增大的手机用户。特别是微信，集合了通讯、社交、资讯三大功能，许多科技期刊都已经在微信平台安家，其中的新功能和新用途给核医学科普工作发展带来了启发。学组在2014年建立中华医学会核医学分会微信平台并试运行，学组成立后微信平台正式运行。新媒体的作用体现在科普工作的每个环节，包括策划、组稿、审稿、出版等，学组建立了"4＋1＋1"的运行模式，由42名委员负责提供基础稿件，内容涵盖全国各地；学组副组长负责邀稿、初审和编辑；学组组长负责终审发布，把握学科方向，引领价值主流，传播正能量；过去的3年，学组坚持每周一、三推送1篇科普文章，形成持续效应累计发布科普文章300余篇，单篇科普文章最高阅读次数达到190 000人次。截至目前，中华医学会核医学分会微信平台的固定用户达到18 700余人次，基本覆盖全国核医学工作者和研究者，用户量在全国核医学相关微信平台中位居第一位，并在公众中有一定影响力。

三、注重积累，实现成果转化，编撰我国首部全面系统化科普专著

人们对"核"的知晓是通过一些核事故、核武器、核辐射等开始的，更留下了一些对"核"的恐惧，甚至误解，常常不解的是为什么核射线还可以来到医院为保障人类的健康、诊治疾病服务。学组在过去的3年中通过各种渠道形成了科普资源库，对于收集的学组专家的科普文章，除用作常规科普宣传外，下大力气编辑出版专题科普书籍。学组42名委员分成5组，每组8人，分别撰写五个篇章。核医学药物、核医学仪器、核医学防护、核医学诊断、核医学治疗。著作于2017年出版，以《"核"你一起医学揭秘》为书名，首次从普通人的角度为切入点，通过五个部分，即防护篇、仪器篇、诊断篇、治疗篇及放射性药物篇，详细介绍了核医学在日常辐射防护、疾病诊断、治疗及科学研究中的应用，对相关问题或话题进行了详细的阐述。本书能够让普通人对核医学有更好地了解和熟悉，也帮助各临床科室的医师了解核医学，认识核医学在临床实践中的重要作用，从而更好地为患者服务。本书图文并茂，实用性和指导性强，是临床医师、患者及普通大众不可多得的科普参考书。

四、把握热点，纠正辐射谣言，传播科普权威的辐射观点

既往对于核医学辐射，公众包括其他临床医师不甚了解，在新媒体时代，部分自媒体的不严谨形成了辐射危害扩大论，对于核医学的发展带来不利因素。针对新形势的新问题，就公众关注的热点问题，学组多渠道开展了科学权威的辐射知识普及。2015年、2016年学组均组织了专题培训班，包括中华医学会核医学分会主任委员李亚明教授在内的专家做《辐射防护与安全》的重要报告，勉励大家根据法律、法规和规范的要求和相关学科的认可，多写出实事求是的科普作品，向大众宣传；中国医学科学院肿瘤医院核医学科耿建华研究员作《正确认识PET/CT辐射剂量》的报告，利用大量的数据分别就受检者、周围人群的辐射剂量做出详细解读。

五、提升专业技能，配合总会和地方分会做好继续教育工作

为提高学组成员掌握、熟悉新媒体制作方式和使用技能，2015年10月在北京举行新媒体运用和科普文章写作专题培训。《医学科学报》采编中心张思玮主任和同济大学附属第十人民医院宣传处处长余飞分别作了《医学科普文章写作心得》和《实现精准传播，引导精准就医——互联网时代做好多模态新媒体融合平台》的授课。

学组也根据总会安排和核医学分会工作计划，参与、组织各大学术会议中的继续教育工作，协商安排好内容和讲者；学组在核医学分会领导下积极与各省分会联系、沟通，按不同的需求做好灵活多样、多层次的继续教育工作。加强队伍建设，提升学组成员技能。

（余 飞 陈 萍）

第二章 2014—2016年中国核医学学术进展

第一节 肿瘤核医学进展

恶性肿瘤一直都是威胁人类健康的主要疾病，发病人数和死亡人数在不断增加，2016年中国恶性肿瘤发病率约273.36/10万（男性295.78/10万，女性245.41/10万），标准发病率约187.24/10万；2016年恶性肿瘤死亡率约164.73/10万（男性198.63/10万，女性131.58/10万），标准死亡率约110.21/10万，其中，恶性肿瘤的发病与死亡多以肺癌、乳腺癌、胃癌、肝癌等为首[1]。

PET/CT、SPECT/CT、PET/MR实现了多模式影像技术的融合，通过对众多肿瘤相关分子生物学事件和分子生物学标志物（如功能代谢、血管生成、细胞乏氧、受体、细胞凋亡与细胞增殖等）的精准监测，实现肿瘤的个体化精准治疗。PET/CT在肿瘤的诊断与鉴别诊断、分期、疗效评估及预后判断中发挥了重要作用，广泛应用于临床，其临床应用价值已得到认可。当前的分子影像探针已不再局限于单纯的诊断，而是诊疗一体化。基于金纳米颗粒的光热学治疗和光动力学疗法，利用金材料本身独特的理化特性，实现在靶向肿瘤成像的同时，给予定向治疗；将化疗药物包裹于分子探针内部，便可通过探针的主动或被动靶向使药物浓聚在靶部位，以最低剂量发挥最大效用。前列腺癌诊疗一体化（^{68}Ga/^{177}Lu-PSMA）欧美等国家取得了成功的经验，我国少数单位正在积极研究中。

一、PET/CT设备进展

2014年全国核医学现状普查数据显示我国大陆地区PET/CT 198台，SPECT 340台，SPECT/CT 215台。PET/CT年检查总数44.6万例，PET/CT检查项目中，肿瘤疾患约占80.95%，肿瘤筛查约占13.63%。2016年全国核医学现状普查数据显示正电子显像设备246台，较2014年增加22.4%，其中PET/MR 6台、PET/CT 240台，SPECT 357台，SPECT/CT 304台。PET/CT年检查总数46.94万例，较2013年增加4.4%，其中肿瘤疾患占86.9%、肿瘤筛查占6.5%。PET/CT除了西门子、GE和飞利浦三大国际供应商外，近几年国产PET/CT也有很大进展，其中联影、赛诺、大基医疗、锐视康、东软、明峰等国内厂家获得PET/CT医疗器械注册许可证，且产品已应用于临床。

二、PET/MR

2010年PET/MR美国上市，中国核医学界紧跟世界医学影像学发展前沿，中国人民解放军总医院 2012 年首先引进第一台 PET/MR 一体机，2015 年初国家卫生健康委员会（原国家卫生和计划生育委员会）批准 5 家医院配置试用 PET/MR：首都医科大学附属北京天坛医院、中国医科大学附属盛京医院、华中科技大学同济医学院附属协和医院、四川大学华西医院、上海交通大学医学院附属瑞金医院。中国人民解放军总后勤部批准 3 家医院配置 PET/MR，分别是海军军医大学（原第二军医大学）长海医院、空军总医院、空军军医大学（原第四军医大学）附属唐都医院。2016 年年底中国人民解放军总后勤部又批准 4 家医院配置 PET/MR，分别是空军军医大学（原第四军医大学）西京医院、沈阳军区总医院、南京军区总医院和陆军军医大学（原第三军医大学）新桥医院。另外还有多家民营医疗机构已安装使用 PET/MR。2016 年据不完全统计全球 PET/MR 约有 137 台。2017 年 11 月联影公司推出 PET/MR 全身一体机并安装于复旦大学附属中山医院进行临床验证。中国人民解放军总医院徐白萱等[2] 2014 年报道了 277 例 PET/CT 和 PET/MR 显像的对比研究结果，发现两者大致相同，以病灶数和病例数计，两种设备的一致性分别为 89.3%（317/353）和 85.9%（189/220）；PET/MR 显示了 6 个假阴性病灶，但纠正了 30 个 PET/CT 假阴性诊断。PET/CT 在探测肺和骨病灶方面稍强，而 PET/MR 对头颈部、肝、胆、胰、肾等腹腔器官及盆腔软组织方面有明显优势。中国医科大学附属盛京医院辛军等[3] 利用分体同室 PET/MR 机，56 例子宫颈癌分期诊断准确性为 92.86%（52/56），92 例（89.32%）神经系统疾病的 PET/MR 诊断经手术及临床随访证实。如何充分发挥 MR 的内源参照和多参数融合的巨大潜力，面对不同临床需求时 MR 多参数和 PET 多示踪剂的最佳组合还需要积累更多的经验，PET/MR 与 PET/CT 相比，特别是 PET/CT 联合 MR 显像，其独特的临床优势也需要更多的临床病例积累。

三、正电子药物

国家药典委员会 2015 版临床用药须知有关的正电子药物如表 2-1，与 2010 版相比，新增 ^{18}F- 氟代胆碱、^{68}Ga-DOTATATE、^{18}F-AV45、^{18}F-FPβCIT、^{11}C-CFT、^{11}C-PIB、^{18}F-FES 和 ^{11}C- 雷氯必利 8 种正电子药物。

表 2-1 《国家药典委员会 2015 版临床用药须知》中的正电子药物

显像剂	机制	显像剂	机制
^{18}F-FDG	葡萄糖代谢	^{15}O-H$_2$O	血流灌注
^{18}F-NaF	骨代谢	铷 -82(^{82}Rb)	血流灌注
^{18}F-FMISO	乏氧	^{18}F- 氟代胆碱	细胞膜磷脂代谢
^{18}F-FLT	细胞增殖	^{68}Ga-DOTATATE	生长抑素受体
^{18}F-FET	酪氨酸代谢	^{18}F-AV45	β 淀粉样斑块
6-[^{18}F]-L-DOPA	多巴胺神经递质	^{18}F-FPβCIT	多巴胺转运蛋白
^{11}C-MET	甲硫氨酸代谢	^{11}C-CFT	多巴胺转运蛋白
^{11}C- 乙酸盐	乙酸盐代谢	[^{11}C]PIB	β 淀粉样斑块
^{11}C- 胆碱	细胞膜磷脂代谢	^{18}F-FES	雌激素受体
氨水 [^{13}N]	血流灌注	^{11}C- 雷氯必利	多巴胺受体

北京协和医院霍力等[4] 探讨 ^{11}C- 乙酸盐（AC）PET 早期血流灌注显像与常规显像联合应用（双

时相显像）在肝原发肿瘤鉴别诊断中的应用价值，40 例肝占位病变，注射 AC 后即刻行肝局部显像（早期显像）及注射后 10～20 min 行全身显像（常规显像），分别计算病灶摄取比（R1、R2）及变化率（ΔR），结果显示早期显像病灶对 ^{11}C-AC 摄取与动脉血流供应有关，R1 和 R2 呈正相关，早期、常规及双时相显像方法的 ROC AUC 分别为 0.47、0.49 和 0.48，双时相显像方法可动态反映肿瘤动脉血流供应及代谢异常变化，结合ΔR 定量指标，对肝原发肿瘤的良恶性鉴别诊断有一定帮助。山东淄博万杰肿瘤医院于雷等[5]对 25 例初诊及 9 例复发的胶质瘤患者应用 ^{11}C-MET PET/CT 进行适形放疗方案的制订，表明 ^{11}C-MET PET 在高级别胶质瘤（尤其是术后及复发者）放疗方案的制订中较 MRI 设计的放疗靶区精确度更高，与真正的肿瘤生物靶区适形程度更高。^{68}Ge/^{68}Ga 发生器相关技术日趋成熟，关于 ^{68}Ga 的研究在 2010 年左右国外出现爆发式增长（表 2-2），近几年国内北京协和医院、北京大学肿瘤医院、空军军医大学（原第四军医大学）西京医院、南京市第一医院等几家单位陆续引进 ^{68}Ge/^{68}Ga 发生器，并在 ^{68}Ga 标记显像剂临床应用方面作出了可喜的成绩。^{68}Ga 标记的 SSTR 显像剂对神经内分泌肿瘤的诊断灵敏度和特异性都在 90% 以上，改变了 50%～60% 的神经内分泌肿瘤患者的诊治策略，优于常规影像学检查及传统的 SSTR SPECT 显像。2016 年 ^{68}Ga-DOTATATE（Netspot）在美国上市。可以预见，未来传统的 SSTR SPECT 显像会逐步被 ^{68}Ga PET/CT 所取代。目前研究最多、应用最广的是 ^{68}Ga-DOTATATE、^{68}Ga-DOTATOC 和 ^{68}Ga-DOTANOC。北京协和医院赵晓斌等[6]报道 ^{68}Ga-DOTATATE PET/CT 在不同类型垂体腺瘤中的摄取情况，分泌型腺瘤的密度指数（DI）大于无功能腺瘤（7.16±4.52 与 1.08±1.40，$P<0.05$），奥曲肽治疗有效的 8 例生长激素腺瘤患者的 DI 高于治疗无效的 5 例腺瘤患者的 DI（3.55±0.91 与 1.38±0.69，$P<0.05$）。北京协和医院 Luo 等[7]报道 ^{68}Ga PET/CT GLP-1 受体显像（^{68}Ga-NOTA-艾塞那肽-4）用于胰岛素瘤的定位诊断，该前瞻性队列研究纳入 52 例患者，其中 43 例组织病理学证实为胰岛素瘤，结果显示 ^{68}Ga-艾塞那肽-4 诊断胰岛素瘤的灵敏度为 97.7%，SUV_{max} 为 23.6±11.7，SUV_{avg} 为 10.2±4.9，具有很大的临床意义和参考价值。与此对比，^{99}Tc^{m}-HYNIC-TOC SPECT/CT 灵敏度仅为 19.5%，CT、MRI 和超声内镜的灵敏度分别为 74.4%、56.0% 和 84.0%。北京大学肿瘤医院于江媛等[8]对 34 例胃肠胰神经内分泌肿瘤进行 ^{99}Tc^{m}-HYNIC-TOC SPECT 与 ^{68}Ga-DOTATATE PET/CT 显像对比，结果显示前者阳性率为 58.8%，后者阳性率为 70.6%，^{68}Ga-DOTATATE PET/CT 显像在探测小病灶及淋巴结、肝、骨等脏器的病灶方面具有优势。北京协和医院 Zheng 等[9]对 91 例肺占位病变患者进行 ^{68}Ga-NOTA-PRGD2 PET/CT 显像，结果显示恶性病变的 SUV 明显高于良性病变（2.12±1.30 与 0.94±0.43 比较），以平均 SUV 高于 1.3 诊断为恶性病变，其灵敏度、特异性和准确性分别为 83.8%、91.3% 和 85.7%，^{68}Ga-NOTA-PRGD2 诊断淋巴结转移特异性高于 ^{18}F-FDG，阳性预测值和阴性预测值分别为 90.0% 和 93.8%，而 ^{18}F-FDG PET/CT 分别为 30.2% 和 90.5%。北京协和医院 Zhang 等[10]成功制备一种血池显像剂 ^{68}Ga-NEB，首次应用于 3 例健康志愿者及 11 例肝占位患者。在 11 例患者中，肝血管瘤 ^{68}Ga-NEB 摄取明显高于周围正常肝组织，而 ^{18}F-FDG 未见明显差异，其他肝占位病变（包括肝细胞肝癌、肝囊肿和神经内分泌肿瘤肝转移灶）表现为相对正常肝组织 ^{68}Ga-NEB 摄取阴性。^{68}Ga 标记的前列腺特异性膜抗原（PSMA）对前列腺癌的影像评估也是核医学研究的热点之一。中山大学附属第一医院张雪珍等[11]以谷氨酰胺合成酶（GS）为靶点的 ^{13}N-NH$_3$-H$_2$O PET/CT 显像用于前列腺癌的诊断，34 例前列腺癌患者中，前列腺癌病灶分区的 ^{13}N-NH$_3$ 摄取（SUV_{max} 2.08±1.14）显著高于 BPH 分区和前列腺炎分区（SUV_{max} 1.56±0.58 和 1.14±0.22）。结

果提示 GS 表达是前列腺癌摄取 ^{13}N-NH$_3$ 的决定因素,前列腺癌病灶普遍存在 GS 表达上调,^{13}N-NH$_3$ 显像有助于前列腺癌病灶的检测和诊断。中山大学附属第一医院何巧等[12]将 ^{13}N-NH$_3$ PET/CT 用于胶质瘤的分级评估,结果显示 ^{13}N-NH$_3$ PET/CT 对高级别胶质瘤与低级别胶质瘤的鉴别诊断效果优于 ^{18}F-FDG PET/CT,在显示高级别胶质瘤时其肿瘤与正常脑组织的对比度好。中国人民解放军总医院刘亚超等[13]应用 ^{11}C-胆碱 PET/MR 对 15 例前列腺病变患者(75 区)进行回顾性分析,发现 SUV$_{max}$/ADC$_{min}$ 可作为有效的 PET/MR 融合后诊断指标鉴别前列腺良恶性病变,以 SUV$_{max}$/ADC$_{min}$ > 7.78 为标准,^{11}C-胆碱 PET/MR 显像诊断前列腺恶性病变区的灵敏度为 84.0%,特异性为 86.0%,准确性为 85.3%。许多肿瘤依赖谷氨酰胺(Gln)供能,Gln 代谢被认为是除沃伯格效应外又一重要的肿瘤细胞能量代谢特征之一。

表 2-2 ^{68}Ga 标记显像剂转化应用进展

探针	靶点	临床应用
^{68}Ga-NOTA-PRGD2	整合素 α$_v$β$_3$	类风湿关节炎、胶质瘤、心肌梗死、脑卒中、肺癌、颅内动脉粥样硬化
^{68}Ga-DOTATATE	生长抑素受体	垂体瘤、神经内分泌瘤
^{68}Ga-NOTA-艾塞那肽-4	胰高血糖素样肽-1	胰岛素瘤
^{68}Ga-NEB	血清白蛋白	淋巴显像
^{68}Ga-NOTA-Aca-BBN(7-14)	蛙皮素受体	健康人动力学研究、脑胶质瘤
^{68}Ga-NOTA-NFB	CXCR4	健康人动力学研究、脑胶质瘤
^{68}Ga-阿尔法肽-II	整合素 α$_v$β$_3$	非小细胞肺癌、肺结核
^{68}Ga-BBN-RGD	蛙皮素受体与整合素 α$_v$β$_3$	健康人动力学研究、前列腺癌
^{68}Ga-PSMA-11	PSMA	前列腺癌分期及危险分层

四、规范指南

中华医学会核医学分会发布《SPECT(/CT)和 PET/CT 临床质量控制与质量保证的基本要求(2014 版)》[14]。人民卫生出版社 2014 年出版《核医学与分子影像临床操作规范》[15],其中 ^{18}F-FDG PET/CT 肿瘤显像的适应证为:肿瘤的临床分期及治疗后再分期;肿瘤治疗过程中疗效监测和治疗后的疗效评价;肿瘤的良、恶性鉴别诊断;肿瘤患者随访过程中检测肿瘤复发及转移;肿瘤治疗后残余和治疗后纤维化或坏死的鉴别;已发现肿瘤转移而临床需要寻找原发灶;不明原因发热、副癌综合征、肿瘤标志物异常升高患者的肿瘤检测;确定肿瘤的生物靶容积,协助指导放疗计划;指导临床选择有价值的活检部位或介入治疗定位;有肿瘤高危因素人群的肿瘤筛查;肿瘤治疗新药与新技术的客观评价;恶性肿瘤预后评价及生物学特征的评价。人民卫生出版社 2016 年出版《核医学与分子影像临床应用指南》[16],其中有关 ^{18}F-FDG PET/CT 的指南包括:^{18}F-FDG PET/CT 显像操作应用指南、胶质瘤 PET/CT 显像临床应用指南、鼻咽癌 ^{18}F-FDG PET/CT 显像临床应用指南、食管癌 PET/CT 显像临床应用指南、结直肠癌 PET/CT 显像临床应用指南、肺癌 PET/CT 显像临床应用指南、淋巴瘤 PET/CT 显像临床应用指南、胆管癌 PET/CT 显像临床应用指南、胰腺癌 PET/CT 显像临床应用指南、肝细胞肝癌 PET/CT 显像临床应用指南、胆囊癌 PET/CT 显像临床应用指南、乳腺癌 PET/CT

显像临床应用指南、卵巢癌 PET/CT 显像临床应用指南、子宫颈癌 PET/CT 显像临床应用指南、PET/CT 在不明原发灶肿瘤临床应用指南、PET/CT 在不明原因发热临床应用指南、^{18}F-FDG PET/CT 显像指导放射治疗临床应用指南、儿童 ^{18}F-FDG PET/CT 临床应用指南、非 ^{18}F-FDG 显像剂 PET/CT 临床应用指南。2016 年《中华核医学与分子影像杂志》发布《PET/CT 引导下微创经皮生物靶区活组织检查术专家共识》[17]、《淋巴瘤 ^{18}F-FDG PET/CT 显像临床应用指南（2016 版）》[18]、《^{18}F-NaF PET/CT 骨显像操作指南》[19]。

中国肿瘤诊疗规范中涉及 PET/CT 的如下。①原发性肺癌（2015）[20]：有条件推荐使用 PET/CT，是肺癌诊断、分期与再分期、疗效评价和预后评估的最佳方法。②恶性淋巴瘤[21]：除惰性淋巴瘤外，PET/CT 推荐用于有条件者的肿瘤分期与再分期、疗效监测、肿瘤残存及复发时的检查；PET/CT 对于疗效和预后预测优于其他方法，可以选择性使用。③结直肠癌[22]：不推荐常规应用 PET/CT，但对于病情复杂，常规检查无法明确诊断的患者可作为有效的辅助检查，术前检查提示为Ⅲ期以上肿瘤，为了解有无远处转移，推荐使用。④原发性肝癌诊疗规范（2017）[23]认为 ^{18}F-FDG PET/CT 全身显像的优势：对肿瘤进行分期，通过一次检查能够全面评价淋巴结及远处器官的转移（2a）；再分期，因 PET 功能影像不受解剖结构的影响，可准确显示解剖结构发生变化后或者是解剖结构复杂部位的复发转移灶（2b）；疗效评价，尤其是目的在于抑制肿瘤活性的靶向药物，疗效评价更加敏感、准确（2a）；指导放疗生物靶区的勾画、穿刺活检部位（2b）；评价肿瘤的恶性程度和预后（3a）。^{11}C-乙酸盐或 ^{11}C-胆碱 PET 显像可提高对高分化肝细胞肝癌诊断的灵敏度，对 ^{18}F-FDG PET/CT 显像具有互补作用。局部治疗疗效的影像学评价：^{18}F-FDG PET/CT 显像在射频消融（RF）治疗后 48 h 内，可以准确评价肿瘤组织有无残留，在 RF 治疗后续随访中，可以敏感发现局部复发和转移。

五、PET/CT 临床应用进展

1. 肺癌　孤立性肺结节（solitary pulmonary nodule，SPN）良恶性鉴别诊断是临床和影像学诊断的难题。美国胸科医师协会推荐 Mayo 医学中心根据各种临床因素和 CT 所见的结节形态特征建立的 SPN 恶性度分层数学模型，$P=1/(1+e^{-z})$，其中 $z=-6.8272+0.0391\times$ 年龄 $+0.7917\times$ 吸烟史 $+1.3388\times$ 恶性肿瘤史 $+0.1274\times$ 直径 $+1.0407\times$ 毛刺征 $+0.7838\times$ 肺上叶。通过计算 P 值可将 SPN 分为低危、中危和高危结节，并用以指导进一步临床诊治，该模型未纳入肺结节的葡萄糖代谢信息。南方医科大学第一临床医学院南方医院刘文涓等[24]建立以 ^{18}F-FDG PET/CT 和临床信息为基础的数学模型，$P=1/(1+e^{-z})$，其中 $Z=-5.512+0.061\times$ 年龄 $+2.208\times$ 毛刺征 $+3.767\times$ 代谢增高程度，结果表明当该模型的最佳工作点选择为 $P=0.7967$ 时，对 SPN 诊断特异性明显优于传统 PET 二分法，具有潜在的临床应用价值。山东省肿瘤医院 Gao 等[25]报道整合素 $\alpha_v\beta_3$ ^{18}F-AL-NOTA-PRGD2（^{18}F-阿尔法肽）肺 PET/CT 显像，26 例怀疑肺癌患者显像结果表明，^{18}F-阿尔法肽 RGD PET/CT 正确诊断 17 例肺癌，4 例错构瘤真阴性，4 例慢性炎症和 1 例炎性假瘤为假阳性，其灵敏度、特异性、准确性、阳性预测值和阴性预测值分别为 100%、44.44%、80.77%、77.27% 和 100%，$SUV_{max}=2.65$ 作为肺部良恶性病变鉴别的界值，恶性病变 SUV_{max} 明显高于错构瘤（5.37±2.17 与 1.60±0.11 比较），另外恶性病变肿瘤/血池比也明显高于错构瘤（4.13±0.91 与 1.56±0.24 比较），SUV_{max} 和肿瘤/

血池比在恶性病变与炎症和炎性假瘤组没有明显差异（$P>0.05$）。^{18}F-阿尔法肽肺癌淋巴结转移的灵敏度、特异性和准确性分别为92.86%、95.65%和95.40%。西京医院Kang等[26]比较^{68}Ga-阿尔法肽Ⅱ和^{18}F-FDG鉴别非小细胞肺癌（non-small cell lung cancer，NSCLC）和肺结核（tuberculosis，TB）的能力，21例NSCLC和13例TB患者进行2种PET显像，结果显示^{68}Ga-阿尔法肽Ⅱ SUV$_{max}$与SUV$_{mean}$在NSCLC和TB患者中有明显差异（SUV$_{max}$ 3.83±0.22和2.29±0.20；SUV$_{mean}$ 2.90±0.23和1.75±0.14）；而^{18}F-FDG SUV$_{max}$与SUV$_{mean}$在NSCLC和TB患者中没有明显差异。^{68}Ga-阿尔法肽Ⅱ SUV$_{max}$ROC曲线下面积明显高于^{18}F-FDG，在NSCLC淋巴结探测方面^{68}Ga-阿尔法肽Ⅱ特异性优于^{18}F-FDG（100%与66.7%比较），而敏感性以^{18}F-FDG为优（87.5%与75%比较）。^{68}Ga-阿尔法肽Ⅱ可以检出更多的脑转移灶，但对肝和骨转移灶的探测不及^{18}F-FDG。山东省肿瘤医院Luan等[27]研究^{18}F-阿尔法肽PET/CT预测进展期NSCLC序贯放化疗（CCRT）的短期预后价值，18例进展期NSCLC患者序贯放化疗前后^{18}F-阿尔法肽PET/CT显像，结果显示无反应组SUV$_{max}$、SUV$_{pear}$、T/NT$_{lung}$、T/NT$_{blood}$和T/NT$_{muscle}$高于有反应组（$P=0.0024$、$P=0.016$、$P<0.001$、$P=0.003$、$P=0.004$）。根据ROC曲线分析，SUV$_{max}$、SUV$_{pear}$、T/NT$_{lung}$、T/NT$_{blood}$和T/NT$_{muscle}$界值分别为5.65、4.46、7.11、5.41和11.75，这5个参数区分有反应者和无反应者具有高的灵敏度、特异性和准确性。多变量回归分析显示T/NT$_{lung}$是进展期NSCLC CCRT短期预后的独立预测指标。山东省肿瘤医院王更记等[28]探讨NSCLC ^{18}F-FLT PET/CT显像与肿瘤微血管密度（MVD）的相关性，68例患者^{18}F-FLT PET/CT显像SUV$_{max}$为4.1±2.9，与CD105-MVD呈正相关，但SUV$_{max}$与CD31-MVD和CD34-MVD的表达不相关，^{18}F-FLT SUV$_{max}$可同时反映NSCLC的增殖能力和肿瘤组织的血管增生能力。上海交通大学医学院附属仁济医院Zhou等[29]研究发现，乳酸脱氢酶A（LDHA）增加NSCLC FDG摄取可能是通过GLUT1表达的上调，而不是HK2的表达。LDHA通过AKT-GLUT1旁路调节NSCLC ^{18}F-FDG的摄取，提示^{18}F-FDG PET/CT可以预测LDHA的表达及肺癌抗LDHA治疗的效果。

2. 淋巴瘤 淋巴瘤的发病率进入中国高发肿瘤前十位，其中，以非霍奇金淋巴瘤（non-Hodgkin lymphoma，NHL）中的弥漫性大B细胞淋巴瘤（DLBCL）和结外NK/T细胞淋巴瘤升高比较突出，发病率高达淋巴瘤的50%。基于淋巴瘤全身发病和PET全身显像的特点及大多数淋巴瘤细胞FDG高代谢特征，使得PET在淋巴瘤的临床诊疗中广泛应用，目前主要关注于FDG PET/CT的淋巴瘤临床分期、疗效评价、预后判断，其次是淋巴瘤的诊断、鉴别诊断。中国大陆学者2014—2016年在国内外主要肿瘤和核医学专业杂志发表淋巴瘤及相关PET论文50余篇，多以DLBCL和结外NK/T细胞淋巴瘤的中期疗效评价为多，对临床应用提出一些指导性建议。如^{18}F-FDG PET/CT除可以指导霍奇金病（Hodgkin disease，HD）、DLBCL和NK/T、高^{18}F-FDG代谢的外周T细胞淋巴瘤的分期外，还可以评价淋巴瘤治疗终期和早中期治疗效果[30-33]，中山大学附属肿瘤医院Zhang等[30]报道DPS 1~3分有相同生存期，都可以达到完全缓解（CR）；DPS 4分与5分患者生存具有显著性不同，并提出淋巴瘤疗效评价三分法。中山大学附属肿瘤医院Zhang等[31]认为DLBCL化疗中期4个疗程后评价虽然重要，但第1、2个疗程后对淋巴瘤完全治疗反应评估比4个疗程的结果更加准确。

3. 鼻咽癌 近5年，鼻咽癌发病率大体处于稳定水平，新发病例主要集中于中国华南地区。近年发表鼻咽癌与FDG PET/CT临床研究文章近10篇，FDG PET/CT主要用于鼻咽癌临床分期，相关研究基本采用回顾分析方法，探索FDG PET/CT在鼻咽癌放疗后复发病灶鉴别诊断中的价值[34]。中山大学附属肿瘤医院开展鼻咽癌 PET/CT 前瞻性研究，从效价比等方面分析 FDG PET/CT 结合 EB 病毒（EBV）抗体水平在鼻咽癌治疗前 M 分期中价值，提出在中国对于 N2～3 淋巴结转移和 EBV DNA 4000 copies/ml 这两类患者 FDG PET/CT 发现远处灶最多，获益最大。西南医科大学附属医院乐亚丽等[35]报道 ^{18}F-NaF PET/CT 与 MRI 在鼻咽癌颅底骨质受侵中的诊断价值，前瞻性研究 63 例鼻咽癌患者，随访确诊为鼻咽癌颅底骨质受侵患者 34 例，^{18}F-NaF PET/CT 诊断鼻咽癌颅底骨质受侵的灵敏度、特异性、阳性预测值、阴性预测值和准确性分别为 97.1%、89.7%、91.7%、96.3% 和 93.7%；MRI 的相应诊断指标分别为 91.2%、86.2%、88.6%、89.3% 和 88.9%，两种影像学检查方法各诊断效能指标间差异均无统计学意义。温州医科大学第一医院 Chen 等[36]认为 FDG 注射后 35～55 min 图像是勾画鼻咽癌 GTV 靶区的第一选择。无锡市第四人民医院尤徐阳等[37]报道 4 h ^{18}F-FMISO PET 显像图像对比度优于 2 h 显像，采取鼻咽部 ^{18}F-FMISO PET 与 MRI 图像融合，有助于准确识别鼻咽癌原发灶内存在的乏氧组织。PET/CT 可以清晰显示原发肿瘤、转移淋巴结以及远处转移灶的代谢情况，并准确确定病变部位、侵犯范围及与周围组织的解剖关系，PET/CT 检测的肿瘤病变长度与实际病变长度最接近。因此 PET/CT 可更有效地勾画 GTV，修正由单纯解剖影像制定的放疗计划。目前实体瘤疗效评价的标准临床上应用 WHO 和 RECIST 1.1 标准。以 PET/CT 作为疗效评价的标准（PERCIST 1.0）有明显优势，可以在肿块体积缩小之前早期评价疗效。作为一种与 EB 病毒感染相关的恶性头颈部肿瘤，中国鼻咽癌临床研究成果对鼻咽癌患者 PET/CT 应用提供了新思路，居于世界领先水平。

4. 胶质瘤　北京协和医院 Zhang 等[38]报道 ^{68}Ga-NOTA-Aca-BBN（7-14）应用于胶质瘤患者的显像，12 例胶质瘤患者所有 MRI 显示的病灶 ^{68}Ga-BBN PET/CT 均呈阳性摄取，$SUV_{max}=2.08±0.58$，$SUV_{mean}=1.32±0.37$，SUV 与胃泌素释放肽受体（GRPR）表达水平呈正相关（$r^2=0.71$，$P<0.001$）。山东省肿瘤医院 Zhang 等[39]报道应用 ^{18}F-AIF-NOTA-PRGD2 PET/CT 预测胶质母细胞瘤 CCRT 的治疗敏感性，25 例患者于治疗前及 CCRT 开始治疗后的第 3 周进行 ^{18}F-RGD 显像，测量肿瘤体积、SUV_{max}、SUV_{mean} 及 T/NT 比值，结果显示 ^{18}F-RGD 可以成功检测胶质母细胞瘤治疗后残余的病灶，ROC 曲线分析最敏感的参数是 $SUV_{max}T2$，以 $SUV_{max}T2=1.35$ 为阈值，其灵敏度、特异性和准确性分别为 84.6%、90.0% 和 87.0%，^{18}F-RGD PET/CT 可以在治疗开始后 3 周早期无创性预测 CCRT 的敏感性。

5. 其他肿瘤　华中科技大学同济医学院附属协和医院刘红红等[40]评价 ^{18}F-FDG PET/CT 对原发灶不明颈部淋巴结转移癌的诊断及预后价值，137 例患者中 87 例经 PET/CT 显像发现原发灶，有远隔转移灶、累及颈部下组淋巴结为影响患者预后的因素，ROC 曲线颈部 $SUV_{max}>6.5$ 患者死亡风险高于其余患者。上海交通大学医学院附属仁济医院 Chen 等[41]回顾性分析 64 例胃癌患者 ^{18}F-FDG PET/CT 显像 SUV_{max} 和 HER2 表达的关系，结果发现两者没有明显相关性，但是除外印戒细胞癌后，HER2 阴性组 SUV_{max} 明显高于 HER2 阳性组（8.619±5.878 与 3.789±2.613 比较，$P=0.021$），多变量分析 SUV_{max} 和肿瘤分化明显与 HER2 表达相关，当 SUV_{max} 界值为 6.2 时，HER2 表达的预测准确性为 64.4%。南方医科大学第一临床医学院南方医院陈丹丹等[42]报道 62 例子宫内膜癌患者 ^{18}F-FDG PET/CT 诊断复发及转移的临床价值，结果表明 PET/CT 对子宫内膜癌术后复发、转移诊断的灵敏度、特异性及准确性分别为 93.3%、90.6% 和 91.9%，另外检出 9 例第二原发癌。北京大学第一医院范岩等[43]回顾性分析 ^{18}F-FDG PET/CT 在临床出现或伴有不明原因肌无力症状患者中的应用价值，41例患者中，PET/CT正确诊断12例恶性病变，其中肺癌6例，淋巴瘤2例，胶质母细胞瘤、前列腺癌、肾透明细胞癌和结肠癌各1例；余29例为神经肌肉系统良性疾病，6例 ^{18}F-FDG PET/CT发现高代谢病灶，2例误诊为恶性病变。1例皮肌炎患者肌肉葡萄糖代谢弥漫性增高。结果提示 ^{18}F-FDG PET/CT有助于肌无力患者的病因诊断，早期发现潜在的肿瘤病灶，还有助于判断某些周围神经肌肉疾病受累的范围和程度。

6. 肿瘤预后评价　PET/CT图像分析中常用的定量指标有SUV、MTV和TLG，其中MTV是一项可定量测定的容积参数，TLG是肿瘤VOI内MTV与SUV_{max}的乘积，可同时反映肿瘤代谢活性和肿瘤负荷。山东省肿瘤医院Huang等[44]应用SUV_{max}、SUV_{mean}和MTV预测局部进展期非小细胞肺癌早期序贯放化疗预测患者的生存，53例NSCLC患者入组进行前瞻性研究，1年和2年总生存期（OS）分别为83.0%和52.8%，SUV_{mean}和MTV所得生存曲线明显不同，但是Cox回归分析MTV下降是OS预后的唯一因素，原发肿瘤MTV下降与OS延长相关。中国医学科学院肿瘤医院李小萌等[45]对161例食管癌 ^{18}F-FDG PET/CT与治疗前分期的相关性研究表明，食管癌原发灶的SUV_{max}、SUV_{mean}、TLG、MTV均与T分期呈正相关，其中前3项参数还与N分期呈正相关。食管癌转移淋巴结的SUV_{max}与原发灶的SUV_{max}、SUV_{mean}、TLG、M分期及临床分期均呈正相关。中国医学科学院肿瘤医院梁颖等[46]研究 ^{18}F-FDG PET/CT显像SUV_{max}、MTV和TLG对弥漫性大B细胞淋巴瘤的预后价值，结果显示DLBCL的MTV、TLG与LDH水平呈正相关，TLG比SUV_{max}、MTV具有更好地预后价值，有可能成为国际预后指数（IPI）的有益补充。

7. PET非肿瘤方面的应用　徐州医学院附属医院刘莉等[47]报道自身免疫性胰腺炎 FDG PET/CT影像学特征，胰腺病灶受累范围分为弥漫型、局灶型、混合型和多灶性，部分（27.8%）病例出现鞘膜征，全胰腺受累者较胰腺部分受累者更多伴随胰外器官受累，胰腺外病灶主要包括纵隔及肺门淋巴结、唾液腺、颈部或颌下淋巴结，63.6%男性患者前列腺出现类"八"字形高代谢灶。北京协和医院Pan等[48]报道POEMS综合征 ^{18}F-FDG PET/CT影像学特点，90例诊断为POEMS综合征患者中，有140个亲 ^{18}F-FDG的骨病灶，这些病灶多见于骨盆，大多表现为混合性骨病灶。4例发现增大淋巴结 ^{18}F-FDG为高摄取。65例有肝和脾大，部分病例可见脾和骨髓的高代谢。46例有严重的多浆膜腔积液，5例男性患者乳腺发育。15例治疗后3个月 ^{18}F-FDG PET/CT随访亲FDG骨病灶代谢活性减低。结果提示 ^{18}F-FDG PET/CT有助于POEMS综合征的诊断、评价及随访。

六、SPECT或SPECT/CT与肿瘤

经中国生物医学文献数据库和维普网检索，以"SPECT或SPECT/CT"+"肿瘤或癌"为检索关键词，检索2014年1月1日至2016年12月31日，共检索到论著119篇，综述21篇，个案5篇，合计145篇。其中骨转移瘤57篇论著、5篇综述、1篇个案；骨髓瘤3篇论著；骨肉瘤1篇论著；肺癌16篇论著、3篇综述、1篇个案；甲状腺癌20篇论著；乳腺癌4篇论著；4篇综述；肿瘤表皮生长因子受体（EGFR）1篇综述；肿瘤血管生成1篇综述；脑肿瘤3篇论著、1篇综述；棕色瘤1篇综述；^{125}I植入治疗肿瘤1篇论著；室壁瘤2篇论著；胸膜孤立纤维瘤1篇个案；食管癌1篇个案；甲状旁腺腺瘤1篇综述；不同部位肿瘤诊断1篇论著、1篇综述；鼻咽癌3篇论著；前列腺癌2篇论著、

1篇个案；淋巴瘤1篇论著；口腔颌面肿瘤4篇论著；神经内分泌肿瘤1篇论著、2篇综述。基本反映了我国2014—2016年SPECT和SPECT/CT的应用情况。

从PubMed数据库检索2014—2016年中国大陆发表的SPECT/CT肿瘤方面的SCI文章共计123篇，有肺癌18篇；肝肿瘤13篇；乳腺癌18篇；胶质瘤10篇；甲状腺癌7篇；甲状旁腺瘤论著1篇，个案1篇；子宫颈癌论著4篇；结直肠肿瘤论著6篇；卵巢癌论著4篇；前列腺癌论著4篇，个案1篇；胰腺癌论著2篇；畸胎瘤论著1篇；鼻咽癌论著4篇；头颈部肿瘤论著1篇、meta分析1篇；纤维肉瘤论著1篇；纤维瘤个案分析2篇；纤维母细胞瘤论著1篇；人表皮样癌KB细胞论著1篇；黑素瘤论著1篇，个案1篇；椎体血管淋巴管瘤论著1篇；淋巴瘤论著2篇；神经内分泌肿瘤论著1篇；Walker肉瘤论著1篇；骨原发肿瘤论著2篇；骨转移瘤论著6篇；转移瘤综述1篇；转移性多发性内分泌腺瘤个案1篇；S180 5篇。从论文的分布比例来说，与中文期刊类似。

1. 骨转移瘤 骨转移瘤的SPECT及SPECT/CT应用，占所有论著的第一位，多篇论著论述了SPECT/CT对肺癌及不同病理类型、乳腺癌、前列腺癌、甲状腺癌等不同部位的单发及多发骨转移瘤明确诊断作用和增益作用，特别是CT及与SPECT的融合图像对诊断准确率的提升和鉴别诊断方面。在多模态影像应用方面，北京大学第一医院祝安惠等[49]报道了$^{99}Tc^m$-MDP全身骨显像联合MR成像对骨转移瘤诊断，也反映在SPECT/CT与PACS的联合应用方面，均有助于诊断效能的提升。吉林省肿瘤医院刘洋等[50]探讨了SPECT/CT联合癌胚抗原（CEA）、Cyfra-211、神经元特异型烯醇化酶（NSE）、骨钙素、碱性磷酸酶及肿瘤相关物质等诊断肺癌骨转移价值的研究。杭州市肿瘤医院方圣伟等[51]报道了^{18}F-FDG符合线路SPECT/CT显像及$^{99}Tc^m$-MDP骨显像对肺癌骨转移瘤诊断价值的对比研究；同时新疆医科大学附属肿瘤医院董占飞等[52]报道了SPECT/CT骨显像用于对肋骨良恶性病变所致放射性浓聚的鉴别诊断价值。

2. 肺癌 在我国，肺癌是第一高发恶性肿瘤。在SPECT和SPECT/CT肺癌的应用方面，西安交通大学第一附属医院贾茜等[53]论述了$^{99}Tc^m$-MIBI SPECT/CT显像本底对诊断的影响，承德医学院附属医院张立广等[54]论述了$^{99}Tc^m$-甲氧基异丁基异腈单光子发射型计算机断层显像和计算机断层扫描对肺癌纵隔淋巴结定性诊断的比较，同时还做了$^{99}Tc^m$-MIBI SPECT/CT同机融合显像预测化疗疗效的报道[55]。云南省肿瘤医院邓智勇等[56]报道了吸氧后$^{99}Tc^m$-MIBI SPECT显像诊断效能的变化。新型显像剂应用方面，山西医科大学第一医院刘海燕等[57]应用肿瘤阳性显像剂$^{99}Tc^m$N-NOET双时相单光子发射计算机断层成像术对肺部良恶性肿瘤作了鉴别诊断。汉中三二〇一医院张高潮等[58]探讨了$^{99}Tc^m$-tetrofosmin SPECT/CT诊断肺部肿瘤的临床价值；在目前较为关注的RGD显像方面，天津医科大学总医院明慧等[59]做了^{131}I-RGD-BSA-PCL用于NSCLC荷瘤裸鼠SPECT/CT显像及抑瘤作用的试验研究，北京协和医院靳晓娜等[60]用$^{99}Tc^m$-3PRGD2 SPECT/CT显像用于NSCLC诊断及淋巴结分期，苏州大学附属常州肿瘤医院丁晨旻等[61]探讨了SPECT/CT显像中肺腺癌摄取$^{99}Tc^m$-3PRGD2的影响因素。在肺癌放疗靶区勾画方面，广州医科大学基础学院汪峰等[62]进行了SPECT图像对裸鼠肺肿瘤临床靶区确定的实验研究，承德医学院附属医院张立广等[63]报道了$^{99}Tc^m$-MIBI SPECT/CT同机融合亲肿瘤显像辅助勾画肺癌放疗靶区及预测放疗疗效的临床研究。在肺癌SPECT/CT应用方面，国内学者在国外期刊发表肿瘤治疗论著4篇，RGD多肽、氨基酸类、肿瘤乏氧靶向显像剂肿瘤显像研究综述3篇，肿瘤表皮生长因子受体相关类论著5篇，癌胚抗原相关研究论著1篇。

3. 甲状腺癌　近年来甲状腺癌特别是分化型甲状腺癌呈持续高发状态，我国医务工作者在此方面进行了卓有成效的工作，制定了相应的指南和规范。2014年中华医学会核医学分会组织部分专家编写了《^{131}I 治疗分化型甲状腺癌指南（2014版）》[64]，对 SPECT 和 SPECT/CT 在其中的作用进行了推荐（推荐程度为B）。有关 ^{131}I-SPECT/CT 断层融合显像在甲状腺癌应用方面，较为肯定地论述了 SPECT/CT 在判断分化型甲状腺癌残留、转移淋巴结、远端转移灶的定位、定性的增益作用。河北省唐山市工人医院欧阳向柳等[65]进行了 SPECT/CT 联合超声的剪切波技术、多普勒技术对分化型甲状腺癌诊断方面的对比研究。其他显像剂方面，昆明医科大学第一附属医院雷又鸣等[66]应用 $^{99}Tc^m$-DOTA-hTERT ASON 进行了甲状腺未分化癌小鼠模型 SPECT 显像分析。山西医科大学第一临床医学院刘海燕等[67]应用亲肿瘤显像剂 $^{99}Tc^m$N-NOET SPECT 对甲状腺良恶性结节进行了鉴别诊断。新疆医科大学附属肿瘤医院董占飞等[68]作了 $^{99}Tc^m$N-NOET SPECT 显像 SPECT/CT 检查在分化型甲状腺癌术后颈部淋巴结转移判断的总结。

4. 乳腺癌　在乳腺癌前哨淋巴结研究方面，北京大学肿瘤医院李囡等[69]应用 $^{99}Tc^m$-利妥昔单克隆抗体（$^{99}Tc^m$-Rituximab）进行了原发乳腺癌前哨淋巴结平面显像与 SPECT/CT 断层显像的对比，104例Ⅰ~Ⅱ期原发性乳腺癌患者前哨淋巴结平面显像和断层显像的成功率分别为88.46%和98.08%，差异有统计学意义（χ^2=7.658，$P<0.05$），显像阴性者多见于年长、有新辅助化疗史或前哨淋巴结有转移的患者平面和断层显像分别显示前哨淋巴结122枚和166枚。SPECT/CT 断层显像显示前哨淋巴结比平面显像更清晰、定位更准确、成功率更高，可帮助临床进行乳腺癌前哨淋巴结活检。北京大学肿瘤医院 Li 等[70]应用 $^{99}Tc^m$-Rituximab 对乳腺癌患者进行术前和术中前哨淋巴结显像，2317例患者中初期100例患者前哨淋巴结显像成功率100%，其他2217例患者前哨淋巴结显像和前哨淋巴结活检成功率分别为98.8%和99.9%，平均前哨淋巴结数目分别为1.78（1~10）个和2.85（1~15）个，结果显示 $^{99}Tc^m$-Rituximab 是一种显示乳腺癌前哨淋巴结高度可行、安全和有效的显像剂。华中科技大学同济医学院附属协和医院夏晓天等[71]阐述了雌激素受体显像剂 $^{99}Tc^m$-GAP-EDL 的制备并进行了荷乳腺癌裸鼠显像的研究。值得关注的是在中华放射学杂志[2014，48（9）：726-729]上发表了《乳腺核医学检查共识》[72]，集中体现了核医学方法在乳腺癌方面的应用。乳腺专用伽马相机（BSGI）是近年来发展起来的一种专用于乳腺癌，特别是致密型乳腺癌诊断的一种核医学设备，其灵敏度及特异性均高于现在广泛使用的乳腺钼靶设备。目前在国内装机已达到十多台。2015年10月在杭州举行的第一届国际乳腺癌分子影像大会上，国内乳腺外科、核医学相关专家制定了国内第一部《乳腺专用伽马相机专家共识》，从 BSGI 的设备特点、应用原理、适应证和禁忌证、结果解释等方面进行了较为详尽的阐释。核医学乳腺专用显像仪包括乳腺专用伽马射线显像和正电子发射乳腺显像仪（PEM），可以诊断直径仅为3 mm 的微小病灶，两者分辨率高，不受乳腺组织密度、假体植入、瘢痕形成等因素的影响，在乳腺癌早期诊断、治疗方案选择和疗效评价等方面优势明显。另外 BSGI 与 PEM 均配有穿刺活组织检查系统，可在三维定位系统下穿刺活组织检查高代谢的肿瘤组织，降低假阴性率。BSGI 适应证包括：①近期确诊的乳腺癌患者，可用于了解其病灶的范围和数量（包括对侧）及评估新辅助化疗的疗效；②乳腺癌的高危人群，如怀疑术后复发，钼靶检查不能排除病灶存在者；③具有明显乳房异常症状而超声和钼靶诊断结果不能解释临床症状者，或乳头溢液而乳房导管造影术失败者，以及多发病灶

者；④进行乳腺影像学检查有困难者（如致密型乳腺、有假体植入者）；⑤具有 MRI 检查的适应证，但又无法实施者（如患者体内置入起搏器、有乳腺假体或乳腺太大超出线圈范围等）；⑥待评价术前新辅助化疗疗效。BSGI 是使用小视野高分辨率的伽马相机检测放射性药物释放 γ 射线的功能成像新技术，具有小视野、高分辨率的特点，且探头更加小巧、灵活，可以在任何角度紧贴乳房，可有效避免或者减少来自毗邻器官的散射干扰，从而提高乳腺癌诊断的灵敏度及准确性。使用传统的亲脂性阳离子化合物 $^{99}Tc^m$-MIBI 作为显像剂。复旦大学附属中山医院谭辉等[73]回顾性分析了 74 例因乳腺肿块或乳头溢液接受手术治疗患者的资料。结果显示 BSGI 和 SPECT/CT 显像对乳腺癌诊断的灵敏度、特异性、准确性分别为 91.8%、80.0%、87.8% 和 77.6%、80.0%、78.4%，且诊断效能差异有统计学意义。BSGI 对于癌灶最大径为 3~15 mm 和 >15 mm 诊断的灵敏度分别为 80.0% 和 97.1%，相应的 SPECT/CT 显像灵敏度为 60.0% 和 85.3%；BSGI 和 SPECT/CT 显像诊断腋窝淋巴结转移的灵敏度分别为 18.8% 和 37.5%，相对于 SPECT/CT 显像，BSGI 提高了乳腺癌诊断的灵敏度，但其诊断腋窝淋巴结转移的灵敏度较低，BSGI 不受乳腺组织密度、假体植入及瘢痕形成等因素的影响，可以作为钼靶成像和超声等检查的有效补充手段。谭辉等[74]回顾性分析了 95 例乳腺肿块患者的临床、影像学及病理资料。结果显示 BSGI 诊断乳腺癌的灵敏度（95.2%）和准确性（88.4%）高于相应的钼靶、超声检查。且 BSGI 检出了 7 例钼靶成像漏诊的乳腺组织呈致密型的乳腺癌。浙江大学陈岩等[75]分析了 455 个乳腺病灶，结果显示了 BSGI 诊断乳腺癌的灵敏度（91.56%）和准确性（85.93%）高于相应的超声、钼靶以及 MRI 检查，且 BSGI 的 ROC 曲线下面积为 0.855，显著高于后三者。此外，在 225 个乳腺癌病灶中，BSGI 对导管内癌诊断的灵敏度仅 75%；在分析 176 个术后病理明确肿瘤大小的乳腺癌病灶中，对于肿瘤直径 ≤1 cm 时，BSGI 诊断的灵敏度仅 66.67%，而相应超声的灵敏度可达 90%。国内文献均显示，BSGI 诊断腋窝淋巴结转移的灵敏度较低，浙江大学附属第二医院 Yu 等[76]研究结果显示，BSGI 诊断腋窝淋巴结转移的灵敏度和特异性分别为 32% 和 95.19%。复旦大学附属中山医院 Tan 等[77]探讨了 BSGI 延迟显像对乳腺癌诊断的价值，结果显示早期相乳腺癌组的半定量分析指标（病灶处放射性计数/邻近正常组织放射性计数即 L/N 值）为 3.18±1.57，明显高于良性组 1.53±0.59；延迟相乳腺癌组的 L/N 值为 2.91±1.91，明显高于良性组 1.46±0.54。取 2.06 作为早期相 L/N 值的界值，其诊断乳腺癌的灵敏度和特异性分别为 81.5% 和 92.1%；而延迟相 L/N 值的界值为 1.77，其灵敏度和特异性分别为 79.5% 和 89.5%。结论是 BSGI 延迟相对于乳腺癌诊断的增益价值较少。针对 BSGI 图像目测分析法易受图像分析者主观因素的影响，复旦大学附属中山医院谭辉等[78]建立了 BSGI 图像半定量分析标准，结果显示采用目测法，BSGI 诊断乳腺癌的灵敏度和特异性分别为 94.4% 和 73.5%。取 L/N 值为 1.92 作为界值，其 ROC 曲线下面积为 0.870 最大；恶性组 L/N 值为 3.29±1.30，明显高于良性组 2.02±0.65，目测与半定量法结合诊断乳腺癌的灵敏度和特异性分别为 91.7% 和 88.2%，目测与半定量法结合分析 BSGI 图像，有助于提高乳腺癌诊断的特异性。在乳腺癌方面，浙江大学医学院附属第二医院 Liu 等[79]综述 PET 和 SPECT 对乳腺癌亚型诊断价值；上海交通大学医学院附属仁济医院 Guo 等[80]对 $^{99}Tc^m$sestamibi 显像预测乳腺癌新辅助化疗效果进行了系统性回顾和 meta 分析；吉林大学中日友好医院 Ji 等[81]应用 $^{99}Tc^m$ 标记 RGD 进行了显像研究及其在乳腺癌 II 及 III 期新辅助化疗中判断疗效；华中科技大学同济医学院附属协和医院 Xia 等[82]用 $^{99}Tc^m$ 标记的雌激素作为探针进行了临床前研究；中山大学肿瘤防治中心 Feng 等[83]对乳腺癌 SPECT 与近红外显像进行对比研究；苏州大学附属第二医院 Yang 等[84]用 ^{131}I 标记 herceptin 对荷 BT-474 裸鼠进行体内分布和显像的研究等。

5. 肝肿瘤　复旦大学附属中山医院 Li 等[85]应用 SP94 Peptide 作为特异性探针进行了肝细胞癌的显像和治疗观察的研究；空军军医大学（原第四军医大学）西京医院 Ma 等[86]应用 ^{99}Tc^{m} 标记 NGR 进行荷 HepG2 裸鼠生物学分布和显像的研究；中国医科大学附属第一医院 Gao 等[87]用 ^{131}I 标记 hypericin；华中科技大学同济医学院附属同济医院 Chen 等[88]用 ^{131}I 标记 hVEGF siRNA；南京医科大学 Huang 等[89]用 ^{131}I 标记抗 VEGFR2 进行了基础实验研究。

6. 其他肿瘤　广州医科大学附属肿瘤医院李伟等[90]进行了鼻咽癌颅底骨侵犯 CT 漏诊 MR 和 SPECT/CT 诊断价值比较；开封市肿瘤医院康国庆等[91]进行了鼻咽癌颅底骨侵犯 SPECT 与 CT 检测的对比研究；复旦大学附属肿瘤医院刘畅等[92]报道了本底选择对 ^{99}Tc^{m}-MIBI 显像预测鼻咽癌多重耐药的影响。其他类肿瘤 SPECT 和 SPECT/CT 应用论著较少，不再赘述。

从中国大陆发表的英文文献来看，所应用的放射性核素显像剂（或示踪剂）种类多于中文期刊。根据核医学的发展特点，制备和应用放射性核素显像剂（或示踪剂）的种类多少和技术水平在一定程度上体现了核医学的发展水平，从而提示国内较多核医学学者将水平相对较高的论著发表在英文期刊上，而非首选国内期刊，与国内一些导向因素有较大关系。

七、今后发展的方向

1. 核医学分子影像深入临床各学科，开展 MDT，使核医学检查结果指导临床精准诊疗。MDT 是治疗肿瘤的最佳途径，由来自肿瘤外科、肿瘤内科、放疗科、影像科、核医学科、病理科、内镜中心等科室专家组成工作组，针对某一疾病，通过定期会议形式，提出适合患者的最佳个体化治疗方案，继而由相关学科单独或多学科联合执行该治疗方案，相信今后核医学将在肿瘤的临床分期、疗效评价、治疗后再分期、分子分型、肿瘤异质性、生物学预后等方面提供重要的信息，有助于肿瘤的精准治疗。

2. 目前文献多是回顾性、单中心，病例数量偏少。今后建议积极开展多中心临床研究，积累大样本资料，为临床肿瘤诊治规范和应用指南的修订提供中国人的数据。

3. 新型分子探针特别是诊疗一体化的临床研究。目前我国 PET/CT 肿瘤显像最常用的显像剂是 ^{18}F-FDG（占 95% 以上），仅能反映肿瘤的葡萄糖代谢，其他正电子显像剂依赖于回旋加速器及化学合成模块，不能作为放射性药物供应无回旋加速器的医院使用。另外 ^{68}Ga、^{177}Lu、^{64}Cu、^{89}Zr 等新型正电子药物的临床转化国内仅有少数几家医院比较成功；建议进行专题研究，促进相关工作的开展。

4. 重视人工智能（artificial intelligence）时代分子影像学的发展，医学影像的定量化、标准化和个性化前景非常好。深度学习方法（deep learning）已在医学影像领域获得初步应用，人工智能将为影像医师提供强大的工具，提高工作效率，满足日益增长的诊断成像需求，积极推动影像学朝着数据驱动的研究型学科转变。最重要的是人工智能的方法可能会得到更精确的治疗结果和更有意义的预后风险评分，将影像学诊断更好地整合到以结果为导向的临床决策之中。

5. 尽快使常见肿瘤的 PET/CT 检查进入医保报销范围。在包括美国、英国、澳大利亚、日本等多个国家和中国香港地区，PET/CT 用于多种肿瘤的临床分期及疗效监测的检查费用均已全部纳入医疗保险报销范围。在中国内地，如能将肿瘤患者部分检查费用纳入医保报销的范围，可达到减轻患者负担，获得准确的分期和疗效评价的信息，避免患者不必要的手术，选择有效的化疗、放疗方案，总体上节约医疗费用，降低整体医疗成本，在卫生资源合理配置方面也能起到积极作用，减轻政府的负担。

（赵　军　杨国仁　樊　卫）

参 考 文 献

[1] 王维琼. 2016年中国恶性肿瘤发病和死亡分析. 临床医药文献电子杂志, 2017, 4（19）: 3604-3604.

[2] 徐白萱, 富丽萍, 关志伟, 等. PET/MR与PET/CT的对比研究. 中华核医学与分子影像杂志, 2014, 34（6）: 423-427.

[3] 辛军, 孙洪赞, 王鹏远, 等. 同机PET/MR显像临床应用价值初探. 中华核医学与分子影像杂志, 2014, 34（6）: 428-432.

[4] 霍力, 党永红, 崔瑞雪, 等. ^{11}C-乙酸盐PET双时相显像鉴别诊断肝原发肿瘤. 中华核医学与分子影像杂志, 2014, 34（2）: 96-99.

[5] 于雷, 王莹莹, 胡祥华, 等. ^{11}C-MET PET/CT在高级别脑胶质瘤适形放疗方案制定中的价值. 中华核医学与分子影像杂志, 2015, 35（2）: 102-107.

[6] 赵晓斌, 幸兵, 肖建齐, 等. ^{68}Ga-DOTATATE PET/CT在垂体腺瘤中的应用价值. 中华核医学与分子影像杂志, 2014, 34（6）: 457-460.

[7] Luo YP, Pan QQ, Yao SB, et al. Glucagon-Like reptide-1 receptor PET/CT with ^{68}Ga-NOTA-Exendin-4 for detecting localized insulinoma: A prospective cohort study. J Nucl Med, 2016, 57(5):715-720.

[8] 于江媛, 李洁, 李囡, 等. 胃肠胰神经内分泌肿瘤患者 ^{99m}Tc-HYNIC-TOC SPECT与 ^{68}Ga-DOTA-TATE PET/CT显像的对比研究. 中华核医学与分子影像杂志, 2015, 35（4）: 289-292.

[9] Zheng K, Liang NX, Zhang JJ, et al. ^{68}Ga-NOTA-PRGD2 PET/CT for integrin imaging in patients with lung cancer. J Nucl Med, 2015, 56(12):1823-1827.

[10] Zhang JJ, Lang LX, Zhu ZH, et al. Clinical Translation of an Albumin-Binding PET Radiotracer ^{68}Ga-NEB. J Nucl Med, 2015, 56(10):1609-1614.

[11] 张雪珍, 史新冲, 何巧, 等. 以谷氨酰胺合成酶为靶点的 ^{13}N-NH$_3$ PET/CT显像在前列腺癌诊断中的应用研究. 中华核医学与分子影像杂志, 2016, 36（1）: 25-29.

[12] 何巧, 史新冲, 张林启, 等. ^{13}N-NH$_3$与 ^{18}F-FDG PET/CT在脑胶质瘤分级评估中的对比研究. 中华核医学与分子影像杂志, 2015, 35（5）: 374-378.

[13] 刘亚超, 许勇, 刘爱军, 等. ^{11}C-胆碱PET/MR SUV$_{max}$/ADCmin比值诊断前列腺癌的价值. 中华核医学与分子影像杂志, 2016, 36（1）: 30-33.

[14] 中华医学会核医学分会. SPECT（/CT）和PET/CT临床质量控制与质量保证的基本要求（2014版）. 中华核医学与分子影像杂志, 2014, 34（6）: 443-448.

[15] 黄钢. 核医学与分子影像临床技术操作规范. 北京：人民卫生出版社，2014.

[16] 黄钢. 核医学与分子影像临床应用指南. 北京：人民卫生出版社，2016.

[17] 中华医学会核医学分会分子影像介导精确诊断工作委员会. PET/CT引导下微创经皮生物靶区活组织检查术专家共识. 中华核医学与分子影像杂志，2016，36（6）：542-545.

[18] 中华医学会核医学分会PET与分子影像学组. 淋巴瘤^{18}F-FDG PET/CT显像临床应用指南（2016版）. 中华核医学与分子影像杂志，2016，36（5）：458-460.

[19] 陈跃，赵军，吴湖炳，等. ^{18}F-Na F-PET/CT骨显像操作指南. 中华核医学与分子影像杂志，2016，36（1）：76-78.

[20] 支修益，石远凯，于金明. 中国原发性肺癌诊疗规范（2015年版）. 中华肿瘤杂志，2015，37（1）：67-78.

[21] 石远凯，孙燕，刘彤华. 中国恶性淋巴瘤诊疗规范（2015年版）. 中华肿瘤杂志，2015，37（2）：148-158.

[22] 国家卫生计生委医政医管局，中华医学会肿瘤学分会. 中国结直肠癌诊疗规范（2015版）. 中华胃肠外科杂志，2015，18（10）：961-973.

[23] 中华人民共和国卫生和计划生育委员会医政医管局. 原发性肝癌诊疗规范（2017年版）. 中华消化外科杂志，2017，16（7）：635-647.

[24] 刘文涓，王全师，吴湖炳，等. 以^{18}F-FDG PET/CT和临床信息为基础的孤立性肺结节诊断模型. 中华核医学与分子影像杂志，2016，36（3）：211-215.

[25] Gao S, Wu HH, Li WW, et al. A pilot study imaging integrin αvβ3 with RGD PET/CT in suspected lung cancer patients. Eur J Nucl Med Mol Imaging, 2015, 42(13):2029-2037.

[26] Kang F, Wang SJ, Tian F, et al. Comparing the diagnostic potential of ^{68}Ga-Alfatide II and ^{18}F-FDG in differentiating between non–small cell lung cancer and tuberculosis. J Nucl Med, 2016, 57(5):672-677.

[27] Luan XH, Huang Y, Gao S, et al. ^{18}F-alfatide PET/CT may predict short-term outcome of concurrent chemoradiotherapy in patients with advanced non-small cell lung cancer. Eur J Nucl Med Mol Imaging, 2016, 43(13):2336-2342.

[28] 王更记，杨文锋，付政，等. 非小细胞肺癌^{18}F-FLT PET/CT显像与肿瘤微血管密度的相关性. 中华核医学与分子影像杂志，2015，35（1）：1-4.

[29] Zhou X, Chen R, Xie W, et al. Relationship between ^{18}F-FDG accumulation and lactate dehydrogenase: A expression in lung adenocarcinomas. J Nucl Med, 2014, 55(11):1766-1771.

[30] Zhang X, Fan W, Hu YY, et al. Qualitative visual trichotomous assessment improves the value of fluorine-18 fluorodeoxyglucose positron emission tomography/computed tomography in predicting the prognosis of diffuse large B-cell lymphoma. Chinese Journal of Cancer, 2015, 34(6):21-28.

[31] Zhang X, Fan W, Xia ZJ, et al. Use of subsequent PET/CT in diffuse large B-cell lymphoma patients in complete remission following primary therapy. Chinese Journal of Cancer, 2015, 34(2):70-78.

[32] Hu YY, Fan W, Zhang X, et al. Cervical lymph node hyperplasia on [(18)F]-fluorodeoxyglucose positron emission tomography/computed tomography scan after treatment of children and adolescents with malignant lymphoma. Eur J Radiol, 2015, 84(7):1378-1382.

［33］Jiang C, Su MG, Kosik RO, et al. The deauville 5-Point scale improves the prognostic value of interim ^{18}F-FDG PET/CT in extranodal natural killer/T-Cell Lymphoma. Clin Nucl Med, 2015, 40(10):767-773.

［34］Zhou HJ, Shen GH, Zhang WJ, et al. ^{18}F-FDG PET/CT for the diagnosis of residual or recurrent nasopharyngeal carcinoma after radiotherapy: A Meta analysis. J Nucl Med, 2016, 57(3):342-347.

［35］乐亚丽，陈雨，陈跃，等. ^{18}F-NaF PET/CT 与 MRI 在鼻咽癌颅底骨质受侵中的对比研究. 中华核医学与分子影像杂志，2016，36（1）：34-38.

［36］尤徐阳，吴娜静，杨波，等. 鼻咽癌 ^{18}F- 氟硝基咪唑 PET 显像原发灶乏氧区域的识别及显像时间选择. 中华核医学与分子影像杂志，2016，36（3）：216-221.

［37］Chen YZ, Li WF, Wang JY, et al.Evaluation of time-phase effect on ^{18}F-FDG PET/CT delineation methods for treatment planning of nasopharyngeal carcinoma. Clin Nucl Med, 2016, 41(5):354-361.

［38］Zhang JJ, Li DL, Lang LX, et al. ^{68}Ga-NOTA-Aca-BBN(7–14) PET/CT in healthy volunteers and glioma patients. J Nucl Med, 2016, 57(1):9-14.

［39］Zhang H, Liu N, Gao S, et al. Can an ^{18}F-ALF-NOTA-PRGD2 PET/CT scan predict treatment sensitivity to concurrent chemoradiotherapy in patients with newly diagnosed glioblastoma? J Nucl Med, 2016, 57(4):524-529.

［40］刘红红，兰晓莉，Anand Gungadin，等. ^{18}F-FDG PET/CT 对原发灶不明颈部淋巴结转移癌的诊断及预后价值. 中华核医学与分子影像杂志，2016，36（1）：48-53.

［41］Chen RH,Zhou X, Liu JJ, et al.Relationship Between ^{18}F-FDG PET/CT Findings and HER2 Expression in Gastric Cancer, J Nucl Med, 2016, 57(7):1040-1044.

［42］陈丹丹，吴湖炳，王全师，等. ^{18}F-FDG PET/CT 显像在子宫内膜癌术后复发及转移中的价值. 中华核医学与分子影像杂志，2016，36（1）：39-43.

［43］范岩，张建华，付占立，等. ^{18}F-FDG PET/CT 在肌无力患者中的临床应用价值. 中华核医学与分子影像杂志，2015，35（4）：276-279.

［44］Huang W, Fan M, Liu B, et al. Value of metabolic tumor volume on repeated ^{18}F-FDG PET/CT for early prediction of survival in locally advanced non–small cell lung cancer treated with concurrent chemoradiotherapy. J Nucl Med, 2014,55(10):1584-1590.

［45］李晓萌，吴宁，梁颖，等. ^{18}F-FDG PET/CT 与食管癌治疗前分期的相关性研究. 中华核医学与分子影像杂志，2015，35（2）：88-91.

［46］梁颖，吴宁，方艳，等. ^{18}F-FDG PET/CT 显像 SUV_{max}、MTV 和 TLG 判断弥漫性大 B 细胞淋巴瘤的预后价值. 中华核医学与分子影像杂志，2015，35（2）：97-101.

［47］刘莉，张建，贾国荣，等. 自身免疫性胰腺炎 36 例 ^{18}F-FDG PET/CT 显像特征分析. 中华核医学与分子影像杂志，2016，36（3）：222-228.

［48］Pan QQ, Li J, Li F, et al. Characterizing POEMS syndrome with ^{18}F-FDG PET/CT.J Nucl Med, 2015, 56(9):1334-1337.

［49］祝安惠，王荣福. ^{99m}Tc-MDP 全身骨显像联合 MR 成像对骨转移瘤诊断的临床应用. 肿瘤学杂志，2014，20（11）：881-888.

［50］刘洋，贺贵福，赵义，等. SPECT/CT 联合 CEA、Cyfra-211、NSE 诊断肺癌骨转移的价值. 中国老年学杂志，2015，34（24）：7081-7083.

[51] 方圣伟，韩苏阳. ^{18}F-FDG 符合线路 SPECT/CT 显像及 ^{99m}Tc-MDP 骨显像对肺癌骨转移瘤诊断价值的对比研究. 中国临床医学影像杂志，2016，27（9）：649-653.

[52] 董占飞，夏欢，赵艳萍，等. SPECT/CT 融合显像在肺癌患者肋骨病灶良、恶性鉴别诊断中的应用. 新疆医学，2016，46（12）：1494-1496.

[53] 贾茜，薛建军，高蕊. ^{99m}Tc-MIBI SPECT/CT 显像的不同本底对孤立性肺结节诊断效能的影响. 西安交通大学学报：医学版，2016，37（4）：582-585.

[54] 张立广，王爱辉，张志民. ^{99m}锝－甲氧基异丁基异腈单光子发射型计算机断层显像和计算机断层扫描对肺癌纵隔淋巴结定性诊断的比较. 中国医药导报，2014，11（33）：94-98.

[55] 张立广，岳文慧，张圣林. ^{99m}Tc-MIBI SPECT/CT 同机融合显像预测肺癌化疗疗效的临床研究. 西南国防医药，2014，24（10）：1057-1059.

[56] 邓智勇，李高峰，向旭东，等. 吸氧后 ^{99m}Tc-MIBI SPECT 显像对肺部肿瘤的鉴别诊断价值. 昆明医科大学学报，2015，36（2）：50-53.

[57] 刘海燕，李思进. ^{99m}TcN-NOET 双时相单光子发射计算机断层成像术鉴别诊断肺部良恶性肿瘤. 中华肿瘤杂志，2014，36（1）：48-52.

[58] 张高潮，马丽，寇莹. ^{99m}Tc-tetrofosmin SPECT 诊断肺部肿瘤的临床价值. 国际放射医学核医学杂志，2015，39（4）：303-307.

[59] 明慧，高景美，房蕾，等. ^{131}I-RGD-BSA-PCL 用于非小细胞肺癌荷瘤裸鼠 SPECT/CT 显像及抑瘤作用. 中华放射医学与防护杂志，2016，36（9）：641-647.

[60] 靳晓娜，梁乃新，王孟昭，等. 整合素受体显像 ^{99m}Tc-3PRGD2 SPECT/CT 用于非小细胞肺癌诊断及淋巴结分期的价值. 协和医学杂志，2016，7（5）：327-333.

[61] 丁晨旻，李楠，毛夕保，等. SPECT/CT 显像中肺腺癌摄取 ^{99m}Tc-3PRGD2 的影响因素. 江苏医药，2016，42（12）：1372-1375.

[62] 汪峰，梁智欣，廖永华，等. SPECT 图像对裸鼠肺肿瘤临床靶区确定的实验研究. 中华肿瘤防治杂志，2015，22（10）：747-751.

[63] 张立广，张力，连相尧. ^{99m}Tc-MIBI SPECT/CT 同机融合亲肿瘤显像辅助勾画肺癌放疗靶区及预测放疗疗效的临床价值研究. 实用心脑肺血管病杂志，2014，22（12）：27-30.

[64] 中华医学会核医学分会. ^{131}I 治疗分化型甲状腺癌指南（2014 版）. 中华核医学与分子影像杂志，2014，34（4）：264-278.

[65] 欧阳向柳，郑立春，刘晓玲. 超声剪切波弹性成像与核素 SPECT 显像对甲状腺癌诊断的对比研究. 河北医科大学学报，2014，35（12）：1407-1410.

[66] 雷又鸣，朱高红，袁放. ^{99m}Tc-DOTA-hTERT ASON 甲状腺未分化癌小鼠模型 SPECT 显像分析. 中国生化药物杂志，2014，（5）：167-170.

[67] 刘海燕，李雁杰，王进，等. ^{99m}TcN-NOET SPECT 亲肿瘤显像鉴别诊断甲状腺结节良恶性. 山西医科大学学报，2014，45（5）：377-381.

[68] 董占飞，赵志伟，赵艳萍，等. ^{99m}TcN-NOET 显像 SPECT/CT 检查在分化型甲状腺癌术后颈部淋巴结转移判断中的应用. 山东医药，2016，56（7）：80-81.

[69] 李囡, 苏华, 赵起超, 等. ^{99m}Tc-利妥昔单克隆抗体原发乳腺癌前哨淋巴结平面显像与SPECT/CT断层显像的对比. 中华核医学与分子影像杂志, 2016, 36（6）: 495-499.

[70] Li N, Wang XJ, Lin BH, et al. Clinical evaluation of ^{99m}Tc-rituximab for sentinel lymph node mapping in breast cancer patients. J Nucl Med, 2016, 57（8）: 1214-1220.

[71] 夏晓天, 兰晓莉, 覃春霞, 等. 雌激素受体显像剂^{99m}Tc-GAP-EDL的制备及荷乳腺癌裸鼠显像研究. 中华核医学与分子影像杂志, 2016, 36（3）: 255-260.

[72] 中华医学会核医学分会. 乳腺核医学检查共识. 中华放射学杂志, 2014, 48（9）: 726-729.

[73] 谭辉, 张宏伟, 顾宇参, 等. SPECT/CT和乳腺专用伽马显像对乳腺癌诊断价值的对比研究. 复旦学报, 2015, 42（6）: 716-721.

[74] 谭辉, 张宏伟, 傅毅鹏, 等. 不同检查方法对乳腺癌的诊断价值比较. 中华生物医学工程杂志, 2015, 21（6）: 523-527.

[75] 陈岩. 乳腺专用伽马显像在乳腺癌诊断中应用价值的初步探讨. 杭州: 浙江大学, 2016.

[76] Yu X, Hu G, Zhang Z, et al. Retrospective and comparative analysis of ^{99m}Tc-Sestamibi breast specific gamma imaging versus mammography, ultrasound, and magnetic resonance imaging for the detection of breast cancer in Chinese women. BMC Cancer, 2016, 16(1):450-499.

[77] Tan H, Jiang L, Gu Y, et al. Visual and semi-quantitative analyses of dual-phase breast specific gamma imaging with Tc-99m-sestamibi in detecting primary breast cancer. Ann Nucl Med, 2014, 28(1):17-24.

[78] 谭辉, 张宏伟, 傅毅鹏, 等. 乳腺专用伽玛显像不同图像分析方法对乳腺癌的诊断价值. 中华核医学与分子影像杂志, 2015, 35（3）: 186-189.

[79] Liu H, Chen Y, Wu S, et al. Molecular imaging using PET and SPECT for identification of breast cancer subtypes. Nucl Med Commun, 2016, 37(11):1116-1124.

[80] Guo C, Zhang C, Liu J, et al. Is Tc-99m sestamibi scintimammography useful in the prediction of neoadjuvant chemotherapy responses in breast cancer? A systematic review and meta-analysis. Nucl Med Commun, 2016, 37(7):675-688.

[81] Ji B, Chen B, Wang T, et al. ^{99m}Tc-3PRGD2 SPECT to monitor early response to neoadjuvant chemotherapy in stage Ⅱ and Ⅲ breast cancer. Eur J Nucl Med Mol Imaging, 2015, 42(9):1362-1370.

[82] Xia X, Feng H, Li C, et al. ^{99m}Tc-labeled estradiol as an estrogen receptor probe: Preparation and preclinical evaluation. Nucl Med Biol, 2016, 43(1):89-96.

[83] Feng GK, Liu RB, Zhang MQ, et al. SPECT and near-infrared fluorescence imaging of breast cancer with a neuropilin-1-targeting peptide. J Control Release. 2014, 192(28):236-242.

[84] Yang ZX, Cao H, Xing CG, et al. Visualization and body distribution of [^{131}I]-herceptin in nude mice with BT-474 breast carcinoma. Genet Mol Res, 2014, 13(3):6804-6812.

[85] Li YL, Hu Y, Xiao J, et al. Investigation of SP94 peptide as a specific probe for hepatocellular carcinoma imaging and therapy. Sci Rep, 2016, 6:33511.

[86] Ma W, Wang Z, Yang W, et al. Biodistribution and SPECT imaging study of (99m)Tc labeling NGR peptide in nude mice bearing human HepG2 hepatoma. Biomed Res Int, 2014, (1):618096.

[87] Gao L, Zhang J, Ma T, et al. Improved therapeutic outcomes of thermal ablation on rat orthotopic liver allograft sarcoma models by radioiodinated hypericin induced necrosis targeted radiotherapy. Oncotarget, 2016, 7(32):51450-51461.

[88] Chen J, Zhu S, Tong L, et al. Superparamagnetic iron oxide nanoparticles mediated (131)I-hVEGF siRNA inhibits hepatocellular carcinoma tumor growth in nude mice. BMC Cancer, 2014, 14:114-121.

[89] Huang JF, Tang Q, Wang CJ, et al. Molecularly targeted therapy of human hepatocellular carcinoma xenografts with radio-iodinated anti-VEGFR2 murine-human chimeric fab. Sci Rep, 2015, 5:10660-10668.

[90] 李伟, 张汝森, 张林启, 等. 鼻咽癌颅底骨侵犯CT漏诊MR和SPECT/CT诊断价值比较. 中华肿瘤防治杂志, 2016, 23（7）: 446-451.

[91] 康国庆, 侯磊, 吴晓辉. 鼻咽癌颅底骨侵犯SPECT与CT检测对比研究. 包头医学院学报, 2016, 32（5）: 104-105.

[92] 刘畅, 程竞仪, 蒋津津, 等. 本底选择对 ^{99m}Tc-MIBI 显像预测鼻咽癌多重耐药的影响. 肿瘤影像学, 2016, 25（2）: 150-155.

第二节 心血管核医学进展

心血管核医病学主要技术手段包括核素心肌灌注显像和核素心肌代谢显像等，核素心肌显像广泛应用于冠心病（coronary artery disease，CAD）的诊断、危险分层和治疗决策。核素心肌灌注显像是诊断心肌缺血的重要无创手段，而核素心肌代谢显像（^{18}F-FDG）被誉为评价存活心肌（冬眠心肌）的"金标准"。近年来，国内临床诊疗中对于核素心肌显像的作用愈加重视，2016年中华医学会心血管病学分会介入心脏病学组发布的《中国经皮冠状动脉介入治疗指南》[1]强调，在稳定性冠心病患者中，大面积缺损（缺血面积>左心室10%）是行血运重建术的Ⅰ类推荐及B类证据水平，凸显了核素心肌灌注显像在稳定性冠心病患者治疗决策中的重要价值。2014—2016年国内心血管核医学在临床应用、放射性药物、负荷试验药物及核医学仪器设备方面均取得了长足发展。

一、SPECT/CT心血管核医学临床应用进展

1. 新技术、新方法　诊断级CT与SPECT整合到一体的SPECT/CT系统将功能和解剖图像完美结合，赋予了核医学影像新技术的新特质，精确的解剖定位一直是具有功能特异性SPECT追求的目标。"功能相关性冠状动脉病变（functionally relevant coronary artery lesion，FRCAL）"和"功能性血运重建"的概念使心脏形态学和功能信息结合越来越受到重视，促进了融合显像的发展。Dong等[2]对238例已知或可疑CAD患者行SPECT/CTA（基于CT的无创冠状动脉成像）融合显像，78例患者在1个月内行冠状动脉造影（coronary angiography，CAG）检查。利用SPECT/CTA融合显像检测FRCAL，并以CAG作为参考标准。临床医师根据融合显像结果，决定进一步治疗方案（血管重建或药物保守治疗）。SPECT/CTA检测冠状动脉血流异常（如何判断）的灵敏度、特异性、准确性、阳性预测值和阴性预测值分别为94.3%、72.0%、87.2%、87.7%和85.7%，SPECT/CAG检测冠状动脉血流异常的敏

感性、特异性、准确性、阳性预测值和阴性预测值分别为 88.7%、92.4%、91.5%、80.9%、95.8%。研究结果提示 SPECT/CTA 融合成像能精准诊断 CAD，不仅可以准确检测出 "FRCAL"，还可作为冠状动脉血管重建术的 "守门人"。近年来，随着 SPECT/CT 设备的更新以及开发的新软件[3]，可以测 CAD 患者血流储备。Klein 等（第 5 位作者为中国作者 Li）[4] 在国内首先开展 SPECT 定量测定心肌血流储备新技术，对 CAD 进行早期诊断，利用 $^{99}Tc^m$-sestamibi（$^{99}Tc^m$-MIBI）动态 SPECT/CT 显像定量分析心肌血流量（myocardial blood flow，MBF）指标来测定心肌血流储备（负荷/静息 MBF 比率，MFR）。类似的，魏红星等[5] 自主开发了 SPECT 心肌灌注显像定量测定心肌血流储备，显示了其潜在的临床价值。CAD 高危人群的 MBF 和 MFR 值均低于低危人群，通过定量测定 MFR，可以早期探测常规 SPECT 心肌灌注显像易漏诊的均衡性 3 支血管病变、心内膜下缺血及微循环病变，提高诊断 CAD 的准确性。

Chang 等[6] 通过新的 Motion-Frozen（或 morphing）方法行心肌灌注显像，与 CTA 结合，可以一站式获取解剖学和功能学的信息，早期诊断无症状心肌缺血，准确鉴别责任血管，显著提高对诊断 CAD 的敏感性、特异性和精确性，避免不必要的介入治疗。Du 等[7] 采用静息状态下心肌对 $^{99}Tc^m$-MIBI 整体洗脱率这一指标，可对冠状动脉造影提示的 3 支血管病变严重程度进行分级，区分冠状动脉均衡性 3 支血管病变和心肌灌注正常的 CAD 患者。

2. 临床应用新进展　随着 SPECT/CT 新技术和新方法的应用，其在临床领域的应用也有广泛的拓展。王建锋等[8] 回顾性分析行 MPI 联合冠状动脉钙化积分（CACS）一站式检查及 CAG 的 188 例可疑 CAD 患者，以 CAG 结果作为诊断 "金标准"，分析 MPI、CACS 及两者联合对 CAD 的诊断效能。该研究组发现 MPI 诊断 CAD 的灵敏度、特异性、准确度、阳性预测值、阴性预测值分别为 65.8%、75.7%、71.8%、63.1%、77.7%。根据受试者操作特征曲线，CACS 诊断 CAD 的最佳界值为 96.45 分，以 CACS≥96.45 分作为诊断 CAD 的标准，其诊断 CAD 的灵敏度、特异性、准确度、阳性预测值、阴性预测值分别为 60.3%、93.9%、80.8%、86.3%、78.8%。而 MPI 联合 CACS 诊断 CAD 的灵敏度高于 MPI（80.8% 与 65.8% 比较，$P<0.05$），特异性（71.3% 与 75.7% 比较）和准确度（75.0% 与 71.8% 比较）差异均无统计学意义（$P>0.05$）；MPI 联合 CACS 诊断 CAD 的灵敏度高于 CACS（80.8% 与 60.3% 比较，$P<0.05$），特异性低于 CACS（71.3% 与 93.9% 比较，$P<0.05$），诊断准确度（75.0% 与 80.8% 比较）差异无统计学意义（$P>0.05$）。研究结果提示 MPI 联合 CACS 一站式检查可减少单用 MPI 或 CACS 对 CAD 的漏诊，提高 CAD 的诊断灵敏度。为了评价心肌灌注显像和 CAG 对 CAD 患者治疗决策的临床价值，Li 等[9] 对 170 例 CAD 患者，比较经完全/不完全纠正心肌缺血或完全/不完全血管重建术对 CAD 患者长期预后的影响。该研究入组了经 CAG 确认冠状动脉狭窄（≥70%），MPI 探测到有心肌缺血并在 MPI 后 3 个月内行经皮冠状动脉腔内成形（PCI）术的患者，平均随访时间为（47±21）个月。与不完全纠正心肌缺血的患者相比，完全纠正心肌缺血的患者预后更好，生存率高（88% 与 73% 比较，$P<0.05$），无心脏事件生存率高（83% 与 64% 比较，$P<0.05$）。然而，以冠状动脉造影提示的血管狭窄是否得到完全血管化为标准，无论是生存率还是无心脏事件的生存率，虽然接受完全血管化治疗的患者优于不完全血管化治疗的患者，但是二者之间的差异无统计学意义。多元 Cox 回归分析表明，心肌缺血程度（LV 的 %）和根据 MPI 标准判断不完全纠正心肌缺血是预测患者生存率的最强的独立危险因子（$P<0.005$），根据 MPI 标准不完

全纠正心肌缺血和根据 CAG 标准不完全再血管化二者交互作用是预测心脏事件唯一的独立危险因子（$P<0.05$）。因此，根据 MPI 标准判断患者不完全和完全纠正心肌缺血估测预后的临床价值，优于根据 CAG 标准是否完全纠正解剖学上血管狭窄的临床价值，体现了 MPI 对 CAD 患者估测预后的临床价值。既没有完全纠正心肌缺血，又没有达到完全血管化患者为高危患者，预后最差，而根据 MPI 和 CAG 均达到完全血管化的患者预后最好。

Zhang 等[10]报道采用 $^{99}Tc^m$-MIBI SPECT 门控心肌灌注显像能早期诊断杜兴（Duchenne）肌营养不良及贝克（Becker）营养不良相关的心肌病，可作为评估其病程、类固醇药物治疗效果及估测预后的影像学方法。Lin 等[11]采用 SPECT 心肌灌注显像对缺血性心肌病和扩张性心肌病伴左束支传导阻滞（LBBB）患者进行同步性分析，检测出机械激动最晚位置，发现机械收缩激动最晚的位置与心肌瘢痕组织的相关性要高于 QRS 持续时间与心肌瘢痕组织的相关性。SPECT MPI 可一站式评估左心室心肌活性及机械收缩，相位分析技术衡量左心室机械不同步具有很好的可重复性。

此外，放化疗对于心肌的损伤引起临床多越来越关注，食管癌患者接受放射治疗早期可出现心肌损伤，Zhang 等[12]前瞻性入组了 18 例局灶性进展期食管癌患者，与放疗前比较，SPECT 心肌灌注显像显示放疗期间这些患者不但出现室壁运动（1/20 节段）、室壁增厚率（2/20 节段）、舒张末期血流灌注（5/20 节段）、收缩末期血流灌注（8/20 节段）均明显降低（$P<0.05$），而且患者心率明显加快（74.63±7.79 次 / 分与 81.49±9.90 次 / 分比较，$P=0.036$）。其中 8 例患者第 2 次检查出现新的心肌灌注缺损区。在早期放射性导致心脏的室壁运动、室壁增厚率、舒张末期血流灌注和收缩末期血流灌注可能是极有价值的指标，对早期检测放射性诱发心脏病（RIHD）具有重要的临床价值。本研究同时分析了心脏毒性及剂量体积因子的相关性，发现接受高剂量辐射的心脏容积百分比是导致 RIHD 的重要因素。

二、PET/CT 心血管核医学临床应用进展

1. 新技术、新方法　近 2 年 PET/CT 在新技术、新方法方面应用有所进展，但是由于回旋加速器设备不足，以及开展新技术及新方法的复杂性，目前 PET/CT 用于 CAD 的临床应用主要仍然集中在评估心肌存活，而在其他方面的应用仍然处于临床研究阶段，尚未广泛应用于临床实践。缺血心肌葡萄糖代谢水平增加，在血流灌注恢复后仍可能持续这种状态，称为"缺血记忆"。^{18}F-FDG PET 是一种敏感的心肌缺血标志物，可以探测 CAD 患者由负荷诱导的心肌缺血，提示"缺血记忆"。Dou 等[13]对 34 例怀疑近期缺血的患者进行前瞻性研究，在最近一次心绞痛发作后（21±9）h（2～46 h）进行静息心肌 ^{18}F-FDG PET/CT 显像。患者还接受了静息或运动心肌灌注显像和冠状动脉造影检查。在 21 例最终诊断为近期心肌缺血的患者中，其中 18 例患者 ^{18}F-FDG PET/CT 摄取增高（灵敏度 85.7%），而在 13 例除外近期心肌缺血的患者中，只有 1 例患者 ^{18}F-FDG PET/CT 摄取异常（特异性 92.3%）。静息 ^{18}F-FDG PET/CT 显像的灵敏度高于静息心肌灌注显像（85.7% 与 52.4% 比较，$P=0.016$）。此外，6 例仅于运动时可诱发出缺血的不稳定型心绞痛患者，静息时 ^{18}F-FDG PET/CT 摄取异常，提示静息 ^{18}F-FDG PET/CT 显像是一项可以准确、敏感诊断近期心肌缺血的影像学技术。Li 等[14]以 CMR 测定值为金标准，前瞻性对比采用 QGS 和 4DM 心功能软件分析门控 ^{18}F-FDG PET 心力衰竭

患者测定心功能参数［包括左心室（LV）舒张末期容积（EDV）、收缩末期容积（ESV）、射血分数（EF）］。结果表明，门控 ^{18}F-FDG PET/CT 通过 QGS 和 4DM 心功能软件获得 EDV、ESV、EF 与 CMR 均有极佳的相关性，QGS（r=0.92、0.92 和 0.76），4DM（r=0.93、0.94 和 0.75）。然而，一致性检验发现明显的系统误差，QGS 软件明显低估了 EDV［(-27.9±37.0) ml］和 ESV［(-18.6±33.8) ml］。针对个体患者而言，这两种显像方法测定的具体值有差异，不能将两种软件获得的参数互换使用。

2. 临床应用新进展　^{18}F-FDG PET 在临床实践中的应用得到不断拓宽。Wei 等[15]在既往 PET 心肌代谢显像检测心肌存活的基础上，首先采用国产 PET 显像发现室壁瘤部位有存活心肌。采用新的显像设备继续在这一领域进行相关研究，发现采用心肌存活和心室重构两个参数，可以更好地对 CAD 患者进行危险分层，对临床治疗方案的制订和估测预后均有重要的指导意义。既有室壁瘤部位心肌存活又有明显心室重构的患者（PET 门控心肌代谢显像测定的 LVESV 指数≥60 ml/m^2 或者 ESV>140 ml）预后差，死亡率最高。尽管治疗心力衰竭的药物得到不断发展，室壁瘤患者有存活心肌并接受药物治疗预后仍较差，生存率明显低于手术治疗组，需早期接受血运重建术治疗，改善患者预后。两者均为阴性的患者长期预后良好，5 年生存率可以达 90% 以上[16]。

另外，慢性心力衰竭患者可导致大脑功能与结构受损，发生认知障碍，严重者会发展为痴呆，影响患者的生存质量和预后。心功能和脑葡萄糖代谢水平之间的关系尚不明确，也越来越得到大家的关注。而如何早期检测出该类患者，具有重要的临床价值。Gao 等[17]采用 ^{18}F-FDG PET 显像可评价孤立左心室心肌致密化不全（ILVNC）患者心肌灌注和葡萄糖代谢的异常情况，但 ILVNC 患者中致密化不全心肌和致密化心肌都存在灌注/代谢不匹配和匹配的影像表现，病理及临床价值还需要进一步的研究。在扩张型心肌病（DCM）中，Wang 等[18]通过 ^{18}F-FDG PET 显像评估右心室（RV）葡萄糖代谢，RV 葡萄糖摄取增加与 RV 功能受损相关，可能是预测扩张性患者全因死亡或心脏移植的独立危险因子。

综上所述，中国心血管核医学近 3 年已经取得了一定的成绩，但与其他发展中国家相比，还有一定的距离。近年来，随着 SPECT/CT 和 PET/CT 等新设备的引进，中国心血管核医学面临着巨大的机遇，同时在如何恰当地使用这些设备方面仍面临着挑战。还需要组织更多的前瞻性、随机对照的临床研究。未来还需要开展更多的国际合作。

三、国内心血管核医学放射性药物主要进展

放射性药物是核医学的"灵魂"[19]。近年来，用于心血管疾病的放射性诊断药物的研发成为世界范围内的研究热点。我国的核医学工作者也紧跟国际前沿，在新型心血管疾病的放射性诊断药物的研发上做出了突出贡献。

1. SPECT 心肌灌注显像剂　MPI 是无创诊断 CAD 的可靠方法。^{99}Tc^m-MIBI 是国内最常用的 SPECT 心肌灌注显像剂。它具有制备简单、价廉易得等优点。但 ^{99}Tc^m-MIBI 亦存在首次提取分数低，局部血流量>2.5 ml/(min·g)时心肌摄取和血流量的线性不佳，易低估血流量等不足[5]。随着 SPECT 设备步入定量时代[3, 20]，临床对于 SPECT 显像剂定量方面的要求随之提高，急需性能更佳的 SPECT MPI 显像剂。

Yang 等[21] 针对 $^{99}Tc^m$-MIBI 的上述缺点，以美国 FDA 首个批准的 SPECT MPI 显像剂 $^{99}Tc^m$-Teboroxime 为先导化合物，设计制备了 5 个新型 $^{99}Tc^m$ 标记的化合物用于 MPI。与 $^{99}Tc^m$-MIBI 相反，$^{99}Tc^m$-Teboroxime 具有很高的首次提取分数，心肌摄取与血流量的线性佳。但它在心肌中清除过快，注射 5 min 后心肌中的放射性不到首次摄取的 40%，因此无法用于临床显像。杨勇等对其进行结构修饰，报道的 $^{99}Tc^m$-Paboroxime 注射后 2 min 的大鼠心肌摄取为（3.05±1.10）%ID/g，与 $^{99}Tc^m$-Teboroxime[（3.30±0.50）%ID/g] 相当，但心肌滞留时间优于后者。$^{99}Tc^m$-Paboroxime 的最佳显像时间为注射后 5 min。同时，注射后 30 min 内，在 SD 大鼠和中华小型猪中，均能得到较好的 SPECT 心肌灌注图像。

随后，Liu 等[22] 在 $^{99}Tc^m$-Paboroxime 的基础上，进一步进行结构优化，报道了 $^{99}Tc^m$-5Fboroxime 等 7 个 $^{99}Tc^m$ 标记化合物。$^{99}Tc^m$-5Fboroxime 注射后 2 min 在大鼠心肌的摄取为（3.75±0.15）%ID/g，略高于 $^{99}Tc^m$-Teboroxime。且其心肌滞留时间明显优于 $^{99}Tc^m$-Teboroxime 和 $^{99}Tc^m$-Paboroxime。注射后 15 min，$^{99}Tc^m$-5Fboroxime 的心肌摄取为（2.83±0.08）%ID/g，接近于 $^{99}Tc^m$-Teboroxime 在注射后 2 min 的相应值为（3.00±0.37）%ID/g。$^{99}Tc^m$-5Fboroxime 成功地克服了 $^{99}Tc^m$-Teboroxime 心肌清除过快的不足，在正常大鼠中从注射后 0～20 min 均能得到较好的图像。

2. PET 心肌灌注显像剂　Zhao 等[23] 根据三苯磷类阳离子能利用跨膜电位在线粒体富集的特点，设计制备了 ^{18}F-FMBTP 和 ^{18}F-mFMBTP。早期报道的三苯磷类阳离子存在放射化学产率低、肝本底高等缺点。如 ^{18}F-FBnTP 需要四步标记，放射化学产率仅为 6%，注射后 60 min 心肝比为 1.2[24]。^{18}F-FMBTP 和 ^{18}F-mFMBTP 采用新的标记中间体，衰减校正后的产率约 50%。^{18}F-mFMBTP 注射后 5 min，在小鼠的心肌摄取为（31.02±0.33）%ID/g，注射后 5、30、60 min 和 120 min 的心肝比分别为 2.08、4.84、11.84 和 26.25，与以往报道的同类显像剂相比，有了显著的提升。^{18}F-mFMBTP 在正常大鼠和狗的 PET 显像表明，^{18}F-mFMBTP 在心肌中清除很慢，从注射后 5～120 min 均能得到高质量的图像，有潜力作为 PET MPI 显像剂进行深入研究。

Mou 等[25-27] 利用线粒体复合体 1（MC-1）抑制剂能通过与 MC-1 结合从而在心肌中富集的特点，报道了一系列哒嗪酮类 MC-1 抑制剂用于 MPI。最终筛选得到的 ^{18}F-Fmpp2 心肌初始摄取高，在非靶组织的清除速率快。正常小鼠注射后 2 min 的心肌摄取为（42.38±4.40）%ID/g，注射后 5～120 min 的心肝比始终＞3.5。在正常小型猪的显像中，注射后 2 min 与 120 min，心肌中的 SUV 几乎相同，具有很好的心肌滞留。与美国正在进行Ⅲ期临床研究的 MC-1 抑制剂 ^{18}F-Flurpiridaz 相比，^{18}F-Fmpp2 从肝等非靶器官清除的速率更快。因此，具有更宽的显像时间窗，同时可能具有更低的辐射剂量。

3. 心脏神经受体显像剂　心脏对机体在生理及病理状态下血流动力学需求的适应性多受心脏自主神经系统的调节，如心脏的节律、传导和收缩等。心脏自主神经系统的功能与密度的改变发生于心脏出现明显结构和功能异常之前，且常规的 CT、NMR 等形态及功能检查难以探测。而核素显像可以通过反映心脏神经受体功能与密度的变化，对心脏神经系统功能进行评估。

临床常用的 SPECT 心脏神经受体显像剂 ^{123}I-MIBG 存在分辨率低、肝初始摄取高、国内来源受限等不足。He 等[28] 以多巴胺为先导化合物，设计合成了 ^{11}C-MDA。^{11}C-MDA 的未校正产率为（20±3）%，比活度为 50 GBq/mmol。注射后 2 min，^{11}C-MDA 在小鼠的心肌摄取为（8.78±1.18）%ID/g。正常小型猪的 PET 显像结果表明，^{11}C-MDA 在心脏中具有清晰而均匀的摄取。注射盐酸丙咪嗪后，^{11}C-MDA 在心肌中的摄取受到明显抑制。

4. 新药物负荷试验药物　目前，药物负荷 MPI 已经成为国内外诊断 CAD 心肌缺血的主要无创性诊断方法，已被广泛应用于 CAD 的诊断、危险分层和介入或冠状动脉旁路移植（CABG）术后疗效的评估。当前临床常用的 MPI 负荷药物包括双嘧达莫（潘生丁）、腺苷、多巴酚丁胺等，但均具有局限性，前两者窦性心动过缓或房室传导阻滞患者慎用，后者不适用于高血压患者。盐酸去甲乌药碱（HG）是我国自主研发的一类新药，对心血管系统具有正时正力性效应，其在 CAD 诊断中的价值已在多项临床试验中得到证实。

周维等[29]入选 68 例拟诊 CAD 患者分别行 HG 和安慰剂注射液的负荷 MPI，以 CAG 结果为"金标准"，计算 MPI 诊断 CAD 的效能。研究发现 HG 负荷 MPI 诊断 CAD 的灵敏度、特异性、准确性、阳性预测值和阴性预测值分别为 65.52%（19/29）、84.85%（28/33）、75.81%（47/62）、79.17%（19/24）和 73.68%（28/38），其诊断 CAD 的灵敏度高于安慰剂负荷 MPI（21.43%，6/28；$\chi^2=11.246$，$P=0.001$）。在 HG 负荷过程中发生胸闷、胸痛、心慌、头晕等不良反应的比例为 40.32%（25/62），反应均为一过性。研究结果提示 HG 负荷 MPI 能安全、有效地诊断 CAD，作为负荷药物安全性高，不良反应少。杜延荣等[30]采用多中心、随机、开放、阳性药自身交叉对照设计研究评价 HG 在负荷 MPI 诊断 CAD 中的有效性和安全性。研究入选了怀疑或已经确诊为 CAD 的患者 120 例，根据随机数字表按照不同顺序先后进行 HG 和腺苷负荷 MPI。受试者负荷显像前后 90 d 内行 CAG 检查，主要血管狭窄程度 >50% 为 CAD。负荷 MPI 按心肌缺血严重程度与缺血范围分析，以 CAG 结果为"金标准"，比较 HG 和腺苷负荷 MPI 诊断 CAD 的诊断效能及结果的一致性，同时进行试验的安全性评价。研究结果发现 HG 负荷 MPI 诊断 CAD 的灵敏度为 56.1%，特异性为 78.8%，准确性为 67.0%，阳性预测值为 74.4%，阴性预测值为 62.1%；腺苷负荷 MPI 的诊断灵敏度为 52.6%，特异性为 82.7%，准确性为 67.0%，阳性预测值为 76.9%，阴性预测值为 61.4%。两种药物各对应诊断效能指标的差异均无统计学意义（均 $P>0.05$）。HG 负荷 MPI 诊断单支、双支和 3 支血管病变的灵敏度分别为 29.6%、64.7% 和 100%，腺苷负荷 MPI 相应结果分别为 22.2%、64.7% 和 100%。两种药物负荷 MPI 诊断左前降支（LAD）、左回旋支（LCX）、右冠状动脉（RCA）缺血的总一致性分别为 95.41%、97.25% 和 97.25%。研究结果提示 HG 负荷 MPI 在诊断 CAD 中具有重要的临床价值及安全性。

5. 国内心血管核医学放射性药物研发面临的机遇与挑战　近年来，核医学在显像设备数量上增长迅速。据《2016 年全国核医学现状普查结果简报》[31]数据，截至 2015 年 12 月 31 日，我国已有正电子显像设备 246 台，较 2013 年增加 22.4%。但 PET（/CT）年检查总数较 2013 年仅增加 4.4%。其中 PET 显像药物的品种太少是制约 PET 年检查总数的重要原因之一。

我国心血管病现患人数约 2.9 亿，临床需求很大[32]。但在核医学检查项目方面，心血管疾病在 PET（/CT）年检查总数中仅占 0.8%，在单光子显像中列第 4 位。我国心血管核医学放射性药物有着巨大的发展空间。

目前，我国新型心血管核医学放射性药物的研发还普遍停留在基础研究阶段。与国外相比，尚不够深入。放射性药物的研发和临床转化涉及放射性药物化学、动物模型构建、医学影像学、毒理学、药理学、临床医学等专业知识。核医学现有专业人员较少，团队组成相对单一。同时，新型放射性药物审批的流程也比较复杂。因此，要将新型心血管核医学放射性药物成功应用于临床，尚面临漫漫征程。可喜的是，国内硬件设施完备，现已搭建多个分子影像平台，已拥有约20台小动物成像设备[31]。部分核医学科已经拥有具有自主知识产权的放射性药物，有能力进行动物模型构建、药效学评价和药物临床转化研究。我国的心血管核医学放射性药物研究在未来必将呈现百花齐放的繁荣景象。

四、心血管核医学显像设备现状与进展

心血管核医学显像设备包括单光子显像设备和正电子显像设备。单光子显像设备种类较多，可分为通用型SPECT、SPECT/CT、符合线路型SPECT，以及SPECT心脏专用机。现阶段（2014—2016年）绝大部分单位的核医学设备以通用型核医学显像设备为主（进口品牌为主，以美国通用电气公司、德国西门子公司、荷兰飞利浦公司为代表，国产品牌也崭露头角），包括SPECT、SPECT/CT或PET/CT。部分单位的SPECT通用设备增加了辅助心脏显像硬件和（或）专门后处理软件，显像质量、显像时间较一般通用型设备有了较好的提升，减少显像剂应用剂量、衰减伪影。心脏专用机包括心脏专用SPECT和心脏专用SPECT/CT。从探头构成而言，心脏专用机包括传统碘化钠晶体和碲锌镉（cadmium zinc telluride，CZT）半导体探测器两类，后者目前全球仅两家厂商生产，美国通用电气公司和以色列Spectrum Dynamics公司。心脏专用机国内仅有少数几家医院安装使用。正电子显像设备以PET/CT全身显像通用机型为主，国内尚没有心脏专用PET/CT安装使用。

1. 心血管核医学单光子显像设备

（1）通用型SPECT：现阶段（2014—2016年）临床上应用的主要机型之一，绝大部分以国外进口品牌为主。根据配置探头数目的不同，分为单探头、双探头和三探头，探头晶体为碘化钠（NaI）晶体，各机型根据显像目的所配置的探头晶体厚度有所不同，晶体厚度为6.35 mm（1/4英寸）～15.9 mm（5/8英寸）。单探头SPECT只有一个可旋转的探头，显像时间相对慢，不能进行较快速的断层动态显像，但结构相对简单、价格便宜，适合于基层医院使用，也作为较大医疗单位的第二台或第三台备用机。双探头SPECT有两个可旋转的探头，探头可设为固定角度或可变角，固定角（90°）常用于心脏显像。双探头SPECT较单探头能明显缩短显像时间和提高一定的系统分辨率，三探头则有三个可旋转的探头，采集速度和空间分辨率都有明显提高，可进行心肌快速动态显像以及脑血流成像，但由于价格昂贵，在综合性医院较少配置。

北京永新医疗设备有限公司生产的ImaginE NET 632型可变角双探头SPECT通过加装多针孔准直器模块，无需探头旋转可进行针对心脏的高性能静态与动态断层成像，且断层视野中心显像分辨率＜7 mm，系统灵敏度是采用低能高分辨准直器条件下的5倍，在心血管核医学成像方面是一大特色。

Discovery NM630是美国通用电气公司推出的全功能、自由角度双探头SPECT产品，配置了轻薄、高性能全数字化Elite NXT光子探头、大孔径机架，探头配置3/8英寸碘化钠晶体。对于心脏成像而言，可以灵活进行门控采集，实时剔除不规则心率，采集界面实时显示ECG直方图，具备多门控采集能力，记录所有子集之和及所有接受和被剔除的心率，每个心动周期可分成8、16、24、32帧。心脏断层采集采用自动人体轮廓追踪技术，以保障计数率和空间分辨率。心脏后处理软件配置Xeleris高级影像处理软件包，包括美国通用电气公司的Myovation心脏专用软件包，SPECT Motion Correction

心脏移动伪影纠正软件，除常规 FBP 重建外，常规配置迭代重建技术，配置首次通过射血分数分析、左 – 右分流量分析和门控心血池显像心室功能分析软件。选配的心脏"冰冻"显像技术提高了心脏门控断层图像质量。

德国西门子公司 Symbia E 系列采用原厂生产的全数字化高清 HD 探头和专利准直器，保障了系统灵敏度和图像分辨率的良好结合。采用探头角度多变及红外线人体轮廓追踪技术，满足心脏成像要求。

荷兰飞利浦公司 Bright View 双探头通用机心脏采集采用了并行采集技术，一次采集可以获得多组心脏数据，后处理通过 Astonish 技术，提高图像信噪比，改善了图像质量。

（2）SPECT/CT：SPECT/CT 类别主要包括两类：一种是配备低剂量 CT 的 SPECT/CT（定位 CT 或具备初步诊断能力的 CT），目前的代表机型为美国通用电气公司的 MG Hawkeye 系列、新一代 Infinia Hawkeye 系列，以及荷兰飞利浦公司的 Bright View XCT。上述这些类型的设备将 SPECT 探头、X 线球管和探测器安装在同一机架上，可以序贯完成 CT 和 SPECT 成像。美国通用电气公司设备 CT 成像采用了滑环机架结构，而荷兰飞利浦公司的 Bright View XCT 则首次引入了平板 CT 概念；另外一种是配置诊断级别 CT，代表机型是德国西门子公司的 Symbia TruePoint 系列、荷兰飞利浦公司的 Precedence 系列、美国通用电气公司的 Discovery NM/CT 670，可以完成常规 CT 诊断、图像融合以及为 SPECT 提供衰减校正，特别是对心脏左心室前壁和下壁衰减伪影有较好的校正作用。对心脏成像而言，同时可以进行钙化积分成像，为心脏成像提供更多的诊断信息。相关研究表明，心肌灌注显像联合钙化积分成像提高了对冠状动脉多支病变的检测能力，具有一定的增益价值；此外，配置 16 排及以上的 CT 的 SPECT/CT 还具备冠状动脉 CT 成像（coronary CT angiography，CCTA）的能力，能"一站式"完成冠状动脉 CT 成像和心肌灌注成像，并可以形成冠状动脉与左心室壁心肌灌注图的融合图像，直观显示冠状动脉血管与心肌血流灌注。此外，德国西门子公司 Symbia T 系列通用 SPECT 设备，专门为心脏成像提供了"IQ·SPECT"技术，是 SPECT 通用机心脏成像技术上的一大进步。

美国通用电气公司 Discovery 系列 SPECT/CT（NM 640）设备配置了超短光电倍增管，PMT 长度减少 30%，大幅提高光电装换效率，采用高保真准直器，透射率低、成像效率提高 5 倍，以保证最佳成像质量。该型号配置了 4 排同机 CT，CT 采用新型高效 Gd_2O_2S 陶瓷闪烁晶体，X 线转换成光信号的效率提高 2 倍，探测器单元比常规 16 排增大 6 倍；信噪比提高 2.5 倍，每圈 /S 的转速，球管电流限制在 30 mA 以内，辐射剂量减少 6 倍。该设备在秉承了 630 系列的心脏成像外，因具备同机 CT，可采用衰减校正质量控制（attenuation correction quality control，ACQC），是针对 SPECT/CT 设备中普遍存在的衰减校正伪影而设计的衰减校正质量监测和校准技术，ACQC 可以找出衰减校正的误差并消除由该误差导致的衰减校正伪影，消除因失配导致的假阳性，有助于心脏 SPECT/CT 成像时的衰减校正和质量控制。

Discovery NM 670 是美国通用电气公司推出的超高端 SPECT/CT，在 SPECT/CT 上配备了超高端 16 排 CT，具有优异的 SPECT 和 CT 性能，解决了 SPECT/CT 检查的高清、快速、低剂量等核心问题。在探头部件设计方面秉承 630/640 系列优势，具备高速、短光电倍增管：PMT 长度减少 30%，实现较大计数率（探头技术率可达 460 kcps）；智能采集板显著提升信号响应速度，采用高保真准直器，透射率低，保证最佳空间分辨率和成像质量，各轴向系统空间分辨率为 7.5～10.0 mm。除了上述心脏成像技术特点外，Xeleris 高级图像处理工作站配置美国通用电气公司开发的 Evolution for Cardiac 快速精准断层心成像专利技术，能够在节省一半检查时间或剂量的情况下获得更好的图像质量，一次扫描重建只需5~8 min，提高分辨率的同时提高患者流通量。

Symbia T系列（SPECT/CT）：德国西门子公司Symbia T系列通用SPECT设备，专门为心脏成像提供了"IQ·SPECT"技术，是SPECT通用机心脏成像技术上的一大进步。相比传统SPECT 15~20 min内心脏成像时间，该技术可以缩短到5 min成像。该技术核心称之为"追心"技术，是利用两个"SMARTZOOM"准直器以心脏为旋转中心，聚焦心脏进行采集，不仅放大了心脏，还收到了4倍于平行孔准直器的计数，极大保证了短时间内的心脏采集原始数据的计数，并且是以心脏为中心进行所谓的"追心"成像，使心脏总是处于最大的放大状态，明显提高靶器官计数及靶器官与非靶器官计数比值，明显提高信噪比，明显提高图像质量，并可以缩短时间成像。此外，配备的CT同时实现图像衰减校正和钙化积分成像，并且实现了准直器更换的"一键式"智能操作。

荷兰飞利浦公司Bright View XCT（配置平板CT）或Precedence为SPECT/CT（配置16排CT）。对于心脏而言，该类设备采用了并行采集技术，1次采集的时间，得到15组不同数据的图像，不同矩阵、不同能量、动态与静态、平面与断层、门控与非门控，若无此技术，需要15次采集时间，才能得到15组不同数据的图像。采用独特的"跟心"技术：跟踪心脏技术、视野移动，增加靶器官，即心脏的采集计数，较传统采集技术明显提高了心脏图像质量。后处理也普遍使用先进的迭代重建软件，以弥补采集计数信息量的不足，心脏后处理软件具备同机冠状动脉成像与心肌成像的融合功能，为确定责任血管提供帮助。

（3）符合线路型SPECT/CT：它是在双探头SPECT的基础上增加符合电路、改良晶体厚度和使用高能准直器，同时探测两个方向相反、能量均为511 keV的湮灭光子，探测原理类似于专用PET。符合线路型SPECT具备两个探头，探头一般均有较厚的晶体，通常也采用碘化钠晶体。常采用1英寸的切割晶体，以兼顾低能量的单光子成像和高能的正电子淹没辐射所产生的高能光子符合探测成像。符合线路SPECT具备一机多能的优势，在保障探测灵敏度和分辨率的前提下，符合线路SPECT同时还能进行常规低能核素显像与^{18}F标记显像剂的正电子核素显像，除了能完成SPECT的所有常规显像，还可以进行正电子显像，在国内又被称之为"经济型PET"。它可以同时完成常规使用的单光子核素和正电子核素^{18}F的双核素采集，这在心肌存活显像方面的用途非常大，即可以一次完成心肌血流灌注和心肌代谢显像的采集。在PET/CT广泛应用前，以美国通用电气公司Hawkeye双探头符合探测系列SPECT/CT最先在国内应用至今，中国医学科学院阜外医院在心肌双核素显像方面进行了大量应用，取得了较好的临床应用效果。此种机型在国内相当长的时间内无论在心脏成像还是肿瘤成像的临床应用上都发挥了较大作用。但是符合线路SPECT与专用PET或PET/CT相比，它在图像空间分辨率、探测灵敏度、图像对比度和动态显像能力方面还有诸多不足，尚无法与专用PET或PET/CT相比。PET分辨率已达到2~4 mm，而符合线路SPECT固有空间分辨率仅约为8 mm，此外检查时间相对较长，而且仅能应用^{18}F（$T_{1/2}$ = 109.8 min）进行正电子核素成像。

美国通用电气公司Infinia^{vc} Hawkeye 4双探头SPECT/CT，是在1英寸切割晶体符合线路显像设备上发展起来的，既可以完成全部SPECT/CT功能，又可以完成^{18}F标记显像剂的正电子成像，即能完成PET/CT的部分工作。该设备配置的是4排低剂量螺旋CT系统，采用滑环技术采集，能够完成图像融合、衰减校正和一定程度上的诊断性CT作用。在心脏成像方面，由于后处理采用了Evolution

重建技术，大大缩短的每帧采集时间，可以缩短到 10 s/帧，在保持图像质量前提下，使心脏成像速度大大提升。利用探头性能，可以同时完成心肌血流灌注和代谢的双核素显像（double isotope simultaneous imaging，DISA）。国内尚未见其他品牌的符合线路型 SPECT。

（4）SPECT 心脏专用机：SPECT 心脏专用机从组成与原理上，大致可分为两种，一种是在通用型 SPECT 上配置心脏专用准直器，并固定成心脏采集专用角度，可以坐位或卧位采集，探头晶体还是碘化钠晶体；另外一种就是完全革新了探头设计，采用新型半导体探测材料作为射线接收装置，如配备 CZT 半导体探测器的心脏专用 SPECT，已在中国大陆投入临床使用。

在碘化钠晶体 SPECT 心脏专用机中，北京滨松光子技术股份有限公司生产的 BHP6603 型固定角双探头 SPECT，是一款心脏专用 SPECT。该设备两个矩形探头按固定 90° 高精度定位，具有 34 cm×19 cm 的视野范围 NaI（Tl）晶体，尺寸为 415 mm×224 mm×6 mm，适用能量范围 60～170 keV。每个探头使用 37 支 6 cm 的光电倍增管，按照 7、8、7、8、7 方式排列。一体化机架设计，可选择圆或椭圆采集，旋转速度可选择，可调节不同采集半径，机架上装有运动显示屏幕，触摸操作并调整摆位。

CZT 是镉、锌、碲（Cd、Zn、Te）三种金属固凝成的结构与钻石相同的立方晶晶体。这是一种常温半导体材料，并且是至今发现的唯一一种能够在常温下将 X 光、伽马光直接转换成电信号的半导体。CZT 半导体探测器取代了通用型 SPECT 探头中的 NaI 晶体及 PMT 的功能，直接完成了将 γ 光子转变成电信号的功能。γ 光子和 CZT 半导体作用时，γ 光子被吸收，在 CZT 内部产生电子空穴对，而产生的电子空穴对的数量与 γ 光子的能量成正比，电子与空穴向相反的方向运动，形成电脉冲信号。分析记录该信号即为一个计数，该计数被 CZT 探测器单元定位，通过对所有探测器单元记录的信息处理重建形成断层图像。该设备具有全数字化显像、高通量探测效率、高能量分辨率、高空间分辨率、高灵敏度、高对比度、整机体积小等特点。CZT 已经能够被生产成像素阵列式探测器，CZT SPECT 设备以其较高的能量分辨率、系统灵敏度及空间分辨率（能量分辨率为传统 SPECT 的 2 倍、光子敏感性是传统 SPECT 的 3～5 倍、处理光子能力较传统设备探测器提高 10 倍以上，空间分辨率为传统 SPECT 的 1.7～2.5 倍）优势，有望在显像剂应用剂量、设备扫描时间和图像分辨率等方面明显改善传统 SPECT 显像的不足，进一步提高图像诊断准确性、改善患者成像舒适度、降低相应辐射剂量。CZT 探头每一个小半导体芯片对应一个像素，多列探测器组成复杂阵列，每个探测器均能独立完成显像；采集模式为容积采集，采集数据以表模式数据记录；图像重建采用复杂的纯 3D 重建方式；同时，采集时探头完全静止不动，避免了探头运动带来的运动伪影。由于采集模式为溶剂采集，采集数据以表模式数据记录，后期可以进行多样式灵活重建，如改变心动周期帧数、改变能量窗口、改变心率窗口、改变成像时间等多模式重建。它具备高度心电门控的容积动态断层采集的能力，即动态门控心肌断层显像，时间分辨率为 1 ms，支持进行心肌血流灌注绝对定量分析，如心肌血流量（myocardial blood flow，MBF）测量及冠状动脉血流储备（coronal flow reserve，CFR）测定。

2016 年，中国医学科学院阜外医院、泰达国际心血管病医院等国内医疗单位陆续安装 CZT 半导体心脏专用机。

目前 CZT SPECT 心脏专用机在世界上仅有美国通用电气公司和以色列 Spectrum Dynamics 两家公司生产，虽然同是 CZT 探测器，但设计上略有不同。前者最早推出 Discovery NM 530c 心脏专用机型，而后者推出 D-SPECT 机型。两者共同之处是均采用 CZT 探测器，替代通用型 SPECT 中的 NaI

晶体及光电倍增管的功能，探头由多个CZT探测器阵列组成近似半圆的弧形探头，但两者探测器排列方式及采集方式有所不同。

Discovery NM530c的探头由19个固定的CZT探测器组成，形成半环形，每个探测器由4个模块组成，每个探测器尺寸为8 cm×8 cm，由32×32个2.46 mm×2.46 mm×5.00 mm（厚度）的CZT探测器单元组成。探测采用3排、9列CZT探测器组成的全数字化探测系统，能量范围40～200 keV，无需线性和旋转中心校正，重建体素大小为4 mm，每个探测器上安装一个有效孔径为5.1 mm的针孔准直器，均指向心脏，采集19个方向的投影数据进行处理重建，获得心脏的断层图像。与常规SPECT相比，530c灵敏度提高4倍、空间分辨率提高4倍，能量分辨率提高2倍。

D-SPECT是由9个条形CZT探测器组块组成，探测器组块的尺寸为4 cm×16 cm，每个条形探测器组块由16×64个2.46 mm×2.46 mm×5.00 mm（厚度）的CZT探测器单元组成，每个探测器组块上安装广角平行孔铅钨合金准直器。采集图像时每个条形探测器组块绕自身的轴旋转作摆动式扫描，采集心脏不同部位的光子分布信息，对每个探测器120个方向所采集的光子分布数据行后处理重建，获得心脏的断层图像。该设备采用开放式机架设计，体积小巧，通常采用坐位或半卧位采集，有利于避免膈肌衰减伪影，亦可采用仰卧位采集。探头采集灵敏度达到传统成像设备的10倍，并可以进行动态血流采集成像。

2. 心血管核医学PET/CT成像设备　现阶段（2014—2016年）心血管核医学PET/CT设备以全身通用机为主，心血管核医学PET/CT显像仅限于心血管专科医院和少数综合性医院。另外，中国大陆尚未见心脏专用PET/CT产品。这阶段新一代PET/CT产品心脏成像已去除2D、3D采集的限制，均推荐3D采集心电门控采集，配置了64排及以上的高端CT设备还可以完成"一站式"冠状动脉CT成像＋心肌成像，实现同机融合图像显示。该阶段PET/CT产品，如美国通用电气公司Discovery Elite PET/CT（LBS晶体，具备TOF技术）、德国西门子公司Biography mCT、荷兰飞利浦公司Gemini TF PET/CT（LYSO晶体、具备TOF技术）已具备了快速、动态门控表模式采集技术，在专有软件包（如德国西门子公司的Syngo MBF软件）和第三方软件包（如Cedars Sinai Q.PE或Corridor 4DM软件）可以无创性实现心肌血流灌注的动态成像与绝对定量化心肌血流分析，为冠状动脉3支血管病变、3支血管均衡性狭窄病变、冠状动脉微血管病变提供强有力的诊断和评价工具。在心肌存活评价方面，各厂家设备均可以实现心肌血流与代谢显像成像，在辅助专用心脏软件包工具分析下，实现对存活心肌的量化分析。通过与呼吸门控技术相结合，同时可实现心电、呼吸双门控采集。Gemini TF PET/CT采用Astonish TF技术，对7.4 cm定位范围内的所有光子事件进行进一步采集全系列表模式和重建，进一步提高成像的信噪比。开放式机架设计对床旁心脏检查，如^{82}Rb、^{13}N-NH$_3$·H$_2$O动态成像较为方便。

在国产PET/CT品牌中，赛诺联合医疗科技有限公司自主研发的业内首台自由呼吸技术的PET/CT，结合高性能PET探测器、全数字化电子学系统以及先进的物理校正和重建算法，通过优化的系统设计，在灵敏度（10.5 cps/kBq）、噪声等效计数（215 kcps）以及空间分辨率（3.6 mm）等关键性能指标上表现优异。此外，优秀的时间分辨率（435 ps）和带飞行时间的高精度重建算法进一步提高了图像质量和信噪比，降低患者放射性药物应用剂量。对于心脏成像特色技术方面，赛诺联合医疗具有独特的自由心脏技术，在不需要外接任何心电门控装置，不增加额外的剂量和扫描时间情况下，得到消除运动伪影的PET心脏影像。

北京锐视康科技发展有限公司生产的Ray Scan 64 PET/CT是该公司自主研发的高分辨率36环PET系统和日立医疗最新的64排CT的有机组合，PET扫描架与CT扫描架共心设计，共用一个检查床，一次检查完成CT和PET扫描，保证了CT与PET影像的融合精度，高端64排CT能够保障完成冠状动脉成像，系统内嵌报告、打印系统。

uMI 510是上海联影医疗科技有限公司推出的PET/CT产品，该机型搭载了该公司专利设计的光导探测器，PET环数高达96环，PET分辨率（NEMA标准）高达2.8 mm。由于PET探测器的环数决定了探测器的轴向覆盖视野，分辨率决定了整个图像的细节分辨程度，因此，uMI 510具有扫描速度快、图像高清等特点。采用HYPER UVP算法融合点扩散函数、时间飞行技术将图像进行优化。uMI 780是该公司推出的第二代PET/CT产品，该产品在上一代光导探测器的基础上，融合了行业内最先进的数字化光电转换技术，是一款全新的数字化光导PET/CT。该机型继承了上一代uMI 510扫描速度快、分辨率高的优势，同样具备高密度采集矩阵、HYPER UVP图像重建算法等创新技术。数字化光电转换技术的使用，使得uMI 780的灵敏度相比上一代机型提升了1倍。uMI 780还搭载了创新性的数字化门控技术，数字门控硬件内嵌于PET探测器中，受检者在接受PET/CT扫描时，无需外接呼吸门控触发硬件，探测器内置的数字门控装置自动触发，提升图像质量的同时大幅提高采集效率。在心脏成像方面，该公司有专门针对心脏诊断分析的高级功能选配件。

（王跃涛　王雪梅　张晓丽　方　纬　李剑明　杨敏福）

参 考 文 献

[1] 中华医学会心血管病学分会介入心脏病学组，中国医师协会心血管内科医师分会血栓防治专业委员会，中华心血管病杂志编辑委员会. 中国经皮冠状动脉介入治疗指南（2016）. 中华心血管病杂志，2016，44（5）：382-400.

[2] Dong W, Wang Q, Gu SS, et al. Cardiac hybrid SPECT/CTA imaging to detect "functionally relevant coronary artery lesion": a potential gatekeeper for coronary revascularization? Ann Nucl Med, 2014, 28 (2): 88-93.

[3] Slomka PJ, Berman DS, Germano G. Absolute myocardial blood flow quantification with SPECT/CT: Is it possible? J Nucl Cardiol, 2014, 21 (6): 1092-1095.

[4] Klein R, Hung GU, Wu TC, et al. Feasibility and operator variability of myocardial blood flow and reserve measurements with Tc-99m-sestamibi quantitative dynamic SPECT/CT imaging. J Nucl Cardiol, 2014, 21 (6): 1075-1088.

[5] 魏红星，段绍峰，王伟学，等. 测定相对心肌血流储备（CFR）软件的编制及初步临床验证. 中国循环杂志，2016，31（8）：759-763.

[6] Chang C, Ye B, Xie WH, et al. The diagnosis of silent myocardial ischemia. Motion-Frozen (or morphing) myocardial perfusion imaging. Hell J Nucl Med, 2016, 19 (3): 196-199.

[7] Du BL, Li N, Li XN, et al. Myocardial washout rate of resting Tc-99m-Sestamibi (MIBI) uptake to differentiate

between normal perfusion and severe three-vessel coronary artery disease documented with invasive coronary angiography. Ann Nucl Med, 2014, 28 (2): 285-292.

［8］王建锋，袁建伟，王跃涛，等. 心肌灌注显像联合冠状动脉钙化积分一站式检查对冠心病的诊断价值. 中国医学影像学杂志，2016，24（1）：12-15.

［9］Li JH，Schindler TH，Qiao SB，et al. Impact of incomplete revascularization of coronary artery disease on long-term cardiac outcomes. Retrospective comparison of angiographic and myocardial perfusion imaging criteria for completenes. J Nucl Cardiol，2016，24(3)：546-555.

［10］Zhang L，Liu Z，Hu KY, et al. Early myocardial damage assessment in dystrophinopathies using Tc-99(m)-MIBI gated myocardial perfusion imaging. Ther Clin Risk Manag，2015，11：1819-1827.

［11］Lin XH，Xu HQ，Zhao XF，et al. Sites of latest mechanical activation as assessed by SPECT myocardial perfusion imaging in ischemic and dilated cardiomyopathy patients with LBBB. Eur J Nucl Med Mol Imaging，2014，41(6)：1232-1239.

［12］Zhang P，Hu XD，Yue JB, et al. Early detection of radiation-induced heart disease using Tc-99m-MIBI SPECT gated myocardial perfusion imaging in patients with oesophageal cancer during radiotherapy. Radiother Oncol，2015，115(2)：171-178.

［13］Dou KF，Xie BQ，Gao XJ，et al. Use of resting myocardial ^{18}F-FDG imaging in the detection of unstable angina[J]. Nucl Med Commun，2015，36(10)：999-1006.

［14］Li Y，Wang L，Zhao SH，et al. Gated F-18 FDG PET for assessment of left ventricular volumes and ejection fraction using QGS and 4D-MSPECT in patients with heart failure: A Comparison with Cardiac MRI. PLoS One，2014，9(1):e80227.

［15］Wei HX, Tian CN, Schindler TH, et al. The impacts of severe perfusion defects, akinetic/dyskinetic segments and viable myocardium on the accuracy of volumes and LVEF measured by gated ^{99m}Tc-MIBI SPECT and gated ^{18}F-FDG PET in patients with left ventricular aneurysm: cardiac magnetic resonance imaging as the reference. J Nucl Cardiol，2014，21: 1230-1244.

［16］Wang W, Li X, Tian C, et al. Cardaic death in patients with left ventricular aneurysm, remodeling and myocardial viability by gated ^{99m}Tc-MIBI SPETC and gated ^{18}F-FDG PET. Int J Cardiovasc Imaging，2018，34(3):485-493.

［17］Gao XJ，Li Y，Kang LM，et al. Abnormalities of myocardial perfusion and glucose metabolism in patients with isolated left ventricular non-compaction. J Nucl Cardiol，2014，21(3):633-642.

［18］Wang L，Ma XH，Xiang LW，et al. The characterization and prognostic significance of right ventricular glucose metabolism in non-ischemic dilated cardiomyopathy. J Nucl Cardiol，2016，23(4):758-767.

［19］盛安陵. 从"白皮书"看我国核医学现状与未来——专访中华医学会核医学分会主委李亚明. 中国核工业，2016（6）：24-26.

［20］Shrestha U，Sciammarella M，Alhassen F，et al. Measurement of absolute myocardial blood flow in humans using dynamic cardiac SPECT and (99m)Tc-tetrofosmin: Method and validation. J Nucl Cardiol，2017，24 (1): 268-277.

［21］Yang Y, Zheng Y, Tomaselli E, et al. Impact of boronate capping groups on biological characteristics of novel (99m)

Tc(III) complexes [(99m)TcCl(CDO)(CDOH)2B-R] (CDOH2 = cyclohexanedione dioxime). Bioconjug Chem, 2015, 26 (2): 316-328.

[22] Liu M, Fang W, Liu S. Novel ^{99m}Tc(III) Complexes [^{99m}TcCl(CDO)(CDOH)2B-R] (CDOH2 = cyclohexanedione Dioxime) useful as radiotracers for heart imaging. Bioconjug Chem, 2016, 43 (11): 732-741.

[23] Zhao Z, Yu Q, Mou T, et al. Highly efficient one-pot labeling of new phosphonium cations with fluorine-18 as potential PET agents for myocardial perfusion imaging. Mol Pharm, 2014, 11 (11): 3823-3831.

[24] Madar I, Ravert HT, Du Y, et al. Characterization of uptake of the new PET imaging compound ^{18}F-fluorobenzyl triphenyl phosphonium in dog myocardium. J Nucl Med, 2006, 47 (8): 1359-1366.

[25] Mou T, Zhao Z, You L, et al. Synthesis and Evaluation of ^{18}F-labeled pyridaben analogues for myocardial perfusion imaging in mice, rats and chinese mini-swine. Sci Rep, 2016, 6: 33450.

[26] Mou T, Zhao Z, You L, et al. Synthesis and bioevaluation of 4-chloro-2-tert-butyl-5-[2-[[1-[2-[(18)F]fluroethyl]-1H-1,2,3-triazol-4-yl]methyl]phenylmethoxy]-3(2H)-pyridazinone as potential myocardial perfusion imaging agent with PET. J Labelled Comp Radiopharm, 2015, 58 (8): 349-354.

[27] Mou T, Zhao Z, Zhang P, et al. Synthesis and bio-evaluation of new ^{18}F-Labeled pyridaben analogs with improved stability for myocardial perfusion imaging in mice. Chem Biol Drug Des, 2015, 86 (3): 351-361.

[28] He Y, Zhou W, Wang X, et al. The synthesis of a new cardiac sympathetic nerve imaging agent N-[11C]CH3-dopamine and biodistribution study. J Radioanal Nucl Chem, 2014, 301(2): 469-474.

[29] 周维, 王峰, 张乐乐, 等. 盐酸去甲乌药碱负荷心肌灌注显像在冠心病诊断中的价值. 中华核医学与分子影像杂志, 2012, 32（6）: 408-412.

[30] 杜延荣, 李方, 王蒨, 等. 盐酸去甲乌药碱注射液负荷核素心肌灌注显像诊断冠心病的有效性与安全性：Ⅱ期临床试验. 中华核医学与分子影像杂志, 2014, 34（1）: 34-38.

[31] 中华医学会核医学分会. 2016年全国核医学现状普查结果简报. 中华核医学与分子影像杂志, 2016, 36（5）: 479-480.

[32] 中国心血管病报告编写组.《中国心血管病报告2016》概要. 中国循环杂志, 2017, 32（6）: 521-530.

第三节　神经系统核医学进展

一、脑肿瘤

1. 胶质细胞瘤　神经纤毛蛋白（neuropilin, NRP）受体在脑胶质瘤肿瘤组织中高表达，因此，它可能是一个潜在的目标成像标志物。南方医科大学第一临床医学院南方医院吴湖炳等[1]报道，采用^{18}F标记tLyP-1肽（CGNKRTR）作为靶向配体，在U87MG细胞和U87MG胶质母细胞瘤移植瘤模型进行体外和活体体内的分布实验。小动物PET/CT成像显示肿瘤清晰显示，高肿瘤/脑细胞放射性比值，提示tLyP-1肽有可能发展为一种胶质瘤新型荧光标记或正电子示踪显像剂。

中国医学科学院北京协和医院Zhang等[2]报道，以^{68}Ga标记NOTA-Aca-BBN（7-14）（^{68}Ga-BBN）

作为胃泌素释放肽受体 PET 示踪剂，评价其在健康志愿者中的安全性和生物分布及胶质瘤患者的受体表达水平。4 名健康志愿者（2 名男性和 2 名女性）进行多个时间点注射后 ^{68}Ga-BBN 全身 PET/CT 显像，获得主要器官时间 – 放射性曲线，使用 OLINDA/EXM 软件计算辐射剂量。对 12 例诊断为胶质瘤的患者术前 1 周行 ^{68}Ga-BBN PET/CT，肿瘤手术切除，肿瘤标本免疫组织化学染色，对 GRPR 进行与 PET/CT 结果的相关性分析。结果显示，^{68}Ga-BBN 在健康志愿者中的耐受性好，无不良反应；^{68}Ga-BBN 迅速从循环中清除，主要是通过肾和尿路排泄；胶质瘤患者病灶显示清晰，肿瘤与正常脑组织背景比值高；免疫组织化学染色证实 SUV 与 GRPR 表达水平呈显著正相关。提示 ^{68}Ga-BBN 是一种具有良好的药代动力学和剂量分布的 PET 示踪剂，对评价胶质瘤患者的 GRPR 表达和基于 GRPR 的胶质瘤靶向治疗更具潜力。

趋化因子受体 4（chemokine receptor 4，CXCR4）在多种类型的人类癌症中过度表达。空军军医大学（原第四军医大学）西京医院 Wang 等[3]的研究报道了 ^{68}Ga-NOTA-NFB 作为一种特异性的 CXCR4 显像剂的安全性、在健康志愿者体内的剂量学特性，初步评价其应用于胶质瘤患者的价值。6 名健康志愿者行全身 ^{68}Ga-NOTA-NFB PET 扫描，在注射后 1、3、5、10、30、60、90、120、150 min 和 180 min 获得 1 ml 血液样本，使用 OLINDA/EXM 软件计算辐射剂量。8 例胶质瘤患者术前均行 ^{68}Ga-NOTA-NFB 和 ^{18}F-FDG PET/CT；免疫组织化学染色检测 CXCR4 在脑肿瘤切除组织中的表达。结果显示，^{68}Ga-NOTA-NFB 具有良好的辐射剂量分布，临床成像具有安全性；与 ^{18}F-FDG PET/CT 比较，^{68}Ga-NOTA-NFB PET/CT 在检测胶质瘤更敏感，对 CXCR4 阳性患者的诊断和治疗计划可能具有潜在的应用价值。

^{11}C-PD153035 是一种表皮生长因子受体（epidermal growth factor receptor，EGFR）的特异性 ATP 竞争性酪氨酸激酶抑制药（TKI），已发展成为肺癌 EGFR 的 PET 显像剂。天津医科大学总医院 Sun 等[4]报道，11 例经手术病理证实的胶质瘤患者术前行 ^{11}C-PD153035 PET/CT 检查，PET/CT 图像与 MRI 相结合，对每个肿瘤和正常脑组织立体定向活检。SUV$_{max}$/WM（^{11}C-PD153035 摄取在健侧半球白质）比是用来表示在 PET/CT 的 ROI EGFR 的表达水平，并用活检组织中免疫组织化学和免疫印迹方法检测 EGFR 的表达进行相关分析。结果表明，8 例胶质母细胞瘤（glioblastoma，GBM）中 6 例 ^{11}C-PD153035 PET/CT 明显显示摄取，而 2 例 GBM 患者（间变性星形细胞瘤 1 例、少突胶质细胞瘤 1 例）未显示出明显摄取。SUV$_{max}$/WM 和免疫组化结果呈正相关（$r=0.955$，$P<0.01$），和免疫印迹法（$r=0.889$，$P<0.010$）的结果亦是正相关。初步研究结果表明，^{11}C-PD153035 PET/CT 是人 GBM 的 EGFR 靶向分子成像的一种有效方法，它可以转化为临床选择合适患者的 EGFR 靶向治疗和评估早期恶性胶质瘤靶向治疗的反应。

整合素 $\alpha_v\beta_3$ 在新生血管和胶质瘤细胞过度表达。首都医科大学附属北京天坛医院 Li 等[5]的前瞻性研究报道，12 例通过增强 MRI 扫描确诊的胶质瘤患者术前接受 ^{68}Ga-PRGD2 和 ^{18}F-FDG PET/CT 显像，并与 WHO 病理分级对比，用免疫组织化学染色法检测脑肿瘤组织中整合素 $\alpha_v\beta_3$、CD34、Ki-67 的表达。结果表明，^{68}Ga-PRGD2 PET/CT 评价胶质瘤划分比 ^{18}F-FDG 更具特异性；^{68}Ga-PRGD2 SUV$_{max}$ 与胶质瘤分级显著相关；^{68}Ga-PRGD2 和 ^{18}F-FDG 肿瘤与正常脑组织最大比值（TBR$_{max}$）与胶质瘤的分级显著相关，而 ^{68}Ga-PRGD2 在鉴别高级别和低级别胶质瘤方面则优于 ^{18}F-FDG。初步结果提示在不同级别胶质瘤患者术前进行 ^{68}Ga-PRGD2 PET/CT 显像可有效评价胶质瘤分级和划分。

广州总医院王欣璐等[6]对 22 例脑内占位病变（良性病变 5 例，新发低级别胶质瘤 WHO Ⅰ级和Ⅱ级共17例）术前用 ^{11}C-MET 和 ^{18}F-FDG 两种显像剂行脑 PET/CT 成像进行回顾性研究，评价两种显像剂对上述两种病变的显示能力、病变边界勾画情况以及鉴别诊断价值。结果显示，^{11}C-MET 和 ^{18}F-FDG 两种显像剂均无法将良性病变与低级别胶质瘤区分开，但 ^{11}C-MET 对病灶侵犯范围及边界的显示均明显优于 ^{18}F-FDG，^{11}C-MET 还可检测和随访低级别胶质瘤（即惰性肿瘤）的生长情况，可为临床提供更多诊断、预后及治疗信息。提示 ^{11}C-MET 可常规应用于脑内占位病变的显示，其效果优于 ^{18}F-FDG。

安徽省肿瘤医院和安徽省立医院王如等[7]选取6例经病理证实为胶质瘤患者的术前 MRI 及 ^{11}C-MET PET/CT 图像，分别由放疗科5位医师在两种图像资料上勾画 GTV，比较 ^{11}C-MET PET/CT 和 MRI 图像对胶质瘤 GTV 确定的差异。结果显示，MRI 与 PET/CT 显示的肿瘤边界存在差异，不同勾画者勾画的 GTV 相似，PET/CT 组的 GTV 最大差值较 MRI 组小，^{11}C-MET PET/CT 显示 GTV 较为直观。

上海交通大学医学院附属新华医院核医学科吴书其等[8]以术后病理为金标准，回顾分析了19例脑肿瘤患儿的术前 ^{18}F-FDG PET/CT 影像学表现，通过 ROC 曲线获得曲线下面积（area under the ROC curve，AUC）及最佳诊断界点（ODC）。结果显示，高级别肿瘤组（Ⅲ级4例，Ⅳ级7例）代谢水平明显高于低级别肿瘤组（Ⅰ级4例，Ⅱ级4例），且与病理分级显著相关，两组间肿瘤白质比（T/W）存在差异。SUV_{max} 的 ROC AUC 为0.801，ODC 为3.3；T/W 的 AUC 为0.807，ODC 为1.94。提示 ^{18}F-FDG PET/CT 显像对儿童脑肿瘤的级别分析有一定的价值，半定量方法中 SUV_{max} 及 T/W 诊断意义较大，且前者与病理分级明显相关。

2. 原发性中枢神经系统淋巴瘤　武警后勤学院附属医院核医学科尹亮等[9]，回顾性分析4例经手术或经立体定向病理活检证实的原发性中枢神经系统淋巴瘤（primary central nervous system lymphoma，PCNSL）患者 PET/CT 影像表现及临床资料。结果显示，4例患者病理活检均显示为弥漫性大 B 细胞淋巴瘤，CT 示3例患者病灶分布在脑深部，1例病灶位于相对表浅部位；肿瘤实质部分均表现为等密度影或稍高密度影，而水肿区及坏死区表现为低密度影。4例患者行 ^{18}F-FDG PET，所有患者肿瘤实质部位均表现为高代谢，坏死区域及水肿区域均表现为低代谢区或缺损区；1例行 ^{18}F-FLT PET/CT 显像者亦表现为高代谢并形成更好的肿瘤与周围脑组织（T/N）对比。提示 PCNSL 在 ^{18}F-FDG PET/CT 影像上均表现为高代谢，与周围正常脑组织形成较好的对比，联合运用 ^{18}F-FLT 等其他示踪剂能够提高 PET/CT 对 PCNSL 的诊断价值。

二、痴呆

痴呆是影响人类生存质量的重要疾病，可由多种病因引起。阿尔茨海默病（Alzheimer disease，AD）是最常见的神经系统退行性疾病，是最为常见的痴呆类型，主要症状为认知障碍。病理特征是大量神经元纤维缠结（neurofibrillary tangle，NFT）、大量老年斑（senile plaque，SP）和弥漫性大脑皮质萎缩（cortical atrophy），公认的确诊依据是病理学活检。AD 的形成和演进与这些病理性破坏关系密切，并且在临床症状出现前几年甚至十几年就存在，但活检属有创性检查，难以实现，造成很多 AD 患者错过早期诊断和干预的最佳时机。绝大多数 AD 患者的最终确诊依赖于患者死后尸检和病理诊断。

与人体许多疾病一样，AD 在很长一段时间内处于静止、无症状状态，虽然此阶段不表现症状，但是 AD 的生化改变是存在的。目前 CT、MRI 等影像技术只能在 AD 患者已经发生了脑萎缩和脑形态改变之后才能检测到。而 SPECT/CT、PET/CT 分子影像技术在 AD 的研究中显示出独特的价值，能够在活体内进行早期、无创伤的特异性神经显像及量化分析，有可能在分子水平发现 AD 早期的生化及病理改变。

1. Aβ 蛋白显像　北京师范大学贾建华等[10]研究表明 $^{99}Tc^m$ 标记的苯并噻唑衍生物对于 Aβ 蛋白具有较高的亲和力和特异性，并在小鼠活体研究中发现具有较高的早期摄取和快速血液洗脱特点。结果表明，该类显像剂具有极高的开发价值[11]。刘伯里团队[12]对 ^{18}F 标记的 Benzyloxybenzenes 探针进行了初步的研究，认为其不仅在体外研究中被证实能够通过血－脑脊液屏障，且对 Aβ 蛋白具有很高的亲和性和特异性。因此，该类显像剂有望成为研究 AD 患者 Aβ 蛋白的新型显像剂。该团队也对该类化合物进行了 ^{125}I 标记，为 PET/SPECT 新型显像剂的研发提供了新的方向[13]。

中国人民解放军总医院富丽萍等[14]对 ^{11}C-PIB 的双时程（灌注＋Aβ 蛋白）显像的最优化时间设定进行了研究，比较了 ^{18}F-FDG 和 ^{11}C-PIB 两种显像剂在 AD、轻度认知障碍（mild cognitive impairment，MCI）及正常对照组之间分类的临床应用价值。通过联合 ^{11}C-PIB 的灌注显像和 Aβ 蛋白显像，检测神经元活动状态及 Aβ 蛋白沉积将增加 AD 诊断的准确性。通过联合 ^{11}C-PIB 和 ^{18}F-FDG 两种显像剂可提供神经功能及病理学信息，能够更加有效地鉴别 MCI 患者。^{11}C-PIB 的灌注显像与 ^{18}F-FDG 的代谢显像结果具有较高的一致性。

刘霖雯等[15]进一步将 ^{11}C-PIB 的双时程显像与 MRI 结构影像进行综合分析，对 AD 患者的分类诊断准确性达到 100%，而 MCI 患者也可达 85%。因此，多模态影像分析将对 AD 等痴呆的诊断提供更多的诊断信息。然而各种影像技术模态在 AD 诊断中均有自身的优势和不足，电子科技大学刘峰等[16]通过多任务学习技术对各种影像技术之间的互补特性进行了研究，通过改良的分析技术综合分析能够提高 AD 影像数据诊断和分类的准确性。对于多模态影像数据进行复合型归整化的多任务学习特征分析不仅有助于痴呆的分类，还有利于发现病变相关的脑区[17]。姚力等[18-20]也展开了多模态影像数据处理的探索，该项技术能够早期发现 AD，从而给予及时有效的干预和治疗。

除了多模态影像技术，进一步通过半定量分析，或者计算机辅助软件技术也可以进一步提高 ^{11}C-PIB PET 显像结果客观性和可重复性[21]。王荣福团队[22]研究发现通过定量分析 ^{18}F-FDG 和 ^{11}C-PIB PET 的影像学数据，结合认知功能评分能够显著提高对于 AD 患者病情进展的预后评估价值。另外一个方法是对 Aβ 异常沉积的病理学分布进行脑功能网络分析。蒋皆恢等[23]对 120 例 AD 患者的 ^{11}C-PIB PET 影像学资料进行分析，AD 患者和 MCI 患者脑功能网络的小世界特性较正常人显著减弱。而在路径长度相似的情况下，AD 患者和 MCI 患者局部聚类网络有所增强。据此该研究认为 AD 患者可能作为 Aβ 寡聚体毒性的种子点而存在 4 个脑区：左侧额上回内侧、顶下小叶、右侧额中回眶额部和右侧顶下小叶。

Aβ 蛋白沉积和神经元纤维缠结是 AD 最重要的病理机制，两者在大脑皮质中呈板层样的分布特点。李毅等[24]通过两种特异性 PET 显像剂发现 tau 蛋白聚集部位更靠近白质区，并且与尸检结果一致。

2. 遗传学　哈尔滨工程大学的李金团队[25]将 GWAS 基因组学分析与 AV-45 PET 显像结果进行相关性分析。结果发现，扣带回部位的 Aβ 蛋白沉积与 *APOE*、*APOC1*、*OMM40* 等基因有关。*PSEN1* 和

PSEN2基因变异是早发型AD的主要遗传因素。天津市环湖医院的研究团队[26]发现AD患者和额颞叶痴呆（frontotemporal dementia，FTD）患者均可能具有PSEN2基因变异，但FTD患者中并未发现PIB显像剂的聚集。而另一个团队未发现基因多态性与Aβ蛋白沉积的显著相关性[27]。谭兰等[28]发现BIN1基因位点突变可导致神经元退变相关的AD，并可能与tau蛋白异常聚集、脑萎缩及葡萄糖代谢异常有关，而与Aβ蛋白沉积无关。而ABCA7基因位点变异可能通过引起Aβ蛋白沉积而引起AD[29]。

3. 早期诊断、鉴别诊断　AD的早期诊断对于其治疗效果至关重要。陈晓春等[30]利用^{18}F-FDG PET显像发现在AD小鼠模型中嗅球部位葡萄糖代谢水平的降低早于其他生物学指标，使得AD的早期影像诊断成为可能。王任直团队[31]转基因小鼠AD模型内嗅皮质及海马区域的葡萄糖代谢水平最早受到影响，并可以作为早期AD的生物学标志物。此外，海马部位的葡萄糖代谢摄取水平至少在动物模型中可能具有预测认知功能下降的指标。陶霖等[32]认为AD患者的^{18}F-FDG PET检查有助于评价AD患者痴呆的严重程度，FDG低代谢的范围和程度均与认知损害的程度相关。复旦大学附属中山医院钟春玖团队[33]发现AD患者长期苯磷硫胺治疗后尽管Aβ蛋白沉积有所增加，但是认知功能有所恢复。

不同类型痴呆患者之间在症状上有一定的重叠，鉴别诊断仅仅依靠病史是远远不够的。刘慧慧等[34]选择不同类型痴呆患者11例，其中AD患者6例，路易体痴呆（dementia with Lewy body，DLB）患者2例，额颞叶变性（frontotemporal lobar degeneration，FTLD）患者2例，血管性痴呆（vascular dementia，VD）患者1例，另选智能正常老年人10例。所有入选者行^{11}C-PIB PET，采集受试者图像并进行分析。结果AD患者^{11}C-PIB PET视觉观察下皮质放射性滞留明显，各脑区与小脑标准吸收值之比2.63～3.08，正常老年人、DLB、FTLD、VD患者^{11}C-PIB PET视觉观察下皮质放射性滞留不明显，且各脑区与小脑标准吸收值之比相似。因此，^{11}C-PIB PET在AD诊断及鉴别诊断中有重要临床应用价值。

后大脑皮质萎缩症（posterior cortical atrophy，PCA）患者以视觉功能受损为主，被认为是非典型的AD类型。王晓丹等[35]对7例PCA患者及6例AD患者均进行了^{11}C-PIB PET和^{18}F-FDG PET显像。结果发现，^{11}C-PIB沉积的部位在两类患者中基本一致，并且在PCA患者中发现右侧枕叶更为显著的低代谢。对于MRI显示顶枕叶皮质萎缩不明显的后部皮质萎缩患者，^{18}F-FDG PET联合^{11}C-PIB PET显像具有一定的诊断价值[36]。

语义性痴呆平均发病年龄早于阿尔茨海默病，但仍可于70岁以后发病。患者命名障碍和词汇理解障碍最为突出，常伴随精神行为异常。影像学表现为非对称性的颞叶前部萎缩或灌注下降[37]。葛芳芳等[38]总结了右侧颞叶变异型语义性痴呆的临床特征，并对其中3例右侧颞叶萎缩患者进行颅脑^{18}F-FDG PET显像及统计参数图分析。右侧颞叶萎缩以面容失认、导航能力受损更常见，早期缄默、脱抑制、固执和强迫等多种行为异常发生率高，不同于左侧语义性痴呆的早期命名和单个词的理解障碍。^{18}F-FDG PET显像均显示右侧颞叶代谢减低，颞极明显，伴有其他脑区不同程度受损。原发性进行性失语（primary progressive aphasia，PPA）患者与AD等痴呆疾病症状上有一定的重叠。刘帅等[39]研究发现PPA患者发病年龄较轻，多数患者伴有记忆力下降，脑萎缩及代谢减低主要在左侧额颞叶。

侯亚琴等[40]发现AD患者以顶叶及颞叶葡萄糖代谢下降为主，而FTD患者以双侧额叶葡萄糖代谢下降为主。因此，脑代谢显像能够为临床鉴别诊断AD和FTD提供客观的影像学依据。

VD也是常见的痴呆类型，被认为与脑白质缺血病变的严重程度和进展有关。简易精神状态检查（mini-mental state exam，MMSE）和蒙特利尔认知评估（MoCA）在痴呆中的评估价值较为肯定，但对于脑白质缺血病变引起的认知功能改变的评估作用还不明确。徐书雯等[41]通过 ^{18}F-FDG PET 显像技术了解 AD 和 VD 患者脑代谢改变的异同，以寻求解决 AD 早期诊断与鉴别的方法。PET 结果统计分析显示：AD 组右侧顶叶小脑比值、顶颞后区小脑比值、额叶小脑比值、海马小脑比值、颞叶小脑比值及双侧扣带后回小脑比值低于 VD 组，差异有统计学意义（$P \leq 0.01$）；AD 组双侧扣带后回小脑比值、顶颞后区小脑比值、额叶小脑比值、颞叶小脑比值均比正常对照（NC）组减少，差异有统计学意义（$P \leq 0.01$）；VD 组右顶叶小脑比值、右扣带后回小脑比值、右海马小脑比值比 NC 组增加，差异有统计学意义（$P \leq 0.01$），VD 组左侧顶颞后区小脑比值、左丘脑小脑比值、左额叶小脑比值比 NC 组减少，差异具有统计学意义（$P \leq 0.01$）。

复旦大学的王坚团队[42]发现与不伴认知功能障碍的帕金森病（Parkinson disease，PD）患者相比，伴有认知功能损害的 PD 患者大脑后部皮质代谢降低最为明显。这些结果提示大脑后部皮质的低代谢与更严重的认知功能损害有关。早期靶向性的治疗将有助于伴有轻度认知损害的 PD 患者治疗的预后。

4. 针灸治疗　针灸治疗已被证实能够改善 AD 的部分症状，而具体作用机制尚不清楚。多个团队针对针灸治疗 AD 的可能机制进行了研究。卢阳佳等[43]对大鼠 AD 模型进行 PET 成像，显示顶叶葡萄糖代谢降低。针刺非穴及足三里均有脑区的激活；针刺足三里集中在边缘系统及颞叶，其中对颞叶的激活，与治疗 AD 密切相关；PET 显示，经过针刺足三里治疗一段时间后，海马区、隔区、第三脑室等脑区有不同程度的激活。姜婧等[44]认为电针能明显提高小鼠痴呆模型脑 ^{18}F-FDG 的摄取及每克脑组织的摄取率，可能通过影响脑葡萄糖代谢而发挥神经保护作用。"通督启神"电针疗法可提高 AD 模型小鼠的空间学习记忆能力与大脑神经元葡萄糖代谢水平，疗效优于胆碱酯酶抑制药多奈哌齐[45]。赖新生等[46]也通过 ^{18}F-FDG PET 显像技术对针灸治疗 AD 的可能机制进行了探讨。针对 HT7 部位的针灸治疗能够明显改善 AD 大鼠的记忆能力，以及海马区、丘脑、下丘脑、额叶、颞叶等脑区的葡萄糖代谢水平。卓沛元等[47]认为电针百会穴可改善 *APP/PS1* 双转基因小鼠的学习记忆功能，作用机制可能是通过改善小鼠脑内葡萄糖代谢从而发挥神经保护作用。

PET 和 SPECT 分子显像在 AD 的发病机制以及临床诊断中具有重要价值，可以在体研究 AD 患者脑内葡萄糖代谢的改变、Aβ 蛋白沉积、NFT 以及神经递质受体系统的功能异常。随着更多特异显像剂的开发并用于临床研究，人们对 AD 的发病机制会有更加深入的了解，会有更理想的治疗药物问世。

三、癫痫

癫痫（epilepsy）是多种原因导致的脑部神经元高度同步化异常放电所致的临床综合征，临床表现具有发作性、短暂性、重复性和刻板性的特点。根据异常放电神经元的部位及累及范围的不同，临床上可表现为运动、感觉、意识、精神、行为和自主神经功能障碍。临床上每次发作或每种发作的过程称为痫性发作（seizure），每例患者可同时有一种或几种不同的发作类型。在癫痫发作中，一组具有相似临床表现及特定电生理特征所组成的特定癫痫现象统称为癫痫综合征。

我国目前约有 900 万的癫痫患者，其中难治性癫痫患者占癫痫总人群的 30% 左右。癫痫是多种病因所致的疾病，诊断应首先明确发作症状是否为癫痫发作；其次明确癫痫或癫痫综合征的类型；最后明确发作的病因。完善和详尽的病史对癫痫的诊断、分型和鉴别诊断都具有非常重要的意义。脑电图（electroencephalogram，EEG）是诊断癫痫最常用的辅助检查手段，但存在一定假阳性和假阴性的情况。神经影像学检查中，CT和MRI可确定脑结构异常，有助于作出病因诊断，如颅内肿瘤、灰质异位等。而对于无结构异常的患者，MRS、SPECT和PET等分子影像学技术在癫痫病灶的定位诊断方面有明显的优势。病变区域的异常放电可引起局部的脑血流和代谢发生改变，因而可以通过脑血流灌注现象和代谢显像对癫痫灶进行准确定位；神经受体显像在癫痫的术前定位及发病机制研究中具有独特的优势。

1. 癫痫的脑葡萄糖代谢特点　牛娜等[48]研究发现癫痫患者无临床发作情况下 ^{18}F-FDG PET 显像呈现高代谢图像时，在脑电监测下确认绝对的间期状态并复查 ^{18}F-FDG PET 显像，有助于分析高代谢的病因及明确病变范围，从而指导临床决策。交叉性小脑低代谢比较常见，而交叉性小脑高代谢的现象相对少见。北京协和医院崔瑞雪等[49]报道了1例女性癫痫患者在亚临床发作期出现了右侧顶叶和左侧小脑的高代谢，而此脑代谢异常模式在亚临床发作被控制后也消失。大脑皮质与对侧小脑的功能联系通过皮质-脑干-小脑通路进行传导，由于神经元兴奋性的提高，在癫痫的亚临床发作或发作期可出现交叉性小脑高代谢的现象。

浙江大学医学院附属第二医院神经内科张梁等[50]对颞叶癫痫低代谢的病理生理学机制进行了深入研究。该团队利用小动物PET毛果芸香碱（匹鲁卡品）大鼠癫痫模型对海马低代谢进行动态观察，并分析了与其组织学动态改变之间的关系。免疫组织化学指标主要有神经元核心蛋白（NeuN）、胶质纤维酸性蛋白质（GFAP）等。癫痫大鼠模型的海马部位在癫痫形成期表现为持续性的低代谢，在慢性期得到部分性的恢复。海马部位的糖代谢水平与NeuN的表达水平在潜伏期呈显著正相关，在慢性期与GFAP的表达呈显著正相关。因此推测潜伏期海马部位严重的低代谢与神经细胞减少有关，而在慢性期的恢复可能与星形胶质细胞增生有关。

在一些MRI阴性颞叶癫痫（TLE）患者中发现了杏仁核增大的形态结构异常。北京天坛医院的吕瑞娟等[51]对此类患者在抗癫痫药物的治疗前后杏仁核体积进行了比较。发作间期的 ^{18}F-FDG PET 显像在病灶侧的颞叶表现为低代谢。治疗有效的患者杏仁核体积较前明显缩小，而对抗癫痫药物无反应的患者杏仁核体积治疗前后无明显改变。此类具有杏仁核增大的患者可能是TLE的一种亚型，是由癫痫长期慢性的炎症过程或者局部皮质发育不良导致杏仁核的体积增大。

颞叶癫痫附加症是癫痫发作的起始累及颞叶和其周边脑叶（额眶皮质、岛叶、岛盖、颞-顶-枕交界区）并具有复杂致痫网络的一种多脑叶癫痫。陈书达等[52]对6例颞叶癫痫附加症的患者进行了影像学研究。所有患者常规MRI检查均报告阴性，MRI癫痫序列检查发现局部皮质病变3例，一侧海马轻度萎缩1例；PET发现3例呈局部区域代谢降低。

Rasmussen脑炎临床少见，但症状严重。该病病因至今不明，目前资料提示是由免疫介导的脑功能障碍导致的单侧脑半球萎缩，临床表现为进行性神经系统功能障碍和难治性癫痫。王海祥等[53]发现Rasmussen脑炎的PET表现特点为单侧半球弥漫性低代谢，以及在低代谢背景上出现高代谢的混合型代谢异常，最常受累的代谢异常脑区是颞叶、额叶及岛叶，特点均支持Rasmussen脑炎的诊断。高代谢区与MRI有异常信号病灶的一致性提示该区是炎症活动或致痫灶，这对选择脑活检部位提供帮助。边缘叶脑炎是成年人不明原因癫痫的常见病因，王伟等[54]针对与电压门控钾通道相关的此类患者进行了影像学研究。该类患者对左乙拉西坦的治疗有限。MRI 研究中双侧颞叶内侧 T_2 信号增高，并且 FDG-PET 影像中边缘叶脑炎患者双侧海马区出现高代谢。

2. 致痫灶定位　外科手术切除癫痫灶是治疗难治性癫痫的最有效手段，术前对致痫灶的准确定位是手术成功的关键。邵明岩等[55]对 40 例难治性癫痫患者在发作间期进行 MRI、EEG、PET/CT 3 种无创伤性检查，结合术中皮质脑电图（ECoG）对比，观察 3 种检查方法对致痫灶的阳性检出率及定位定侧准确率。结果发现，PET/CT 对发作间期难治性癫痫病灶具有较高的敏感性，相对于 MRI、EEG 具有明显的优势。MRI 对致痫灶的定位准确率较高，PET/CT 次之，3 种检查方法联合检测可大大提高致痫灶的定位。

冯睿等[56]对 MRI 检查阴性难治性 TLE 患者的 PET 定位价值进行了回顾性研究。通过颅内脑电图的监测，所有患者接受了前颞叶切除手术。通过与具有明确的海马硬化患者比较，MRI 阴性而脑代谢异常具有明确定位价值的 TLE 患者手术预后无明显差异。这些患者在合理的术前评估下，能够直接进行致痫灶切除手术，从而避免有创的颅内电极植入[57]。杨朋范等[58]也对此类患者的手术预后进行了分析，无结构异常而具有明确代谢异常的 TLE 患者不应当作为癫痫手术的排除标准。

李欣等[59]对 62 例难治性癫痫患者的视频脑电图与发作期 SPECT 痫灶定位的临床效果进行了比较。结果发现，癫痫病患者发作期视频脑电图与 SPECT 检查结果一致性较高（74.19%），联合应用能够准确定位痫灶，为诊断和治疗提供准确依据。脑灌注显像的定位价值高于 EEG 及 CT 检查[60]。SPECT/CT 脑灌注显像对癫痫患者早期发现致痫灶具有独特优势[61]。诱发试验及诱发试验后 72 h 内 rCBF 显像阳性检出率均可达 90% 以上，对癫痫灶定位有效率高于发作间期 rCBF 影像。诱发试验后 72 h 内延迟影像与诱发试验结果无显著差异，结合发作间期 rCBF 影像结果可作为癫痫灶定位较实用的诊断方法[62]。

杨自更等[63]对比分析了 SPECT 脑血流灌注显像和 MRI 综合评价癫痫灶定位的临床价值。该研究对 52 例拟手术的癫痫患者行发作期和发作间期脑血流灌注显像，并做减影处理，发作期与发作间期减影处理后变化最显著部位考虑为致痫灶。同期进行 MRI 检查，结合诊断结果与手术后病理结果进行比较分析。结果发现，综合评价对定位致痫灶较单一影像有更高的阳性率，对术前定位有较高的临床应用价值，尤其是两者检查定位一致者，手术效果较好。

杨朋范等[64]对 35 例进行手术的难治性枕叶癫痫患者进行了影像学分析。所有患者均接受 MRI、FDG-PET、视频脑电图等术前检查，并进行颅内电极植入进行致痫灶的准确定位。手术效果由随访中的癫痫症状复发情况进行 Engel 分级。其中 25 例患者至少有一种先兆症状，最终 35 例均进行了枕叶切除手术。病理结果包括皮质发育不良、胶质增生、胚胎发育不良性神经上皮瘤、神经节神经胶质瘤和结节性硬化。在 FDG-PET 等术前评估的支持下，25 例（71.4%）患者未再出现痫性发作，其余患者在术后症状也有所减轻。

3. 多模态显像　脑磁图（magnetoencephalography，MEG）是另外一种致痫灶定位的无创性检查手段。对于无明显结构异常的难治性癫痫患者，结合 MEG 和 FDG-PET 两种模态的优势将能进一步提高致痫灶的检出率，改善癫痫患者的预后。王玉春等[65]联合两种技术对 16 名 MRI 阴性的癫痫患者进行分析。其中 FDG-PET 能够准确定位 50%，而 MEG 能够准确定位 75%。两种技术具有互补性，通过联合两种技术可将敏感性提高至 87.5%。

儿童和老年人均是癫痫发病的两个高发年龄段。席红等[66]探讨 EEG、MRI、PET/CT 检查方法在老年迟发性癫痫患者诊断中的价值。对于老年迟发性癫痫患者的三种检查中阳性率及准确性最高的均为 PET/CT。因此，对老年迟发性癫痫患者行 EEG 检查有助于发现癫痫灶并确诊，但对于定侧定位的诊断仍逊于 PET/CT、MRI 联合 MRS；综合运用 PET/CT、EEG、MRI 联合 MRS 检查能够提高老年迟发性癫痫患者的定位价值。

李树生等[67]对 PET 显像与 SPECT 显像在顽固性癫痫灶定位中的应用价值进行了比较和分析。该研究中的 86 例癫痫患者均行发作间期 PET 和 SPECT 显像，36 例发作间期 PET 结果为多灶改变的患者行发作期 SPECT 检查，结果分析采用半定量分析及目测法。发作间期 PET 显像示低代谢者中 50 例（58.1%）表现为单叶局限性低代谢，而发作间期 SPECT 显像示低灌注者中 48 例（55.8%）表现为单叶局限性低灌注。对 36 例发作间期 PET 结果为多灶改变的患者行发作期 SPECT 检查结果显示，35 例（97.2%）高灌注灶，高灌注中 24 例（68.6%）为单叶局限性高灌注，5 例（14.2%）仍见多个病灶，但未见弥漫性高灌注。1 例（2.8%）患者未发现高灌注区。发作间期 PET 显像与 SPECT 显像定位局限性单叶癫痫病灶的符合率较高，发作间期 PET 检出多灶性改变时，进一步结合发作期 SPECT 显像可提高定位特异性。

肖翔等[68]评价 ^{1}H-MRS 及 PET/CT 在 TLE 术前定位诊断中的应用价值。常规 MRI、^{1}H-MRS 及 PET/CT 对致痫灶的检出敏感性分别为 66.7%、90% 和 93.3%，定位准确性分别为 56.5%、91.3% 和 87%。MRS 对颞叶癫痫致痫灶定侧检出准确率明显高于常规 MRI，在癫痫影像诊断时可先利用 MRI 进行诊断，同时行 MRS 检查，若仍无法准确定位，有条件者可进行 ^{18}F-FDG PET 检查，三者联合应用可显著提高检出准确率[69]。

浙江大学医学院附属第二医院 PET 中心和儿科合作对 ^{18}F-FDG PET 技术在儿科癫痫患者病情严重程度及预后评估中的价值进行了探索性分析[70]。SPM 软件及 PET/MRI 融合技术的应用可提高致痫灶的检出率。不对称指数所反映的脑葡萄糖代谢异常程度，能够评价癫痫患儿的临床病情严重程度及预后情况，可为治疗方案的制订和调整提供影像学依据。严格掌握临床癫痫发作后的 PET 扫描时间窗可增加 ^{18}F-FDG PET 的临床诊断价值。

4. 特异性分子显像剂　段中响等[71]也分析了 PET 和 MEG 在术前评估 MRI 阴性癫痫中的作用。该团队选取 12 例难治性 TLE 患者为研究对象，比较患者术前 ^{18}F-FCWAY PET 和脑磁图与手术结果。同时选取 15 名健康志愿者，通过病史、一般体格检查和常规实验室检测进行筛选。^{18}F-FCWAY PET 研究发现，FCWAY 的血浆游离分数（fl）在 TLE 患者高于健康对照（0.13 ± 0.04 与 0.09 ± 0.07 比较，$P < 0.10$）。而在术前定位 MRI 阴性的癫痫患者中，PET/MEG 结果一致时，致痫灶的定位更为准确。近年来，小胶质细胞的炎症反应在癫痫发病中的作用越来越受到关注。张祎年等[72]采用髓过氧化物酶特异性显像剂 ^{111}铟 – 双 -5- 羟色胺 – 二乙烯三胺五乙酸进行 SPECT/CT 小动物及临床癫痫患者显像。研究结果证实了髓过氧化物酶在癫痫发病中的重要作用，并可作为癫痫治疗的一个新靶点。

5. 客观性分析软件　两种最常用的客观性分析软件为 SPM 及 3D-SSP。孟凡刚等[73]对两种技术在癫痫患者 PET 影像分析的临床应用进行了比较。35 例入选的患者中，SPM 软件分析准确定位 29/35 患者，3D-SSP 为 25/35，视觉分析仅为 14/35。该研究推荐对于 PET 图像可首先采用 3D-SSP 进行初步分析，而对于较复杂的病灶，可进一步采用 SPM 软件进行处理。赵春雷等[74]比较了视觉分析与不对称指数分析两种 PET 图像处理技术在致痫灶定位中的价值。视觉分析与 AI 分析法无显著差异，但相比之下 AI 分析法更加客观、影响因素少。单独应用单侧 SUV_{mean} 作为诊断指标灵敏度低，价值不及 AI 分析法。此外，傅鹏等[75] 利用客观性分析软件 NeuroGam 对 52 例癫痫患者的 SPECT 脑灌注显像进行定位分析。与传统的脑灌注显像、EEG 及 MRI 相比，NeuroGam 分析敏感性最高（80.8%）。因此，推荐在 SPECT 脑灌注显像中应当采用 NeuroGam 等软件进行辅助分析。

6. 疗效评估　尽管抗癫痫药物不断更新换代，在接受合理、规范的抗癫痫药物治疗后，仍有 30% 的患者为难治性癫痫。低频电刺激术是一种潜在的控制癫痫发作的新技术。浙江大学陈忠教授[76] 团队利用 microPET、多通道脑电图、MRI 等技术对癫痫大鼠模型进行动态监测，评估低频电刺激术的治疗效果。在癫痫模型的前 7 d 给予低频电刺激术与全程应用的抗癫痫效果无明显差异。然而在癫痫模型的 2 阶段或 3 阶段才应用低频电刺激治疗无明显的治疗效果，甚至加重病情。动态 microPET 监测发现杏仁核、梨状皮质及内嗅皮质等边缘系统存在显著低代谢，在低频电刺激术后代谢水平可逐渐恢复。因此该研究认为低频电刺激术在癫痫模型的早期对边缘系统的神经功能网络异常进行调控，是其抗癫痫作用的关键机制。国内已有研究关注中西医结合治疗癫痫。王为民等[77] 的研究表明中药联合抗癫痫药物修复癫痫的异常灌注灶是有效的，并发现癫痫性质与有修复特性的中药是治疗成败的关键。

7. 认知功能　认知功能损害在儿童或成年癫痫患者中均是最常见的共患病之一，其对患者生活质量的影响相比癫痫发作本身更为严重。因此，对于癫痫患儿常规性地进行认知功能评价极为重要。广东省人民医院汤志鸿等[78] 对癫痫患者认知功能（IQ）与发作间期脑代谢特点之间的关系进行分析。与正常对照组相比，癫痫患者的言语智商（VIQ）、操作智商（PIQ）及智商总评分（FIQ）均显著下降（$P<0.001$、$P=0.001$、$P<0.001$）。此外，癫痫患者的脑代谢异常范围与患者的 IQ 呈显著负相关（$r_s=-0.549$，$P<0.001$）。|VIQ–PIQ| 为 VIQ/PIQ 的差异评分在致痫灶的定位中具有极高的价值。因此通过联合 IQ 测试、脑代谢显像能够更加准确地评估癫痫患者的认知功能损害情况。浙江大学医学院附属第二医院 PET 中心针对抗癫痫药物相关认知功能损害进行的单胺受体显像研究[79] 中发现：联合用药较单一用药更易引起认知功能损害，并且与单胺受体功能下降有关。PET 单胺受体显像技术有望成为在体评估抗癫痫药物所致认知功能损害的影像学指标。

分子影像技术可以提供大脑血流、代谢及受体等功能信息，不仅加深了我们对于癫痫发病机制的认识，而且有助于 MRI 阴性患者癫痫灶的定位诊断。临床上常规的图像分析方法以视觉评价或 ROI 提取技术为主，但存在一定的主观性。采用计算机软件辅助的、基于体素水平的图像统计分析软件（如 SPM）对 PET 等分子影像进行处理是发展的趋势。鉴于 MRI 较传统的 CT 具有更高的组织分辨率，PET/MRI 一体机等多模式分子影像技术在癫痫等神经系统疾病的诊断中将更有优势。神经受体显像技术可以为认知功能障碍、抑郁、焦虑等癫痫共患病的精确诊断提供重要依据，从而指导癫痫的个体化治疗。随着更多特异性分子显像剂的研究、开发和应用，对于癫痫的病因、发病机制、术前定位及预后评估也将取得更多的成果，为抗癫痫药物的开发与评价、致癫痫基因表达和基因治疗的研究带来新的机遇与挑战。

四、脑功能

近年来，随着各种神经成像技术和神经信息处理手段的不断丰富，脑研究中对于大脑的结构和功能的认识日益深入。由于大脑是生物体内结构和功能最复杂的组织，需要从分子、细胞系统、全脑和行为等不同层次进行研究和整合，才有可能提示其奥秘，复杂性远远超出了我们目前的认识能力，传统的实验研究对于解决人脑对复杂信息的获取、处理与加工及高级认识功能机制方面显得苍白无力，而核医学分子影像技术为脑功能的研究提供了强有力的工具。

1. 抑郁　李晓一等[80]对抑郁症患者进行任务相关脑灌注显像研究，探索注意力中执行功能的改变。这些患者在任务状态下出现右侧基底核、左侧额叶和颞叶的低灌注。结果提示抑郁症患者的这些异常脑区与其记忆加工处理过程有关，从而影响患者的注意力等功能。王德敬等[81]对经前期综合征郁怒症者脑发病机制进行了PET脑代谢研究。结果如下。①经前期妇女脑葡萄糖代谢未见明显有规律性差异。②肝气郁型郁怒者的实质是与脑功能异常有关的情绪失常，即情志致病。③肝与脑密切相关，是进行肝气郁型郁怒者脑功能成像的基础。④右前额皮质与肝气郁型经前期综合征郁怒症患者的消极感情有关，右前额皮质支配身体的左侧，这与中医的肝胆之气行于身体的左侧是一致的。⑤探讨郁怒的脑定位，为有效的药物和心理疗法进行干预提供科学依据，据此制订系列的治疗方案。

复旦大学附属华山医院PET中心团队[82]对抑郁症患者的唾液皮质醇、淀粉酶与脑葡萄糖代谢水平之间的关系进行了分析。抑郁症患者唾液皮质醇及淀粉酶水平升高，而额上回及直回脑区的代谢水平下降。这些指标可作为早期诊断抑郁症的简易临床指标。赵荣江等[83]采用 ^{123}I-ADAM SPECT 技术对 5-HT 转运体和吸烟之间的关系进行了研究。但结果未发现 5-HT 转运体与呼气一氧化碳水平及尼古丁依赖评分之间有显著相关。付畅等[84]探讨了首发抑郁症患者前额叶脑功能改变及其与临床症状改变之间的关系。PET显像能更敏感检出抑郁患者病变脑区；抑郁患者前额叶葡萄糖代谢与血流灌注改变具有相对一致性且与诸多抑郁症状密切相关；左侧额中回可能是抑郁患者前额叶损伤的核心脑区。

2. 焦虑、强迫　叶小娟等[85]的研究结果支持广泛性焦虑患者脑血流灌注的变化是一个与担忧和焦虑等心理和情绪改变密切相关的慢性和渐进的过程。广泛性焦虑的局部脑功能障碍是病理性焦虑产生的先决条件，并出现在局部脑结构异常之前。浙江大学田梅团队[86]对创伤后应激障碍（post traumatic stress disorder，PTSD）暴露疗法的神经生物学功能改变机制进行了PET分子影像研究。杏仁核在恐惧记忆形成中具有最关键的作用，更为重要的是，岛叶皮质与恐惧记忆的提取和消退有关。因此 ^{18}F-FDG PET 技术可用于评价 PTSD 暴露疗法的治疗效果。

强迫症（obsessive compulsive disorder，OCD）是一种严重的精神疾病，目前治疗手段以药物治疗为主，但仍有约40%的患者药物治疗无效。双侧前囊切除手术是一种对于难治性OCD相对安全和有效的治疗方法。孙伯民团队[87]发现手术治疗后强迫症状的改善伴随着脑葡萄糖代谢异常的改变。

3. 正常衰老　近年来关于脑功能网络的研究表明，正常的衰老过程与大范围的脑功能及脑结构之间连接模式的异常改变有关。尽管老年人和年轻人的PET脑功能网络均呈现出正常的小世界特性，然而在老年人中发现了从小世界网络到规则网络的一个退化过程[88]。而边缘系统皮质节点的改变最为重要，包括眶额回的功能增强和左侧海马功能的降低。此外老年人的功能网络虽然与年轻人的功能网络对正常脑功能的影响无明显差异，而老年人的脑功能网络对于损害将更加敏感。此外徐梅等[89]对脑代谢随着年龄增长的变化规律进行了深入分析。正常人40岁以后脑葡萄糖代谢随年龄增加呈非匀速性下降趋势，男性随年龄增加脑功能代谢降低较明显，51～60岁时最为显著，而女性随年龄增加脑功能代谢降低不明显。针对不同性别间脑代谢功能的差别，卢光明团队[90]研究发现男女不同性别之间的脑代谢功能网络的小世界性存在不同。此项差异在研究大脑认知及行为功能时需要得到足够的重视。

4. 成瘾　田梅等[91]对于网络游戏成瘾的患者进行了单胺受体功能研究，眶额回脑区的D2/5-HT$_{2A}$受体功能的紊乱与网游成瘾患者自制力下降及冲动行为有关。冰毒是目前国际上最常见的滥用毒品之一，刘兴党团队[92]采用^{99}Tc^m-TRODAT-1 SPECT显像对中国汉族人群中冰毒成瘾患者的多巴胺转运体（dopamine transporter，DAT）功能进行显像。冰毒滥用导致的纹状体DAT功能紊乱，可在戒断4周后有轻度的恢复，但仍低于正常志愿者。

5. 针灸治疗　针灸治疗厌食症是一种新的治疗手段，不同的穴位刺激引起不同脑区的代谢改变。成都中医药大学梁繁荣团队[93]发现尽管针对不同的穴位可产生相似的临床效果，但引起的脑部功能改变不尽相同。脑干、丘脑及内脏调控区可能为针灸治疗厌食症的共同机制，而前额叶等情感/认知相关脑区是不同穴位引起不同脑部代谢改变的基础。

针灸治疗及电针止痛是中医的常规手段之一，但具体机制尚不完全清楚。北京大学崔彩莲团队[94]利用^{11}C-carfentanil PET显像进行μ阿片受体功能显像。不同的放电频率对于脑功能的影响有所差异。2 Hz的放电频率可引起前扣带回、尾状核、壳核、颞叶、杏仁核等脑区μ阿片受体结合率的升高。这些与疼痛有关的脑区在针灸及电针治疗中发挥关键作用。成都中医药大学梁繁荣团队[95]发现不论是针对穴位还是非穴位的针灸刺激均能减轻偏头痛的症状，但两者的镇痛机制不完全相同。针对穴位的针灸刺激引起的脑葡萄糖代谢改变是特异性的和持续性的，而非穴位的针灸刺激是随机性的。此外DAT在阶段后的轻度改善与渴求、焦虑及抑郁等症状的改善均相互关联。

金桩子等[96]对蒙医针刺顶三穴的脑代谢改变进行了研究。针刺顶三穴引起前额叶皮质、初级听皮质区、第三级联合区、运动前区、躯体感觉联合区的^{18}F-FDG摄取增强；视觉初级感受区、躯体自我感受区^{18}F-FDG摄取减少。针灸治疗也被尝试用于治疗儿童自闭症，在症状改善的同时患者灌注异常的脑区也有所恢复[97]。

6. 其他　突发性耳聋不仅影响耳蜗的功能活动，还对大脑听觉中枢产生影响。马跃文等[98]研究了经颅磁刺激对于突发性耳聋治疗的疗效评价。SPECT结果表明经颅磁刺激治疗后能够减轻脑部血流灌注减少的异常改变，而且该治疗方式是安全、有效及可行的。

麻醉药通过加强大脑抑制性神经元的功能而发挥作用。陈正平等[99]的PET研究认为VMAT2的功能不受异氟烷及苯巴比妥的影响，但被水合氯醛和氯胺酮所改变。因此，氟醚及苯巴比妥有望成为在体研究VMAT2功能的麻醉药。

五、中枢神经系统退行性疾病

中枢神经系统退行性疾病是指一组由慢性进行性的中枢神经组织退行性变性而产生的疾病的总称。病理上可见脑和（或）脊髓发生神经元退行变性、丢失。主要疾病包括PD、AD、亨廷顿病（Huntington disease，HD）、肌萎缩侧索硬化症（amyotrophic lateral sclerosis，ALS）等。

中枢神经系统退行性疾病核医学显像涵盖SPECT和PET两方面内容，前者主要集中于脑血流灌注、多巴胺通路显像，后者则主要是脑葡萄糖代谢、多巴胺通路、神经炎症、Aβ斑块、tau蛋白显像等。

1. 帕金森病及综合征

（1）^{18}F-FDG PET 显像：^{18}F-FDG 是目前最成熟、最常用的 PET 显像剂，静息状态下脑部葡萄糖利用情况可用于反映脑局部的突触活性和生化稳态状况。^{18}F-FDG PET 脑功能显像为神经变性疾病研究提供新思路，并成为寻求该类疾病生物学标志物最具前景的领域之一。

自 1994 年首次通过 ^{18}F-FDG PET 揭示 PD 患者运动症状相关的脑葡萄糖代谢网络模式（Parkinson disease related pattern，PDRP）以来，多项研究证实了多系统萎缩（multiple system atrophy，MSA）、进行性核上性麻痹（progressive supranuclear palsy，PSP）等疾病特异性脑代谢网络模式的存在。

复旦大学附属华山医院 PET 中心课题组基于中国 PD 患者人群成功建立 PDRP，为进一步了解不同空间标准化方法是否会对中国 PD 疾病人群 PDRP 表达值产生影响，朱毓华等[100]纳入 53 例 PD 患者和 22 名健康对照者（healthy control，HC）行静息状态下 ^{18}F-FDG PET 显像，采用 4 个版本统计参数图（statistical parametric mapping，SPM）软件，包括 SPM99、SPM2、SPM5、SPM8 对 75 例受试者进行空间标准化并分别计算 PDRP 表达值。结果显示，各版本 SPM 所得 PDRP 表达值均无显著性差异（PD 组：$F_{3, 208}=0.001$，$P=1.000$；HC 组：$F_{3, 84}=0.000$，$P=1.000$），PD 组与 HC 组 PDRP 值具有显著性差异（$t>9.875$，$P<0.0001$），4 个版本 SPM 所得 PDRP 值间呈显著正相关（PD 组：$r>0.999$，$P<0.0001$；HC 组：$r>0.999$，$P<0.0001$），且均与 UPDRS 评分呈正相关（$r>0.670$，$P<0.000$）。研究认为，不同版本 SPM 空间标准化算法对 PDRP 表达值无明显影响，均能有效区分 PD 患者与 HC，且均与 PD 疾病严重程度相关，PDRP 可作为一种评价 PD 运动功能障碍的生物标志物运用于多中心临床研究。

虽然 PD 具有典型的临床运动症状，如静止性震颤、僵硬、动作迟缓，但是存在一定异质性，尤其是在药物敏感性、疾病预后等方面存在差异。因此，针对不同亚型 PD 患者的研究具有重要意义。Zhang 等[101]对 15 例姿势不稳步态障碍（postural instability gait disorder，PIGD）型 PD 与 15 例震颤（tremor-dominant，TD）型 PD 患者、17 名 HC 进行 ^{18}F-FDG PET 显像和静息态功能磁共振成像（resting-state functional MRI，rs-fMRI），以期进一步了解 PIGD 型 PD 患者的神经病理机制。SPM 分析结果显示，与 HC 相比，PIGD 型 PD 患者双侧额上回、右侧额中回、右侧额内侧回、右侧胼下回、左侧顶下小叶、右侧豆状核、双侧尾状核葡萄糖代谢减低；与 HC 相比，TD 型 PD 患者右侧豆状核、双侧额上回、右侧额中回、右侧中央前回、右侧额下回、右侧胼下回葡萄糖代谢减低；与 TD 型 PD 患者相比，PIGD 型 PD 患者双侧扣带回后部、双侧楔前叶、双侧楔叶、双侧舌回、右侧海马旁回、左侧中央后回、左侧顶下小叶、双侧小脑前叶葡萄糖代谢减低更加明显；PIGD 型 PD 患者 PIGD 评分与右侧梭状回、右侧屏状核、右侧额中回、右侧顶下小叶葡萄糖代谢呈负相关。将与 PIGD 评分相关的葡萄糖脑区设为 ROI，对其 rs-fMRI 功能连接水平与运动、认知症状间的相关性进行分析，发现前额-顶网络（右侧额中回与右侧顶下小叶间）功能连接水平降低和 PIGD 型 PD 症状严重程度有关。该研究证明尾状核、额回、前额-顶网络也许与 PIGD 亚型 PD 患者步态障碍有关，此发现为改善步态障碍的神经修饰治疗提供有用信息。

特发性快速眼动睡眠期行为障碍（idiopathic rapid eye movement sleep behavior disorder，iRBD）被认为是中枢神经退行性疾病，尤其是 PD、DLB 等重要的前驱期症状。Wu 等[102]首次在国际上建立 iRBD 患者疾病相关脑代谢模式（RBD related pattern，RBDRP），并将其与 PDRP 进行比较。研究入选了21例确诊的iRBD患者和21名HC，对所有受试者行 ^{18}F-FDG PET显像。基于尺度子轮廓模型（scaled subprofile model，SSM）/主成分分析（principal component analysis，PCA）方法，发现RBDRP表现为脑桥、丘脑、额中回、缘上回、颞下回、海马及海马旁回、小脑扁桃体后部、中央前回运动区和辅助运动区葡萄糖代谢明显增高，而枕部、中脑（红核水平）、颞上回、颞中回代谢降低，呈对称性分布。RBDRP与PDRP对比后发现两者存在部分相似性，即丘脑和运动皮质代谢增高，伴有枕部代谢降低，且iRBD患者的PDRP值个体表达值显著高于HC组。此研究说明脑代谢模式有望成为PD疾病早期乃至临床前期诊断的标志物，RBDRP可能预测iRBD患者最终临床转归。

另外，Ge等[103]对iRBD患者脑葡萄糖代谢改变与临床变量（病程和下颌肌电分离指数等）之间的关系做进一步探讨，研究纳入21例iRBD患者和21名HC进行 ^{18}F-FDG PET显像。SPM分析结果显示iRBD患者病程与左侧后扣带回、右侧楔前叶、右侧小脑蚓部葡萄糖代谢呈正相关，而与右侧额上回、双侧额中回、双侧额下回、双侧额内侧回、右侧前扣带回、左侧颞下回、左侧岛叶、左侧中央前回、右侧小脑山顶代谢呈负相关；患者下颌肌电分离指数与双侧海马旁回的葡萄糖代谢呈正相关，而与双侧额上回、双侧额内侧回、右侧中央后回、左侧后扣带回、左侧颞上回、左侧颞中回代谢呈负相关。该研究提示 ^{18}F-FDG PET显像有助于iRBD疾病病情监测与评估。

为探究混合型MSA病程是否与脑葡萄糖代谢改变有关，王颖等[104]纳入46例MSA患者和18名HC，根据MSA患者病程将其分为3组：组1（≤12个月，14例）、组2（13~24个月，13例）、组3（≥25个月，19例），受试者行静息状态下 ^{18}F-FDG PET显像。SPM分析结果显示与HC组相比，组1患者出现以额叶、颞叶外侧、岛叶、前扣带回、尾状核及小脑前叶为主的葡萄糖代谢减低；除上述部位外，组2患者还出现壳核后部、小脑后叶葡萄糖代谢减低；组3患者葡萄糖代谢减低脑区扩大至双侧壳核及双侧小脑半球，另外，3组患者均出现顶叶、颞叶内侧及丘脑葡萄糖代谢增高。研究认为混合型MSA脑葡萄糖代谢异常表现与病程有关，病程早期即可出现额叶、颞叶外侧、前扣带回及尾状核代谢减低，随后壳核由后至前逐渐受累，小脑代谢减低由前叶延伸至后叶，而丘脑在病程进展中则呈现高代谢状态， ^{18}F-FDG PET显像有望成为MSA患者临床病情监测及预后评估的有效手段。

葛璟洁等[105]对不同地区PSP患者脑葡萄糖代谢特点的可重复性进行验证性研究。纳入复旦大学附属华山医院10例PSP患者和10名HC，以及北京协和医院13例PSP患者和13名HC行 ^{18}F-FDG PET显像。复旦大学附属华山医院HC与PSP患者的SPM分析结果显示，与HC组相比，PSP患者出现中脑及双侧丘脑、双侧尾状核、双侧前额叶内侧、双侧前额叶（腹）外侧葡萄糖代谢减低。北京协和医院HC与PSP患者的SPM分析结果表明，与HC组相比，PSP患者出现中脑及双侧丘脑、双侧尾状核、双侧前额叶内侧、双侧前额叶（腹）外侧和双侧角回葡萄糖代谢减低。对比复旦大学附属华山医院与北京协和医院PSP患者脑葡萄糖代谢减低脑区发现，两个医院患者均存在中脑及双侧丘脑、双侧尾状核、双侧前额叶内侧和双侧前额叶（腹）外侧代谢减低，其中中脑与丘脑的代谢减低区域重叠明显。该研究发现为 ^{18}F-FDG PET显像应用于PSP早期诊断的多中心研究奠定基础。

（2）多巴胺轴显像：在多巴胺通路显像研究方面，焦方阳等[106]对40名HC、45例有明显震颤型（tremor-dominant type，TDT）PD患者、60例无明显震颤型（non-tremor-dominant type，nTDT）PD患者进行 ^{11}C-CFT PET显像，探讨不同亚型PD患者DAT PET显像特点。发现与HC组比较，TDT

组和 nTDT 组 PD 患者尾状核、前壳核和后壳核 ^{11}C-CFT 的摄取值均显著减低（$P<0.001$）。与 nTDT 组相比，TDT 组 PD 患者的病程较长、病情进展速度较慢（$P<0.05$），两组 PD 患者纹状体各亚区 ^{11}C-CFT 摄取值无显著性差异。前壳核和后壳核 ^{11}C-CFT 摄取值与帕金森综合评分量表第三部分评分、非震颤评分均呈显著负相关（$P\leq0.005$），而震颤评分仅在 TDT 组与后壳核 ^{11}C-CFT 的摄取值呈显著负相关（$P=0.018$）。研究认为 ^{11}C-CFT PET 显像可用于 PD 诊断和病情严重程度评估，但尚不能有效鉴别 PD 不同临床亚型。

Gao 等[107]通过对 PD 患者进行 ^{18}F-AV133 PET 显像，对患者脑脊液标志物与脑内囊泡单胺转运体 2（vesicular monoamine transporter 2，VMAT2）密度之间的关系做了初步研究。ROI 分析结果表明，脑脊液 Aβ1-42 水平与扣带回后部、左侧尾状核、左侧壳核前部、左侧纹状体腹侧部 VMAT2 密度呈显著负相关，脑脊液 t-tau 及 p-tau 水平分别与黑质、左侧纹状体腹侧部 VMAT2 密度呈显著负相关，脑脊液 α-突触核蛋白水平与脑内 VMAT2 密度不存在显著相关性。SPM 分析结果显示，左侧尾状核、海马旁回、岛叶、颞叶 VMAT2 密度与脑脊液 Aβ1-42 水平呈负相关，脑脊液 p-tau 水平与额上回、颞横回 VMAT2 密度呈负相关。研究认为，脑脊液标志物水平与 PD 患者认知相关脑区单胺类神经元变性严重程度密切相关，可能意味着病理性蛋白沉积与多巴胺神经元变性有关。

在基础动物研究方面，黄盛才等[108]对 7 只正常食蟹猴、5 只右侧纹状体损毁 PD 模型食蟹猴（模型组 1）、10 只双侧纹状体损毁的 PD 模型食蟹猴（模型组 2）进行 ^{18}F-AV133 PET/CT 显像，以纹状体、额叶、颞叶、顶叶、枕叶、小脑、头皮、颅骨为 ROI 进行图像测量与分析。结果显示，显像剂注射 45 min 后，正常组颅脑从纹状体、颞叶、额叶、顶叶、小脑、枕叶、颅骨到头皮 SUV$_{max}$ 值呈明显降低趋势，纹状体 SUV$_{max}$ 值高于其他部位；模型组 1 患侧纹状体较健侧放射性摄取明显减低；模型组 2 双侧纹状体放射性摄取较正常组明显减低，枕叶、额叶、颞叶、顶叶、小脑摄取基本均匀，双侧对称，但明显低于纹状体，头皮、颅骨几乎不摄取。90 min 时，正常组与模型组 1 健侧纹状体仍保持较高的放射性摄取。研究证实，^{18}F-AV133 在食蟹猴纹状体内停留时间较长，注射后 90 min 纹状体仍持有较高的放射性，具有良好的靶本比，为其作为 PET 显像剂早期诊断 PD 提供依据。

2. 痴呆

（1）^{18}F-FDG PET 显像：AD 和 FTD 是神经变性痴呆的两种主要类型，鉴别诊断主要依赖于临床表现，尚缺乏敏感性和特异性高的客观指标。为此，崔瑞雪等[109]对 ^{18}F-FDG PET 显像在二者鉴别诊断中的应用价值进行了探讨。研究纳入 20 例 AD 和 20 例 FTD 患者、20 名 HC 进行 ^{18}F-FDG PET 显像。视觉分析结果表明，AD 患者出现双侧大脑半球皮质对称性葡萄糖代谢减低，双侧颞顶叶和后扣带回代谢显著减低，部分额叶皮质也出现代谢降低，基底核和丘脑不受累；FTD 患者双侧大脑半球不对称性葡萄糖代谢减低，额叶和前颞叶皮质代谢明显降低，顶叶皮质和基底核、丘脑等皮质下核团亦受累。SPM 分析结果显示，与 HC 组相比，FTD 组出现以前部脑皮质为主的葡萄糖代谢减低，额叶和前颞叶皮质为著，顶叶背外侧皮质轻度代谢减低，双侧大脑半球代谢减低程度与范围不对称；AD 组出现以大脑后部皮质为主的代谢减低，颞顶叶皮质为著，额叶皮质代谢轻度降低，且双侧大脑半球对称性受累，感觉运动皮质、枕叶视皮质基本不受累。研究认为，可根据大脑皮质葡萄糖代谢减低部位、双侧大脑半球是否不对称性受累、是否伴基底核和丘脑代谢减低等特征来鉴别诊断 AD 与 FTD。

为了解不同类型痴呆患者脑葡萄糖代谢特点，崔瑞雪等[110]纳入20例AD、20例FTD、10例DLB、7例PSP、3例原发性进行性失语（primary progressive aphasia，PPA）、1例皮质基底神经节变性（corticobasal degeneration，CBD）和1例MSA患者行^{18}F-FDG PET显像。SPM分析结果显示AD患者出现以双侧颞顶叶和额叶皮质为主的葡萄糖代谢减低，感觉运动皮质、枕叶、基底核和丘脑不受累；FTD患者出现额颞叶皮质不对称性代谢显著减低，伴部分顶叶皮质和基底核、丘脑等皮质下核团代谢降低；DLB患者出现枕叶、视皮质和双侧颞上回前部代谢降低；PSP患者出现双侧前额叶背外侧、颞叶前外侧、中脑和双侧尾状核代谢降低；PPA患者出现左侧额叶Broca区、左侧颞叶皮质（除左侧颞上回后部）和右侧颞叶内侧皮质代谢降低；CBD患者出现双侧中央沟周围额顶叶皮质（右侧显著）、右侧基底核代谢降低；MSA患者出现双侧小脑背外侧皮质和左侧壳核代谢减低。研究认为，不同类型神经变性类痴呆患者葡萄糖代谢减低的脑区分布特征不同，^{18}F-FDG PET显像可为不同类型痴呆的鉴别诊断提供有用信息。

（2）Aβ斑块显像：Chen等[22]结合多参数PET显像、脑脊液标志物及临床认知功能筛查工具进行研究以提高诊断及监测AD疾病病情发展的准确性。研究数据取自美国国立老年研究所的ADNI（Alzheimer Disease Neuroimaging Initiative）数据库，包括基线期诊断为34名HC及48例MCI患者。对纳入者进行平均76.7个月的随访，包括MRI、^{18}F-FDG、^{18}F-AV45、^{11}C-PiB PET显像等。结果显示10名HC转化为AD或MCI，24例MCI发展为AD。对PET显像数据进行ROI分析，接受者工作特征（receiver operating characteristic，ROC）曲线分析结果表明，楔前叶后部、扣带回^{18}F-FDG及Ab SUVR可预测HC、MCI的转化；顶叶^{18}F-FDG SUVR和颞叶Ab SUVR可分别监测HC、MCI患者疾病进展；全脑皮质^{18}F-AV45 SUVR在预测HC转化效能上（灵敏度、特异性、准确性分别为78.6%、74.5%、75.4%）与全脑皮质^{11}C-PiB SUVR预测MCI向AD转化相当。Logistic回归分析结果显示，顶叶、楔前叶后部^{18}F-FDG SUVR与AD评定量表认知部分（Alzheimer disease assessment scale-cognitive sub-scale，ADAS-cog）评分预测HC转化的灵敏度、特异性、准确性分别为80.0%、94.9%、93.9%；后扣带回^{18}F-FDG SUVR、ADAS-cog评分、MMSE预测MCI向AD转化的灵敏度、特异性、准确性分别为96.4%、81.2%、83.6%；结合内侧颞叶^{11}C-PiB SUVR与MMSE评分能够将^{11}C-PiB PET预测MCI向AD转化的曲线下面积增大至0.915，灵敏度、特异性、准确性分别为77.8%、90.4%、88.5%。研究认为，^{18}F-AV45、^{11}C-PiB分别对早期、晚期阶段AD患者的病情进展有重要的预测价值。^{18}F-FDG、^{11}C-PiB PET定量分析与临床认知功能测量工具结合可提高预测AD发展的准确性。

六、神经放射性药物研究进展

核医学显像技术为活体内早期无创性诊断神经变性疾病提供新的突破点，成功应用于临床医学领域很大程度上依赖于新型放射性药物的研发。放射性药物作为核医学发展的重要基石，需具备合理药代动力学、对靶向物质具有高亲和力、高特异性等特点，其研发过程不仅包含一般药物制备的关键技术，还包括核医学分子影像技术平台的建立。目前用于神经变性疾病核医学显像的放射性药物主要包括^{99}Tc^{m}-ECD、^{18}F-FDG、^{11}C-CFT、^{11}C-PiB、^{18}F-FNNDP、^{11}C-DPA714等，从脑血流灌注、脑代谢、Aβ淀粉样蛋白结合、tau蛋白结合、神经递质及受体结合、神经炎症显像等方面反映疾病相关的神经病理生理学变化过程。神经放射性药物配合 PET、SPECT，为疾病临床早期诊断、鉴别诊断、病情评估与监测、疾病潜在的致病机制研究提供客观、准确的影像学依据。神经核医学影像技术的蓬勃发展正在推动自主研发放射性药物成为当前另一研究热点。

近年来，国内对神经放射性分子显像探针的研发工作也在如火如荼地开展。而 micro PET/CT 或 SPECT/CT 显像，可在活体内进行药物的开发筛选，缩短新药开发的周期，无疑会加快新药研制的步伐。VMAT2 负责中枢神经多巴胺神经递质的传导，传导过程异常与 PD 等中枢神经系统疾病有关。将靶向于 VMAT2 的分子显像探针用于 PET 显像研究，对中枢神经系统多巴胺通路异常相关疾病的病因学探讨、早期诊断和治疗来说意义非凡。Li 等[111]成功在 10-O- 去甲基 -DTBZ 前体的基础上合成 10-^{11}C-DTBZ，对制备产物进行质量控制，并通过 micro PET/CT 脑显像观察其生物学分布特征。研究在 3- 甲基 -4- 对苄氧基苯甲醛的基础上，通过六步反应法合成 10-O- 去甲基 -DTBZ 前体，以 ^{11}CH$_3$I 作为甲基化剂合成 10-^{11}C-DTBZ，经固相萃取得到最终的制备品，其未衰减校正的放化产率达到 18%～26%。质量控制结果显示其保留时间达到 7.8 min，放射化学纯度超过 99%，放射性浓度（45±14）GBq/mmol。为进一步评价其作为 VMAT2 显像剂的潜力，研究采用 micro PET/CT 对正常和 6-OHDA 诱发的偏侧 PD 模型大鼠尾静脉注射 10-^{11}C-DTBZ 后进行脑显像，结果显示，正常大鼠双侧纹状体显像剂呈对称性摄取，且纹状体与小脑放射性摄取比值高于 PD 模型大鼠；PD 模型大鼠纹状体显像剂呈不对称性摄取，且损毁侧纹状体摄取低于未损毁侧。故认为 10-^{11}C-DTBZ 有望作为 PET 分子影像探针高效地反映活体内与神经变性疾病发生、发展相关的单胺神经元的功能状态。

^{18}F-AV-133 作为 PET 分子显像探针，可与脑内 VMAT2 高度特异性结合，直接、清晰地反映 VMAT2 密度、功能状况、分布状态等，其在 PD 和 DLB 等神经变性疾病中的应用已进入 3 期临床试验。与费时、价格昂贵的放射性标记技术相比，液相色谱质谱（LC-MS/MS）可高度特异、灵敏、准确、自动地探测及定量示踪物质。在前期研究工作的基础上，Deng 等[112]在 SD 大鼠脑内观测非放射性标记 AV133 的结合位置和生物学分布特征。经尾静脉分别向大鼠体内注射 AV133 和 ^{18}F-AV133，在注射 2 min、30 min、60 min 后将其处死并得到 6 个不同脑区组织（纹状体、下丘脑、海马、小脑、皮质、剩余脑组织）及血浆样品，采用 LC-MS/MS 对 AV133 进行定量分析，计算每克组织或血浆百分注射剂量率（%ID/g）、靶区（纹状体、下丘脑、海马、皮质）与非靶区（小脑）脑组织比值，并直接比较 LC-MS/MS 分析结果与 ^{18}F-AV133 放射性测定结果，发现 %ID/g 和靶区与非靶区脑组织比值与 ^{18}F-AV133 测量结果高度相关。大鼠脑内 AV133 摄取水平由高到低表现为纹状体＞下丘脑＞海马＝剩余脑组织＞皮质＞小脑，与 ^{18}F-AV133 PET 显示的 VMAT2 分布特征一致。LC-MS/MS 测得的每个脑区组织 %ID/g 值与纹状体 / 小脑 ^{18}F-AV133 放射性比值匹配度较高，对其他三种脑组织而言，两种分析方法测定结果也均无显著性差异。研究认为，无需对显像剂进行放射性标记，LC-MS/MS 可检测到与 PET 一致的示踪物质结合和脑区分布特征。

考虑到国内 SPECT/CT 临床应用较 PET/CT 更为普遍的现状，曹国宪等[113]尝试在一种新型 Aβ 淀粉样蛋白显像剂 ^{18}F-AV45 分子末端引入二氨基二硫醇（BAT）双功能螯合基团并成功合成 BAT-AV45，用 ^{99}Tc^m 标记制得 ^{99}Tc^m-BAT-AV45，以期作为 Aβ 斑块分子探针用于 SPECT/CT 显像，为 AD 患者的早期诊断、鉴别诊断和疗效监测提供新视角。研究为解决 ^{99}Tc^m 标记率低的问题，提出用直接法和葡庚糖酸钠（GH）配体交换法进行标记以获得较高的标记率。结果表明，^{99}Tc^m-BAT-

AV45 的直接法和配体交换法的标记率与反应温度和反应时间成正比，但直接法的最高标记率仅为（3.45±0.05）%，而配体交换法的最高标记率为（93.81±0.91）%。研究认为，在用 $^{99}Tc^m$ 标记 BAT-AV45 的过程中，采用 GH 进行配体交换反应并提高反应温度是标记成功的关键，采用配体交换法减低标记反应的活化能，可使标记反应快速进行，利于获得高标记率的 $^{99}Tc^m$-BAT-AV45。研究中所阐述的化学动力学研究方法和编制的计算机软件为其他放射性药物的标记反应研究奠定理论基础。

实际上，为了有效缩短 ^{18}F-AV133 制备时间，固相萃取法已代替高压液相色谱法（HPLC）用于半制备纯化，但固相萃取法易产生非放射性标记的 AV-149。超高效液相色谱串联质谱法（UPLC-MS/MS）可用于评估 AV149 对 ^{18}F-AV133 药代动力学性能的影响。为了解 AV149 穿透血–脑脊液屏障的能力及其与 ^{18}F-AV133 竞争性结合 VMAT2 的作用机制，Wu 等[114]经尾静脉向 KM 小鼠体内注射不同剂量 AV149，将其处死后获得血浆样品并通过 UPLC-MS/MS 对 AV149 进行定量分析。另向小鼠体内同时注入 ^{18}F-AV133 和不同剂量的 AV149，处死小鼠并得到 6 个不同脑区组织（纹状体、下丘脑、海马、小脑、皮质、剩余脑组织）及血浆样品，g 计数器测定组织 ^{18}F-AV133 放射性，定量分析血浆、脑组织 ^{18}F-AV133 放射性摄取并计算 %ID/g。定量 ^{18}F-AV133 脑内分布情况，计算纹状体与小脑 ^{18}F-AV133 摄取比值，进而测定 AV149 的 VMAT2 受体所占百分比。结果显示，脑组织及血浆 AV149 浓度与注射剂量存在良好的线性关系。注射剂量低于 0.1 mg/kg 时，小鼠脑内 ^{18}F-AV133 生物分布无明显差异；随着 AV149 注射剂量增高，小鼠 ^{18}F-AV133 脑内生物分布有较大改变，尤其是纹状体与小脑摄取比值呈明显下降趋势。AV149 半数有效量（ED_{50}）大约是 8.165 mg/kg。研究认为当低于一定注射剂量时，AV149 不会抑制 ^{18}F-AV133 与 VMAT2 结合，也不会影响 ^{18}F-AV133 脑内生物分布，为固相萃取法制备 ^{18}F-AV133 可常规用于临床提供强有力的实验基础和理论支撑。

神经元内的 NFTs 是 AD 患者特异性病理特征之一，其形成主要依赖 tau 蛋白的过度磷酸化。^{18}F-THK523 作为 PET tau 分子探针，与 tau 蛋白亲和力和选择性高，但脑白质区滞留较多限制了其在临床上普及应用。基于此，Kong 等[115]以 THKF-2 为前体，利用 TRACERlab FXc 自动化合成模块制备 ^{11}C-TKF。研究对正常 C57 小鼠进行 micro PET/CT 显像以明晰 ^{11}C-TKF 在体内的生物分布特点，进行 ^{11}C-TKF 急性毒性试验，并对比 [^{11}C] MeOTf 和 ^{11}C-H$_3$I 自动合成 ^{11}C-TKF 的效果。结果显示，采用 [^{11}C] MeOTf 对 TKF 进行 ^{11}C 放射性标记效果要优于 ^{11}C-H$_3$I。小鼠注射 ^{11}C-TKF 后 20 s 表现为肝高摄取并随时间延长摄取减少，药物主要在胆囊内代谢、经胆道系统排泄，表现为注射后 20 s 到 60 min 胆囊和肠道放射性摄取明显增高。小鼠脑内 ^{11}C-TKF 放射性摄取高于 ^{18}F-THK523［注射后 2 min 分别为（3.23±1.25）% ID/g、（2.62±0.39）% ID/g］。^{11}C-TKF 急性毒性试验结果为阴性。研究提示，^{11}C-TKF 具有较好的临床应用前景，但有待进一步在 AD 动物模型中更深层次地探索。

Aβ 淀粉样蛋白沉积形成的老年斑是 AD 另一典型组织病理特征，PET 和 SPECT 显像可特异、灵敏地检测到 AD 核心病理性改变，有助于提高 AD 临床诊断准确性和早期干预治疗。目前已有 3 种针对 Aβ 淀粉样蛋白的 PET 分子探针先后通过美国 FDA 认证应用于临床实践，而针对 Aβ 淀粉样蛋白的 SPECT 分子探针尚处于研发阶段，其中 $^{99}Tc^m$ 标记的 Aβ 淀粉样蛋白分子显像探针关注度颇高。Wang 等[11]合成了两种与单胺单酰胺二硫醇（MAMA）、BAT 共轭的 $^{99}Tc^m$-2-苯基苯并噁唑衍生物，结果显示，正常 ICR 小鼠体内两种放射性药物初始脑组织摄取值和清除速率有待改善，在此基础上 Wang 等进一步改进、设计并评估了 4 种新型 $^{99}Tc^m$-2-芳基苯并噁唑衍生物，AD 转基因小鼠和 AD 患者体外荧光染色结果表明铼复合物能够与Aβ斑块特异性结合。以 ^{125}I-IMPY 作为竞争性配体进行放射性配基受体竞争结合实验，结果显示铼复合物与 Aβ1-42 聚合物的亲和力大小解离平衡常数（K_i）为 15.86～393.18 nM。转基因小鼠脑切片的体外放射自显影实验表明（^{99}Tc^m）20 与脑内 Aβ 斑块结合的亲和力和特异性较高，可观察到皮质、海马、小脑区域 Aβ 斑块形成，与硫磺素 S 染色实验确定脑区位置一致。正常 ICR 小鼠体内生物学分布实验表明 [^{99}Tc^m] 17～20 在注射 2 min 后的初始脑摄取值达到（0.96%～1.55%），30 min 后脑清除速度较快，达到 0.14～0.40%ID/g，尤其是 [^{99}Tc^m] 20。该研究认为 [^{99}Tc^m] 20 具有发展为 Aβ 斑块显像剂的潜力，拓宽了 ^{99}Tc^m 标记放射性药物的研究领域，为研究 AD 脑受体显像剂另辟蹊径。

Yang 等[13] 提出并设计合成 ^{18}F- 或 ^{125}I- 标记的 1，4- 二苄氧基苯衍生物，用于 PET 或 SPECT 显像以早期检测脑内 Aβ 斑块沉积。放射性配基受体竞争结合试验显示化合物 7a 和 12a 与 Ab42 聚合物的亲和力较高，Ki 大小分别为（19.5±7.1）nM、（23.9±7.9）nM。AD 患者和转基因小鼠脑切片的体外放射自显影实验表明其脑皮质均有 Aβ 斑块沉积，位置与硫黄素 S 染色实验荧光斑点位置一致。正常 ICR 小鼠体内生物学分布实验表明 [^{125}I] 7a、[^{18}F] 7a、[^{125}I] 12a、[^{18}F] 12a 在注射 2 min 后的初始脑摄取值较高，超过 5%ID/g。[^{125}I] 7a 与 [^{125}I] 12a 注射后脑清除迅速，60 min 后清除速率分别为 0.55%ID/g、0.37%ID/g。[^{18}F] 7a 与 [^{18}F] 12a 注射后脑清除速度较慢，60 min 后清除速率分别为 3.48%ID/g、4.26%ID/g。正常小鼠 micro PET/CT 和 micro SPECT/CT 动态显像结果与体内生物分布实验结果基本吻合。正常小鼠体内代谢实验表明 ^{18}F- 或 ^{125}I- 标记结构相同的放射性药物脑内清除速率不同于药代动力学特征有关，包括吸收、分布、代谢和排泄。体内生物稳定性对比结果显示，放射性碘标记的 1，4- 二苄氧基苯衍生物体内生物稳定性较好，即向正常 ICR 小鼠体内注射药物 60 min 后，[^{125}I] 7a、[^{125}I] 12a、[^{18}F] 7a 与 [^{18}F] 12a 放射性残留分别为 72.1%、68.6%、34.0%、29.8%。离体放射自显影实验进一步表明 [^{125}I] 7a 可穿透结构完整的血 - 脑脊液屏障，与脑内 Aβ 斑块特异性结合。研究初步认为 ^{18}F、^{125}I 标记的 1，4- 二苄氧基苯衍生物作为以脑内 Aβ 斑块为靶向的新型分子探针，深入挖掘其临床价值对 AD 的早期诊断具有重要的现实意义。

此外，为降低氟代聚乙二醇修饰的 2- 芳基苯并噁唑和 2- 苯并噻唑衍生物的亲脂性、增加信噪比，Yang 等[116] 以 2- 芳基苯并噁唑、2- 苯并噻唑、2- 苯并呋喃为骨架对 ^{18}F 标记的 2- 苯并杂环衍生物对映异构体的特异性结合与药代动力学性质进行研究。放射性配基受体竞争结合试验显示苯并杂环衍生物与 Aβ 聚合物的亲和力大小 Ki 为 3.2～195.6 nM。正常 ICR 小鼠体内生物学分布实验结果显示苯并杂环衍生物脂溶性分数 CLog P 值为 2.33～3.99，2- 苯并杂环衍生物对映异构体生物分布特征与手征有关，S- 构型 2- 苯基苯并噁唑脑清除明显改善，尤其是 S- 构型 -[^{18}F] 28 注射后 2 min 与 60 min 比值高达 27.8。AD 患者、淀粉样脑血管病患者和转基因小鼠脑切片的 S- 构型 -[^{18}F] 28 体外放射自显影实验显示不同形式的脑 Aβ 斑块沉积，且标记位置与 DANIR 3b 染色实验荧光斑点位置一致，而皮质下白质非特异性结合量甚微。向正常恒河猴体内分别注入 S- 构型 -[^{18}F] 28、^{18}F-AV45 后行动态 PET/CT 扫描，结果显示，S- 构型 -[^{18}F] 28 全脑清除速率较快、小脑和白质摄取及滞留量较少，证实 S- 构型 -[^{18}F] 28 具有良好的药代动力学性质和较低的非特异性结合率。离体放射自显影实验进一步验证 S- 构型 -[^{18}F] 28 体内生物分布实验发现；转基因小鼠脑切片显示与 DANIR 3b 染色实验荧光斑点位置一致的皮质、海马、小脑区域 Aβ 斑块结合；野生型对照小鼠脑切片无明显的 Aβ 斑块沉积。研究认为 S- 构型 -[^{18}F] 28 结合能力高（Ki = 7.6 nM）且药代动力学特征（注射 2 min 后的初始脑摄取值达到 9.46%ID/g）优于 ^{18}F-AV45。S-构型-[^{18}F]28 可于体外及活体状态下与 Aβ 结合，高信噪比探测脑内 Aβ 斑块形成。

多巴胺是重要的儿茶酚胺类神经递质，其受体表达及功能紊乱与多种神经精神疾病有关，多巴胺神经元变性也被认为是 PD 的主要病理机制之一。多巴胺受体尤其是 D2 受体显像剂的研发已成为神经核医学研究的热门领域之一，应用较多的 D2 受体显像剂包括 ^{11}C-raclopride、^{123}I-IBZM、^{123}I-epidepride 等。考虑到国内多用 ^{131}I 开展相关的临床工作，王立振等[117]以（s）-（-）-N-[（1-烯丙基-2-吡咯烷基）甲基]-2,3-二甲氧基-5-三丁基锡苯甲酰胺为标记前体，用 ^{131}I-nalepride 进行放射性标记，制备了 ^{131}I-nalepride（s）-（-）-N-[（1-烯丙基-2-吡咯烷基）甲基]-5-碘[^{131}I]-2,3-二甲氧基苯甲酰胺]。薄层层析法测得 ^{131}I-nalepride 标记率＞95%，放射化学纯度＞97%。^{131}I-nalepride 在正常 ICR 小鼠体内的生物分布结果显示，药物进入血液后迅速被组织摄取，以肝、肾的早期摄取值最高，分别为（14.82±3.88）%ID/g、（10.28±1.65）%ID/g，各脏器清除速率均较快。正常 ICR 小鼠脑内生物分布特性实验结果显示，^{131}I-nalepride 主要浓聚在小鼠纹状体，其次是丘脑、额叶、颞叶和顶叶，海马放射性摄取最低；小鼠尾静脉注射 4 h 后，纹状体与小脑比值即达 111.87，12 h 后达到最高，为 416.97。SD 大鼠阻断实验和脑放射自显影结果显示，注射 ^{131}I-nalepride 后，纹状体与小脑的光密度比值为 7.43±0.86，预先阻断 D2 受体后降至 1.07±0.18，与阻断前相比有显著性差异。研究认为 ^{131}I-nalepride 对多巴胺 D2 受体具有高度亲和力和特异性，可作为多巴胺 D2 受体的 SPECT 显像剂，对 PD 等疾病早期诊断、鉴别诊断、病程监测、评价药物敏感性及疗效观察等具有重要的临床应用价值。

（张　宏　徐　浩　左传涛　朱元凯）

参 考 文 献

[1] Wu HB, Wang Z, Wang QS, et al. Use of labelled tLyP-1 as a novel ligand targeting the NRP receptor to image glioma. PLoS One, 2015, 10(9): e0137676.

[2] Zhang J, Li D, Lang L, et al. ^{68}Ga-NOTA-Aca-BBN(7-14) PET/CT in healthy volunteers and glioma patients. J Nuclear Med, 2016, 57(1): 9-14.

[3] Wang Z, Zhang M, Wang L, et al. Prospective study of (68)Ga-NOTA-NFB: radiation dosimetry in healthy volunteers and first application in glioma patients. Theranostics, 2015, 5(8): 882-889.

[4] Sun J, Cai L, Zhang K, et al. A pilot study on EGFR-targeted molecular imaging of PET/CT With ^{11}C-PD153035 in human gliomas. Clin Nucl Med, 2014, 39(1): e20-e26.

[5] Li D, Zhao X, Zhang L, et al. (68)Ga-PRGD2 PET/CT in the evaluation of glioma: a prospective study. Molec Pharm, 2014, 11(11): 3923-3929.

[6] 王欣璐, 韩立新, 王成, 等. ^{11}碳-蛋氨酸与 ^{18}氟-脱氧葡萄糖在脑良性病变及低级别胶质瘤诊断中的比较. 暨南大学学报（自然科学与医学版），2015，36（3）：261-265.

[7] 王如. ^{11}碳-蛋氨酸 PET/CT 与 MRI 对脑胶质瘤术前诊断价值及靶区勾画的比较研究. 合肥：安徽医科大学, 2013.

[8] 吴书其，李瑾，陈素芸，等. ^{18}F-FDGPET/CT 儿童脑肿瘤高低级别诊断. 放射学实践，2014，（6）：694-697.

[9] 尹亮，林志春，岳建兰，等. 原发性中枢神经系统淋巴瘤 PET/CT 影像表现. 中国实验血液学杂志，2016，（5）：1416-1420.

[10] Jia J, Cui M, Dai J, et al. ^{99m}Tc(CO)3-Labeled benzothiazole derivatives preferentially bind cerebrovascular amyloid: potential use as imaging agents for cerebral amyloid angiopathy. Molecular Pharmaceutics, 2015, 12(8): 2937-2946.

[11] Wang X, Cui M, Jia J, et al. (99m)Tc-labeled-2-arylbenzoxazole derivatives as potential Abeta imaging probes for single-photon emission computed tomography. European Journal of Medicinal Chemistry, 2015, 89:331-339.

[12] Yang Y, Fu H, Cui M, et al. Preliminary evaluation of fluoro-pegylated benzyloxybenzenes for quantification of beta-amyloid plaques by positron emission tomography. European Journal of Medicinal Chemistry, 2015, 104:86-96.

[13] Yang Y, Zhang X, Cui M, et al. Preliminary characterization and in vivo studies of structurally identical ^{18}F- and ^{125}I-Labeled benzyloxybenzenes for PET/SPECT imaging of beta-Amyloid Plaques. Scientific Reports, 2015, 5:12084.

[14] Fu L, Liu L, Zhang J, et al. Comparison of dual-biomarker PIB-PET and dual-tracer PET in AD diagnosis. European Radiology, 2014, 24(11): 2800-2809.

[15] Liu L, Fu L, Zhang X, et al. Combination of dynamic (11)C-PIB PET and structural MRI improves diagnosis of Alzheimer's disease. Psychiatry Research, 2015, 233(2): 131-140.

[16] Liu F, Wee CY, Chen H, et al. Inter-modality relationship constrained multi-modality multi-task feature selection for Alzheimer's Disease and mild cognitive impairment identification. Neuro Image, 2014, 84:466-475.

[17] Jie B, Zhang D, Cheng B, et al. Manifold regularized multitask feature learning for multimodality disease classification. Human Brain Mapping, 2015, 36(2): 489-507.

[18] Xu L, Wu X, Chen K, et al. Multi-modality sparse representation-based classification for Alzheimer's disease and mild cognitive impairment. Comp Meth Programs in Biomedicine, 2015, 122(2): 182-190.

[19] Zhan Y, Chen K, Wu X, et al. Identification of conversion from normal elderly cognition to Alzheimer's disease using multimodal support vector machine. J Alzheimer Dis, 2015, 47(4): 1057-1067.

[20] Xu L, Wu X, Li R, et al. Prediction of Progressive mild cognitive impairment by multi-modal neuroimaging biomarkers. J Alzheimer Dis, 2016, 51(4): 1045-1056.

[21] Jiang J, Lin X, Wen J, et al. A method of semi-quantifying beta-AP in brain PET-CT ^{11}C-PiB images. Bio-medical Materials and Engineering, 2014, 24(1): 1367-1373.

[22] Chen X, Zhou Y, Wang R, et al. Potential clinical value of multiparametric PET in the prediction of Alzheimer's disease progression. PLoS One, 2016, 11(5): e0154406.

[23] Jiang J, Duan H, Huang Z, et al. Study of amyloid-beta peptide functional brain networks in AD, MCI and HC. Bio-medical Materials and Engineering, 2015, 26 Suppl 1S:2197-2205.

[24] Tischner C, Hofer A, Wulff V, et al. MTO1 mediates tissue specificity of OXPHOS defects via tRNA modification and translation optimization, which can be bypassed by dietary intervention. Human Molecular Genetics, 2015, 24(8): 2247-2266.

[25] Li J, Zhang Q, Chen F, et al. Genetic interactions explain variance in cingulate amyloid burden: An AV-45 PET genome-wide association and interaction study in the ADNI cohort. Bio Med Research International, 2015, 2015:647389.

[26] Shi Z, Wang Y, Liu S, et al. Clinical and neuroimaging characterization of Chinese dementia patients with PSEN1 and

PSEN2 mutations. Dementia and Geriatric Cognitive Disorders, 2015, 39(1-2): 32-40.

[27] Wang C, Tan L, Wang HF, et al. Common Variants in PLD3 and Correlation to Amyloid-Related Phenotypes in Alzheimer's Disease. Alzheimer's disease, 2015, 46(2): 491-495.

[28] Wang HF, Wan Y, Hao XK, et al. Bridging integrator 1 (BIN1) genotypes mediate Alzheimer's disease risk by altering neuronal degeneration. Journal of Alzheimer's disease, 2016, 52(1): 179-190.

[29] Zhao QF, Wan Y, Wang HF, et al. ABCA7 genotypes confer Alzheimer's disease risk by modulating amyloid-beta pathology. Journal of Alzheimer's disease, 2016, 52(2): 693-703.

[30] Xiao NA, Zhang J, Zhou M, et al. Reduction of glucose metabolism in olfactory bulb is an earlier Alzheimer's disease-related biomarker in 5XFAD mice. Chinese Medical Journal, 2015, 128(16): 2220-2227.

[31] Li XY, Men WW, Zhu H, et al. Age- and brain region-specific changes of glucose metabolic disorder, learning, and memory dysfunction in early Alzheimer's disease assessed in APP/PS1 transgenic mice using ^{18}F-FDG-PET. International Journal of Molecular Sciences, 2016, 17(10): E1707.

[32] 陶霖, 石吉乐, 孙洪赞, 等. ^{18}F-FDG PET 在阿尔茨海默病临床评估中的初步应用. 中华脑科疾病与康复杂志（电子版）, 2016,（3）: 142-146.

[33] Pan X, Chen Z, Fei G, et al. Long-term cognitive improvement after benfotiamine administration in patients with Alzheimer's disease. Neuroscience Bulletin, 2016, 32(6): 591-596.

[34] 刘慧慧, 孙虹, 刘赛男, 等. 分子影像学在阿尔茨海默病诊断及鉴别诊断中的价值. 中华老年心脑血管病杂志, 2015,（4）: 399-401.

[35] Wang XD, Lu H, Shi Z, et al. A pilot study on clinical and neuroimaging characteristics of Chinese posterior cortical atrophy: Comparison with typical Alzheimer's disease. PLoS One, 2015, 10(8): e0134956.

[36] 刘帅, 岳伟, 卢昊, 等. ^{18}F-FDG PET 和 ^{11}C-PIB PET 显像对后部皮质萎缩的早期诊断价值. 中国现代神经疾病杂志, 2015,（8）: 623-630.

[37] 周知, 钱端, 李旭东, 等. 语义性痴呆患者的临床、神经心理及影像学分析. 中日友好医院学报, 2016,（1）: 3-6.

[38] 葛芳芳, 张振馨, 李延峰, 等. 右侧颞叶变异型语义性痴呆的临床特征分析. 中华神经科杂志, 2014, 47（5）: 293-298.

[39] 刘帅, 石志鸿, 蔡莉, 等. 原发性进行性失语患者临床及影像学特点分析. 中华神经科杂志, 2015, 48（8）: 681-686.

[40] 侯亚琴, 张海琴, 卢洁, 等. ^{18}F-脱氧葡萄糖单光子发射计算机断层显像鉴别阿尔茨海默病及额颞叶痴呆的临床研究. 中华老年心脑血管病杂志, 2016,（10）: 1023-1025.

[41] 徐书雯, 高广生, 罗姝媂, 等. 阿尔茨海默病与血管性痴呆的 ^{18}F-FDG PET 显像特点. 中国神经精神疾病杂志, 2014,（8）: 469-473.

[42] Tang Y, Ge J, Liu F, et al. Cerebral metabolic differences associated with cognitive impairment in Parkinson's disease. PLoS One, 2016, 11(4): e0152716.

[43] Lu Y, Huang Y, Tang C, et al. Brain areas involved in the acupuncture treatment of AD model rats: a PET study. BMC Complementary and Alternative Medicine, 2014, 14:178.

[44] 姜婧, 高凯, 周源, 等. 运用微型正电子发射扫描技术观察电针对SAMP8老年痴呆小鼠大脑海马区葡萄糖代谢的影响. 上海针灸杂志, 2015, (2): 176-179.

[45] 姜婧, 高凯, 周源, 等. Micro-PET与Morris水迷宫观察"通督启神"针法对AD模型小鼠疗效的影响. 中华中医药杂志, 2015, (5): 1670-1674.

[46] Lai X, Ren J, Lu Y, et al. Effects of acupuncture at HT7 on glucose metabolism in a rat model of Alzheimer's disease: an ^{18}F-FDG-PET study. Acupuncture in Medicine, 2016, 34(3): 215-222.

[47] 卓沛元, 柳维林, 吴洁, 等. 电针百会穴对APP/PS1双转基因痴呆模型小鼠^{18}F-FDGPET/CT成像及学习记忆的影响. 中国康复医学杂志. 2016, (10): 1050-1054.

[48] 牛娜, 崔瑞雪, 张颖, 等. 脑电监测在癫痫患者间期皮层和皮层下高代谢灶判读中的应用. 协和医学杂志, 2015, (1): 18-23.

[49] Cui R, Niu N, Li F. Crossed cerebellar hypermetabolism demonstrated by FDG PET. Clinical Nuclear Medicine, 2014, 39(4): 409-412.

[50] Zhang L, Guo Y, Hu H, et al. FDG-PET and NeuN-GFAP immunohistochemistry of hippocampus at different phases of the pilocarpine model of temporal lobe epilepsy. International Journal of Medical Sciences, 2015, 12(3): 288-294.

[51] Lv RJ, Sun ZR, Cui T, et al. Temporal lobe epilepsy with amygdala enlargement: a subtype of temporal lobe epilepsy. BMC Neurology, 2014, 14:194.

[52] 陈书达, 楼林, 徐炎, 等. 颞叶癫痫附加症的临床诊治探讨. 2014浙江省神经外科学学术年会论文汇编, 2014.

[53] 王海祥, 张玮, 陈述花, 等. Rasmussen脑炎患者的^{18}F-脱氧葡萄糖PET的表现特点. 中华神经外科杂志, 2014, 30 (8): 796-799.

[54] Wang W, Zheng HB, Xiao J, et al. Levetiracetam effect on adult-onset temporal lobe epilepsy with positive voltage-gated potassium channel antibody. The Journal of Neuropsychiatry and Clinical Neurosciences, 2015, 27(2): e100-e106.

[55] 邵明岩, 吴晓牧, 徐荣. PET-CT、MRI及EEG对发作间期难治性癫痫患者致痫灶定位的研究. 南昌大学学报(医学版), 2014, (9): 33-37.

[56] Feng R, Hu J, Pan L, et al. Surgical treatment of MRI-negative temporal lobe epilepsy based on PET: a retrospective cohort study. Stereotactic and Functional Neurosurgery, 2014, 92(6): 354-359.

[57] 马先贵, 孙建彬, 宋立涛, 等. ^{18}F-FDG PET辅助定位颞叶致痫灶切除术临床分析. 潍坊医学院学报, 2014, (5): 349-351.

[58] Yang PF, Pei JS, Zhang HJ, et al. Long-term epilepsy surgery outcomes in patients with PET-positive, MRI-negative temporal lobe epilepsy. Epilepsy & Behavior, 2014, 41:91-97.

[59] 李欣. 视频脑电图与发作期SPECT对痫灶定位的比较分析. 中国医药科学, 2014, (14): 110-112.

[60] 刘子文. 癫痫病灶定位SPECT脑血流成像与各影像方法的价值比较. 中国医药指南, 2014, (29): 82.

[61] 刘盈盈, 王淳, 马春, 等. 辅助检查对28例癫痫患者病灶定位探讨. 中外医学研究, 2016, (26): 54-56.

[62] 王正江, 陈雪红, 柳江燕, 等. SPECT脑血流灌注药物诱发显像在原发难治性癫痫灶定位中的观察. 中国医学影像学杂志, 2016, (10): 729-731, 734.

[63] 杨自更, 郭勇, 张阳, 等. SPECT脑血流灌注显像与MRI对癫痫灶定位诊断的应用价值. 功能与分子医学

影像学（电子版），2015，（1）：575-578.

[64] Yang PF, Jia YZ, Lin Q, et al. Intractable occipital lobe epilepsy: clinical characteristics, surgical treatment, and a systematic review of the literature. Acta Neurochirurgica, 2015, 157(1): 63-75.

[65] Wang Y, Liu B, Fu L, et al. Use of interictal (18)F-fluorodeoxyglucose (FDG)-PET and magnetoencephalography (MEG) to localize epileptogenic foci in non-lesional epilepsy in a cohort of 16 patients. Journal of the Neurological Sciences, 2015, 355(1-2): 120-124.

[66] 席红. 综合运用脑电图、磁共振和PET-CT诊断老年迟发性癫痫. 哈尔滨医科大学学报，2015，（3）：256-259.

[67] 李树生，齐毅，邱志斌，等. PET脑代谢显像与SPECT脑血流灌注显像在癫痫灶定位中的应用. 中国实用神经疾病杂志，2015，（4）：111-112.

[68] 肖翔，许乙凯，马立超，等. ^{1}H-MRS及PET/CT在颞叶癫痫术前定位中的应用. 实用医学杂志，2015，（22）：3741-3744.

[69] 赵春雷，陈自谦，钱根年，等. MRI与^{18}F-FDG PET对难治性颞叶癫痫定侧诊断价值. 功能与分子医学影像学（电子版），2016，（1）：813-817.

[70] Zhu Y, Feng J, Wu S, et al. Glucose metabolic profile by visual assessment combined with statistical parametric mapping analysis in pediatric patients with epilepsy. Journal of Nuclear Medicine, 2017, 58(8): 1293-1299.

[71] 段中响，欧阳巧洪，张瑾，等. PET和脑磁图在术前评估MRI阴性癫痫中的作用. 临床和实验医学杂志，2015，（22）：1861-1864.

[72] Zhang Y, Seeburg DP, Pulli B, et al. Myeloperoxidase nuclear imaging for epileptogenesis. Radiology, 2016, 278(3): 822-830.

[73] Wang K, Liu T, Zhao X, et al. Comparative study of voxel-based epileptic foci localization accuracy between statistical parametric mapping and three-dimensional stereotactic surface projection. Frontiers in Neurology, 2016, 7:164.

[74] 赵春雷，陈自谦，钱根年，等. ^{18}F-FDG PET脑显像在难治性颞叶癫痫定侧诊断中的价值研究. 临床放射学杂志，2016，（7）：1004-1007.

[75] Fu P, Zhang F, Gao J, et al. NeuroGam Software Analysis in Epilepsy Diagnosis Using ^{99m}Tc-ECD Brain Perfusion SPECT Imaging. Medical Science Monitor, 2015, 21:2801-2808.

[76] Wang Y, Xu Z, Cheng H, et al. Low-frequency stimulation inhibits epileptogenesis by modulating the early network of the limbic system as evaluated in amygdala kindling model. Brain Structure & Function, 2014, 219(5): 1685-1596.

[77] 王为民. 中西药联合修复癫痫的异常灌注灶临床研究. 世界中西医结合杂志，2015，（1）：50-55.

[78] Tang Z, Chen Z, Zhai Q, et al. Correlation between interictal cerebral glucose hypometabolism and IQ in children with epilepsy. Epilepsy & Behavior, 2014, 31:15-18.

[79] Zhu Y, Feng J, Ji J, et al. Alteration of monoamine receptor activity and glucose metabolism in pediatric patients with anticonvulsant-induced cognitive impairment. Journal of Nuclear Medicine, 2017, 58(9): 1490-1497.

[80] Li X, Wu H, Lou C, et al. Study on the executive function of attention in depression patients based on SPECT technology. International Journal of Clinical and Experimental Medicine, 2014, 7(4): 1110-1115.

[81] 王德敬，郭晓艳，林乐军，等. PET-CT对肝气郁型经前期综合征患者郁怒症脑功能成像研究. 辽宁中医

杂志，2014，（2）：232-236.

［82］Wei K, Xue HL, Guan YH, et al. Analysis of glucose metabolism of (18)F-FDG in major depression patients using PET imaging: Correlation of salivary cortisol and alpha-amylase. Neuroscience Letters, 2016, 629:52-57.

［83］Zhao RJ, Lin SH, Lee LT, et al. Probing the Serotonin Transporter Availability Among Male Cigarette Smokers: A SPECT Study With [123I] ADAM. Journal of Addiction Medicine, 2016, 10(2): 89-92.

［84］付畅，张红菊，史大鹏，等，首发抑郁症前额叶静息态葡萄糖代谢和血流灌注改变及其与临床症状的相关性．中华医学杂志，2015，95（37）：3017-3022.

［85］叶小娟，孙达，占宏伟．过度担忧和广泛性焦虑障碍与rCBF关系的SPECT脑显像研究．应用心理学，2014，（3）：227-233.

［86］Zhu Y, Du R, Zhu Y, et al. PET mapping of neurofunctional changes in a post traumatic stress disorder model. Journal of Nuclear Medicine, 2016, 57(9): 1474-1477.

［87］Zhan S, Liu W, Li D, et al. Long-term follow-up of bilateral anterior capsulotomy in patients with refractory obsessive-compulsive disorder. Clinical Neurology and Neurosurgery, 2014, 119:91-95.

［88］Liu Z, Ke L, Liu H, et al. Changes in topological organization of functional PET brain network with normal aging. PLoS One, 2014, 9(2): e88690.

［89］徐梅，牛荣，邵小南，等．Scenium 软件研究不同性别正常人脑葡萄糖代谢随年龄变化的规律．中国医学影像学杂志，2014，（9）：659-663.

［90］Hu Y, Xu Q, Shen J, et al. Small-worldness and gender differences of large scale brain metabolic covariance networks in young adults: a FDG PET study of 400 subjects. Acta radiologica (Stockholm, Sweden : 1987), 2015, 56(2): 204-213.

［91］Tian M, Chen Q, Zhang Y, et al. PET imaging reveals brain functional changes in internet gaming disorder. European Journal of Nuclear medicine and Molecular Imaging, 2014, 41(7): 1388-1397.

［92］Yuan J, Lv R, Robert Brasic J, et al. Dopamine transporter dysfunction in Han Chinese people with chronic methamphetamine dependence after a short-term abstinence. Psychiatry Research, 2014, 221(1): 92-96.

［93］Zeng F, Lan L, Tang Y, et al. Cerebral responses to puncturing at different acupoints for treating meal-related functional dyspepsia. Neurogastroenterology and Motility, 2015, 27(4): 559-568.

［94］Xiang XH, Chen YM, Zhang JM, et al. Low- and high-frequency transcutaneous electrical acupoint stimulation induces different effects on cerebral mu-opioid receptor availability in rhesus monkeys. Journal of Neuroscience Research, 2014, 92(5): 555-563.

［95］Yang M, Yang J, Zeng F, et al. Electroacupuncture stimulation at sub-specific acupoint and non-acupoint induced distinct brain glucose metabolism change in migraineurs: a PET-CT study. Journal of Translational Medicine, 2014, 12:351.

［96］金桩子．基于PET-CT脑功能成像探析蒙医针刺顶三穴对脑代谢变化的影响．中国民族医药杂志，2014，（3）：18-20.

［97］Zhao ZQ, Jia SW, Hu S, et al. Evaluating the effectiveness of electro-acupuncture as a treatment for childhood autism using single photon emission computed tomography. Chinese Journal of Integrative Medicine, 2014, 20(1): 19-23.

[98] Zhang D, Ma Y. Repetitive transcranial magnetic stimulation improves both hearing function and tinnitus perception in sudden sensorineural hearing loss patients. Scientific Reports, 2015, 5:14796.

[99] Chen Z, Tang J, Liu C, et al. Effects of anesthetics on vesicular monoamine transporter type 2 binding to (1)(8) F-FP-(+)-DTBZ: a biodistribution study in rat brain. Nuclear Medicine and Biology, 2016, 43(1): 124-129.

[100] 朱毓华, 张慧玮, 吴平, 等. 空间标准化对帕金森病脑代谢网络应用的影响. 中国医学计算机成像杂志, 2015, (5): 487-491.

[101] Zhang L, Li TN, Yuan YS, et al. The neural basis of Postural instability gait disorder subtype of Parkinson's Disease: A PET and fMRI study. CNS neuroscience & Therapeutics, 2016, 22(5): 360-367.

[102] Wu P, Yu H, Peng S, et al. Consistent abnormalities in metabolic network activity in idiopathic rapid eye movement sleep behaviour disorder. Brain, 2014, 137(Pt 12): 3122-3128.

[103] Ge J, Wu P, Peng S, et al. Assessing cerebral glucose metabolism in patients with idiopathic rapid eye movement sleep behavior disorder. Journal of Cerebral Blood flow and Metabolism, 2015, 35(11): 1902.

[104] 王颖, 张本恕, 蔡莉, 等. 混合型多系统萎缩病程与脑葡萄糖代谢相关性研究. 中华核医学与分子影像杂志, 2014, 34（1）: 14-18.

[105] 葛璟洁, 吴平, 邬剑军, 等. 进行性核上性麻痹患者脑内葡萄糖代谢特点的 ^{18}F-FDG PET 研究. 中华核医学与分子影像杂志, 2015, 35（1）: 22-26.

[106] 焦方阳, 武猛, 王坚, 等. 帕金森病不同亚型患者的多巴胺转运体正电子发射断层显像研究. 中国临床神经科学, 2015, (3): 262-267.

[107] Gao R, Zhang G, Chen X, et al. CSF biomarkers and its associations with ^{18}F-AV133 cerebral VMAT2 binding in Parkinson's disease-A preliminary report. PLoS one, 2016, 11(10): e0164762.

[108] 黄盛才, 秦朝军, 朱琳, 等. 食蟹猴纹状体 ^{18}F-AV-133 PET/CT 的最佳显像时间和影像学特征. 中国医学影像技术, 2015, (4): 640-642.

[109] 崔瑞雪, 牛娜, 张颖, 等. ^{18}F-FDG PET 显像鉴别阿尔茨海默病与额颞叶痴呆临床价值. 中国现代神经疾病杂志, 2014, (3): 214-221.

[110] 崔瑞雪, 牛娜, 张颖, 等. 不同类型痴呆脑代谢改变图型: ^{18}F-FDG PET 显像. 中国现代神经疾病杂志, 2014, (4): 303-308.

[111] Li X, Chen Z, Tang J, et al. Synthesis and biological evaluation of 10-(11) C-dihydrotetrabenazine as a vesicular monoamine transporter 2 radioligand. Archiv der Pharmazie, 2014, 347(5): 313-319.

[112] Deng A, Wu X, Zhou X, et al. Mapping the target localization and biodistribution of non-radiolabeled VMAT2 ligands in rat brain. AAPS journal, 2014, 16(3): 592-599.

[113] 曹国宪, 周杏琴, 毛师师, 等. ^{99m}Tc-BAT-AV-45 标记的化学动力学研究. 核技术, 2015, （1）: 41-46.

[114] Wu X, Zhou X, Zhang S, et al. Brain uptake of a non-radioactive pseudo-carrier and its effect on the biodistribution of [(18)F]AV-133 in mouse brain. Nuclear medicine and biology, 2015, 42(7): 630-636.

[115] Kong Y, Guan Y, Hua F, et al. Optimization and biodistribution of [(11)C]-TKF, an analog of tau protein imaging agent [(18)F]-THK523. Molecules (Basel, Switzerland), 2016, 21(8): E1019.

[116] Yang Y, Wang X, Yang H, et al. Synthesis and monkey-PET study of (R)- and (S)-^{18}F-Labeled

2-Arylbenzoheterocyclic derivatives as amyloid probes with distinctive in vivo kinetics . Molecular Pharmaceutics, 2016, 13(11): 3852-3863.
[117] 王立振，杨敏，徐宇平，等. 多巴胺 D2 受体显像剂 ^{131}I-nalepride 的制备和动物体内研究. 重庆医学，2014,（2）: 129-131, 135.

第四节　泌尿系统核医学进展

一、核素显像用于肾疾病评价

1. 尿路梗阻　核素检查诊断尿路梗阻的优势在于评估分肾功能以及患肾残留肾功能，可以用来指导临床医师治疗方案的选择，但近几年国内有关肾核素检查在尿路梗阻方面的研究较少。刁伟霖等[1]探讨了 $^{99}Tc^m$- 二乙烯三胺五醋酸（$^{99}Tc^m$-DTPA）核素肾动态显像和 $^{99}Tc^m$- 二巯基丁二酸（$^{99}Tc^m$-DMSA）肾静态显像在梗阻性肾病的术式选择及疗效观察中的价值。回顾性分析了 572 例（切肾组 185 例和非切肾组 387 例）上尿路梗阻性肾病患者的资料。结果显示，切肾组术前患肾的肾小球滤过率（GFR）为（5.37±13.86）ml/min，肾静态显像指数为 0.63±0.32；非切肾组术前 GFR 为（31.18±17.48）ml/min，肾静态显像指数为 1.73±0.62，两组之间的肾静态显像指数、GFR 差异存在显著性（$P<0.001$）。肾动静态联合显像评估的肾功能与在手术中发现的肾结构形态一致。非切肾组术后 GFR 为（38.52±14.71）ml/min，肾静态显像指数为 2.76±0.58，较术前的肾静态显像指数、GFR 有明显改善（$P<0.05$）。结论提示 $^{99}Tc^m$-DMSA 核素肾静态显像结合 $^{99}Tc^m$-DTPA 肾动态显像是评价肾功能的理想方法，它可以获得直观的肾摄取 – 排泄曲线和 GFR，从而能够定量地评判分肾功能，为术式的选择和术后观察疗效提供重要依据。

2. 肾小球滤过率测定　GFR 测定普遍使用 Gates 法，该方法测定的结果受本底勾画、肾深度、衰减校正等多种因素影响，肾深度是其中最为重要的影响因素。按照 $^{99}Tc^m$ 在软组织中的衰减系数为 0.153 计算，肾深度每变化 1 cm，GFR 会产生 14%～16% 的偏差。Gates 法建立时，核医学显像设备处于平面显像时代，无法直接测得肾深度，估算肾深度普遍采用数学回归模型 -Tonnesen 公式，结合患者的身高、体重等信息及人体组织对伽马光子的衰减等因素获得。而 Tonnesen 公式的建立，是通过对 55 名健康志愿者取坐位，应用超声测量肾深度，并以此为"金标准"推算得出 Tonnesen 数学回归公式，该公式存在以下不足之处：第一，超声测量的肾深度是坐位时的深度，而 GFR 的测定患者取仰卧位，二者之间存在差异；第二，公式建立的参考样本仅为 55 例，且为非亚洲人种，因此，对于国人肾深度的估算与实际肾深度之间的差异，会更加明显；第三，Tonnesen 等公式是建立在正常人群基础上的。

关于中国人肾动态显像法的肾深度预测方程研究，北京大学第一医院核医学李乾等[2]纳入行腹部 CT 检查的 147 例肾正常深度的患者（排除有腹水、单肾、肾或肾上腺疾病等可能影响肾深度的患者），于肾门水平测定肾前后表面到后背体表皮肤的垂直距离，取其平均值作为肾深度，即使用 CT 测得的值作为中国人的肾实际深度。采用多元线性逐步回归的方法分析患者的 CT 肾深度与性别、年龄、身高、体重、体重/身高的关系，得出左、右侧肾深度计算公式，并与Tonnesen公式进行比较。结果发现，对肾深度有统计学意义的变量是体重/身高和年龄，肾深度计算公式为：右肾深度（cm）=15.449×（体重/身高）+0.009 637×年龄+0.782，左肾深度（cm）=16.772×（体重/身高）+0.010 25×年龄+0.224（体重单位为kg，身高单位为cm），该公式优于Tonnesen公式。

随着核医学显像设备进展，SPECT/CT显像在临床上广泛推广应用，可在CT图像上测量肾深度来准确计算肾GFR。杨仪等[3]探讨在以SPECT/CT测定GFR时用CT直接测量肾深度代替传统的Tonnesen公式法的必要性和可行性。共纳入在接受肾动态显像的同时行腹部CT平扫的49例患者，测量两侧肾深度。将所测值与传统的Tonnesen公式值和SPECT侧位平面图像测量值进行比较，然后将CT和SPECT测得的肾深度数据代入到Gates法GFR测量软件中，观察肾深度改变对GFR测定值的影响。结果显示，CT测得的肾深度分别为右肾（7.04±1.15）cm，左肾（7.18±1.15）cm。与CT测量值相比，Tonnesen公式低估了肾深度，而SPECT测量值高估了肾深度。Tonnesen公式误差与肾深度呈正相关，而SPECT测量误差与肾深度不相关。Tonnesen公式得到的两侧肾深度差为0.03~0.05 cm，而SPECT和CT得到两侧肾深度差分别为0.54±0.33（0.01~1.28）cm和0.62±0.45（0.01~1.60）cm。Gates法采用Tonnesen公式得出的肾深度低估了GFR，采用SPECT测量值则高估了GFR。因此，SPECT/CT的CT功能精确测量两侧肾深度，有助于提高Gates法GFR测定的准确性。

SPECT/CT为实测肾深度提供了简便的方法，那么是否每例患者均需要进行CT扫描以获得肾深度的精准值。复旦大学附属中山医院核医学科陈曙光等[4]探讨了Tonnesen公式计算肾深度的准确性与体质量指数（body mussimdex，BMI）的关系。利用单纯随机抽样法纳入接受$^{99}Tc^{m}$-DTPA肾动态显像以测定GFR的患者123例，按照Tonnesen公式和行肾局部CT扫描分别计算肾深度。计算BMI（单位为kg/m²），并根据WHO对亚洲成年人的体质量标准分组：偏瘦组（BMI<18.50 kg/m²），正常组（18.50 kg/m²≤BMI<22.99 kg/m²），超重组（22.99 kg/m²≤BMI<27.50 kg/m²）和肥胖组（BMI≥27.50 kg/m²），分析在不同BMI范围内CT测量肾深度与Tonnesen公式计算结果间的差异。发现，BMI在正常范围者，Tonnesen公式计算肾深度的准确性较好；不在此范围者用Tonnesen公式计算准确性降低，可借助CT图像测量肾深度。

SPECT/CT在确定肾位置中的应用研究。石洪成主编的《SPECT/诊断CT操作规范与临床应用》中指出当肾的位置、形态发生了明显改变后，单纯的核医学平面显像不能于清晰显示，或者是无法寻找到肾的踪迹，进而导致GFR检测结果出现明显误差，甚至无法检测患侧的肾功能。随着SPECT/CT的临床应用，尤其是配备有诊断CT，为明晰肾的位置和形态创造了条件。因腹、盆腔肿瘤导致肾位置偏移或者形态改变者，肾发育多为正常，肾大小并无明显改变，CT平扫基本可以确定肾的位置和轮廓，为GFR测定中肾位置的勾画、肾深度的测定起到了良好的校正作用。

3. 痛风患者的肾功能　肾动态显像在评价痛风患者肾功能方面的应用研究。刘志军等[5]共纳入157例原发性痛风患者，行$^{99}Tc^{m}$-DTPA肾动态显像，获得肾血流灌注和肾动态系列图像，以Gates法测算GFR，应用感兴趣区技术得到肾的时间-放射性曲线DTPA肾图，并计算20 min清除率（clearance rate of 20 minutes，C_{20}）等定量指标。将肾动态显像测得的GFR与同期血尿素氮（BUN）、血肌酐（SCr）、血尿酸（UA）等血生化指标进行比较。结合肾动态显像图像及其他影像资料对分肾GFR和DTPA肾图进行分析，评估痛风患者的分肾功能和肾排泄情况。结果显示，痛风性肾损害在GFR轻度下降时 BUN、SCr 仍可保持正常水平。GFR 低至 60 ml/min 以下才有 BUN、SCr 明显升高。GFR 变化早于 BUN、SCr。在排除了尿路引流不畅等因素的影响之后，19.7% 的患者表现为单肾 GFR 下降，22.3%GFR 正常的肾出现了 C_{20} 减低。UA 水平则未随肾功能的恶化发生明显变化。因此，肾动态显像测定的 GFR 等定量指标较血生化更为灵敏，能评估分肾功能，是评价痛风患者肾功能的有效方法。

二、核素显像在肾移植中的应用

1. 肾移植术前评估　对于肾移植供者，评估分肾功能至关重要。目前，临床上有部分关于 MRI 或 CT 检查与 SPECT 肾动态显像来评估移植术前供肾者肾功能方面的对比研究。周万里等[6]对比分析动态增强磁共振成像（DCE-MRI）与 SPECT 肾动态显像测定供者移植肾 GFR 的准确性。共入组接受肾移植手术 60 例受者，分别采用 DCE-MRI 及 SPECT 肾动态显像测定供者移植肾 GFR，并与内生肌酐清除率（Ccr）进行对比统计分析。结果显示，60 例受者中，矫正 Ccr 为（60.63±24.83）ml/（min·1.73 m²），SPECT 和 MRI 测得的矫正供者移植肾 GFR（GFR-SPECT 和 GFR-MRI）分别为（65.31±17.08）ml/（min·1.73 m²）和（50.44±22.78）ml/（min·1.73 m²）。以矫正 Ccr 为基础值，GFR-SPECT 偏倚和精度分别为 4.69 ml/（min·1.73 m²）和 23.76 ml/（min·1.73 m²）；GFR-MRI 偏倚和精度分别为 10.18 ml/（min·1.73 m²）和 13.87 ml/（min·1.73 m²）。MRI 所测得 GFR 与 Ccr 线性关系更为显著。因此，与 DCE-MRI 相比，SPECT 测得 GFR 与矫正 Ccr 偏倚较小，但其与矫正 Ccr 的相关性及一致性相对低；DCE-MRI 在评估供者移植肾及尿路解剖结构方面较 SPECT 显像更具优势。

2. 肾移植术后评估　核素肾动态显像在移植肾术后并发症诊断方面的应用研究。殷艳海等[7]探讨 $^{99}Tc^m$-DTPA SPECT 肾动态显像在监测异体移植肾排异反应的应用价值。共纳入 60 例异体肾移植患者，根据随访结果分为 4 组：肾功能稳定组（33 例）、慢性排异组（5 例）、急性排异组（19 例）、急性肾小管坏死组（ATN）组（3 例）。结果显示，肾功能稳定组移植肾显像清晰，而其他 3 组早期肾显影均欠清晰。肾功能稳定组的 GFR 及 K/A（移植肾最大放射性计数/主动脉最大放射性计数）均最高（$P<0.05$），且 B/K（25 min 膀胱放射性计数/移植肾最大放射性计数）均大于 1。随访第 1 个月慢性排异组的 GFR 及 K/A 值高于急性排异组及 ATN 组（$P<0.05$），而急性排异组及 ATN 组差异无统计学意义（$P>0.05$）；随访第 2 个月起慢性排异组与急性排异组的 GFR 及 K/A 值差异均无统计学意义（$P>0.05$），而 ATN 组 GFR 及 K/A 值较高（$P<0.05$）；3 组的 B/K 值均小于 1。因此，$^{99}Tc^m$-DTPA SPECT 肾动态显像能早期评估异体移植肾排斥反应发生情况，并对发生急性肾小管坏死具有鉴别价值。

核素肾动态显像在移植肾功能监测方面具有显著的优势。吉蔺山等[8]探讨 $^{99}Tc^m$-DTPA 肾动脉显像评估肾移植术后移植肾功能的临床价值。共纳入 74 例肾移植术后患者的 $^{99}Tc^m$-DTPA 肾动态显像法所测 GFR，根据血清肌酐的范围分正常组（17 例）和异常组（57 例），分析 2 组间移植肾 GFR，并分析 GFR 与血清肌酐的相关性，55 例患者行移植肾穿刺活检术，分析其病理结果并比较 GFR。结果显示，正常组的平均 GFR 较异常组升高 [（61.7±15.6）与（37.7±15.4）ml/min 比较，$P<0.001$]。74 例核素测量移植肾平均 GFR 值为（43.2±18.4）ml/min，平均血清肌酐值（1.84±0.82）mg/dl，两者呈负相关（$r=-0.673$，$P<0.001$）。病理正常者平均 GFR 高于异常者 [（59.2±8.5）与（39.6±16.5）ml/min 比较，$P=0.040$]。结论是 $^{99}Tc^m$-DTPA 肾动态显像能敏感地反

映移植肾功能的变化，是监测移植肾功能变化的无创性检查方法之一。

三、泌尿系统感染及肾瘢痕诊断

近几年关于肾静态显像诊断上尿路感染的临床研究较少。刘刚等[9]探究 $^{99}Tc^m$-DMSA 肾静态显像在上尿路感染诊断中的应用价值。共纳入 60 例上尿路感染患儿，均行 $^{99}Tc^m$-DMSA 肾静态显像和 B 型超声检查。结果显示，肾静态显像提示 60 例上尿路感染患儿中，肾损害占 90.00%，其中 8 例肾瘢痕形成，46 例急性肾盂肾炎改变，6 例正常。而 B 型超声提示肾损害占 26.67%，其中 18 例尿路感染反复发作；16 例（26.67%）伴有急性肾盂肾炎改变，未检出肾瘢痕。B 型超声诊断上尿路感染的阳性率达 26.67%，肾静态显像检查诊断上尿路感染的阳性率为 90.00%，两者比较差异有显著性（$P<0.05$）。结论是 $^{99}Tc^m$-DMSA 肾静态显像在上尿路感染诊断中具有重要的应用意义，可明确病变性质、程度及范围，并可随访病变转归，指导临床治疗，属于上尿路感染的实验室补充性指标，值得临床积极推广。

$^{99}Tc^m$-EC 肾动态显像在肾瘢痕诊断方面，冯阳等[10]回顾性分析同期行 $^{99}Tc^m$-EC 肾动态显像和 $^{99}Tc^m$-DMSA 肾静态显像的 67 例尿路感染患儿的显像资料，以 $^{99}Tc^m$-DMSA 肾静态显像结果为金标准，分析比较 $^{99}Tc^m$-EC 肾动态显像与尿路感染、肾积水与肾瘢痕的关系。结果显示 $^{99}Tc^m$-EC 肾动态图起始 2 min 叠加图像诊断肾瘢痕的灵敏性是 80.28%，特异性是 88.89%，阳性似然比为 7.23。采用 $^{99}Tc^m$-DMSA 肾静态显像诊断肾瘢痕，发现与上尿路排泄通畅和排泄延缓的患儿相比，上尿路排泄梗阻患儿的肾瘢痕形成概率较高，差异有统计学意义（$P<0.05$）；但积水程度不同患儿的肾瘢痕发生概率的差异无统计学意义（$P>0.05$）。结论是对尿路感染患儿，$^{99}Tc^m$-EC 肾动态显像早期叠加图像诊断肾瘢痕形成的灵敏性和特异性均较高，$^{99}Tc^m$-EC 肾动态显像提供的上尿路排泄情况对肾瘢痕形成的诊断具有一定价值。

四、肾占位性病变的诊断

肾动态显像在肾占位性病变诊疗方面，王莹等[11]回顾性分析了 169 例肾占位病例，术前均行 $^{99}Tc^m$-DTPA 肾动态显像，观察并总结肾动态显像中肾占位性病变的血流灌注特征，术后成功随访 96 例恶性肿瘤患者。结果显示，169 例肾占位的病例中，恶性肿瘤 148 例，良性肿块 21 例。148 例恶性肿瘤患者中，117 例血流相上表现为阳性（其中肾透明细胞癌所示血流相阳性率为 84.7%，而乳头状肾细胞癌血流相阳性率为 20%）。术前健肾 GFR≥30 ml/min 时，术后肾功能生化指标可维持在正常水平；术前健肾 GFR<30 ml/min 时，术后多数会出现肾功能异常。肾动态显像虽然在肾占位性病变的定性诊断方面不及 B 型超声、多层螺旋 CT 尿路成像（CTU），但有助于疾病的预后评估。

^{11}C-乙酸 PET/CT 显像在肾占位诊断方面，徐俊彦等[12]共纳入 34 例肾单发占位患者，分别行 20 min ^{11}C-乙酸 PET 动态采集及 ^{18}F-脱氧葡萄糖（^{18}F-FDG）、^{11}C-乙酸 AC PET/CT 局部静态显像，勾画肾占位及健侧的肾实质感兴趣区（region of interest，ROI），以靶本比值（T/B 值）为指标，定义 T/B 比值>1 为阳性，≤1 为阴性。观察肾占位放射性摄取特征和动态曲线差异，并比较两种示踪剂诊

断肾透明细胞癌的阳性率。结果显示，34例肾占位者（26例手术和8例穿刺）中，26例为肾透明细胞癌。^{11}C-乙酸和^{18}F-FDG PET/CT诊断肾透明细胞癌的阳性率分别为88.5%和38.5%，两者差异有统计学意义（$P<0.001$）。^{11}C-乙酸动态显像的时间-放射性曲线（TAC）显示，肾透明细胞癌与良性病变的放射性计数达峰时间及曲线走势均存在一定差异。结论是^{11}C-乙酸PET/CT显像探测肾透明细胞癌的阳性率明显高于^{18}F-FDG，TAC可能有助于肾占位性质的鉴别。

五、利尿肾动态显像用于儿童神经源性膀胱的诊断

儿童神经源性膀胱（neurogenic bladder，NB）的利尿肾动态显像特征及利尿肾动态显像在儿童NB诊断和随访中的应用价值方面，焦先婷等[13]共纳入13例NB患儿，共行15次利尿肾动态显像，其中2例治疗前后均行利尿肾动态显像。结果显示，在利尿肾动态显像中，10例（66.7%）膀胱显影差甚至不显影，输尿管可见全程或部分扩张显影。所有患儿均有不同程度肾积水，7例（46.7%）患儿肾显像中可见肾形态缩小，肾皮质功能受损严重，利尿肾图提示有上尿路机械性梗阻，并可见水平下降。单侧萎缩肾的血流灌注比率显著低于对侧肾（$t=-11.19$，$P<0.05$）。2例治疗后复查利尿肾动态显像的患儿中，1例上泌尿道功能明显改善，1例无明显变化。儿童NB的利尿肾动态影像显示上尿路各部位具有特征性改变，可以辅助诊断；利尿肾动态显像可评估肾功能损害程度及分肾功能，其对治疗效果的评价和随访有一定的应用价值。

（石洪成　谭　辉）

参 考 文 献

[1] 刁伟霖, 张海滨, 刘建华, 等. 肾动静态联合显像在梗阻性肾病中对积水肾术式选择的应用价值. 实用医学杂志, 2012, 28（17）: 2909-2911.

[2] 李乾, 张春丽, 付占立, 等. 肾动态显像法计算中国人肾脏深度. 中国医学影像技术杂志, 2007, 23（2）: 288-291.

[3] 杨仪, 刘增礼, 唐军, 等. SPECT/CT直接测量肾脏深度在肾小球滤过率测定中的应用. 中华核医学与分子影像学杂志, 2012, 32（4）: 255-258.

[4] 陈曙光, 石洪成, 胡鹏程. Tonnesen公式计算肾脏深度的准确性与BMI的关系. 中华核医学与分子影像杂志, 2012, 32（6）: 430-433.

[5] 刘志军, 李国雄, 唐恺, 等. ^{99m}Tc-二乙三胺五乙酸肾动态显像在评价痛风患者肾功能中的应用. 临床肾脏病杂志, 2015, 15（6）: 343-346.

[6] 周万里, 陶俊, 张玉东, 等. 增强磁共振与SPECT肾动态显像评估移植肾肾小球滤过率的对比分析. 中华器官移植杂志, 2017, 38（5）: 272-276.

[7] 殷艳海, 李诗运, 戴儒奇. 单光子发射断层成像^{99m}Tc-DTPA肾动态显像在移植肾监测中的应用. 中国现代医学杂志, 2015, 25（34）: 90-93.

[8] 吉蕭山, 张龙江, 朱虹, 等. ^{99m}Tc-DTPA 肾动态显像测定肾小球滤过率在肾移植术后评价移植肾功能中的临床应用价值. 医学研究生学报杂志, 2016, 29 (10): 1058.

[9] 刘刚, 唐璟, 谭凡, 等. 肾静态显像诊断上尿路感染的临床研究. 现代生物医学进展杂志, 2016, 16 (6): 1124-1127.

[10] 冯阳, 苏潇, 李佳宁. ^{99m}Tc-EC 肾动态显像在儿童肾瘢痕诊断中的价值. 临床儿科杂志, 2014, 32 (3): 232-234.

[11] 王莹, 邓长林, 杨鹏飞, 等. 肾动态显像在肾占位性病变中的临床应用价值. 中国医疗设备杂志, 2017, 32 (5): 94-97.

[12] 徐俊彦, 章英剑, 程竞仪, 等. ^{11}C-乙酸联合 ^{18}F-FDG PET/CT 显像在肾占位鉴别诊断中的应用价值. 肿瘤影像学杂志, 2014, 23 (2): 137-142.

[13] 焦先婷, 冯方, 王辉, 等. 核素利尿肾动态显像在儿童神经源性膀胱诊断和随访中的应用. 上海交通大学学报杂志, 2014, 34 (5): 710-713.

第五节 骨骼系统核医学进展

骨骼系统核医学是核医学基础研究、临床工作的重要组成部分, 亦是分子医学的重要组成部分。骨骼系统核医学临床应用的发展离不开基础理论的研究, 随着 SPECT/CT、PET/CT 研究的深入, 放射性核素显像的诊疗价值获得临床进一步的重视。

放射性核素骨、关节显像是一种高灵敏度的骨骼疾病诊断方法, 目前已成为临床影像核医学最具优势的项目之一。主要原理是将能被骨质浓聚的放射性核素或标志物引入人体, 然后进行全身骨显像, 对于全身各部位骨骼形态、血供及代谢情况有良好的显示效果, 并且可以显示病变的部位及范围, 为临床诊断和治疗提供极具价值的信息。但是, 传统的平面骨显像由于图像的重叠、特异性不高等缺点不利于疾病的诊断。因此, 新型骨显像剂的研究、新的成像技术的开发对于提高疾病诊断的灵敏度、特异性、准确性势在必行。

对比分析近年来核医学骨骼系统的进展, 研究多集中在骨肿瘤性疾病的诊断方面。另外, 良性骨病、骨折、感染等方面的研究可谓方兴未艾, 影像融合技术的发展及多模式下的影像学诊断极大地促进了疾病诊断的灵敏度、特异性、准确性的提高。

本文就 2014—2016 年骨骼核医学显像剂、影像技术的研究重点和热点进行综述。

一、几种常用的骨显像剂

最初的骨显像剂多为 ^{85}Sr、^{87m}Sr 和 ^{18}F, 自 20 世纪 70 年代 ^{99m}Tc-亚甲基二膦酸盐 (^{99m}Tc-MDP) 诞生以后, 骨显像在临床的应用越来越广泛, 在核医学诊断项目中可谓独占鳌头, 其作用不言而喻。目前最常用的骨显像剂依旧为 ^{99m}Tc-MDP。另外, 近年来, 伴随医用回旋加速器的推广, ^{18}F-NaF 骨显像大有崛起之势, ^{99m}Tc 骨髓显像、^{99m}Tc-MIBI 及 ^{201}Tl、^{67}Ga 等作为全身骨显像的补充检查, 其价值和效益有待进一步评估。

1. 全身骨显像和SPECT/CT断层显像　$^{99}Tc^m$-MDP骨显像作为极具优势的核医学检查项目，经过多年的临床应用，其对于骨骼疾病方面的应用非常广泛，具有重要的临床价值。全身骨显像能较X线早3~6个月发现骨转移灶，体现了早期诊断的优势，并且能够对患者实行全身整体性的扫描，从而更好地对患者的骨骼状况快速把握，并对所患疾病发展阶段进行明确判定，以及疗效评价。但平面骨显像由于影像重叠，为了提高骨骼疾病诊断的准确性，常需要进行SPECT/CT检查，SPECT/CT检查时间长，选择合适的部位进行SPECT/CT检查可以提高诊断准确性。林琳等[1]探讨SPECT/CT对平面骨显像疑难病灶的诊断增益及其相关影响因素，分析SPECT/CT诊断增益与病灶部位、摄取程度、CT特征及原发肿瘤病理类型的关系。结果表明SPECT/CT对诊断全身骨显像疑难病灶具有明确增益作用，病灶部位及CT特征是判断能否通过SPECT/CT融合显像获得明确诊断的重要因素。此外，刘杰等[2]探讨骨断层SPECT/CT在骨转移鉴别诊断中的价值。对比分析全身平面骨显像及骨断层SPECT/CT显像的诊断效能。结果与骨断层SPECT/CT显像相比，全身平面骨显像的特异性较高（100%）。骨断层SPECT/CT显像的准确性显著高于全身平面骨显像（$P<0.01$）。3~6个月复查全身平面骨显像时，对于病变发生进展患者，诊断准确性较第一次全身骨扫描及骨断层SPECT/CT均有所提高。结果提示骨断层SPECT/CT在骨转移鉴别诊断中准确性较高，且能早期发现骨转移病灶。SPECT/CT将核医学显像仪器和放射科断层显像仪器有机地融合，同时可利用线扫描数据对图像进行衰减校正，实现了功能图像与解剖图像的同机融合。自面世以来，SPECT/CT不是2个仪器的简单结合，而是将高灵敏度的核素功能显像与高分辨率的CT解剖图像所获得的信息充分互补，实现了"1+1>2"的诊断效能，两种影像学技术的优势互补，相互印证，获得既能反映局部组织器官功能信息，又能清晰显示解剖结构的融合影像。SPECT/CT融合显像技术对于转移性骨肿瘤及原发性骨肿瘤的诊断具有独特的增益价值及广泛的应用前景。

2. ^{18}F-FDG PET/CT显像　PET显像可以通过局部葡萄糖代谢活性的改变直接探知肿瘤灶，与通过探查骨矿物质代谢异常而间接显示骨转移灶的全身骨显像相比，可以更早显示骨髓微转移灶，并可同时对全身淋巴结及软组织转移灶进行检测，有助于指导临床制订更合适的治疗方案。Zhang等[3]对比分析^{18}F-FDG PET/CT与$^{99}Tc^m$-MDP全身骨扫描诊断溶骨性骨转移瘤的可行性及诊断价值，结果^{18}F-FDG PET/CT诊断溶骨性骨转移病灶的灵敏度、特异性、准确性分别为94.3%（95% CI 91.6%~96.2%）、83.3%（95% CI 43.6%~96.9%）、94.2%（95% CI 91.5%~96.1%），而$^{99}Tc^m$-MDP则分别为50.2%（95% CI 45.4%~55.1%）、50.0%（95% CI 18.8%~81.2%）、50.2%（95% CI 45.5%~55.1%）。由此可见，^{18}F-FDG PET/CT在探测溶骨性骨转移较$^{99}Tc^m$-MDP有较高的灵敏度、特异性和准确性（$P<0.001$），尤其对于脊柱病变更具价值。^{18}F-FDG PET/CT显像与SPECT骨显像对比，具有半衰期短、骨骼系统辐射剂量小、图像分辨率高、对肿瘤检测灵敏度和特异性高等特点，尤其是在检测溶骨性病灶及骨髓内的转移灶方面，且有助于佩吉特病或其他良性病变鉴别。因此，^{18}F-FDG PET/CT在诊断骨转移时可以结合$^{99}Tc^m$-MDP平面骨显像，两者相互补充，可提高诊断的准确性。

3. ^{18}F-NaF PET/CT骨显像　原理同$^{99}Tc^m$-MDP类似，但成像质量更高，具有更好的靶/非靶比值、更高的血浆清除率等优势。^{18}F-NaF在正常骨骼中的摄取速度为正常磷酸盐的2~3倍，对于早期、轻微的骨转移病灶能够更好地检出及做出更准确的诊断。^{18}F-NaF的特性使其作为骨显像剂时灵敏度较高，但部分骨良性病变（如退变、骨折、骨髓炎等）也呈现出高摄取而使其特异性受到限制。PET 结合同机 CT 这一融合显像手段可以很好地弥补这一不足，结合同机 CT 定位 ^{18}F-NaF 高摄取灶，还能获得解剖学方面的信息，这一融合优势较单独 CT 诊断骨转移灶有着更高的灵敏度和准确性。吉蘅山等[4]对比分析了氟化钠（^{18}F-NaF）PET/CT 骨显像与 ^{99}Tc^m-MDP SPECT 骨显像对诊断骨转移瘤的价值，探讨 ^{18}F-NaF PET/CT 显像诊断恶性肿瘤骨转移的临床价值。^{18}F-NaF PET/CT 显像检测病灶，灵敏度 100%，特异性 92.8%，准确性 98.3%。^{99}Tc^m-MDP SPECT 显像检测病灶，灵敏度 93.5%，特异性 69.2%，准确性 88.1%。因此，^{18}F-NaF 在骨转移瘤诊断与鉴别诊断中具有重要意义。可见，^{18}F-NaF PET/CT 显像诊断骨转移瘤的灵敏度、特异性、准确性均高于 ^{99}Tc^m-MDP SPECT 显像，是比较有潜力的骨转移瘤诊断方法。

二、骨肿瘤

1. 原发性骨肿瘤显像　原发骨肿瘤分为良、恶性。恶性以骨肉瘤、软骨肉瘤、尤文肉瘤和多发性骨髓瘤等较多见，良性肿瘤以骨软骨瘤、软骨瘤等多见。骨显像难以鉴别原发性骨肿瘤的良恶性，但恶性肿瘤的动脉供血和成骨活性高于良性肿瘤，所以在静态显像上可见恶性肿瘤摄取的骨显像剂明显多于良性肿瘤，在血流血池像时显示恶性肿瘤部位血管丰富。如果病灶处没有明显的骨显像剂浓聚，则恶性可能性不大。向阳和宋丽萍[5]探讨三时相骨显像定量分析诊断原发性良恶性骨肿瘤的临床价值。对 25 例原发性良性骨肿瘤患者及 20 例原发性恶性骨肿瘤患者进行三时相骨显像，通过勾画感兴趣区（ROI），获得时间 - 放射性曲线并计算最高计数率、计数率达高峰的时间、患侧（T）与对侧（NT）的计数比值（T/NT）；与病理结果对照，评价三时相骨显像诊断原发性良恶性骨肿瘤的临床价值。结果在血流相中原发性恶性骨肿瘤的最高计数率明显高于良性骨肿瘤（P 均 <0.01），原发性恶性骨肿瘤的计数率达高峰时间明显早于良性骨肿瘤（P<0.01），在血池相、延迟相中原发性恶性骨肿瘤的 T/NT 明显高于良性骨肿瘤（P 均 <0.01）；与病理结果对照，三时相骨显像定量分析诊断原发性良恶性骨肿瘤的灵敏度为 85.00%，特异性为 84.00%，符合率为 84.44%。由于三时相骨显像检查在平面骨显像的基础上增加了局部血流动力学信息，因而可在良、恶性原发性骨肿瘤的鉴别诊断中发挥一定作用。当然，单纯的骨显像价值有限，融合图像增加了对于病灶的检出及诊断准确性。Zhang 等[6]利用 ^{99}Tc^m-MDP 三时相骨显像诊断骨骼病变，同时结合 SPECT/CT 提升了骨骼病变诊断的准确性。对于无恶性肿瘤病史可疑骨肿瘤的患者，对比研究了 SPECT/CT 联合三时相骨显像与单用三时相骨显像的诊断价值。应用三时相骨显像和 SPECT/CT 对骨骼病变进行诊断，灵敏度分别为 96.9% 和 100%，特异性分别为 31.2% 和 81.3%，阳性预测值分别为 73.8% 和 91.4%，阴性预测值分别为 83.3% 和 100%，准确性分别为 75% 和 93.8%（χ^2=5.057，P=0.025）。κ 分数三时相骨显像和 SPECT/CT 结合三时相骨显像与病理分析对比分别为 0.333（P=0.005）和 0.850（P<0.0001）。可见，与三时相骨显像对比，SPECT/CT 结合三时相骨显像的诊断准确率高，在无恶性肿瘤病史的患者中，SPECT/CT 结合三时相骨显像对可疑骨肿瘤的鉴别诊断有重要意义。若将三时相骨显像与 SPECT/CT 结合，则可同时获得血流、代谢及形态学等诸多诊断信息，显著提高了对原发性骨肿瘤的诊断及鉴别诊断能力。SPECT/CT 联合三时相骨显像检查能更全面、准确地

诊断原发性良、恶性骨肿瘤，并可评价患者术后的复发和转移。

骨肉瘤是最常见的原发性恶性骨肿瘤，冯瑾等[7]旨在找到一种评估骨肉瘤侵袭范围的骨显像半定量方法，并与MRI进行比较，探讨如何更准确测量肢体骨肉瘤骨侵袭范围。回顾性分析病理证实为骨肉瘤的23例患者全身骨扫描及局部MRI影像。设计骨显像放射性计数变化率阈值法，放射性计数变化率R=（T-NT）/NT×100%，公式转化为T=R×0.01×NT+NT，假设多个R值，获得多个肿瘤边界T值即可获得肿瘤范围测量值，同时采用骨显像目测法及MRI T_1WI测量肿瘤范围，以病理范围为标准进行对比研究。结果提示骨显像目测法与病理范围有显著性差异（$t=-3.041$，$P=0.006$）。骨显像阈值法R取80%（$t=-1.519$，$P=0.143$）、100%（$t=-0.642$，$P=0.527$）、120%（$t=0.192$，$P=0.850$）、140%（$t=1.178$，$P=0.252$）时与病理范围无显著性差异，R取100%及120%时平均差值最小。MRI T_1WI肿瘤范围与病理范围无显著性差异（$t=-1.121$，$P=0.112$）。当MRI T_1WI骨髓出现多节段信号变化，选取骨显像半定量法R=100%及R=120%时测量值最接近的MRI信号变化平面为测量平面，所得MRI测量值与病理测量值相符。骨扫描半定量分析法，R取100%及120%，两名测量者及同一测量者不同时间两次测量值之间高度一致（ICC>0.900）。结论：MRI在评估骨肉瘤骨侵袭范围方面占主导地位；骨显像放射性计数变化率阈值法提供了较目视法客观、准确的测量值，建议R阈值取100%或120%；MRI骨髓出现多节段信号变化，骨显像放射性计数变化率阈值法获得的测量结果有助于在MRI T_1WI图像准确选择测量平面。骨肉瘤侵袭范围的判断对于术前诊断、手术方案制订有重要意义，MRI在评估骨肉瘤骨侵袭范围方面占主导地位。同时，骨显像放射性计数变化率阈值法比目视法客观、准确，有助于在MRI T_1WI图像准确选择测量平面。

2. 转移性骨肿瘤显像　骨转移是某些原发于骨组织以外的恶性肿瘤经血行转移至骨组织引起的以骨损害、疼痛为主要表现的疾病。骨是肿瘤第3个最易发生转移的部位，也是癌症疼痛和患者生活质量降低的主要原因。易发生骨转移的恶性肿瘤有前列腺癌、乳腺癌、肺癌、肾癌、直肠癌、胰腺癌、胃癌、结肠癌、卵巢癌等。发生于脊柱的骨转移瘤最多，其次为骨盆和下肢长骨，膝、肘关节以远较为少见。骨转移可引起剧烈疼痛、骨折等。

前列腺癌极易发生骨转移，郑文璐和陈跃[8]对比分析 ^{18}F-NaF PET/CT 与 ^{99}Tc^m-MDP SPECT/CT 诊断前列腺癌骨转移灶的临床价值。结果提示 ^{18}F-NaF PET/CT 骨显像图像的质量及分辨率均优于 ^{99}Tc^m-MDP SPECT/CT 骨显像。^{18}F-NaF PET/CT 骨显像和 ^{99}Tc^m-MDP SPECT/CT 骨显像诊断前列腺癌骨转移灶的灵敏度分别为97.2%和61%；特异性分别为100%和100%；两种显像方法的阳性预测值分别为100%和100%，而阴性预测值分别为95.4%和59.7%。可见 ^{18}F-NaF PET/CT 显像诊断前列腺癌骨转移有较高的灵敏度、特异性、阳性预测值、阴性预测值，在前列腺癌骨转移诊断中有较好的临床价值。

对于肺癌患者，张一秋等[9]探讨 ^{99}Tc^m-MDP SPECT/CT 所显示的肺癌骨转移病灶的图像特点及SPECT/CT 显像对肺癌骨转移的诊断价值。分析 SPECT/CT 显像所示肺癌骨转移病灶的部位、数量、放射性分布及 CT 表现的特点。结果表明肺癌骨转移的部位以脊柱居首，胸廓次之；肺腺癌患者容易发生骨转移，以成骨性转移多见。SPECT/CT 诊断肺癌骨转移病灶的灵敏度和特异性均较高。另外，Miao 等[10]研究表明，^{99}Tc^m-3PRGD2 作为一种非常有前景的整联蛋白受体，可作为 SPECT 成像的新型肿瘤特异性显像剂。一项多中心研究的前瞻性设计用于评估肺癌患者 ^{99}Tc^m-3PRGD2 显像的准确性，与常规 ^{99}Tc^m-MDP 骨显像进行对比分析。^{99}Tc^m-3PRGD2 诊断的灵敏度、特异性、准确性分别为

92.1%、91.3% 和 92.0%，相比之下，$^{99}Tc^m$-MDP 的灵敏度、特异性、准确性分别为 87.6%、60.9% 和 82.1%。$^{99}Tc^m$-MDP 在大多数病变中有较好的对比度，然而 $^{99}Tc^m$-3PRGD2 似乎更有效地排除了假阳性病变，并且能够检测有没有成骨性转移。可见，$^{99}Tc^m$-3PRGD2 可作为 SPECT 成像的新型肿瘤特异性显像剂用于肺癌患者骨转移的诊断。除此之外，Rao 等[11]还对比分析了 ^{18}F-NaF PET/CT 显像与 $^{99}Tc^m$-MDP SPECT 对于肺癌患者术前骨转移的诊断准确性。该研究通过 ^{18}F-NaF PET/CT 显像与 $^{99}Tc^m$-MDP SPECT 显像对比分析，比较了两种方法对于骨转移性病变的灵敏度和特异性，得出结论认为 ^{18}F-NaF PET/CT 对于肺癌患者术前评判骨转移较传统 $^{99}Tc^m$-MDP SPECT 具有更高的灵敏度和特异性。得出的结论有助于提高肺癌患者骨转移的检出率及准确率，对于部分肺癌患者可能改变其临床分期，甚至改变其治疗方案，因此，具有重要的临床价值，值得进一步研究与推广。$^{99}Tc^m$-MDP 骨显像是肺癌患者的常规检查，^{18}F-NaF PET/CT 也应作为肺癌的常规检查方法。

另外，Chen 等[12]探讨了 $^{99}Tc^m$-MDP SPECT/CT 联合 SPECT/MRI 多模式成像对于早期及非典型骨转移的诊断意义。在该研究中，通过 SPECT/CT 对早期诊断为非典型骨转移患者，将 SPECT/CT 和 MRI 结合为 SPECT/MRI 融合图像。将获得的 SPECT/MRI 图像和患者的病理结果对比分析。结果表明 SPECT/CT 结合 SPECT/MRI 诊断出单独 SPECT、SPECT/CT 未能诊断出的可疑病灶，并可明确骨转移病灶。由此可见，多种影像检查技术的联合应用不是单纯的几何相加，获得的效益明显优于各自独立诊断，可以说，多模式下的影像诊断对于疾病的诊断与鉴别诊断具有重要意义。

三、骨折

骨折的修复一般在创伤后 24 h 即开始进行，在骨显像上可见到骨折愈合部位局部显像剂浓聚增加。不完全骨折的典型表现是在局部弥散性显像剂增加的背景上，出现一清晰的线性浓影，为骨折急性期（8～12 周）的影像，然后显像剂浓度缓慢而稳定地减低，直至骨显像最终显示正常。大多数（90%）骨折患者在创伤后 2 年内骨显像转为正常。由此可鉴别急性骨折与陈旧性骨折。

应力性骨折骨显像典型表现是灶性浓聚，皮质区梭形或横带状高摄取区。程俊华等[13]通过介绍 X 线片、CT、MRI、核素骨显像（ECT）在发现应力性骨折中的作用，探讨 ECT 在多发应力性骨折中的应用。在 X 线片、CT 或 MRI 检查的基础上加用 ECT 检查，比较其与其他 3 种方法的综合效果对应力性骨折的诊断准确性。结果应力性骨折患者行 X 线片、CT 和 MRI 检查发现每例患者有 1.3 个损伤部位，而 ECT 发现平均 1.7 个损伤部位。所有患者中 48% 为多发应力性骨折，ECT 检查的患者中 56% 为多发应力性骨折。核素骨显像是评价应力性骨折的金标准，能够在 X 线片发现异常之前很早就能显示骨代谢的微小变化。$^{99}Tc^m$-MDP 摄取速率主要取决于骨质更新和局部血流速率，异常摄取可能会在损伤后 6～72 h 出现。骨显像的灵敏度接近 100%。骨显像对多发应力性骨折早期诊断具有优势。因此，对怀疑有应力性骨折的患者，应该选择核素骨显像。

骨折是骨质疏松最常见和最严重的并发症。骨质疏松性骨折常发生于老年人，由于骨折早期患者多无明显症状，具有一定的隐匿性，较难发现，随着病程进展，严重影响患者的生活、生存质量。因此，应该做到早期发现、早期诊断、早行治疗。Zhao 等[14]研究放射性核素骨显像在骨质疏松性椎体压缩性骨折中的新发骨折的诊断价值，评估了放射性核素骨显像在鉴别新发椎体压缩性骨折中的作用。对39例急性骨质疏松椎体压缩性骨折患者进行前瞻性研究。患者均行MRI和放射性核素骨显像以确定骨折是否为新发病灶，随后经皮椎体成形术治疗新发骨折。放射性核素骨显像和MRI阳性率分别为92.1%（82/89）和93.3%（83/89），两种方法无统计学差异（$P>0.05$）。81例患者椎体放射性核素骨显像和MRI均有相同的阳性鉴别，但其中5例相同的椎体病变两种技术皆为阴性。1例患者骨显像阳性而MRI阴性，2例患者在MRI上均为阳性而骨显像为阴性。Kappa分析表明两种方法在探测椎体病变上有一致性（$Kappa=0.751$，$P<0.01$）。对比分析两种检查技术的阳性率，得出了骨显像和MRI对于骨质疏松患者新发椎体压缩性骨折的诊断灵敏度相同，因此骨显像可作为诊断骨质疏松新发压缩性骨质的一种有效方法的结论。可见，放射性核素骨显像是临床早期诊断骨质疏松引起新发骨折的有效诊断方法。

四、骨骼感染性病变

骨髓炎为核医学检查中最常见的感染性骨病。目前，$^{99}Tc^m$-MDP动态骨显像、X线及CT仍是常用的诊断急慢性骨髓炎的方法。与传统的影像学检查相比，^{18}F-NaF PET/CT结合了代谢及解剖横断面图像，且^{18}F血浆清除快，可区别血流相和血池相。^{18}F-FDG PET/CT通过糖代谢反映病灶微观情况，也可获得较为准确的影像诊断。陆国秀等[15]探讨PET/CT联合骨显像在滑膜炎、痤疮、脓疱病、骨肥厚、骨髓炎（synovitis-acne-pustulosis-hyperostosis-osteomyelitis，SAPHO）综合征诊断中的临床价值。所有患者确诊前均进行^{18}F-FDG PET/CT联合$^{99}Tc^m$-MDP骨显像。分析比较PET/CT联合骨显像在SAPHO综合征诊断中的灵敏度、特异性、阳性预测值及阴性预测值。分析SAPHO综合征患者PET/CT显像中放射性最大摄取值（SUV_{max}）及其与红细胞沉降率（erythrocyte sedimentation rate，ESR）、C反应蛋白（C-reactive protein，CRP）水平的相关性。结果25例临床怀疑SAPHO综合征患者，最终22例经临床表现及组织病理确诊为SAPHO综合征，2例为骨转移瘤，1例为多发性骨髓瘤。骨显像确诊15例患者，26个部位出现放射性浓聚。PET/CT显像发现18例患者51个部位存在不同程度代谢增高，且急、慢性炎症及陈旧性病灶的代谢差异具有统计学意义（$F=4.54$，$P<0.05$）。PET/CT联合骨显像共同确诊21例，其中发现61个病灶，PET/CT联合骨显像诊断SAPHO综合征诊断准确性明显高于前两者，差异具有统计学意义（$\chi^2=10.54$，$P<0.05$）。SUV_{max}与ESR、CRP水平呈正相关（$r_1=0.82$，$r_2=0.72$；$P<0.05$）。结论：PET/CT联合骨显像可以明显提高SAPHO综合征诊断的准确性，$^{99}Tc^m$-MDP骨显像能全身观察病变范围。^{18}F-FDG PET/CT联合$^{99}Tc^m$-MDP骨显像能提高SAPHO综合征诊断的准确性。

五、其他骨骼显像的应用

人工关节置换后假体感染的判断是术后值得关心的重要问题，放射性核素骨显像诊断人工关节置换后假体感染价值高。骨显像与金标准的一致性较高，具有较高的准确性。尚毓等[16]探讨放射性核素骨显像诊断人工关节置换后假体感染的临床效果。回顾性分析55例人工关节置换后假体感染患者，将其分为对照组27例予以MRI检查诊断，观察组28例予以放射性核素骨显像诊断，对比两组患者在诊断上的差异。结果对照组患者轻度感染8例、中度感染13例，感染率分别为29.63%、48.15%，观察组患者轻度感染 19 例、中度感染 4 例，感染率分别为 67.83%、14.29%，两组患者比较，差异有统计学意义（$P<0.05$）；灵敏度、特异性、阳性预测值、阴性预测值对照组患者分别为 48.15%、88.89%、51.85%、48.15%，而观察组分别为 82.14%、29.29%、78.27%、75.00%，两组比较差异有统计学意义（$P<0.05$）；对照组在假体下沉、假体松动、骨溶解、骨膜反应、内固定不稳等影像学上较观察组明显，差异有统计学意义（$P<0.05$）。结果表明放射性核素骨显像诊断人工关节置换后假体感染价值高。

对于类风湿关节炎（rheumatoid arthritis，RA）骨痛患者，高海燕等[17]利用 $^{99}Tc^m$-MDP 骨显像探讨其对诊断类风湿关节炎骨痛的价值，结果表明 $^{99}Tc^m$-MDP 骨显像不仅可早期诊断 RA 患者软骨和（或）骨破坏，还可间接提示 RA 是否处于活动期。类风湿关节炎活动期 $^{99}Tc^m$-MDP 摄取高，骨显像能早期诊断 RA 软骨和（或）骨破坏，可见，骨显像是类风湿关节炎骨痛有价值的诊断方法。

六、骨骼核医学的展望

传统的 $^{99}Tc^m$-MDP 骨显像由于经济实惠、简便安全，在过去的几十年内一度作为检测肿瘤骨转移灶的首选方法，但对于早期、轻微、病变部位血流量增加不明显的转移灶则很难得到阳性结论，这无疑降低了其灵敏度。近年来 SPECT/CT 的到来给传统骨显像带来了增益价值。SPECT/CT 是将核医学显像仪器和放射科断层显像仪器有机地融合，同时可利用线扫描数据对图像进行衰减校正，实现了功能图像与解剖图像的同机融合，两种影像学技术的优势互补，相互印证，获得既能反映局部组织器官功能信息，又能清晰显示解剖结构的融合影像，对提高疾病的"四定"（即定位、定性、定量、定因）具有重要价值。因此，SPECT/CT 在临床中的应用也越来越广泛，对核医学的发展起到重要作用。同时，由于其空间分辨率较低、病灶细节显示不够清晰、作用视野（FOV）的限制等，其检查准确性很难进一步提高，也难以更好地满足临床需要。^{18}F-FDG PET/CT 显像与 SPECT 骨显像对比，具有半衰期短、骨骼系统辐射剂量小、图像分辨率高、对肿瘤检测灵敏度和特异性高等特点，尤其是在检测溶骨性病灶及骨髓内的转移灶方面，且有助于佩吉特病或其他良性病变鉴别。因此，^{18}F-FDG PET/CT 在诊断骨转移时可以结合 $^{99}Tc^m$-MDP 平面骨显像，两者相互补充，提高诊断的准确性。此外，^{18}F-NaF 在肿瘤骨转移瘤诊断与鉴别诊断中具有重要意义，^{18}F-NaF PET/CT 显像诊断骨转移瘤的灵敏度、特异性、准确性均高于 $^{99}Tc^m$-MDP SPECT 显像，是比较有潜力的骨转移瘤诊断方法，拥有较为广阔的应用前景。由此可见，不同骨骼显像剂的研发、应用，相互借鉴、相互弥补，加之不同影像学技术的飞速发展，不同影像技术间的联合应用共同促进着骨显像的进一步发展。

（陈　跃　刘会攀）

参 考 文 献

[1] 林琳，郑容，刘琳，等. SPECT/CT 对骨显像疑难病灶的诊断增益分析. 中国医学影像技术，2014，30（4）：560-563.

[2] 刘杰，王群，续蕊，等. 骨断层SPECT/CT显像在骨转移鉴别诊断中的应用价值. 中日友好医院学报，2014，28（5）：270-272.

[3] Zhang L, Chen L, Xie Q, et al. A comparative study of ^{18}F-fluorodeoxyglucose positron emission tomography/computed tomography and (99m)Tc-MDP whole-body bone scanning for imaging osteolytic bone metastases. BMC Med Imaging, 2015, 15(1): 7.

[4] 吉蘅山，孙传金，朱虹，等. ^{18}F-NaF PET/CT与^{99m}Tc-MDP骨显像诊断骨转移瘤价值的对比研究. 东南国防医药，2015，17（6）：642-644.

[5] 向阳，宋丽萍. 三相骨显像定量分析鉴别诊断原发良恶性骨肿瘤的临床价值. 中国现代医学杂志，2015，25（7）：83-86.

[6] Zhang Y, Shi H, Li B, et al. Diagnostic value of ^{99m}Tc-MDP SPECT/spiral CT combined with three-phase bone scintigraphy in assessing suspected bone tumors in patients with no malignant history. Nucl Med Commun, 2015, 36(7): 686-694.

[7] 冯瑾，娄路馨，张连娜，等. 骨显像半定量法对骨肉瘤侵袭范围的评估及其与MRI的对照研究. 中国临床医学影像杂志，2015，26（5）：349-354.

[8] 郑文璐，陈跃. 对比分析^{18}F-NaF PET/CT与^{99m}Tc-MDP SPECT/CT诊断前列腺癌骨转移的价值. 泸州医学院学报，2015，38（4）：336-340.

[9] 张一秋，石洪成，李蓓蕾，等. 肺癌骨转移SPECT/CT融合图像的影像学特点分析. 中国临床医学，2014，21（6）：633-635.

[10] Miao W, Zheng S, Dai H, et al. Comparison of ^{99m}Tc-3PRGD2 integrin receptor imaging with ^{99m}Tc-MDP bone scan in diagnosis of bone metastasis in patients with lung cancer: a multicenter study. PLoS One, 2014, 9(10): e111221.

[11] Rao L, Zong Z, Chen Z, et al. ^{18}F-labeled NaF PET-CT in detection of bone metastases in patients with preoperative lung cancer. Medicine (Baltimore), 2016, 95(16): e3490.

[12] Chen XL, Li Q, Cao L, et al. Diagnostic role of (99)Tc(m)-MDP SPECT/CT combined SPECT/MRI multi modality imaging for early and atypical bone metastases. Int J Clin Exp Med, 2014, 7(12): 5336-5341.

[13] 程俊华，周忠，黄昌富，等. 核素骨显像在多发应力性骨折中的应用. 中国骨与关节损伤杂志，2014，29（7）：694-695.

[14] Zhao QM, Gu XF, Liu ZT, et al. The value of radionuclide bone imaging in defining fresh fractures among osteoporotic vertebral compression fractures. J Craniofac Surg, 2016, 27(3): 745-748.

[15] 陆国秀，郝珊瑚，王志国，等，PET-CT联合骨显像对SAPHO综合征的诊断价值. 临床皮肤科杂志，2014，43（9）：536-539.

[16] 尚毓，于淑芬，王池平. 放射性核素骨显像诊断人工关节置换后假体感染的临床研究. 中华医院感染学杂志，2014，24（12）：3024-3026.

[17] 高海燕，赵德善，张宝牛，等. ^{99m}Tc-MDP骨显像在类风湿关节炎骨痛中的应用. 中国医学影像技术，2014，30（7）：1058-1062.

第六节　消化系统核医学进展

一、肝胆动态显像

近3年，肝胆动态显像仍主要用于：婴儿胆道闭锁和新生儿肝炎的鉴别，胆囊结石患者胆囊排胆分数及肝排泄率的评估，评估肝移植术后有无胆道狭窄。

在婴儿胆道闭锁方面，郑文璐等[1]通过对32例患者行 $^{99}Tc^m$-EHIDA 肝胆多时相平面显像联合4~6 h断层显像，从而对婴儿胆道闭锁（biliary atresia，BA）和新生儿肝炎（neonatal hepatitis，NH）进行鉴别诊断。认为 $^{99}Tc^m$-EHIDA 肝胆多时相平面显像诊断BA的灵敏度为76.2%（16/21）、特异性为6/11、准确性为68.8%（22/32）、阳性预测值为76.2%（16/21）、阴性预测值为6/11。联合显像诊断BA的灵敏度为95.2%（20/21）、特异性为8/11、准确性为87.5%（28/32）、阳性预测值为87.05（20/23）、阴性预测值为8/9。联合显像的灵敏度较平面显像有明显提高（$\chi^2=4.285$，$P<0.05$），其他各项指标也有一定程度提高，但差异无统计学意义。该研究认为 $^{99}Tc^m$-EHIDA 多时相平面显像联合肝胆SPECT显像能在一定程度上提高BA和NH的鉴别诊断效能。

关晏星等[2]回顾性分析197例婴儿50 min、6 h及24 h肝胆显像在原发性婴儿胆道闭锁诊断的应用价值。以腹腔镜胆道造影、外科手术或临床6个月随访作为金标准，计算50 min、6 h、24 h不同时间点诊断BA的曲线下面积，分别为0.696、0.829、0.779，6 h、24 h时对BA的诊断灵敏度分别为90.65%、89.72%，特异性分别为74.44%、78.89%，准确性分别为83.25%、84.77%，阳性预测值分别为80.83、84.77%，阴性预测值分别为87.01%、86.59%，且两者诊断差异无明显统计学意义（$P>0.05$）。该研究进一步指出，为了早期诊断BA，6 h肝胆动态联合SPECT断层显像有较高的应用价值。

高平等[3]报道肝胆动态显像发现Rotor综合征1例，家族性非溶血性高结合胆红素血症包括Rotor综合征与Dubin-Johnson综合征两个亚型；两者均属于常染色体隐性遗传病。Rotor综合征患者由于肝细胞摄取非结合胆红素和排泄结合胆红素均存在先天性障碍，在肝胆动态显像中肝始终不显影或显影浅淡，此时与胆道梗阻所致肝细胞功能严重受损患者的显像结果相似。而Dubin-Johnson综合征患者肝细胞摄取非结合胆红素正常，但向毛细胆管排泄结合胆红素发生障碍，肝常清晰显影。肝胆显像上述特点为Rotor综合征及Dubin-Johnson综合征的临床诊断与鉴别诊断提供了重要的依据。

在胆囊结石患者胆囊排泄功能评价方面，刘成蛟和李亚明[4]回顾性分析97例肝胆动态显像患者资料，研究对象分为正常对照组与胆囊结石组。受试者均进行 $^{99}Tc^m$-EHIDA 肝胆动态显像并同时测定受试者胆囊排胆分数（GBEF）和肝排泄率。采用 t 检验分析正常对照组与胆囊结石组间差异，采用相关分析评价胆囊结石组肝排泄功能。结果：①正常对照组与胆囊结石组胆囊排胆分数有显著差异（$P<0.01$）；②胆囊结石患者肝排泄功能与胆囊运动功能呈正相关（$P<0.01$）。认为胆囊结石患者的肝排泄功能降低。

Zou等[5]通过对57例原位肝移植患者分别行 $^{99}Tc^m$-EHIDA 肝胆动态显像，并进行多参数定量分析，分别计算肝细胞摄取分数（HEF）、肝达峰时间（t_{max}）及半排时间（$t_{1/2}$）。以 t_{max} 作为截点，对胆道狭窄进行ROC曲线分析。$^{99}Tc^m$-EHIDA肝胆动态显像对肝移植患者诊断灵敏度为94.12%、特异性为93.33%、准确性为93.55%。该研究认为多参数定量$^{99}Tc^m$-EHIDA肝胆显像作为一种无创的检查方法，不仅在肝细胞功能受损评价中有较高的灵敏度及特异性，而且在肝移植术后评估有无胆管狭窄方面有较好的价值。肝胆动态显像定量参数肝细胞摄取分数、t_{max}与肝功能（ALB、ALT、AST、TBIL、DBIL、γ-GGT、ALP）之间有较好的相关性。

二、肝脾胶体显像

近3年，关于胶体的研究较少。陈正福等[6]应用$^{99}Tc^m$-植酸钠脾显像观察部分脾栓塞术前后脾功能的变化情况，并对ROI肝脾比值法和脾放射性摄取比率法显示的结果进行评价。该研究应用$^{99}Tc^m$-植酸钠脾显像进行脾栓塞术前后肝脾表面热点区等面积ROI放射性计数，计算脾肝比值并进行脾放射性摄取比率测定。得到结果：①脾肝比值法，32例治疗后脾肝比值下降，5例治疗后无明显变化，1例脾肝比值上升。治疗前总体脾肝比值为0.562，治疗后脾肝比值为0.451，治疗前后有显著差异（$t=2.526$，$P<0.05$）。②脾放射性摄取比率法，38例治疗后脾放射性摄取比率均有不同程度下降，且均大于5%，治疗前总体脾放射性摄取比率为7.38%，治疗后脾放射性摄取比率为4.69%，前后有显著差异（$t=3.841$，$P<0.01$）。该研究认为$^{99}Tc^m$-植酸钠脾显像是观察部分脾栓塞术前后脾功能变化的有效、客观方法。利用脾放射性摄取比率法判定脾功能较ROI脾肝比值法更准确，影响因素更少，以此作为判定脾功能的一项重要指标，值得临床推广。

三、异位胃黏膜显像

近年来，异位胃黏膜显像不仅在Meckel憩室诊断方面有一定进展，而且在胃中间横带诊断中有一定价值。Meckel憩室显像作为诊断异位胃黏膜常见的影像学方法，当临床表现不典型时诊断较为困难。Wu等[7]回顾性分析了确诊患儿Meckel憩室显像的图像表现，从而提高诊断准确性。该研究对352例患儿进行异位胃黏膜显像，其中120例患儿为阳性诊断，106例患儿接受手术治疗。进一步对患儿临床症状、手术方法及病理结果进行分析。异位胃黏膜显像诊断标准包括病变部位、形状、放射性分布。以手术病理为金标准，分别对典型病变、不典型病变进行比较。结果表明100例（100/106）患儿接受外科手术治疗，其余6例被诊断为小肠息肉、肠重复畸形、十二指肠溃疡、非霍奇金淋巴瘤及食管裂孔疝。另有93例有完整的手术记录，其中59例（63.4%）异位胃黏膜位于右上腹，81.7%患儿病变为圆形。96.8%病变放射性与胃内放射性同时出现，97.8%病变放射性摄取逐渐增加。分别对典型病变及非典型病变的病变距回盲瓣距离、病变长度、病变直径进行统计学分析，认为上述指标差异无统计学意义（$P>0.05$）。该研究认为当异位胃黏膜显像表现为右上腹、圆形病变时，并不能作为Meckel憩室的主要诊断标准。确诊Meckel憩室需要考虑以下因素：①病变放射性与胃内放射性是否同时出现；②随着采集时间延长，病变放射性摄取是否逐渐增加。

陈明等[8]报道SPECT胃黏膜显像在胃中间横带（midgastric transverse band，MTB）研究中

的价值。MTB 是在进食后位于胃中间的收缩带。Beallmont 于 1833 年第 1 次观察到 MTB 的存在，此后相关学者也有类似的研究和报道。Schindler 在人体胃镜检查中也发现胃中间有一类似狭窄的部位。至 1986 年，Moore 等应用单光子显像技术再次观察到 MTB 的存在，其宽度和位置与胃蠕动无关。该研究主要通过对 45 名健康成年人分别进行 SPECT 胃黏膜和胃排空显像，并进行图像面积、放射性计数 / 像素比值的统计学分析。研究发现近端与 MTB、远端与 MTB 及全胃与近端、远端的放射性计数 / 像素比值差异均具有统计学意义，说明在胃黏膜显像图像上也存在类似胃排空核素显像图像上所显示的 MTB，而且胃黏膜显像图所显示的 MTB 与胃排空显像图的 MTB 一致，均表示相同的临床意义。该研究认为胃黏膜显像是一项定性检查，它通过核素的分布变化间接反映胃黏膜细胞的变化，MTB 是胃黏液细胞相对匮乏的一个区域，由此也可解释 MTB 在胃动力学上容受功能相对较弱的原因。

四、胃排空显像

张悦等[9]前瞻性研究评价放射性核素标记固体试餐胃排空检查对功能性消化不良（functional dyspepsia，FD）患者及正常对照者胃排空功能的测定。研究应用双探头 SPECT 对 42 例 FD 患者及 30 例对照者进行放射性核素标志物 $^{99}Tc^m$-DTPA 标记的鸡蛋固体试餐进行胃排空检查，分别以方法 1 试餐前位放射性，方法 2 试餐前、后位放射性的算术平均数及方法 3 试餐前、后位放射性的几何平均数为纵坐标，时间为横坐标绘制每个受试者的胃排空曲线，并计算半排时间及 60 min、120 min 胃排空率，比较 3 种计算半排时间方法的差异及 FD 患者与对照者半排时间及 60 min、120 min 胃排空率的差异。结果表明：3 种计算半排时间方法差异的比较采用单因素方差分析，其中方法 1 与方法 2 计算的半排时间之间差异不具有统计学意义（$P=0.808$，$P=0.243$），方法 1、方法 2 与方法 3 计算的半排时间之间差异具有统计学意义（方法 1 与方法 3：$P=0.007$，$P=0.000$；方法 2 与方法 3：$P=0.035$，$P=0.023$）；3 种方法计算 FD 患者与对照者胃排空的半排时间及 60 min、120 min 胃排空率之间差异的比较采用 t 检验，且差异均具有统计学意义（$P=0.000$）；分别以对照组半排时间为诊断标准，方法 1 诊断出 80.9%（34/42）的 FD 患者半排时间延长，方法 2 诊断出 71.4%（30/42），方法 3 诊断出 90.5%（38/42）。得出结论：核素 $^{99}Tc^m$-DTPA 固体试餐胃排空检查能够简单、定量反映胃排空的功能状态，为 FD 的诊断及研究提供客观、准确的依据。

五、腮腺动态显像

近年来，腮腺动态显像的研究方向主要集中于以下几个方面：①干燥综合征的诊断及其与其他检查的对比研究；②分化型甲状腺癌 ^{131}I 治疗后腮腺功能评价；③ $^{99}Tc^m$-MIBI 在腮腺肿块中的诊断价值。

杨亲亲等[10]通过研究口干患者腮腺不同程度损伤的唾液腺动态显像的影像特征，结合摄取率 95% 可信区间综合评估腮腺摄取功能的损伤程度。研究收集 2013 年 10 月至 2014 年 11 月于潍坊医学院附属医院核医学科行唾液腺动态显像的口干患者 68 例及 18 名健康志愿者（对照组），对两组受检者分别进

行 $^{99}Tc^mO_4^-$ 唾液腺动态显像，观察腮腺动态影像及时间 – 放射性曲线并据此分组，计算各组摄取率及其 95% 可信区间，并对观察组各组和对照组的摄取率进行比较。结果表明腮腺摄取功能轻、中与重度受损组的 UR2、UR8 及 UR15 均低于对照组，且差异有统计学意义（$P<0.05$）；其中摄取功能中度受损与重度受损组的 UR2、UR8 及 UR15 均低于轻度受损组，差异有统计学意义（$P<0.05$）；与摄取功能中度受损组比较，重度受损组腮腺的 UR8 及 UR15 降低，差异有统计学意义（$P<0.05$），而参数 UR2 无显著性差异（$P>0.05$）。进一步结合其 95% 可信区间，诊断 UR2 1.48%～1.66% 或 UR8 2.05%～2.49% 时为轻度受损，UR8 1.64%～2.05% 或 UR15 2.14%～2.64% 时为中度受损，UR15<2.14% 时为重度受损。得出结论：唾液腺动态影像特征能初步评估腮腺摄取功能，参数 UR2、UR8 及 UR15 可定量分析其损伤程度，结合摄取率 95% 可信区间可简明、准确地评价口干患者腮腺摄取功能的损伤程度。

刘慧等[11]比较腮腺造影、唇腺活检及唾液腺 SPECT（$^{99}Tc^mO_4^-$ 唾液腺动态显像）在诊断干燥综合征（Sjogren syndrome，SS）中的价值。研究纳入接受 3 项检查的患者 59 例，SS 41 例，非 SS 18 例。分析比较各检查方法诊断 SS 的灵敏度、特异性、准确性及约登（Youden）指数。结果表明唇腺活检、腮腺造影、唾液腺 SPECT 的灵敏度分别为 63.4%、82.9% 和 92.7%，特异性分别为 94.4%、83.3%、88.9%，准确性分别为 72.9%、83.1%、91.5%。唇腺活检的灵敏度及准确性较其他 2 项检查低（$P<0.05$）。ROC 曲线下面积分别为 0.7893±0.0598、0.8313±0.0615 和 0.9079±0.0493（$P<0.01$）；Youden 指数分别为 0.578、0.662 和 0.816。得出结论：唾液腺 SPECT 是诊断干燥综合征有效的检查方法。

谭丽玲等[12]探讨 $^{99}Tc^mO_4^-$ 唾液腺动态显像在分化型甲状腺癌术后 ^{131}I 治疗中的应用价值。研究对 73 例分化型甲状腺癌术后患者采用 ^{131}I 清甲、^{131}I 清灶，并在 ^{131}I 清甲、^{131}I 清灶后 2 h 采用维生素 C 治疗。采用 $^{99}Tc^mO_4^-$ 唾液腺显像仪检测 73 例患者的 ^{131}I 清甲、^{131}I 清灶前 1 周及 ^{131}I 清甲、^{131}I 清灶后 3 个月左、右腮腺和左、右颌下腺摄取分数（uptake ratio，UR）的水平，^{131}I 清甲、^{131}I 清灶前 1 周及 ^{131}I 清甲、^{131}I 清灶后 3 个月维生素 C 刺激后 4 min 左、右腮腺和左、右颌下腺排泌分数（secretion ratio，SR）的水平。结果表明与 ^{131}I 清灶前 1 周比较，73 例患者的 ^{131}I 清灶后 3 个月左、右腮腺和左、右颌下腺 UR 水平均明显降低（$P<0.05$ 或 $P<0.01$）；与 ^{131}I 清灶前 1 周维生素 C 刺激后 4 min 比较，73 例患者的 ^{131}I 清灶后 3 个月维生素 C 刺激后 4 min 左、右腮腺和左、右颌下腺 SR 水平均明显降低（$P<0.05$ 或 $P<0.01$）。得出结论：在分化型甲状腺癌术后 ^{131}I 治疗过程中 $^{99}Tc^mO_4^-$ 唾液腺动态显像可以较好地评估唾液腺功能受损情况，对临床治疗具有一定的指导意义。

刘洪伟等[13]进一步探讨 $^{99}Tc^m$-MIBI SPECT/CT 在腮腺肿块术前定性诊断方面的价值。研究对 30 例单侧腮腺肿块患者术前行腮腺区 SPECT/CT 显像，以 $^{99}Tc^m$-MIBI 为显像剂，所有病例均行融合显像判断肿块性质。定性分析行 χ^2 检验，放射性摄取比值（T/N）行 t 检验。结果分别与临床检查、病理诊断相比较。结果表明 $^{99}Tc^m$-MIBI SPECT/CT 对腮腺区肿块诊断的灵敏度、特异性、准确性分别为 84.61%、94.12%、90.00%。17 例腮腺良性肿块，其中 16 例阴性（94.11%，16/17），1 例显示假阳性（5.89%，1/17）。$^{99}Tc^m$-MIBI SPECT/CT 融合显像 13 例腮腺恶性肿瘤显示 12 例阳性（92.31%，12/13），1 例淋巴瘤出现假阴性（7.69%）。定性分析经 χ^2 检验有统计学意义。计算腮腺区良恶性肿块放射性摄取比值（T/N）：早期相分别为 1.45±0.38 和 1.65±0.63，延迟相分别为 1.43±0.56 和 1.77±0.59，经 t 检验两者差别有统计学意义（$P<0.05$）。得出结论：$^{99}Tc^m$-MIBI SPECT/CT 对鉴别腮腺区良恶性肿块有良好的应用价值。

六、^{18}F-FDG PET/CT 在消化系统疾病中的应用

在 ^{18}F-FDG PET/CT 方面，研究主要集中于肿瘤代谢体积在恶性疾病中的预后评估、少见病的 FDG PET/CT 代谢特点及梗阻性黄疸的原因待查。

肿瘤负荷为影响胰腺癌患者预后的一个重要因素。Xu 等[14]探讨了 ^{18}F-FDG PET/CT 在可切除性胰腺癌患者肿瘤负荷中的预测价值。该研究纳入 122 例胰腺癌患者，术前均行 ^{18}F-FDG PET/CT，患者均接受手术治疗。肿瘤代谢负荷包括肿瘤代谢体积（metabolic tumour volume，MTV）、病变葡萄糖总酵解（total lesion glycolysis，TLG）、病理瘤负荷（肿瘤大小）、血清瘤负荷（血清 CA19-9 水平）及肿瘤代谢活性（SUV_{max}）。分别比较上述指标在患者总生存率（overall survival，OS）及无复发生存率（recurrence-free survival，RFS）中的预测价值。结果表明 MTV、TLG 与血清 CA19-9 水平（MTV P=0.001，TLG P<0.001）、肿瘤大小（MTV P<0.001，TLG P=0.001）呈显著相关。多参数分析显示 MTV、TLG、血清 CA19-9 可作为预测 OS、RFS 独立的危险因素。时间依赖受试者工作曲线分析 MTV、TLG 较 CA19-9、SUV_{max} 及肿瘤大小在 OS、RFS 预测中有更好的价值。得出结论：MTV、TLG 较血清 CA19-9 在 OS、RFS 中有更好的预测价值，而且可作为可切除性胰腺癌患者预后的评价指标。

Dong 等[15]回顾性分析炎性肌纤维母细胞瘤（inflammatory myofibroblastic tumor，IMT）^{18}F-FDG PET/CT 的代谢特点，并进一步与病理学进行相关性分析。研究中 6 例患者术前行 ^{18}F-FDG PET/CT，其中 5 例为 IMT，1 例为梭形细胞肉瘤。详细记录肿瘤部位、大小、SUV_{max} 及病理结果。并进一步分析 FDG 摄取与病理结果两者间关系。结果表明 ^{18}F-FDG PET/CT 共检出 10 个病灶，其中 3 个位于肝，3 个位于骨，2 个位于腹膜后，1 个位于脾，1 个位于肺。其中 7 个 IMTs 及 1 个梭形细胞肉瘤均经病理证实。病变 SUV_{max} 均值为 10.9±5.5，病变 SUV_{max} 摄取程度从 3.3 到 20.8 不等。肿瘤组织内细胞成分越多，FDG 摄取越高；相反，细胞成分越少，FDG 摄取越低。肿瘤组织细胞核异质性、肿瘤细胞增生程度与 FDG 摄取呈正相关。当病变增殖程度较低，Ki-67 指数阴性时多表现为 FDG 低摄取。较小肿瘤组织中富含浆细胞时也可表现为 FDG 高代谢。得出结论：炎性肌纤维母细胞瘤 FDG PET/CT 代谢特点既可以表现为低代谢，也可以表现为高代谢，其代谢差异主要与肿瘤细胞性质、生物学行为、炎性细胞组成及比例、炎性细胞激活程度有关。^{18}F-FDG PET/CT 在 IMT 原发灶诊断、有无复发及远处转移方面有较高的价值。

Wang 等[16]指出临床中梗阻性黄疸的原因诊断较为困难。该研究应用 ^{18}F-FDG PET/CT 对梗阻性黄疸良恶性原因进行鉴别，并与常规影像学（增强 CT、MRI）进行比较。回顾性分析 85 例梗阻性黄疸，患者于增强 CT 或 MRI 2 周内行 ^{18}F-FDG PET/CT。PET/CT 结果由 2 名核医学医师独立阅片。CT、MRI 由 2 名影像学医师独立阅片。以病理学结果或术中病理作为最终诊断标准。结果：66 例患者诊断为恶性，19 例良性。恶性病变引起梗阻性黄疸的 SUV_{max} 为 8.4，良性病变引起梗阻性黄疸的 SUV_{max} 为 4.0（P<0.05）。PET/CT 在诊断梗阻性黄疸良恶性病变的灵敏度、特异性、准确性分别为 86.4%（57/66）、73.7%（14/19）和 83.5%（71/85）。联合 ^{18}F-FDG PET/CT 与传统影像学（增强 CT、MRI）较传统影像学（增强 CT、MRI）的灵敏度、特异性、准确性分别为 95.5%（63/66）、75.8%（50/66）（P<0.05），57.9%（11/19）、68.4%（13/19）（P>0.05），87.1%（74/85）、74.1%（63/85）（P<0.05）。

得出结论：^{18}F-FDG PET/CT 在梗阻性黄疸良恶性鉴别中有较高的诊断价值，并能为常规影像学检查提供一定的帮助。^{18}F-FDG PET/CT 在梗阻性黄疸原因待查的患者中有较高的诊断价值。

（杨吉刚　阚　英　李春林）

参考文献

[1] 郑文璐，陈跃，黄占文，等. ^{99}Tc^m-EHIDA 肝胆平面显像联合 SPECT 显像对婴儿胆道闭锁和新生儿肝炎的鉴别诊断价值. 中华核医学与分子影像杂志，2016，36（4）：296-299.

[2] Guan YX, Chen Q, Wan SH, et al. Effect of different time phases of radionuclide hepatobiliary scintigraphy on the differential diagnosis of congenital biliary atresia. Genet Mol Res, 2015, 14(2): 3862-3868.

[3] 高平，王茜，岳明纲，等. Rotor 综合征肝胆动态显像 1 例. 中国医学影像学杂志，2015，23（2）：127.

[4] 刘成蛟，李亚明. 肝胆显像评价胆囊结石患者肝脏排泄功能的探讨. 中国医药指南，2016，14（13）：2-3.

[5] Zou SJ, Chen D, Li YZ, et al. Monitoring hepatocyte dysfunction and biliary complication after liver transplantation using quantitative hepatobiliary scintigraphy. Medicine (Baltimore), 2015, 94(45): e2009.

[6] 陈正福，张洁，马丽. ^{99m}Tc-植酸钠脾显像观察部分脾栓塞术前后脾功能变化. 航空航天医学杂志，2014，25（2）：178-179.

[7] Wu H, Zhao X, Li Y, et al. Reconsideration of the primary and secondary diagnostic criteria of Meckel's diverticulum scintigraphy. A study of 93 confirmed cases. Hell J Nucl Med, 2017, 20(1): 11-16.

[8] 陈明，刘纯，严祥，等. SPECT 胃黏膜显像在胃中间横带研究中的价值. 国际放射医学核医学杂志，2015，39（3）：197-200.

[9] 张悦，张遵城，董萍，等. 核素胃排空检查在功能性消化不良患者中的临床应用. 世界华人消化杂志，2014，22（5）：674-678.

[10] 杨亲亲，刘志翔. 唾液腺动态显像对口干患者腮腺摄取功能损伤程度的研究. 中国临床医学影像杂志，2016，27（5）：328-332.

[11] 刘慧，赵春梅，龚忠诚，等. 干燥综合征患者唇腺活检、腮腺造影及唾液腺 SPECT 诊断价值的比较研究. 实用口腔医学杂志，2014，30（1）：66-69.

[12] 谭丽玲，余济春，李显华. ^{99m}TcO$_4^-$唾液腺动态显像在分化型甲状腺癌术后 ^{131}I 治疗中的价值. 实用临床医学（江西），2016，17（8）：33-35.

[13] 刘洪伟，李宁毅. ^{99}Tc^m-MIBI SPECT-CT 融合显像在腮腺区良恶性肿瘤鉴别的应用价值. 口腔医学研究，2015，31（10）：1017-1019.

[14] Xu HX, Chen T, Wang WQ, et al. Metabolic tumour burden assessed by (18)F-FDG PET/CT associated with serum CA19-9 predicts pancreatic cancer outcome after resection. Eur J Nucl Med Mol Imaging, 2014, 41(6): 1093-1102.

[15] Dong A, Wang Y, Dong H, et al. Inflammatory myofibroblastic tumor: FDG PET/CT findings with pathologic correlation. Clin Nucl Med, 2014, 39(2):113-121.

[16] Wang SB, Wu HB, Wang QS, et al. 18F-FDG PET/CT in differentiating malignant from benign origins of obstructive jaundice. Hepatobiliary Pancreat Dis Int, 2015, 14(5): 516-522.

第七节 小儿核医学进展

近年来，小儿核医学也有了较快发展。特别是在影像诊断方面，由于 SPECT/CT 和 PET/CT 的应用，小儿疾病诊断的灵敏度、特异性和准确性都有了较大的进步。此外，由于国家对儿科发展的重视和计划生育政策的改变，未来小儿核医学将有广阔的发展空间。本文就近年来核医学影像在小儿疾病中临床应用的进展做一简单总结。

一、SPECT 在小儿疾病中的应用

1. 癫痫[1-2]　SPECT 尤其是与异机 MR 图像融合及 ECG 的结合，对脑癫痫术前定位发挥一定作用。由于近年 PET 在此方面的临床应用越来越广泛，特别是 PET/MR 的出现，SPECT 在脑癫痫方面的应用会有所减少，但作为一种经济、实用又具有一定临床价值的方法，未来还有一定发展空间。

2. 小儿肾脏核医学　小儿肾疾病主要为输尿管先天异常（urinary tract congenital abnormalities，UCA）和感染（UTI），而核医学显像在过去 20 年中一直是评价其功能的重要的影像学方法。尽管常规的超声方法可以诊断大部分 UCA 并发现病变的部位，但它无法评估发现疾病时肾功能的情况，尤其是区别双肾在总肾功能中各自承担功能的百分比，必须依赖核素肾动态显像才能进行有效而准确的评估[3-4]。

出生前后超声检查依然是诊断小儿泌尿系统异常的重要方法；上尿路扩张时，动态肾显像在早期评估诊断、日后随访及治疗决策时都极其重要，特别在排除是否有梗阻方面有重要价值；在评价肾损伤方面，无论是先天的、可逆的、还是稳定的，都必须做肾核素显像；儿童肾核素显像是安全、可靠的。

SPECT 在肾静态显像中的应用有所提高，以往通常采用平面显像，会使较小的病灶漏诊，应用 SPECT 断层显像后，可以从三维平面中诊断较小的病灶。

二、SPECT/CT 在小儿疾病中的应用进展

SPECT/CT 在临床上已得到广泛应用，特别是对成年人已获得很好的临床诊断效果，而在儿童疾病应用上还是比较谨慎。由于增加了 CT 的剂量，在儿童应用 SPECT/CT 的选择上与成年人会有所不同[5-6]。SPECT/CT 目前在小儿疾病中的应用主要有如下几个方面。

1. 小儿神经母细胞瘤　主要用于早期的诊断及治疗过程中的再分期，在欧洲用的是 123I-MIBG SPECT/CT 显像[7]。但因为中国缺少 123I 和 MIBG 的药品认证，所以还无法应用于临床。

2. 小儿甲状腺癌的病灶诊断、定位及分期 在小儿甲状腺癌中的应用与成年人类似，已经取得良好的临床效果[8-9]。

3. 骨骼疾病应用 当患者的病史或平面骨扫描提示难以确定的异常时，可采用SPECT/CT进一步明确诊断。

4. 肺炎的应用 用核素显像的方法能够较好地鉴别诊断小儿肺炎，方法简便，对临床治疗有一定的指导作用[10-11]。

三、PET/CT 在小儿肿瘤中的应用

由于儿童肿瘤疾病谱与成年人有较大的差异，因此PET/CT在应用的病种上也有不同，目前主要在如下肿瘤中有初步的临床应用。

1. 淋巴瘤 PET/CT在小儿淋巴瘤中的应用已逐渐得到临床认可[12-13]，淋巴瘤是小儿第三大肿瘤（位列白血病和脑肿瘤之后），占儿童肿瘤的15%。①最初的分期。在小儿淋巴瘤分期中，FDG PET/CT的灵敏度和特异性分别是96%～99%和95%～100%。近年来在骨髓累及的探测上，多家报道PET/CT优于单纯的骨髓穿刺。②治疗监测。PET/CT在霍奇金淋巴瘤（HL）和非霍奇金淋巴瘤（NHL）治疗监测中的作用已得到广泛证实。它不仅改变了肿瘤的治疗方案，同时当2～3个疗程治疗后，PET/CT阳性还是很好的疗效预测的指标。但PET/CT结果阳性也应慎重考虑，因为有些情况会出现假阳性，如胸腺、淋巴结炎症、心脏生理性摄取及其他感染和炎症等。

2. 脑肿瘤 PET/CT在小儿脑肿瘤方面主要用于肿瘤恶性程度、肿瘤治疗后的复发与瘢痕的鉴别等[14-15]。但由于FDG在脑组织的生理性摄取，显像本底较高，影响其准确性。近年来，^{18}F-MET在小儿脑肿瘤中应用的报道较多，可能在未来临床应用中有较好的前景。

3. 骨及软组织肿瘤 近年来的临床研究证实，^{18}F-FDG PET/CT对小儿骨肿瘤诊断、恶性程度分级及治疗监测有重要的临床价值[16-18]。

4. 神经母细胞瘤 PET/CT在小儿神经母细胞瘤的分期与疗效评估上已得到广泛应用[19]，近期报道的^{18}F-FDOPA探针可能具有更好的临床效果。

5. 其他肿瘤 有文献报道PET/CT在儿童朗格汉斯细胞组织细胞增生症和鼻咽癌的临床应用，结果表明PET/CT对这些肿瘤的诊断和分期等均有较高的临床价值[20-22]。

四、PET/CT 在小儿癫痫中的应用

近年来，PET/CT在小儿癫痫方面应用较多，特别是对病灶的定位。文献报道^{18}F-FDG PET探测颞叶癫痫的灵敏度是85%～90%[1-2, 23]。在电生理无法确定及MR阴性的患者中，50%可通过^{18}F-FDG PET来明确定位，但有时^{18}F-FDG PET对颞叶处癫痫病灶的定位会超出实际病灶的大小。另外，成年人的癫痫与儿童的癫痫也有较大的差异，因此不能用成年人PET结果来推测儿童癫痫的诊断。有研究表明，^{18}F-FDG PET不仅能帮助确定外科手术癫痫病灶定位，还能帮助评估术后预后结果。

近年来的临床研究证实，核医学的方法如 PET 和 SPECT 并不适用于所有癫痫患者的诊断，只是在某些特定的癫痫患者的诊断定位中发挥重要作用，特别是在 1/4 顽固性癫痫患者中，术前定位的作用已被临床广泛接受，尤其是在 MR 阴性或 MR 与电生理或临床数据不一致时，特别是 2 岁以下的儿童，由于其脑皮质发育不成熟，核医学方法将发挥重要作用。

五、PET/CT 在小儿自闭症中的应用

小儿自闭症（autism spectrum disorder，ASD）的诊断过去一直使用临床标准，缺乏客观的诊断指标。近年来由于分子影像学的发展，特别是 PET/CT 在临床的广泛应用，ASD 的研究向前推进了一大步。目前 PET/CT 主要集中在 ASD 的脑血流（cerebral blood flow，CBF）和脑葡萄糖代谢的研究，少数研究是在脑受体、神经递质转运和合成方面[24]。

1. CBF 的变化　FDG PET 在脑血流研究中发现，ASD 患儿双侧大脑颞叶血流灌注下降，也有研究用 H215O PET 显像结果发现与语言相关的左侧颞叶皮质血流灌注下降。

2. 葡萄糖代谢的变化　有关 ASD 患儿脑葡萄糖代谢的研究报道较多，^{18}F-FDG PET 显像均未发现特征性或规律性的脑内放射性 ^{18}F-FDG 的分布，目前仍无结论。

3. 5-HT 的研究　尽管 5-HT 已有广泛的研究，但仍有许多方面需要进一步探索，大部分 5-HT 受体的亚型还没有被研究，除了 5-HT$_{2A}$ 受体外，PET 显像也可对 5-HT$_{1A}$、5-HT$_{1B}$、5-HT$_4$ 和 5-HT$_6$ 等受体进行研究，以便发现药物是如何对其发挥作用的。

4. 多巴胺（dopamine，DA）受体的研究　关于 DA 在 ASD 患者中的作用已有初步研究，目前的报道提示 DA 受体基因的变化与 ASD 有一定的相关性。^{11}C-NNC112、^{18}F-fallypride 和 ^{11}C-PHND 分别用于评价 DA 受体 D1、D2 或 D3，用于 ASD 患儿治疗药物的评估。

5. γ- 氨基丁酸（gamma-aminobutyric acid，GABA）　近来的较多研究证实，GABA 受体密度改变与 ASD 有一定的相关性。PET 显像结果提示，与情感及社交活动相关的脑区内 GABA 受体降低。

六、中国小儿核医学未来发展的思考

未来小儿核医学还会在很多方面发挥作用，鉴于目前我国儿科发展的形势，以及国内小儿核医学的现状，作者就中国小儿核医学未来发展提出如下几点建议，仅供参考。

1. 在国内大型三甲医疗机构大力开展小儿核医学的临床应用，优先开展有特色的几个项目，如小儿肾疾病显像、小儿胆道先天性闭锁显像、小儿 Meckel 憩室显像、小儿唾液腺显像及小儿肿瘤的 PET/CT 显像等。

2. 尽快建立小儿核医学的各项指南和操作规范，尤其重要的是尽快建立小儿核医学中的正常人数据库。目前我国使用的正常参考值多为国外成年人的数据，这将影响诊断结果的准确性。

3. 在中华医学会层面上，建立小儿核医学学组，组织开展各类型的学术交流活动，积极推动中国的小儿核医学发展。

核医学在儿童疾病诊治中的价值是毋容置疑的，未来应用的前景广阔，但如何发挥好小儿核医

学的作用，使儿科医师和患儿家属从怀疑到信任核医学，从信任到依赖核医学，是我们每一位核医学工作者所面临的挑战。

（王　辉）

参考文献

[1] Kumar A, Chugani HT. The role of radionuclide imaging in epilepsy. Part 2: Epilepsy syndromes. J Nucl Med Technol, 2017, 45(1): 22-29.

[2] Kumar A, Chugani HT. The role of radionuclide imaging in epilepsy. Part 1: Sporadic temporal and extratemporal lobe epilepsy. J Nucl Med Technol, 2017, 45(1): 14-21.

[3] Biassoni L. Pitfalls and limitations of radionuclide renal imaging in pediatrics. Semin Nucl Med, 2015, 45(5): 411-427.

[4] De Palma D, Santos AI. Renal radionuclide imaging, an evergreen forty years old. Klin Padiatr, 2014, 226(4): 225-232.

[5] Nadel HR. SPECT/CT in pediatric patient management. Eur J Nucl Med Mol Imaging, 2014, 41 Suppl 1: S104-S114.

[6] Chiron C. SPECT (single photon emission computed tomography) in pediatrics. Handb Clin Neurol, 2013, 111: 759-765.

[7] Sharp SE, Trout AT, Weiss BD, et al. MIBG in neuroblastoma diagnostic imaging and therapy. Radiographics, 2016, 36(1):258-278.

[8] Machac J. Thyroid cancer in pediatrics. Endocrinol Metab Clin North Am, 2016, 45(2): 359-404.

[9] Parisi MT, Eslamy H, Mankoff D. Management of differentiated thyroid cancer in children: Focus on the American Thyroid Association pediatric guidelines. Semin Nucl Med, 2016, 46(2): 147-164.

[10] 蔡亮，陈跃，黄占文，等. 放射性核素唾液显像诊断儿童肺吸入的价值. 中华核医学与分子影像杂志，2016，36（4）：287-290.

[11] 杨吉刚，庄红明. 唾液吸入显像在儿童肺吸入诊断中的价值. 中华核医学与分子影像杂志，2016，36（4）：284-286.

[12] 陈素芸，马超，傅宏亮，等. ^{18}F-FDG PET/CT 在儿童及青少年淋巴母细胞淋巴瘤／白血病中的影像学表现及其分期价值. 中华核医学与分子影像杂志，2016，36（4）：304-309.

[13] Parisi MT, Bermo MS, Alessio AM, et al. Optimization of pediatric PET/CT. Semin Nucl Med, 2017, 47(3): 258-274.

[14] 吴书其，李瑾，陈素芸，等. （18）F-FDGPET/CT 儿童脑肿瘤高低级别诊断. 放射学实践，2014，29（6）：694-697.

[15] Juhász C, Bosnyák E. PET and SPECT studies in children with hemispheric low-grade gliomas. Childs Nerv Syst, 2016, 32(10): 1823-1832.

[16] Dong Y, Zhang X, Wang S, et al. ^{18}F-FDG PET/CT is useful in initial staging, restaging for pediatric rhabdomyosarcoma. Q J Nucl Med Mol Imaging, 2017, 61(4): 438-446.

[17] Qin Z, Tang Y, Wang H, et al. Use of ^{18}F-FDG PET-CT for assessment of response to neoadjuvant chemotherapy in children with wilms tumor. J Pediatr Hematol Oncol, 2015, 37(5): 396-401.

[18] Harrison DJ, Parisi MT, Shulkin BL. The role of ^{18}F-FDG-PET/CT in pediatric sarcoma. Semin Nucl Med, 2017, 47(3): 229-241.

[19] 李佳宁，傅宏亮，冯方，等.（18）F-FDGPET/CT 显像在儿童神经母细胞瘤分期中的价值．上海交通大学学报（医学版），2014，34（6）：864-867.

[20] 张建，陈素芸，傅宏亮，等．儿童朗格汉斯细胞组织细胞增生症的 PET/CT 表现．中华核医学与分子影像杂志，2016，36（4）：300-303.

[21] Agarwal KK, Seth R, Behra A, et al. ^{18}F-Fluorodeoxyglucose PET/CT in Langerhans cell histiocytosis: spectrum of manifestations. Jpn J Radiol, 2016, 34(4): 267-276.

[22] Ma C, Zou R, Huo Y, et al. (18)F-FDG uptake characteristics in differentiating benign from malignant nasopharyngeal lesions in children. Biomed Res Int, 2015, 2015: 354970.

[23] Burneo JG, Poon R, Kellett S, et al. The utility of positron emission tomography in epilepsy. Can J Neurol Sci, 2015, 42(6): 360-371.

[24] Zürcher NR, Bhanot A, McDougle CJ, et al. A systematic review of molecular imaging (PET and SPECT) in autism spectrum disorder: current state and future research opportunities. Neurosci Biobehav Rev, 2015, 52: 56-73.

第八节 治疗核医学进展

一、^{131}I 治疗甲状腺功能亢进症

格雷夫斯甲状腺功能亢进症（简称 Graves 甲亢）为临床常见病和多发病，发病率在我国呈上升趋势，而其诊治规范与否直接关系到临床疗效。目前临床治疗 Graves 甲亢的方法主要有三种：内科药物治疗、^{131}I 治疗和外科手术治疗，其中 ^{131}I 治疗因具有快速简便、质优价廉、不良反应少、治疗效果好等优点，目前已经成为治疗成年人 Graves 甲亢的首选方法之一。为使国内 ^{131}I 治疗 Graves 甲亢更为规范，中华医学会核医学分会于 2013 年完成了《^{131}I 治疗格雷夫斯甲亢指南（2013 版）》，并发表于《中华核医学与分子影像杂志》[1]。该指南涵盖了 Graves 甲亢的定义和流行病学、诊断和治疗、临床评估、^{131}I 治疗的原理、适应证及禁忌证，^{131}I 治疗前准备，^{131}I 治疗的实施，治疗后随访，伴发多种合并症的处理，儿童及青少年 Graves 甲亢的 ^{131}I 治疗，以及 ^{131}I 治疗的辐射安全问题等内容，成为规范和指导全国各层面医师合理应用 ^{131}I 治疗 Graves 甲亢的重要指导。

^{131}I 治疗甲亢的疗效受多种因素的影响。天津医科大学总医院王任飞等[2]的一项大样本回顾性临床研究全面分析了 ^{131}I 治疗 Graves 甲亢的疗效，并进一步探讨了影响疗效的相关因素。研究对象为 2125 例接受 ^{131}I 治疗的 Graves 甲亢患者，规律随访半年以上，结果显示 Graves 甲亢完全缓解、甲状腺功能减退症（简称甲减）、部分缓解及无效或复发的发生率依次为 54.3%、21.3%、20.3% 和 4.1%，临床总治愈率（包括完全缓解及甲减）为 75.6%，有效率为 95.9%。接受单次和多次（2 次及以上）

^{131}I治疗的Graves甲亢患者完全缓解率分别为52.4%和66.2%，而甲减的发生率并无明显差异（分别为21.2%和21.8%）。提示对单次^{131}I治疗后未达到临床治愈的Graves甲亢患者，可考虑行再次治疗以进一步提高缓解率。^{131}I治疗Graves甲亢的疗效受到患者年龄、甲状腺质量、促甲状腺素受体抗体（thyrotrophin receptor antibody，TRAb）及每克甲状腺组织给予的^{131}I剂量等多种因素的影响。

TRAb在Graves甲亢的发病、诊断与鉴别诊断、治疗决策及评估预后等方面均具有重要价值。核工业四一六医院的史育红等[3]分析了198例初发Graves甲亢患者^{131}I治疗后1年内TRAb的变化规律，以探讨TRAb监测在判断^{131}I治疗预后中的意义。结果显示^{131}I治疗后3个月TRAb水平达到峰值，3~6个月维持在相对平台期，6个月后开始逐渐下降，但直到^{131}I治疗后1年，除甲减组外，甲亢未愈组及甲状腺功能正常组TRAb水平均仍高于治疗前水平，提示TRAb的消失是一个缓慢的过程。

甲状腺质量、吸碘率（radioactive iodine uptake，RAIU）和有效半衰期（effective half life，EHL）是估算^{131}I治疗Graves甲亢剂量的主要参数，而EHL的测定过程相对烦琐。核工业四一六医院的颜兵等[4]通过实测126例Graves甲亢患者不同时间点的RAIU及EHL，得出可依据^{131}I转换率分组估算EHL的结论。对于高峰前移者，可采用（$RAIU_{4h}/RAIU_{24h}+RAIU_{24h}/RAIU_{48h}$）估算EHL，从而优化EHL的估算方法。

甲状腺自身抗体水平的增高对^{131}I治疗甲亢的疗效、甲减的发生有影响。钦州市第二人民医院唐真武等[5]研究分析了甲状腺自身抗体与^{131}I治疗甲亢预后间的关联。研究对象为1178例接受规范^{131}I治疗的甲亢患者，规律随诊2年。结果提示TRAb阳性者接受^{131}I治疗后起效稍慢，甲减发生率低，但复发率高，且易出现甲亢性突眼加重；TRAb阴性者则情况相反。甲状腺过氧化物酶抗体（thyroid peroxidase antibody，TPBAb）、甲状腺球蛋白抗体（thyroglobulin antibody，TgAb）阳性者接受^{131}I治疗后见效较快，但易发生甲减。

Graves甲亢易导致或并发肝功能异常，治疗原则为保肝的同时优先考虑^{131}I治疗，以及时、有效地控制甲亢。天津医科大学总医院的李承霞等[6]通过分析1928例初次接受^{131}I治疗的Graves病患者的临床资料，发现患者年龄、Graves病病程、心率、甲状腺质量、FT$_4$水平、TPOAb和TRAb水平等为Graves病伴发肝功能异常的危险因素。当Graves病患者的年龄超过45岁、心率超过90次/分、甲状腺质量＞35 g、病程＞3年、FT$_4$＞70.5 pmol/L、TPOAb＞360 U/ml、TRAb＞15 U/L时，Graves病患者伴发肝功能异常的危险性增加，建议将^{131}I治疗作为该类患者的首选治疗方法。

二、^{131}I治疗分化型甲状腺癌

^{131}I是治疗分化型甲状腺癌（differentiated thyroid cancer，DTC）的重要手段。随着DTC发病率的逐渐增高，近年来对^{131}I治疗该疾病的理念不断更新，而国内各地开展此项工作的规模和水平却参差不齐，由此中华医学会核医学分会组织编写了《^{131}I治疗分化型甲状腺癌指南（2014版）》（简称《指南》），并发表于《中华核医学与分子影像杂志》[7]。该指南的推出旨在使^{131}I治疗DTC更加规范、科学，以最大程度保护患者利益，保证医疗质量和安全，并根据循证医学证据和专家意见提出推荐意见。

虽然DTC发病率逐年升高，但其病死率始终无明显变化，因此，在DTC的风险评估中对复发风险的评估就显得更为重要。有关复发、残存肿瘤、转移性DTC及碘难治性DTC（radioiodine refractory differentiated thyroid cancer，RAIR-DTC）的界定和治疗是目前临床研究上的热点，其最佳治疗时机、治疗手段、随访及评估策略仍存有争议。2015年，由中国临床肿瘤学会甲状腺癌专业委员会发布的《复发转移性分化型甲状腺癌诊治共识》综合目前循证医学证据及专家意见，针对复发、转移性DTC及RAIR-DTC提出相应的处置建议[8]。

由于首次^{131}I治疗前刺激性甲状腺球蛋白（stimulated thyroglobulin，sTg）受残余甲状腺组织的影响，其在病情评估方面的意义尚待探讨。中国医学科学院北京协和医院赵腾等[9]动态监测了38例远处转移和130例非远处转移DTC患者^{131}I治疗前sTg及相应的TSH水平，比较两组患者sTg变化值（ΔTg）及sTg随TSH变化比值（ΔTg/ΔTSH）有无差异。结果显示^{131}I治疗前动态监测sTg有助于提高DTC远处转移预测的准确性和特异性，ΔTg/ΔTSH所反映的sTg随TSH变化比值可作为DTC远处转移有效的预测指标。ΔTg及ΔTg/ΔTSH预测远处转移的最佳临界值分别为21.55 ng/ml和0.44 ng/μU。

血清Tg水平在监测DTC术后患者是否存在肿瘤复发或转移方面具有重要价值。然而TgAb的存在会影响Tg检测的准确性。中国医学科学院北京协和医院丛慧等[10]分析了118例TgAb阳性患者手术前、^{131}I治疗前、^{131}I治疗后中位随访2.3个月及5.2个月相应时间点TgAb的变化。结果显示手术及^{131}I治疗可明显降低TgAb阳性DTC患者的TgAb水平。^{131}I治疗距手术时间对TgAb下降速度有显著影响，术后尽快行^{131}I治疗有助于TgAb的下降。

大部分DTC进展缓慢，近似良性病程，但若发生远处转移则严重影响患者预后。天津医科大学总医院王任飞等[11]回顾性研究了50例DTC肺转移患者的临床资料，结果显示，^{131}I治疗DTC肺转移疗效确切，治愈率为20%，总有效率为74%。患者年龄、确诊肺转移时Tg水平及是否合并肺外远处转移是影响^{131}I治疗DTC肺转移疗效的确定性因素。患者年龄越大、确诊肺转移时Tg水平越高及合并肺外远处转移，则^{131}I治疗肺转移的疗效越差。

华中科技大学同济医学院附属协和医院Gao等[12]回顾性分析了358例接受^{131}I治疗的DTC术后患者的病例，结合其临床和组织病理学资料进行TNM分期和ETA风险分层，随访其临床预后。结果显示，至随访结束时，无一例患者死于该病或复发。8年无病生存率为76.9%。肿瘤直径小于1 cm的微小乳头状癌并不总是一种惰性的肿瘤。ETA风险分层比TNM分类系统更能预测疾病的持续。

DTC的分子特征与其临床预后密切相关。已有研究报道甲状腺乳头状癌（papillary thyroid carcinoma，PTC）的肿瘤组织存在BRAF V600E和TERT启动子突变。中国医学科学院北京协和医院Sun等[13]报道，在纳入研究的455例PTC中，BRAF V600E突变的发生率为75.4%，与患者高龄及肿瘤经典亚型相关；TERT启动子突变的发生率仅约为4.4%，与患者高龄、更大的肿瘤大小及更晚的TNM分期相关。可见与BRAF V600E突变相比，TERT启动子突变更能预示进展或晚期PTC。上海市第六人民医院核医学科Qiu等[14]报道，伴有不摄碘肺转移灶的PTC患者，其血浆长链非编码RNA（long non-coding RNAs，lncRNAs）表达异常（ENST00000462717和ENST00000415582表达上调，而TCONS_00024700和NR_028494表达下调），可作为诊断不摄碘肺转移灶的分子标志物，并可评估合并肺转移患者的预后。

性腺的辐射敏感度较高。^{131}I治疗DTC对患者生殖健康的影响备受关注。四川华西医院刘斌等[15]汇总分析了相关文献资料后指出，^{131}I治疗可导致睾丸功能的一过性损伤，主要表现为血清卵泡刺激素和黄体生成素水平升高、精子数量和活力降低，这些损伤作用与累积服用^{131}I的活度具有相关性。^{131}I对卵巢功能的一过性损伤表现为月经推迟、经量减少和短暂性闭经，多数在1年内恢复正常；长期损伤仅表现为绝经时间的轻度提前。现有的临床研究并未表明^{131}I可引发男性DTC患者的永久性不育。^{131}I治疗1年后，女性DTC患者的受孕能力及妊娠效果并不会因既往接受过^{131}I治疗而受到影响。

DTC术后患者行^{131}I治疗可能对患者的唾液腺功能造成损伤。天津医科大学总医院王澎等[16]前瞻性探讨了首次^{131}I清除甲状腺残余组织（简称清甲）治疗对DTC患者唾液腺功能的影响及口服维生素E对唾液腺的保护作用。该研究共纳入60例DTC术后患者，随机进入试验组和对照组。其中试验组须于服^{131}I前1周至服^{131}I后1个月口服维生素E。结果显示，首次^{131}I清甲治疗可能会对唾液腺的储备功能造成损害，口服维生素E可以减轻这一影响，在一定程度上起到保护唾液腺的作用。

患者体内放射性活度残留量是指导周围人群辐射防护、决定是否达到出院标准的重要参考指标。天津医科大学总医院王任飞等[17]的研究了纳入了70例DTC术后行^{131}I治疗的患者，其中清甲组43例，清灶组27例，分别于服^{131}I后不同时间点测定距患者1 m、2 m及3 m处的外部剂量当量率；同时收集患者服^{131}I后各时间段尿液，估算患者体内放射性活度残留量，并分析二者的对应关系。结果显示，DTC术后患者服^{131}I后其外部剂量当量率与体内放射性活度残留量呈正相关，故可通过测定患者外部剂量当量率来估算体内放射性活度残留量，可将距患者1 m处外部剂量当量率＜19.2 μSv/h作为出院指导限值。

三、骨转移癌的治疗

肺癌骨转移是远处转移的常见部位，常伴有难以忍受的骨痛。^{89}SrCl$_2$在骨转移的疗效及骨痛缓解上效果显著。四川大学华西医院的王乔等[18]初步评价唑来膦酸（商品名为天晴依泰）联用^{89}SrCl$_2$治疗肺癌骨转移的临床疗效。该研究纳入72例肺癌骨转移患者，随机分组后给予不同的单一或联合治疗方案。疗程结束后，按照VAS法由患者对疼痛计分，评价各组患者疼痛缓解情况；6个月后用骨SPECT显像方式观察患者病灶缩小消退状况。结果显示，59例患者的疼痛缓解出现在（17.5±3.7）d，其中17例患者在用药后10 d左右疼痛得以缓解。所有患者平均无疼痛缓解持续时间为（151.35±18.8）d，有7例患者在用药后3~9 d有骨痛加剧现象。唑来膦酸加放射性药物^{89}SrCl$_2$镇痛效果可达82.1%~86.5%，新增疼痛部位个数、病灶缩小消失率和未出现新病灶等都低于单独使用^{89}SrCl$_2$治疗组。提示唑来膦酸加放射性药物^{89}SrCl$_2$治疗肺癌骨转移能改善患者运动功能，缩小或消退病灶，提高生活质量。

^{153}Sm同样可以用于治疗骨转移癌。海南省农垦总医院的古志明[19]探讨了核素^{89}Sr与^{153}Sm治疗多发性骨转移癌的治疗效果及优劣。将126例伴有不同程度骨痛的广泛转移性骨肿瘤患者随机分为^{89}Sr组及^{153}Sm组，每组各63例，评估两组镇痛效果、生活质量、治疗作用及不良反应发生率等指标。结果显示，^{89}Sr组镇痛效果总缓解率为92.1%，^{153}Sm组为77.8%，两组镇痛效果差异有统计学意义；两组患者生活质量均有所提高，总有效率分别为74.6%和53.9%，^{89}Sr组优于^{153}Sm组。提示放

射性核素 ^{89}Sr 治疗骨转移癌的疗效优于 ^{153}Sm，但 ^{153}Sm 在治疗同时可进行骨显像，便于疗效监测，且经济实惠。

蚌埠医学院第一附属医院的刘恒超等[20]观察了 ^{89}SrCl$_2$ 联合 ^{99}Tc-MDP 治疗乳腺癌骨转移的临床效果。将 80 例乳腺癌骨转移患者随机分为 ^{89}SrCl$_2$ 治疗组 30 例、^{99}Tc-MDP 治疗组 22 例及二者联合治疗组 28 例，观察各组骨痛缓解、骨转移病灶好转和生活质量评分提高情况。结果显示，骨痛缓解总有效率、生活质量评分提高率在联合治疗组分别为 92.9% 和 78.6%，均明显高于 ^{89}SrCl$_2$ 治疗组的 73.3%、53.3% 和 ^{99}Tc-MDP 治疗组的 63.6%、45.5%；骨转移病灶好转有效率在联合治疗组为 46.4%，明显优于 ^{99}Tc-MDP 治疗组的 18.2%，但与 ^{89}SrCl$_2$ 治疗组的 33.3% 相比无统计学差异。提示 ^{89}SrCl$_2$ 联合 ^{99}Tc-MDP 可显著提高乳腺癌骨转移骨痛的治疗疗效，且无明显不良反应。

四、敷贴治疗

放射性核素敷贴治疗是核医学应用最早、最普遍，也是最成熟的治疗方法之一。这种疗法对某些疾病治疗效果好，只对病变组织发生作用，不对正常组织造成损害，无任何痛苦，操作简便，治疗方便，美容效果明显，容易被患者接受，特别是容易被婴幼儿患者所接受，临床应用十分广泛。吉林省人民医院的郭夯[21]探讨放射性核素 ^{32}P 敷贴治疗瘢痕的临床效果。该研究选取了 95 例瘢痕患者，给予放射性核素 ^{32}P 敷贴治疗，连续治疗 2 个周期。结果治愈 86 例，显效 4 例，有效 3 例，无效 2 例，总有效率为 97.9%，且无感染和明显的放射反应并发症。提示放射性核素 ^{32}P 敷贴治疗瘢痕疙瘩效果明显。

血管瘤是先天性毛细血管增生扩张的良性肿瘤，多在出生时或出生后不久发生，少数在儿童期或成年期开始发病。南昌大学第一附属医院核医学科的朱鸿剑等[22]探讨了 ^{90}Sr-^{90}Y 敷贴联合噻吗洛尔局部外涂治疗婴幼儿浅表血管瘤的临床疗效和安全性。59 例患儿随机分成两组，观察组采用 ^{90}Sr-^{90}Y 敷贴联合噻吗洛尔局部外涂治疗，对照组采用同样剂量的 ^{90}Sr-^{90}Y 敷贴加生理盐水局部外涂治疗。结果显示，观察组总显效率为 18/18，治愈率为 14/15（≤3 月龄）和 16/18（>3 月龄）；而对照组总显效率为 8/10（≤3 月龄）和 11/16（>3 月龄），治愈率为 6/10（≤3 月龄）和 9/16（>3 月龄）。观察组总显效率和治愈率均高于对照组。两组均未见明显不良反应。可见 ^{90}Sr-^{90}Y 敷贴联合噻吗洛尔局部外涂治疗婴幼儿浅表血管瘤疗效显著。

五、存在的不足

1. 《^{131}I 治疗格雷夫斯甲亢指南（2013 版）》和《^{131}I 治疗分化型甲状腺癌指南（2014 版）》虽然经过 3 年多的宣讲和普及，但由于在全国范围内治疗的经验和环境不同，各地治疗水平存在差异，规范化治疗的道路仍任重而道远。需要长期宣讲和推广国内指南，规范治疗行为。

2. 在大数据时代的今日，我国治疗领域的大数据仍十分欠缺，需要多组织全国性、多中心的大型临床医学研究工作，深入了解我国治疗领域的实际情况，积累数据，逐渐用我国的数据充实指南。

（谭　建　王任飞）

参考文献

[1] 中华医学会核医学分会. ^{131}I治疗格雷夫斯甲亢指南（2013版）. 中华核医学与分子影像杂志, 2013, 33（2）: 83-95.

[2] 王任飞, 谭建, 张桂芝, 等. 2125例甲状腺功能亢进患者^{131}I治疗的回顾性分析. 中华内分泌代谢杂志, 2015, 31（5）: 421-426.

[3] 史育红, 罗文溢, 董延武, 等. ^{131}I治疗Graves甲状腺功能亢进症短期内血清抗TSH抗体水平的变化. 中华核医学与分子影像杂志, 2014, 34（1）: 12-13.

[4] 颜兵, 何锦秀, 董延武, 等. 格雷夫斯甲状腺功能亢进症患者^{131}I有效半衰期估算方法的优化. 中华核医学与分子影像杂志, 2016, 36（6）: 525-528.

[5] 唐真武, 肖国有, 冷志欣, 等. 甲状腺自身抗体对^{131}I治疗甲亢疗效的影响. 中华核医学与分子影像杂志, 2016, 36（6）: 549-550.

[6] 李承霞, 谭建, 张桂芝, 等. 回顾性研究: 甲状腺机能亢进症伴肝功能损害危险因素分析. 中华内分泌代谢杂志, 2015, 31（6）: 501-505.

[7] 中华医学会核医学分会. ^{131}I治疗分化型甲状腺癌指南（2014版）. 中华核医学与分子影像杂志, 2014, 34（4）: 264-278.

[8] 林岩松, 张彬, 梁智勇, 等. 复发转移性分化型甲状腺癌诊治共识. 中国癌症杂志, 2015, 25（7）: 481-496.

[9] 赵腾, 梁军, 李田军, 等. 分化型甲状腺癌^{131}I治疗前刺激性Tg动态变化与远处转移的关系. 中国医学科学院学报, 2015, 37（3）: 315-319.

[10] 丛慧, 梁军, 李方, 等. 分化型甲状腺癌治疗后TgAb变化趋势及其影响因素. 中国医学科学院学报, 2015, 37（1）: 61-65.

[11] 王任飞, 谭建, 张桂芝, 等. ^{131}I治疗分化型甲状腺癌肺转移的疗效评价及影响因素探讨. 中华核医学与分子影像杂志, 2015, 35（4）: 258-261.

[12] Gao X, Zhang X, Zhang Y, et al. Is papillary thyroid microcarcinoma an indolent tumor? A retrospective study on 280 cases treated with radioiodine. Medicine (Baltimore), 2016, 95(40): e5067.

[13] Sun J, Zhang J, Lu J, et al. BRAF V600E and TERT promoter mutations in papillary thyroid carcinoma in Chinese patients. PLoS One, 2016,11(4):e153319.

[14] Qiu ZL, Shen CT, Sun Z, et al. Circulating long non-coding RNAs act as biomarkers for predicting ^{131}I uptake and mortality in papillary thyroid cancer patients with lung metastases. Cell Physiol Biochem, 2016 ,40(6):1377-1390.

[15] 刘斌, 黄蕤, 郭佳, 等. ^{131}I治疗分化型甲状腺癌对患者生殖健康的影响. 中华核医学与分子影像杂志, 2014, 34（4）: 323-326.

[16] 王澎, 孟召伟, 谭建, 等. 维生素E对术后首次行^{131}I治疗的分化型甲状腺癌患者唾液腺功能的保护作用. 中华核医学与分子影像杂志, 2016, 36（5）: 398-401.

[17] 王任飞, 谭建, 张桂芝, 等. 分化型甲状腺癌患者 [131]I 治疗后外部剂量当量率与体内放射性活度残留量的相关性. 中华核医学与分子影像杂志, 2016, 36（5）: 394-397.

[18] 王乔, 贾志云, 赵卫威, 等. 天晴依泰加放射性药物 [89]SrCl$_2$ 治疗肺癌骨转移的初步观察. 四川大学学报（医学版）, 2015, 46（3）: 488-490.

[19] 古志明. 核素 [89]Sr 与 [153]Sm 治疗多发性骨转移癌的对比研究. 实用医学杂志, 2014, 30（2）: 296-298.

[20] 刘恒超, 李卫鹏, 申勇, 等. [89]SrCl$_2$ 联合 ^{99}Tc-MDP 对乳腺癌骨转移骨痛治疗疗效. 中国肿瘤临床, 2015, 4（5）: 297-301.

[21] 郭夯. 放射性核素 [32]P 敷贴治疗瘢痕的临床疗效. 中国药物经济学, 2014, 11（8）: 2937-2946.

[22] 朱鸿剑, 刘庆红, 关晏星. [90]Sr-[90]Y 敷贴联合噻吗洛尔局部外涂治疗婴幼儿浅表血管瘤的疗效观察. 中华核医学与分子影像杂志, 2014, 34（6）: 466-469.

第九节 放射性粒子治疗肿瘤进展

近距离放射治疗主要包括腔内或管内照射、组织间照射、术中放置导管的照射等。"近距离"是指将放射性核素放置在距离肿瘤组织 5 cm 范围内，甚至在肿瘤组织内。放射性粒子植入组织间放射治疗是近距离放射治疗的一种。2000 年以来，随着超声、CT、MR、PET/CT、PET/MR 等影像学技术的迅速发展，计算机三维治疗计划系统（treatment planning system, TPS）及国产放射性粒子投入临床使用，放射性粒子治疗肿瘤技术迅速在国内各类恶性实体肿瘤治疗中推广应用。2001 年，国产放射性粒子通过国家食品药品监督管理总局（cFDA）认证，投入临床使用。2002 年，北京科霖众医学技术研究所用于全身粒子植入的三维治疗计划系统通过了 cFDA 认证，为国内粒子植入治疗肿瘤技术推广创造了条件。2009 年 11 月，卫生部组织制定了《放射性粒子植入治疗技术管理规范（试行）》（卫办医政发〔2009〕187 号文件）[1]。国内放射性粒子治疗有了技术管理规范。

2014 年，国内首次将 3D 模板打印技术应用于放射性粒子植入治疗，为粒子植入精准化开辟了一条新的道路。2016 年，国家卫生健康委员会（原国家卫生和计划生育委员会）组织国内放射性粒子植入治疗肿瘤领域各学科专家们进行广泛深入的讨论总结，于 2017 年 1 月颁布《放射性粒子植入治疗技术管理规范（2017 年版）》《放射性粒子植入治疗技术临床应用质量控制指标（2017 年版）》（国卫办医发〔2017〕7 号文件）[2-3]，为国内放射性粒子治疗肿瘤进一步发展提供了指导与规范。

一、放射性粒子治疗肿瘤的现状

由于放射性粒子植入技术的有创性，对医务人员能力、病房管理、医技护团队建设等有较高要求，因此开展此项目的核医学科数量较少。

但近 3 年放射性粒子植入治疗肿瘤发展迅速，治疗适应证已扩大到肝、肺、食管、胃肠、甲状腺、脑等很多脏器实体肿瘤；联合其他治疗方式，临床疗效明显。现已涌现出很多新技术和设备，其中以 3D 打印个体化模板辅助放射性粒子植入治疗恶性肿瘤为代表[4-6]。放射性粒子治疗恶性实体瘤有如下进展。

1. 胰腺癌　由于胰腺癌恶性程度极高，手术根治性切除率低，手术风险大，术后并发症多，生存期短，可以导致相当一部分患者放弃手术治疗。^{125}I 放射性粒子治疗胰腺癌可以在术中直视下、超声内镜下、B 型超声或 CT 影像引导下进行植入治疗，也可以在胰腺手术的同时在直视下将粒子植入肿瘤的中心。粒子植入治疗胰腺癌的优势在于手术时间相对较短、安全、高效、术后并发症少、恢复快、住院时间短；但由于胰腺属于腹膜外位器官，周围解剖关系复杂，血供丰富，尤其是胰腺癌好发于胰头部，致使穿刺路径难以选择，粒子布源容易出现"冷区"，增加手术难度及手术风险，影响预后，因此对手术医师的穿刺水平有极高的要求。放射性粒子植入治疗胰腺癌疗效确切，对中晚期胰腺癌患者，放射性粒子组织间植入治疗明显优于传统治疗，具有显著的优越性。术后常见并发症为胰瘘、出血、腹痛、腹胀、恶心、呕吐、腹水等消化道症状，经对症治疗后可以痊愈[7-8]。

另外，对于胰腺癌所致一些并发症，如常见的胆总管梗阻，^{125}I 粒子捆绑支架在临床上应用越来越多，既可以解除胆管梗阻状态，又可以阻止肿瘤继续增长，在比较长的时间保持支架通畅状态，使胰腺癌患者生活质量得到提高[9]。

2. 食管癌　中晚期食管癌最常见的临床症状为进行性吞咽梗阻，直接影响患者进饮食，对患者生存质量、生存期有直接影响。近年来，我国学者应用 ^{125}I 粒子＋支架植入治疗食管癌所致吞咽梗阻患者取得不错的疗效[10-13]。可以在保证患者食管畅通的情况下，对食管癌进行治疗，从而提高中晚期食管癌患者的生存质量，并延长生存期[14]。

3. 原发性肝癌及肝转移癌　根治性切除手术是原发性肝癌的首选治疗方法，但是多数患者发现时即为晚期，且手术治疗对患者的一般状态、肝功能储备及凝血功能等要求较高，导致无法施行根治性切除。另外，还有一部分患者尽管理论上可以施行手术切除，但是由于患者本身极差的肝功能储备而不能耐受手术治疗，此类患者施行放射性粒子植入治疗也是一种好的治疗措施。放射性粒子植入治疗肝癌是在超声或 CT 引导下行肿瘤内粒子植入，通过释放 γ 线达到控制肿瘤生长的目的[15]。肝是食管癌、胃癌、结直肠癌常见的转移部位，转移性肝癌患者预后多数不佳，因此有效控制肝转移癌与患者生存期密切相关。对于肝内多发转移瘤，可以行放射性粒子植入治疗以控制肿瘤生长[16]；对于直径较大或血供丰富的病灶，可以联合肝动脉化疗栓塞（TACE）或射频消融治疗等进行综合治疗[17-21]。肝癌行放射性粒子植入治疗的难点在于精确布源的同时，如何更好地避开血管、胆管等重要的解剖结构，以及对于靠近膈顶或肝门处的肿瘤，如何确定最佳穿刺路径等[22]。

4. 复发性直肠癌　在我国直肠癌发病率呈逐年上升趋势，直肠癌术后局部复发是手术后常见并发症，临床上常出现排便排尿困难、骨盆区疼痛、会阴部不适、下肢水肿等症状，严重影响生活质量，缩短生存期。即使给予积极的再次手术治疗，其复发率仍在 33% 以上。而化疗对肿瘤的局部控制效果不明显，外放疗对周围正常组织的放射损害较大，因此放射性粒子植入治疗可以作为治疗局部复发性直肠癌的手段之一[23]。放射性粒子植入治疗前需常规行盆腔 CT 及超声检查，明确肿瘤位置、大小及与肠管、膀胱、子宫、血管的关系，确定穿刺路径及范围，并避开会阴部血供丰富部位，尽可能减少术中副损伤。复发性直肠癌行粒子植入治疗的难点在于如何布源、剂量如何分布、穿刺路径如何选择。多位学者报道粒子植入治疗直肠癌局部复发有效，但尚无大宗病例报道，有待进一步验证。

5. 肺癌及肺转移癌　放射性粒子治疗肺癌常在CT或PET/CT引导下植入，主要适用于无法手术切除及无法耐受手术切除的原发性和转移性肺癌[24-29]。放射性粒子植入治疗肺癌及肺转移癌应加以重视的并不是穿刺及植入过程本身，而在于术后并发症的处理。常见并发症包括气胸、咯血、粒子移位、游走及栓塞[30]。因此，在定位、穿刺及植入过程中，应尽可能避开重要血管、支气管，并随时监测生命体征变化，术后及时复查，必要时行胸腔闭式引流术。

近两年来，^{125}I粒子不仅单独应用于肺癌及肺癌所导致的并发症，而且在联合化疗、外放疗、射频、氩氦刀、细胞生物免疫治疗等治疗方法基础上，取得了不错的临床疗效[31-32]。

6. 前列腺癌　1972年Whitemore创立了经耻骨后开放手术将^{125}I粒子植入前列腺的内放疗方法。1983年Holm等建立经直肠超声（TRUS）引导下经会阴穿刺植入放射性粒子的方法，进一步降低了手术并发症的发生率。目前经会阴放射性粒子植入治疗已成为治疗$T_1 \sim T_2$期前列腺癌的首选方法，手术时间短，疗效肯定，术后恢复快，并发症少。

关于前列腺癌放射性粒子治疗，国外研究与应用相对成熟。近年来，我国学者在前列腺癌放射性粒子植入机器人自动化与放射防护方向的研究有一定进展[33-35]。

7. 复发性妇科肿瘤　妇科肿瘤术后行化疗、外放疗后治疗效果不佳是导致肿瘤复发率高的重要因素，复发部位多为子宫颈、外阴、盆壁，甚至膀胱及直肠受侵。由于手术后局部解剖结构异常，外放疗致放射性肠炎、组织纤维化，多次化疗后患者一般状态差，不能耐受手术，导致再次手术难度加大。近年来多位学者报道放射性粒子植入治疗妇科转移瘤，与传统外放疗相比，具有高效、微创、对周围正常组织损害小的优点，提高了对肿瘤杀伤的效应，弥补了外放疗的不足，可以作为治疗复发性妇科肿瘤有效的补救措施之一[36-41]。

8. 原发性腹膜后恶性肿瘤及腹腔淋巴结转移癌　原发性腹膜后恶性肿瘤指来源于腹膜后间隙的各种软组织恶性肿瘤，包括神经细胞瘤、脂肪肉瘤、横纹肌肉瘤、未分化肉瘤、恶性淋巴瘤等，早期常无症状，多数因肿瘤巨大产生压迫症状就诊，致手术无法完整切除，且术后极易复发。除淋巴瘤外，其余肿瘤对放、化疗均不敏感。因此，对于无法手术切除的腹膜后恶性肿瘤及复发性肿瘤，间断外放疗治疗效果不佳，而放射性粒子肿瘤内植入后，可持续释放γ射线，对肿瘤细胞起到持续杀伤作用，因此其效果优于外放疗，且安全、对周围组织放射损伤小。有部分学者报道行粒子植入治疗后，可延缓肿瘤生长，减轻局部压迫症状。但由于此类疾病发病率低，临床资料有限，目前放射性粒子植入治疗腹膜后恶性肿瘤仍为试验性治疗，建议可以作为手术治疗外辅助性治疗之一。腹腔淋巴结转移癌原发灶为胃癌、结直肠癌、肝癌、胰腺癌、妇科肿瘤等，单纯行淋巴结放射性粒子植入治疗并不一定能够提高生存期，但可作为缓解肿瘤并发症、提高生存质量，手术、化疗外的补救性治疗[42-43]。

9. 脑胶质瘤　脑胶质瘤为中枢神经系统常见恶性肿瘤，术后容易复发，预后差，术中或CT引导下行肿瘤内或瘤区粒子植入，可以有效控制肿瘤生长，减轻肿瘤相关并发症。术中及术后常见并发症为脑出血、脑水肿、脑组织坏死等，一般经对症治疗后好转，因此可以作为术中、术后及外放疗后的补充治疗[44]。

10. 其他　CT或超声引导下经皮纵隔内肿瘤粒子植入、甲状腺癌术后复发转移灶的处理、乳腺癌保乳手术后切缘的预防性植入、颌面部肿瘤的局部控制、椎体及椎旁肿瘤的粒子植入均已开展，并已取得一定成绩,近期疗效明显,不良反应小,患者耐受性好,但仍需进一步临床研究加以证实。

二、放射性粒子植入技术进展

前列腺癌粒子植入因其经直肠超声引导模板植入的标准术式而广泛开展,术前、术中计划的应用可使前列腺剂量达到预期标准。我国放射性粒子植入广泛应用于头颈部、胸部、腹部、盆腔、脊柱等部位肿瘤。放射性粒子植入具有靶区内剂量高和周围正常组织受照剂量陡降的剂量学特点。肿瘤靶区内放射剂量分布是放射性粒子植入近距离治疗的决定性因素,而粒子的空间分布和位置稳定性是放射性粒子植入治疗质量控制的关键。理想的粒子空间分布在很大程度上取决于插植针的空间分布。但是,由于人体脏器生理活动,穿刺过程中病灶的位移、形态变化,以及避开重要脏器组织的手术要求,影响经皮穿刺植入的精确度,使实际植入的粒子与理想的分布模式存在一定的差距,从而导致术前TPS计划剂量与术后实际剂量不一致,影响疗效,甚至导致严重并发症。植入手术过程具有较大的不确定性,主要依靠术者经验,剂量不可精准控制,严重影响放射性粒子植入治疗的安全性、有效性。所以如何在术中准确实现TPS的预期设计,成为一个较难解决的问题。

2014年11月,我国医师首次将3D打印模板引导应用到放射性粒子植入手术中。在3D打印个体化模板的引导下粒子植入可以任意角度进针,有效避开血管、骨骼等,准确地穿刺至术前计划的位置,误差小,剂量分布更适形,可以很好地满足剂量学要求[45-46]。

但是3D打印个体化模板仍有局限性,其对患者术中复位(包括患者体位的复位及模板与靶区的复位)要求较高。其中体位的复位通过真空负压固定垫及激光标记线已得到一定程度的解决,但模板与靶区的复位仍存在一定的不足,所有器官均存在一定的相对位移。3D打印个体化模板基于体表靶区投影区打印制成,模板与体表的对合及靶区与体表的相对位移均是影响个体化模板引导能否成功实施的重要因素,对于活动度较大的病灶,该项技术是否适合或是否存在解决器官相对位移的方法有待进一步讨论。肿瘤自身体积的变化影响计划的实施,3D打印个体化模板从预计划设计至粒子植入治疗的实施需要一定时间,随着技术的成熟,时间已一定程度地缩短,但仍存在如肿瘤生长体积增大或因联合其他抗肿瘤治疗肿瘤体积缩小至计划不能实施的可能,另外如肺部病灶,术中发生气胸,靶区位置及体积均会发生变化,术中靶区的改变亦是影响计划实施的重要因素。预计划设计中,粒子间距与手术实施过程中真实粒子间距存在一定差异,术中优化的方式及时间需要更多的经验总结。术中由于靶区运动或靶区改变等因素导致计划不能实施时,补救措施需进一步完善,不同手术部位备用针道的设计需进一步经验总结。模板是否合适,取决于设计者对靶区、危及器官的理解,对进针路径的把握,甚至对患者病情的综合评估,需临床医师、物理师及技师共同完成[47-49]。

三、核医学在放射性粒子治疗中的作用和展望

核医学科在放射性粒子技术发展中有很多优势。

1. 辐射管理优势 核医学科对于放射性药物的管理规范、有序,有一套成熟、完整的规章制度和流程,有现成的各种辐射检测设备,有经验丰富的医技护团队,有专门的辐射防护病房,可以保证

放射性粒子的安全使用和回收。

2. 诊断优势　随着PET/CT应用的不断发展，对于靶区病灶的范围、轮廓，既可以对形态，又可以对功能进行评估、测量，从而对放射性粒子治疗的范围进行精确地评估，为术前TPS计划、粒子的分布、剂量的确定提供依据。

对于病灶术后评价，不仅可以从形态学进行评价，也可以进行功能评价，从而尽早发现复发病灶和转移病灶。

3. 随访优势　传统放射性粒子植入术中、术后剂量评估是通过TPS系统进行评估，TPS是通过粒子空间位置计算得到辐射空间分布和强度分布。随着SPECT/CT的发展，可以使放射性粒子形成的γ辐射区域显像，从而客观、实际地分析辐射空间的分布和强度，为评价放射性粒子植入质量提供评价依据，为客观随访放射性粒子在人体内的衰变过程提供依据。

总之，核医学科在放射性粒子治疗肿瘤发展过程中任重道远，需要不断地完善人才梯队培养、团队建设、学术建设、多学科联合治疗，为放射性粒子治疗做出贡献。

（吕中伟　王　实）

参 考 文 献

[1] 中华人民共和国卫生部. 放射性粒子植入治疗技术管理规范（试行）. 2009-11-13.

[2] 中国医师协会放射性粒子治疗技术专家委员会，中国抗癌协会肿瘤微创治疗专业委员会粒子治疗分会. 放射性粒子植入治疗技术管理规范（2017年版）. 中华医学杂志，2017，97（19）：1450-1451.

[3] 中国医师协会放射性粒子治疗技术专家委员会，中国抗癌协会肿瘤微创治疗专业委员会粒子治疗分会. 放射性粒子植入临床应用质量控制指标（2017年版）. 中华医学杂志，2017，97（19）：1452-1454.

[4] 王俊杰，张福君. 肿瘤放射性粒子治疗规范. 北京：人民卫生出版社，2016.

[5] 王娟. 腹部肿瘤放射性粒子治疗技术. 北京：人民卫生出版社，2014.

[6] 柴树德. 胸部肿瘤放射性粒子治疗学. 北京：人民卫生出版社，2012.

[7] 伦俊杰，赵俊玲，孙建业，等. CT引导下^{125}I放射性粒子植入联合化疗对中晚期胰腺癌的疗效. 介入放射学杂志，2015，（6）：494-497.

[8] 刘洋，盛波，姜凯，等. 术中放射性粒子植入治疗晚期胰腺癌的疗效. 中华肝胆外科杂志，2014，20（6）：446-448.

[9] 滕皋军. 有治疗功能的管道支架——粒子支架. 抗癌，2015，28（4）：1-2.

[10] 李建周. 碘125粒子覆膜支架在中晚期食管癌中的应用价值. 实用临床医药杂志，2015，19（11）：87-88，92.

[11] 杜立法，刘敬佳，黄鹂，等. ^{125}I粒子持续低剂量率照射对人食管癌细胞系KYSE150抑制作用及其机制研究. 中华放射医学与防护杂志，2014，34（6）：415-418.

[12] 霍磊. ^{125}I粒子食管支架治疗食管癌临床应用效果评价. 世界临床医学，2016，10（1）：33.

[13] 鹿博，吴明波，吴萍，等. ^{125}I粒子食管支架治疗食管癌术后食管再狭窄的疗效与安全性. 中华放射学杂

志，2014，48（4）：311-315.

[14] Lin L, Wang J, Jiang Y, et al. Interstitial ^{125}I seed implantation for cervical lymph node recurrence after multimodal treatment of thoracic esophageal squamous cell carcinoma. Technol Cancer Res Treat, 2015, 14(2): 201-207.

[15] 郑家平，邵国良，罗君，等. CT引导下^{125}I粒子组织间植入治疗难治性肝癌. 介入放射学杂志，2015，24（3）：260-264.

[16] Yang M, Fang Z, Yan Z, et al. Transarterial chemoembolisation (TACE) combined with endovascular implantation of an iodine-125 seed strand for the treatment of hepatocellular carcinoma with portal vein tumour thrombosis versus TACE alone: a two-arm, randomised clinical trial. J Cancer Res Clin Oncol, 2014, 140(4): 687-688.

[17] 孙军辉，周坦洋，张岳林，等. 门静脉支架联合^{125}I粒子链植入序贯肝动脉灌注化学疗法栓塞术治疗肝癌伴门静脉癌栓. 中华消化杂志，2014，34（1）：25-29.

[18] 李文会，戴真煜，万豪光，等. ^{125}I粒子条联合门静脉支架及TACE序贯索拉非尼治疗肝癌合并门静脉主干癌栓. 中华医学杂志，2016，96（23）：1838-1842.

[19] 郝红军，张兴仕，金鑫，等. 支架联合^{125}I粒子条植入治疗肝癌所致下腔静脉恶性梗阻20例. 介入放射学杂志，2016，25（6）：538-542.

[20] 林天生，王申，陈为民，等. TACE联合CT引导下放射性^{125}I粒子植入治疗肝癌的临床效果观察. 中国当代医药，2015，22（8）：60-62.

[21] Peng S, Yang QX, Zhang T, et al. Lobaplatin-TACE combined with radioactive ^{125}I seed implantation for treatment of primary hepatocellular carcinoma. Asian Pac J Cancer Prev, 2014, 15 (13): 5155-5160.

[22] 王俊杰. 放射性^{125}I粒子组织间近距离治疗肝癌和肝转移癌. 肝癌电子杂志，2015，2（2）：18-22.

[23] 易福梅，王皓，袁慧书，等. CT引导^{125}I放射性粒子植入治疗局部复发性直肠癌的疗效分析. 中华放射医学与防护杂志，2014，34（1）：30-33.

[24] 王朝栋，党国际，冯宏升，等. CT引导下放射性^{125}I粒子植入近距离治疗肺癌. 中国临床研究，2014，27（11）：1331-1333.

[25] 朱勇，袁惠. CT引导下^{125}I粒子植入治疗肺癌的临床研究. 标记免疫分析与临床，2015，22（3）：175-176.

[26] Xiao JY, Jin L, Xiao MZ, et al. Combination of Iodine-125 brachytherapy and chemotherapy for locally recurrent stage Ⅲ non-small cell lung cancer after concurrent chemoradiotherapy. BMC Cancer, 2015, 15(6): 656.

[27] 许荣德. CT引导下植入^{125}I放射粒子对肺癌的治疗价值. 循证医学，2016，16（6）：340-341.

[28] 白帅婷，方文岩，赵成，等. ^{125}I粒子植入治疗肺癌所致上腔静脉综合征的临床效果观察. 临床军医杂志，2015，43（8）：830-833.

[29] 李宇鸣，刘阳勇，杨涛，等. CT导向下^{125}I粒子植入治疗肺癌的临床疗效. 实用癌症杂志，2014，（1）：84-85.

[30] 霍小东，杨景魁，闫卫亮，等. CT引导下^{125}I粒子植入治疗肺癌术后气胸发生率的相关因素分析. 中华放射医学与防护杂志，2014，34（12）：912-915.

[31] 于春洋，张馨文，徐婧，等. CT引导下氩氦冷冻消融联合^{125}I放射粒子植入治疗肺癌的临床应用. 中国保健营养，2015，25（14）：103-104.

[32] 陆光兵，雷敏，田良东，等. 冷极射频消融联合 ^{125}I 粒子植入治疗肺癌 20 例报告. 西南军医，2014，16（5）：513-514.

[33] 张永德，梁艺，毕津滔，等. 前列腺癌粒子植入机器人运动学建模和仿真. 北京航空航天大学学报，2016，42（4）：662-668.

[34] 陈历赛，段宝凤，杨镛，等. ^{125}I 粒子组织间植入治疗前列腺癌放射防护研究进展. 护理研究，2015，29（2）：517-520.

[35] 刘建国，钟龙，郑飞，等. 经直肠超声引导下 ^{125}碘粒子植入治疗前列腺癌的疗效. 医学临床研究，2015，32（9）：1843-1844.

[36] 郑丹，袁志平，林川，等. ^{125}I 粒子植入治疗宫颈癌放化疗后照射野内复发患者的临床疗效. 实用临床医药杂志，2015，19（21）：77-81.

[37] 刘海霞. ^{125}I 粒子植入治疗宫颈癌局部复发及转移的临床研究. 西宁：青海大学，2015.

[38] 朱丽红，郭红艳，曹泽毅，等. 全盆腔廓清术联合放射性粒子近距离敷贴治疗复发未控宫颈癌. 中华医学会第十一次全国放射肿瘤治疗学学术会议论文集，2014:108-109.

[39] 黄英杰，黄金华，顾仰葵，等. CT 引导下 ^{125}I 放射性粒子组织间植入治疗复发性宫颈癌. 医药前沿，2014，（21）：224-225.

[40] 王营，郭志，张炜浩，等. CT 引导下 ^{125}I 粒子植入联合化疗治疗复发性卵巢癌. 中国肿瘤临床，2015，（2）：87-90.

[41] 汪丽娟，张艳华，陈霞，等. 超声引导下 ^{125}I 粒子组织间植入治疗卵巢癌术后复发的临床疗效. 现代肿瘤医学，2015，23（14）：2047-2050.

[42] 霍磊. CT 导向下介入 ^{125}I 粒子置入联合化学消融治疗腹膜后恶性肿瘤探讨. 中国卫生标准管理，2015，6（29）：165-166.

[43] 吴娟，隋爱霞，张宏涛，等. CT 引导下 ^{125}I 粒子治疗腹膜后恶性肿瘤穿刺路径分析. 介入放射学杂志，2015，(10): 902-905.

[44] 莫立根，孙毅，邓腾，等. 手术联合 ^{125}I 粒子植入放射治疗复发性脑胶质瘤的有效性 Meta 分析. 全国神经外科高峰论坛暨广西医学会神经外科分会 2014 年学术年会论文集，2014: 189-190.

[45] 姜玉良. 北京大学第三医院完成首例 CT 引导联合 3D 打印模板指导放射性粒子植入治疗腹膜后复发肿瘤. 北京大学学报（医学版），2016，48（1）：182.

[46] 张宏涛，底学敏，于慧敏，等. 3D 打印模板引导 ^{125}I 粒子植入术前术后剂量对比. 中华医学杂志，2016，96（9）：712-715.

[47] 姜玉良，王皓，吉喆，等. CT 引导辅助 3D 打印个体化非共面模板指导 ^{125}I 粒子治疗盆腔复发肿瘤剂量学研究. 中华放射肿瘤学杂志，2016，25（9）：959-964.

[48] 郭福新，姜玉良，吉喆，等. 3D 打印非共面模板辅助 CT 引导 ^{125}I 粒子植入治疗锁骨上复发转移癌的剂量学研究. 北京大学学报（医学版），2017，49（3）：506-511.

[49] 张颖，林琦，袁苑，等. 3D 打印个体化模板联合 CT 引导 ^{125}I 粒子植入治疗恶性肿瘤质量评价. 山东大学学报（医学版），2016，54（11）：44-50.

第十节 核医学体外分析进展

一、体外分析实验室质量管理

中华医学会核医学分会2014年、2016年全国核医学现状普查简报显示[1,2]，2013年，从事核医学专业相关工作的科室共838个，其中开展放射免疫分析的科室356个（42.48%），开展化学发光分析的科室322个（38.42%）。全年放射免疫检测量较2011年增加35.4%，非放射免疫分析免疫检测量增加27.7%。2015年全国有337个科室开展放射免疫分析检测（占37.8%），352个科室开展化学发光分析检测（占39.5%）。全年放射免疫共检测标本1216.28万个，较2013年下降8%；非放射免疫检测标本5865.04万个，较2013年增加43%。

从普查结果看，全国各大医院的核医学体外分析实验室检测项目逐渐萎缩，标本量逐渐减少，许多检测项目流失，核医学体外分析实验室有被检验科所替代的趋势，核医学体外分析的生存面临着一定危机。核医学体外分析实验室的生存应建立并逐渐完善自己的质量管理体系，并尽早采用《医学实验室质量和能力认可准则（ISO 15189：2012）》[3]的管理模式来管理核医学体外分析实验室。为此中华医学会核医学分会于2015年与中国合格评定国家认可委员会（CNAS）联合举办了ISO 15189内审员及外审员培训班，目前核医学领域已有外审员28名，内审员100余名，同时有4家核医学实验室通过了ISO 15189的认可，而越来越多的核医学科意识到，只有规范管理，提高质量，满足临床需求，才有立足之地。这对核医学体外分析无疑具有重要的意义。

在中华医学会核医学分会的组织支持下，体外分析学组组织相关专家于2015年4月完成了《核医学体外分析实验室管理规范》[4]的撰写。该管理规范内容涵盖实验室管理的各个条款，是一部权威的核医学体外分析实验室质量管理文件，也是一部由核医学专家撰写并公开发表的医学实验室管理方面的文件。其全面解析了体外分析实验室的组织管理、安全管理、质量管理和风险管理等管理要素，从设备配置和技术要求；试剂、耗材的质量保证；方法学评价；分析前、中、后质量管理等六个方面阐述了质量管理原则，是实用的具体操作作业指导书，是核医学体外分析实验室在实验室质量管理方面最基础及必须遵循的规则。

核医学体外分析实验室全面质量管理的过程应严格按《核医学体外分析实验室管理规范》[4]要求来做，并执行《医疗机构临床实验室管理办法（卫医发73号2006）》[5]、《电离辐射防护与辐射源安全基本标准（GB 18871-2002）》[6]、《实验室生物安全通用要求（GB 19489-2008）》[7]、《临床实验室生物安全指南（WS/T 442-2014）》[8]、《医学与生物学实验室使用非密封放射性物质的放射卫生防护基本要求（WS 457-2014）》[9]等国家法规或标准，并参照《医学实验室质量和能力认可准则（ISO 15189：2012）》[3]进行全面的质量管理。

二、核医学体外分析方法学进展

1. 流式荧光技术 流式荧光又称悬浮阵列、液相芯片等，是近年逐渐发展起来的多指标联合诊断的全自动体外分析技术之一。该技术以荧光编码微球为核心，集流式原理、激光分析、高速数字信号处理等多种技术于一体，多指标并行分析，最多可同时准确定量检测2~500种不同的生物分子；具有高通量、高灵敏度、线性范围宽、反应快速、重复性好、操作简便等特点。该方法可用于免疫分析、核酸研究、酶学分析、受体和配体识别分析等多方面、多领域的研究。

陈园园等[10]采用流式荧光发光法检测临床确诊的胰腺癌（140例）、肺癌等其他肿瘤（69例）、消化道良性疾病（48例）及健康体检者（159名）的血清标本的CA242水平，并与常规酶联免疫吸附（ELISA）法进行比较，评价流式荧光技术检测CA242的敏感性和特异性。结果显示，流式荧光发光法的CA242检测低限为0.89 U/ml，线性范围经验证为1~500 U/ml。与ELISA法进行方法学比对，相关系数（r）=0.9687。以18.625 U/ml为临界值，诊断胰腺癌的特异性达92.0%，灵敏度为62.1%。李鼎等[11]采用流式荧光发光法同时检测604例健康体检样本血清中甲胎蛋白（AFP）、糖类抗原125（CA125）、细胞角蛋白19片段（CYFRA21-1）、癌胚抗原（CEA）、神经元特异性烯醇化酶（NSE）、糖类抗原19-9（CA19-9）、总前列腺特异性抗原（tPSA）浓度值，对浓度值作统计分析，建立了上海地区健康人群多个肿瘤标志物的参考区间，为临床应用肿瘤标志物提供依据。

2. 光激化学发光免疫分析技术 光激化学发光免疫分析技术（LiCA）起源于单线态氧分子能量传递发光免疫分析技术，该技术的核心之处是利用长波长感光微球的信号激发受体微球的发光，大大提高了分析灵敏度、精密度、线性范围及稳定性等。该技术被誉为免洗的ELISA，具有快速、均相（免洗）、高灵敏、量程宽和操作简便的特点[12]。

黄莉萍等[13]采用光激化学发光免疫分析技术（AlphaLISA）建立快速定量检测妊娠相关血清蛋白A（PAPPA）方法。研究对853份9~13周正常孕妇血清进行检测，建立了孕妇血清在不同孕周时的中位数水平，其中165份临床血清样本使用自制试剂与Perkin Elmer公司PAPPA TRFIA诊断试剂盒同时进行检测，结果具有相关性（r=0.987）；王海刚等[14]通过金标法、ELISA法和光激化学发光（LiCA）法3种方法检测HBsAg，评价3种检测方法在临床上的适用性。研究选取了1000例标本，每一例标本都采用3种方法进行检测，筛查可疑的HBsAg阳性标本进行复检，鉴别假阴性、假阳性。结果3种检测方法中，LiCA法最为敏感和特异，其次是ELISA法、金标法。LiCA法虽然价格贵，但其特有的高稳定性、高准确性、易操作性能更好地反映患者体内HBV复制状况以及抗病毒药物的疗效；肖俐霞等[15]采用光激化学发光免疫分析技术建立快速定量检测人附睾分泌蛋白4（HE4）的方法。用两株配对的HE4单克隆抗体，一株HE4单克隆抗体包被受体微球，另一株HE4单克隆抗体用生物素标记，与链霉亲和素的供体微球共同组成检测试剂。HE4试剂分析灵敏度为0.81 pmol/L，分析内和分析间的精密度均低于10%，120份临床血清样本用本试剂与罗氏电化学发光检测试剂盒平行检测，其相关系数为0.95。

3. 上转换发光技术 上转换发光技术是以上转换发光材料颗粒作为示踪物的一种新型的检测技术。上转换发光，即反斯托克斯发光（Anti-Stokes），由斯托克斯定律而来。斯托克斯定律认为材料只能受到高能量的光激发，发出低能量的光。换言之，就是波长短的频率高的光可激发出波长长和频率低的光。比如紫外线激发出可见光，或蓝光激发出黄色光，或可见光激发出红外线。但是后来人们发现，其实有些材料可以实现与上述定律正好相反的发光效果，于是我们称其为反斯托克斯发光，又称上转换发光。

迄今为止，上述转换发光都发生在掺杂稀土离子的化合物中，主要有氟化物、氧化物、含硫化合物、氟氧化物、卤化物等。NaYF4是目前上转换发光效率最高的基质材料，比如NaYF4：Er，Yb，即铒镱双掺时，Er作为激活剂，Yb作为敏化剂。

4. 时间分辨荧光免疫层析定量检测技术　与经典的时间分辨荧光免疫分析方法不同，时间分辨荧光免疫层析技术采用荧光纳米微球作为标记物，每个微球中可包裹成千上万个荧光分子，大大提高了标记效率，有效的提高了灵敏度；同时纳米荧光微球表面修饰有合适密度的羧基，用于与蛋白或抗体的共价偶联，提高标记物的稳定性。当将含有待测抗原（抗体）的样品滴在加样区，待测样品中的抗原（抗体）与结合垫中的荧光纳米微球标记的抗体（抗原）结合，并通过毛细作用向前层析，当达到检测区后，与检测线上固定的抗体（抗原）结合，形成微粒-抗体-抗原-抗体夹心复合物，并被固定在检测线上，而多余的荧光微球标记物继续向前层析，与固定在质控线的二抗结合。反应结束后，用紫外光源（340 nm）对检测区扫描检测，检测线和质控线上荧光纳米微球发出高强度的荧光（615 nm），且衰变时间也较长。利用延缓测量时间，待样品基质中自然发生的短寿命荧光全部衰变后，再测量稀土元素的特异性荧光，这样就可以完全排除本底荧光的干扰。通过检测线和质控线荧光强度的强弱及其比值，即可分析出样品中待测物的浓度。此方法的优点是：灵敏度高，可定量检测，标记物稳定，抗干扰强，检测结果重复性好、操作简便、检测时间短、性价比高。

朱岚等[16]将铁蛋白（FER）抗体和兔IgG包被在硝酸纤维素膜（NC膜）上，分别作为检测线和质控线制备荧光免疫层析试纸条。以荧光微球标记抗铁蛋白单克隆抗体及抗兔IgG作为示踪，建立铁蛋白（FER）时间分辨荧光免疫层析检测法（TRFIA-POCT），FER-TRFIA-POCT的灵敏度为0.5 ng/ml；批内CV为3.2%～4.6%，批间CV为3.8%～5.2%；平均回收率为100.5%；热稳定性好；与电化学发光分析技术（ECLIA）比对，相关系数达0.8898，而反应时间只有15 min，具有灵敏度高、特异性好、操作简单、快速诊断、配套仪器小巧智能、成本较低等优点，既能满足大型医院门诊科室随来随检的诊疗需求，又适合在社区、农村基层医院中进行推广使用。

5. 液相色谱-串联质谱法　液相色谱-串联质谱法（liquid chromatography-tandem mass spectrometry，LC-MS/MS）是将色谱分析的高效分离能力和质谱分析的准确、特异、灵敏、多组份检测能力有机结合在一起的检测方法，如今已成为临床检验领域最富有生命力的新技术之一。LC-MS/MS技术在临床检验领域的应用日益广泛，涉及多学科的微量物质检测，如激素、儿茶酚胺类物质、氨基酸、维生素、药物浓度监测、新型生物标志物分析等。尤其是各种生物样品中小分子化合物定量检测上应用越来越广泛，已成为现代分析手段中必不可缺的组成部分，它必将成为临床检验常规应用最重要的方法。

赵丽和王伟业[17]用LC-MS/MS检测脐带血血清25-羟基维生素D_2[25（OH）D_2]和25-羟基维生素D_3[25（OH）D_3]浓度，LC-MS/MS敏感性高，分析时间短，适用于脐带血25（OH）D_2和25（OH）D_3浓度检测。徐凤仙和于嘉屏[18]采用乙醇沉淀蛋白，正己烷液萃取目标组分，乙腈复溶。采用 LC-MS/MS［正离子电喷雾离子化（ESI$^+$）的多反应监测模式（MRM）］氘代同位素内标法检测血清 25（OH）D$_2$ 及 25（OH）D$_3$ 含量并进行相关方法学验证。结果显示，LC-MS/MS 检测血清 25（OH）D$_2$ 及 25（OH）D$_3$ 的批内精密度为 0.88%～7.69%，批间精密度为 1.56%～9.90%；25（OH）D$_2$ 在 0.5～10.0 ng/ml、25（OH）D$_3$ 在 5～100 ng/ml 范围内线性良好，线性相关系数分别为 0.9991、0.9999，校准品测试结果正确度为 95.5%～101.2%。该研究表明，LC-MS/MS 检测血清 25（OH）D$_2$ 及 25（OH）D$_3$ 的敏感性高，结果准确、稳定，可应用于临床分析。张天娇等[19]以［^{13}C$_6$］葡萄糖为内标，用重量法准确地与血清混合，除去蛋白后在碱性条件下与 1-苯基-3-甲基-5-吡唑酮反应，用 LC-MS/MS 测定葡萄糖和内标衍生产物，以包括法定量。结果显示，血清葡萄糖测定的批内、批间和总变异系数的平均值分别为 0.36%（范围 0.28%～0.42%）、0.47%（范围 0.20%～0.67%）和 0.61%（范围 0.42%～0.76%）。加样回收试验的回收率范围为 99.0%～100.9%。分析参考物质测定结果与认定值的平均偏差为 -0.20%（范围 -0.39%～+0.11%）。该研究表明，ID-LC-MS/MS 法测定血清葡萄糖的方法准确、精密、简便，有望作为血清葡萄糖测定的参考方法。

6. 分子诊断技术　分子诊断技术是应用分子生物学方法检测机体遗传物质的结构或表达水平的变化而做出诊断的技术；是预测诊断的主要方法，既可以进行个体遗传病的诊断，也可以进行产前诊断。分子诊断的对象是 DNA、RNA 及蛋白质。

PCR 技术是分子诊断的主要方法，基因芯片是分子诊断发展的主要趋势。PCR 技术因其灵敏度高、特异性强、诊断窗口期短，可进行定性、定量检测，已广泛用于肝炎、性病、肺感染性疾病、优生优育、遗传病基因、肿瘤等疾病的诊断，并且填补了早期免疫检测窗口期的空白，为早期诊断、早期治疗、安全用血提供了有效的帮助。基因芯片是分子生物学、微电子、计算机等多学科结合的结晶，综合了多种现代高精尖技术，是诊断行业的终极产品。但其成本高、开发难度大，目前产品种类很少，只用于科研和药物筛选等用途。

分子诊断的主要技术有核酸分子杂交、聚合酶链反应和生物芯片技术。

（1）核酸分子杂交技术：具有一定互补序列的核苷酸单链在液相或固相中按碱基互补配对原则缔合成异质双链的过程，称为核酸分子杂交。杂交的双方是待测核酸序列和探针序列。应用该技术可对特定 DNA 或 RNA 序列进行定性或定量检测。

（2）聚合酶链反应（PCR）：是模板 DNA，引物和四种脱氧核糖核苷三磷酸（dNTP）在 DNA 聚合酶作用下发生酶促聚合反应，扩增出所需目的 DNA。

（3）生物芯片技术：最初的生物芯片技术主要目标是用于 DNA 序列测定、基因表达谱鉴定和基因突变体检测和分析，所以又称为 DNA 芯片或基因芯片技术。由于目前这一技术已扩展至免疫反应、受体结合等非核酸领域，出现了蛋白质芯片、免疫芯片、细胞芯片、组织芯片等，所以改称生物芯片技术更符合发展趋势。

秦时月等[20]抽取糖尿病视网膜病变（DR）患者、糖尿病（DM）患者及正常受检者静脉血 5 ml，提取血浆总 RNA，使之纯化，通过基因芯片筛选出在 DR 患者血清中具有差异表达的 miRNA，并采用逆转录聚合酶链反应（RT-PCR）验证基因芯片检测结果。采用生物信息学预测 miRNA 调控的潜在靶基因，筛选出 miR-195 及其靶基因高迁移率族蛋白 B1（HMGB1），将人脐静脉内皮细胞（HUVEC）转染 miR-195 抑制物和（或）miR-195 模拟物，建立 miR-195 高表达和低表达细胞模型，分为空白对照组、高表达（或）低表达组、阴性对照组。采用实时定量 RT-PCR 检测转染后细胞中 HMGB1 mRNA 的相对表达比率。采用蛋白免疫印迹法检测转染后细胞中 HMGB1 蛋白的表达。基因芯片检测结果显示，DR 组 miR-195 表达较 DM 组下调 8.34 倍，较正常组下调 11.47 倍。RT-PCR 验证结果与基因芯片检测结果相符。黄敏丹等[21]采用 miRNAs 芯片筛选得到胆管上皮癌患者血清中差异表达的 miRNAs 并用 RT-PCR 方法进行验证；白介素 6（IL-6）体外诱导人胆管癌细胞后研究其对 miR-224 表达的影响；体外人胆管细胞癌细胞转染 miR-224 模拟物后进一步研究 miR-224 对人胆管癌细胞生长、侵袭及迁移能力的影响，组间均数比较用 One-Way ANOVA 方差分析。结果显示，与健康对照组相比，胆管上皮癌患者血清中 43 个 miRNAs 发生了显著变化（$P<0.01$），其中上调的有 22 个，下调的有 21 个。RT-PCR 方法验证进一步得到 miR-224 在 CCA 患者血清和癌组织中均呈明显上调，胆管上皮癌患者体内高表达 IL-6，体外用 IL-6 诱导 HCCC-9810 和 RBE 细胞后显示 miR-224 的表达呈时间依赖性升高。进一步用 miR-224 转染 HCCC-9810 和 RBE 细胞后显示，miR-224 高表达的细胞生长、穿透及侵袭能力均明显增强。蔡林等[22]分别用免疫荧光蛋白质芯片试剂盒和免疫印迹试剂盒检测 1200 例过敏性皮肤病患者血清中 6 种变应原（尘螨、猫毛皮屑、鸡蛋清、虾、蚌与蟹）特异性 IgE 抗体。结果显示，此 5 种过敏原用两种方法检测结果具有良好一致性；免疫荧光蛋白质芯片检测出蚌的特异性 IgE 阳性率为 27.6%，免疫印迹法仅为 0.3%，用蚌的标准阳性血清证实免疫荧光蛋白质芯片法结果可靠。免疫荧光蛋白质芯片法检测过敏原特异性 IgE 敏感、特异、快速。

三、核医学体外分析仪器与试剂进展

标记免疫分析技术的发展也伴随着检测仪器向全自动化方向发展，全自动的免疫分析系统避免了传统放射免疫分析法（RIA）手工操作等产生的各类误差，大大提高了检测的灵敏度及准确性。

核医学体外分析使用的试剂与仪器以罗氏、希森美康、西门子、丹纳赫、雅培等进口品牌为主，他们依靠其优异的产品质量、优质的为客户服务理念，受到了临床的广泛认同。

2015 年国内体外诊断市场份额是：罗氏 9.8%，处于市场领先地位；希森美康、西门子、丹纳赫、雅培的市场份额分别为 8.1%、7.4%、6.1% 和 5.4%。这些体外诊断产品占据了国内 36.8% 的市场份额，产品线丰富，不仅包括各类体外诊断试剂、仪器，还包括与之相关的医疗技术服务。标记免疫分析部分，更是依赖于国际品牌，它们占市场份额的 80% 以上[23]。

近年来，随着国内体外诊断企业生产技术水平和产品质量的提升，产品种类也日益丰富，国内体外诊断试剂与设备已逐步被临床所认可。由于国际体外诊断企业产品价格普遍高出国产同类产品 1~5 倍，这使得国产体外诊断产品高性价比的优势显得更为明显。国内具有代表性的 5 家体外诊断上市公司国内市场占有率约 14%。体外分析的市场应用格局在不断变化中，而且有越来越多的新技术被应用，越来越多的实验室选择国产设备。

四、体外分析技术临床应用进展

1. 肿瘤标志物研究进展　肿瘤标志物对于肿瘤的早期发现、病变范围、良恶性判断、治疗效果

监测以及肿瘤复发和预后均有显著的临床价值。

（1）肝肿瘤标志物：甲胎蛋白（AFP）对于人群中肝细胞癌的筛选具有重要的临床价值。但临床实践表明，单一AFP诊断早期肝癌尚有不足，青岛大学附属医院席强等[24]对148例肝细胞癌、37例肝内胆管细胞癌、44例胃癌和结直肠癌、63例肝硬化、38例慢性乙型肝炎、57例体检健康者血清PIVKA-Ⅱ和AFP水平进行检测，结果显示，肝细胞癌组血清PIVKA-Ⅱ和AFP水平均高于肝内胆管细胞癌组、胃结直肠癌组、肝硬化组、慢性乙型肝炎组和健康对照组（PIVKA-Ⅱ：U值分别为866.50、424.00、958.00、292.00和448.00；AFP：U值分别为713.00、440.50、1182.00、614.00和399.00，均$P<0.001$）。两指标单独检测和联合检测对肝细胞癌（HCC）组患者的ROC-AUC均差异无统计学意义（$P>0.05$）。PIVKA-Ⅱ诊断HCC的灵敏度（87.16%）高于AFP（68.92%，$\chi^2=4.73$，$P<0.05$），PIVKA-Ⅱ和AFP联合检测诊断HCC的灵敏度（93.24%）高于PIVKA-Ⅱ单项检测（87.16%，校正$\chi^2=64.70$，$P<0.01$），但特异度之间比较差异均无统计学意义（$P>0.05$）。Spearman秩相关分析显示，血清PIVKA-Ⅱ和AFP水平与肿瘤大小均呈正相关（相关系数分别为0.716和0.475，P均<0.001）。随着肿瘤直径增大，HCC患者PIVKA-Ⅱ和AFP水平逐渐升高（H值分别为72.70、37.02，P均<0.001）；阳性率也逐渐提高（分别为26.74、21.62，P均<0.01）。按国际肿瘤TNM分期，Ⅰ～Ⅳ期血清PIVKA-Ⅱ和AFP水平（H值分别为46.63、21.38，P均<0.001）与阳性率（PIVKA-Ⅱ：$\chi^2=20.40$，$P<0.01$；AFP：$\chi^2=8.33$，$P<0.05$）也随TNM肿瘤分期的增高而升高。HCC患者治疗后血清PIVKA-Ⅱ和AFP水平均低于治疗前（Z值分别为-4.59、-4.22，P均<0.001），不同TNM分期患者治疗后PIVKA-Ⅱ（Z值分别为-2.85、-2.98、-2.70，P均<0.05）和AFP水平均分别低于同期治疗前水平（Z值分别为-2.48、-3.82、-2.50，P均<0.05）。研究结果显示，PIVKA-Ⅱ诊断HCC的敏感度明显高于AFP，PIVKA-Ⅱ和AFP两者联合检测可提高单独检测的敏感度，而不降低其特异度。中国医学科学院肿瘤医院肿瘤研究所朱宇等[25]分别对136例治疗前的肝癌患者（包括80例早期肝癌和56例中晚期肝癌），56例肝炎患者和136例健康者血清样本进行检测。运用受试者工作特性曲线（ROC）分析，PIVKA-Ⅱ和甲胎蛋白（AFP）的检测效能，并确定PIVKA-Ⅱ检测肝癌的临界值。比较PIVKA-Ⅱ和AFP检测肝癌的灵敏度和准确率。结果显示，健康组、慢性肝炎组、早期肝癌组和中晚期肝癌组的血清PIVKA-Ⅱ的中位浓度分别为18.0（15.0～20.0）mAU/ml、18.0（14.0～3.0）mAU/ml、345.0（31.8～3787.0）mAU/ml和1008.5（30.3～25 788.0）mAU/ml，早期肝癌组显著高于健康组（$P<0.001$）和慢性肝炎组（$P<0.001$），低于中晚期肝癌组（$P=0.375$）。血清PIVKA-Ⅱ检测肝癌的曲线下面积（AUC）为0.936（95%CI 0.908～0.964），显著优于AFP的检测能力[0.848（95%CI 0.800～0.896），Z值$=3.580$，$P<0.001$]。PIVKA-Ⅱ检测肝癌的最佳临界值为25.5 mAU/ml，此时灵敏度为84.6%，特异度为90.6%，诊断效能优于AFP，联合PIVKA-Ⅱ和AFP检测，可增加肝癌诊断的灵敏度（PIVKA-Ⅱ，$P=0.036$ vs. AFP，$P<0.001$）。

高尔基体蛋白73（GP73）是一个高尔基体跨膜蛋白，可在患有肝疾病、尤其是肝癌的患者血清中被检测到。其水平与肝硬化、肝功能、肿瘤直径无关。Xu等[26]研究发现，GP73诊断肝癌的敏感度和特异性分别为74.6%和97.4%，而AFP则为58.2%和85.3%。两者联合检测敏感度和特异性分别为89.2%和85.2%。联合使用GP73和AFP-L3诊断低血清AFP的肝癌病例同样显示了更高的敏感度（94%）和特异性（93.1%），以及比单独使用时更好的准确性（93.3%）。

磷脂酰肌醇蛋白聚糖3（GPC3）属于蛋白多糖家族，可在肝癌细胞中被检测，而不能在良性肝组织中被检测，因此，GPC3有作为诊断早期肝癌标志物的潜力。Jia等[27]研究分析表明，血清GPC3诊断肝癌总的敏感度和特异性分别为55.2%和84.2%。山西省肿瘤医院辛海荣等[28]通过对50例原发性肝细胞肝癌、20例肝内胆管细胞癌、22例结节性肝硬化患者采用免疫组织化学方法进行GPC3、AFP检测，比较GPC3、AFP在肝细胞肝癌、肝内胆管细胞癌、结节性肝硬化中表达的差异。结果显示，GPC3在极早期＋早期、中期＋进展期肝细胞肝癌中的阳性率分别为82.4%、84.9%，均明显高于AFP的表达，差异有统计学意义（$P<0.05$）。GPC3和AFP两者联合检测可将诊断极早期＋早期、中期＋进展期肝细胞肝癌的敏感性提高为88.2%、87.8%。GPC3在高分化、中分化、低分化肝细胞肝癌中的阳性率分别为75.0%、85.0%、81.8%，均明显高于AFP的表达，差异有统计学意义（$P<0.05$）。GPC3和AFP两者联合检测可将诊断高分化、中分化、低分化肝细胞肝癌中的阳性率的敏感性提高为75.0%、90.0%、90.9%。GPC3肝内胆管细胞癌各个分期相比，GPC3在极早期＋早期、中期＋进展期肝内胆管细胞癌中的阳性率分别为0、6.25%，与AFP在肝内胆管细胞癌中的表达比较，差异未见统计学意义（$P>0.05$）。GPC3在高分化、中分化、低分化肝细胞肝癌中的阳性率分别为25.0%、0、0，与AFP在肝内胆管细胞癌中的表达，差异未见统计学意义（$P>0.05$）。提示GPC3高表达于肝细胞肝癌组织中，对早期肝细胞肝癌诊断、区分良性及恶性早期占位性病变有重要提示作用。

骨桥蛋白（OPN）是一种细胞外基质蛋白，与多种肿瘤细胞生长、增殖和侵袭、转移密切相关。南通大学医学院吕秀芳等[29]对65例慢性乙型肝炎（CHB）、74例肝硬化（LC）、53例肝细胞癌（HCC）患者、68名健康志愿者进行OPN检测，发现HCC患者血清OPN显著高于正常对照（HC）组、CHB组及LC组（$F=36.00$，$P<0.0001$）；OPN对HCC诊断灵敏度和特异度分别为83.02%、82.35%，与AFP相比，OPN灵敏度最高。

AFP阳性率只有60%～80%，并且假阳性使早期肝癌与一些疾病很难区分。如急性肝炎、肝硬化、胚胎瘤及某些消化道肿瘤。而新的肝癌标志物如甲胎蛋白异质体3（AFP-L3）、GP73、异常凝血酶原（PIVKA-II）、GPC3、鳞状细胞癌抗原（SCC）、OPN、microRNA（miRNA）等也相继被应用，减少了单用AFP的不足。为了克服单一（AFP）标志物在检测肝癌时的灵敏度和特异性的问题，尤其是当AFP<400 ng/ml时，多种血清标志物的联合检测（如AFP-L3、PIVKA-II）能弥补单项肿瘤标志物的不足。

（2）胰腺肿瘤标志物：胰腺癌是常见的消化道肿瘤之一，恶性程度较高，早期诊断较困难，临床治疗效果不佳。CA19-9、CA50、CA242、K-ras、TIMP-1、CAM-1等是应用较多的胰腺癌肿瘤标志物。其中CA19-9是胰腺癌首选的肿瘤标志物。新疆医科大学第一附属医院艾力江·吐尔逊等[30]将胰腺癌患者65例设为胰腺癌组，同期住院的良性胰腺病患者64例设为良性胰腺疾病组，同期健康体检者66例设为对照组。观察3组血清CA19-9、CEA、CA125、CA242水平差异，单项检测和联合检测这4项指标诊断胰腺癌的敏感性和特异性，结果发现胰腺癌组血清CA19-9、CA125、CA242、CEA水平均显著高于胰腺良性疾病组和对照组（$P<0.01$）；联合检测4项指标的灵敏度为87.69%，特异度91.54%，均高于单项检测。辽宁医学院附属第一医院李静等[31]检测胰腺癌患者（胰腺癌组）、良性胰腺疾病患者（良性胰腺疾病组）和健康普查者（正常对照组）各56例血清中的CA19-9、CA125和CEA水平发现，CA19-9的敏感性（87.50%）最高，CEA特异性（91.96%）最高。采用平行联合检

测法可提高检测的敏感性（95.12%）和阴性预测值（90.47%），但特异性和阳性预测值下降；采用系列联合检测法可提高检测的特异性（92.86%）和阳性预测值（89.19%），但敏感性和阴性预测值降低。联合检测较单项检测可提高胰腺癌诊断的敏感性和特异性，不能作为唯一的诊断指标。

在胰腺癌诊断中，应行多种肿瘤标志物与蛋白质谱、基因表达等联合检测。CA19-9、CA50、CA242 与 *CA19-9、CA50、CA242、TIMP-1、CAM-1、K-ras* 基因突变率等多种指标联合应用对胰腺癌的诊断灵敏度和特异性可达 71.9% 和 85.7%[32]，但依然无法满足临床需求，还期待筛选出更高灵敏度、特异性的标志物用于胰腺癌的临床诊断。

（3）胃肿瘤标志物：血清癌胚抗原（CEA）随胃癌分期的增加而逐渐增高，当胃癌发生肝转移、腹膜转移时，血清 CEA 明显升高；胃癌患者的血清 CA19-9 的阳性率为 21.7%~40.5%，其水平随着胃癌分期递增而增。CA724 被认为是目前胃癌辅助诊断的最佳标志物之一，并与胃癌的淋巴转移及胃癌的分期亦有较好的相关性，但临床应用中发现血清 CA724 并非特异性标志物，受药物、饮食等干扰明显，单独检测 CA724 不宜作为胃癌筛查的血清标志物[33]。

单抗 MG7 相关抗原（MG7-Ag）是一种胃癌相关抗原，是一种区别于已知胃肠肿瘤标志物的新抗原，MG7Ag 含量的高低与肿瘤的消长有密切关系，能较好地反映胃黏膜病变的性质。沈阳市第九人民医院薛文鹏和姚学清[34]将 113 例胃黏膜病变患者设为研究组，抽取 14 名健康志愿者设为对照组，采用酶联免疫吸附法检测两组血清 MG7-Ag 水平，并进行对比分析。结果显示，研究组确诊浅表性胃炎 20 例，胃黏膜糜烂溃疡 23 例，萎缩性胃炎 16 例，异型增生 22 例，胃癌 32 例。研究组不同类型胃黏膜病变患者间血清 MG7-Ag 水平比较差异有统计学意义（$P<0.05$），其中不同类型胃黏膜病变患者血清胃 MG7-Ag 水平显著高于对照组。提示胃黏膜病变，尤其是胃癌患者血清中 MG7-Ag 水平较常人水平明显增高。单独检测某一种肿瘤标志物还不能满足临床对胃癌诊断的需要，可与胃癌相关的肿瘤标志物联合应用，如 CEA、CA724、CA242、CA50、CA19-9、CA125、MG7-Ag 等联合检测。中国医学科学院北京协和医院刘中娟等[35]选取经内镜和组织病理学确诊的胃癌患者 200 例，内镜确诊的胃良性疾病患者 100 例及正常对照组 80 例。对以上疾病组和对照组血清常用肿瘤标志物进行检测，发现胃癌组血清 CEA、CA19-9、CA242 及 CA724 较对照组明显升高，其差异具有统计学意义，良性对照与健康对照组间比较差异无统计学意义（$P>0.05$）。单独检测血清 CEA、CA19-9、CA724 及 CA242，通过对每个指标敏感度和特异性的分析显示，单个指标对胃癌诊断的敏感度都比较低，其中 CEA 水平最高，为 42%，其他指标都比较低，而多个指标联合检测对胃癌诊断敏感性可提高到 53.0%。

（4）结、直肠肿瘤标志物：CEA 在 90% 的结直肠癌中均有增高，可作为转移性结直肠癌患者治疗期间疗效评价的重要肿瘤标志物。CA19-9 在结直肠癌诊断中其灵敏度比胰腺癌低。目前临床上 CA19-9 主要与 CEA、CA724、CA50 联合检测来对结直肠癌进行临床诊断、分期、预后评估及术后监测。广州医科大学附属第二医院冀天星等[36]回顾性分析结直肠癌组 164 例、结直肠良性病变组 56 例、健康对照组 49 例的血清 CEA、CA199、CA125 和 CA724 浓度，统计分析 4 种肿瘤标志物在健康对照组、结直肠良性病变组和结直肠癌组中的阳性率以及其浓度与结直肠癌临床病理资料的相关性，发现结直肠癌患者血清 CEA、CA199、CA125 和 CA724 阳性率明显高于结直肠良性病变患者及健康者。血清 CEA 与结直肠癌局部浸润程度、淋巴结转移、远处转移和临床分期相关；血清 CA199、

CA125和CA724浓度与远处转移相关；血清CA724在结直肠黏液腺癌中明显高于其他病理类型；血清CA125和CA724与大肠癌解剖部位有关。

联合检测血清CEA、CA199、CA125和CA724可明显提高结直肠癌诊断的敏感度。湖北省宜昌市秭归县人民医院彭红飞等[37]采用化学发光免疫法对113例结直肠癌肝转移患者进行血清肿瘤标志物水平测定，并随机抽取同期无肝转移的结直肠癌患者109例作为对照组，结果显示，血清CEA、CA199、CA125水平的增高与结直肠癌肝转移具有相关性（$P<0.05$）。Logistic多因素回归分析显示，血清CEA、CA199、CA125水平是结直肠癌肝转移的独立相关因素（$P<0.05$）。血清CEA、CA199、CA125水平的升高与结直肠癌肝转移有着一定相关性，是结直肠癌肝转移的危险因素。

（5）前列腺肿瘤标志物：前列腺特异性抗原（PSA）是临床上应用最广泛的前列腺癌筛查指标，血清PSA的检测明显提高前列腺癌患者的检出率，对前列腺癌的诊断有着重要意义。但PSA受年龄、前列腺体积、炎症、直肠指诊等多种因素的影响，缺乏特异性。t-PSA不能作为诊断前列腺癌的依据，必须结合f-PSA/t-PSA比值才能更好地鉴别前列腺增生与前列腺癌。中南大学湘雅医院张华等[38]采用酶联免疫荧光法对56例前列腺癌和80例良性前列腺增生患者进行血清t-PSA和f-PSA检测。分析ROC曲线，确定两项指标最佳诊断值及其灵敏度、特异度。血清t-PSA与f-PSA/t-PSA比值的ROC曲线分析结果表明，两指标检测前列腺癌的敏感性相当，f-PSA/t-PSA比值对前列腺癌的诊断准确性要高于t-PSA。

2. 抗缪勒管激素（AMH）应用进展　随着对AMH生理机制研究的深入，AMH在临床的应用日益广泛，已成为辅助生殖研究领域的热点。AMH是由卵巢窦卵泡颗粒细胞分泌的活性因子，是现有评价卵巢储备功能的最好指标。血循环中AMH的水平不受优势卵泡发育的影响，可于月经周期的任意时间进行采血测定，临床应用更加方便。

AMH在不孕症治疗，体外受精（IVF）过程中的卵巢反应预测及个体化用药，健康女性生育期限预测，放化疗对卵巢功能的损伤评价等方面有广阔的应用前景，且AMH能够反映卵巢窦卵泡的数量，进而可预测卵巢储备及超排卵卵巢反应的相关指标。昆明医科大学第四附属医院杨泽星等[39]对接受体外受精/单精子卵母细胞内注射–胚胎移植（IVF/ICSI-ET）205个周期的患者，其中包括卵巢低反应患者70例（获卵数<5个）和卵巢正常反应患者135例（15个>获卵数>5个）。在患者月经第2天或第3天清晨抽空腹静脉血，测定AMH基础卵泡刺激素（bFSH）、基础黄体生成素（bLH）及基础雌二醇（bE_2）水平，同时行阴道超声检查测定窦卵泡数（AFC），以获卵数为评价标准。结果显示，年龄、AMH、AFC、bFSH及bFSH/bLH和获卵数存在相关性（$P<0.05$），其中AMH相关性最强，预测卵巢低反应ROC曲线下面积AMH最大，提示血清AMH水平是反映卵巢储备能力的理想指标，可预测控制性超排卵（COH）中卵巢低反应。

多囊卵巢综合征（PCOS）患者较多的窦卵泡可使AMH的分泌量增加，致使AMH积累，PCOS患者血清AMH水平比正常女性高2~4倍，提示AMH可能与PCOS的发生密切相关。首都医科大学附属北京妇产医院王利娟等[40]以174例PCOS患者为研究组，另选41例同期就诊的年龄及体质量匹配、基础体温双相的输卵管性不孕患者或正常体检者作为对照组。测量所有参与者的身高、体质量、腰围、臀围等一般情况，空腹抽血查AMH、性激素、血糖、胰岛素等。超声测量卵巢的长径、横径、前后径及每侧卵巢内的卵泡直径和数量。分析不同PCOS表型组及对照组的血清 AMH 质量浓度及内分泌和代谢指标特点。结果提示，PCOS 患者血清 AMH 质量浓度较对照组显著增加，AMH 在不同表型组间差异有统计学意义（$P<0.05$）。卵巢多囊样改变是影响 AMH 浓度的最显著因素。血清 AMH 浓度与 PCOS 患者的睾酮浓度、卵巢体积和 2～9 mm 窦卵泡数呈正相关，与雌二醇水平呈负相关。

（马庆杰　孙文伟）

参考文献

[1] 中华医学会核医学分会. 2014 年全国核医学现状普查简报. 中华核医学与分子影像杂志, 2014, 34（5）: 389.

[2] 中华医学会核医学分会. 2016 年全国核医学现状普查结果简报. 中华核医学与分子影像杂志, 2016, 36（5）: 479.

[3] 中国合格评定委员会. CANS-CL02 医学实验室质量和能力认可准则在临床化学检验领域的应用说明（ISO15189：2012）.

[4] 中华医学会核医学分会体外分析学组. 核医学体外分析实验室管理规范. 中华核医学与分子影像杂志, 2015, 35（4）: 327-334.

[5] 中华人民共和国国家卫生和计划生育委员会. 卫医发 73 号 2006, 医疗机构临床实验室管理办法.

[6] 中华人民共和国国家质量监督检验检疫总局. GB18871-2002, 电离辐射防护与辐射源安全基本标准.

[7] 中华人民共和国国家质量监督检验检疫总局. GB19489-2008, 实验室生物安全通用要求.

[8] 中华人民共和国国家卫生和计划生育委员会. WS/T 442-2014, 临床实验室生物安全指南.

[9] 中华人民共和国国家卫生和计划生育委员会. WS 457-2014, 医学与生物学实验室使用非密封放射性物质的放射卫生防护基本要求.

[10] 陈园园, 薛苗, 李铭一, 等. 流式荧光技术检测 CA242 对胰腺癌的临床诊断价值. 中华胰腺病杂志, 2015, 15（6）: 369-372.

[11] 李鼎, 陆云, 刘兴党. 上海地区多个肿瘤标志物正常参考值的初步确定. 标记免疫分析与临床, 2014, 21（5）: 593-595

[12] 颜露, 赵晓航, 许杨. 均相光激化学发光免疫分析技术研究进展. 生命科学, 2016（9）: 1083-1088.

[13] 黄莉萍, 周燕莉, 邹丽萍, 等. 妊娠相关血清蛋白 A 光激化学发光免疫分析法的建立. 分子诊断与治疗杂志, 2014（1）: 37-41.

[14] 王海刚, 丁磊, 潘航, 等. 3 种 HBsAg 检测方法的比较. 国际检验医学杂志, 2014, 35（12）: 1614-1615.

[15] 肖俐霞, 林冠峰, 陈少琅, 等. 人附睾分泌蛋白 4 光激化学发光免疫分析法的建立. 热带医学杂志, 2015, 15（5）: 592-595.

[16] 朱岚, 周衍, 黄飚, 等. 铁蛋白时间分辨荧光免疫层析法的建立及临床应用. 现代免疫学, 2016, 36（1）: 50-53.

[17] 赵丽, 王伟业. 用液相色谱串联质谱法检测脐带血血清 25-羟基维生素 D_2 和 25-羟基维生素 D_3 浓

度. 检验医学, 2015, 30（8）: 825-829.

[18] 徐凤仙, 于嘉屏. 液相色谱串联质谱法测定血清中 25-羟基维生素 D_2 及 25-羟基维生素 D_3 含量. 检验医学, 2015, 30（8）: 821-824.

[19] 张天娇, 张传宝, 张江涛, 等. 同位素稀释液相色谱串联质谱法测定血清葡萄糖. 中华检验医学杂志, 2010, 33（1）: 75-80.

[20] 秦时月, 殷丽, 姚勇, 等. 糖尿病视网膜病变患者血清中微小 RNA-195 表达结果检测. 中华眼底病杂志, 2015, 31（2）: 134-138.

[21] 黄敏丹, 吴雄波, 曹慧, 等. 血清 miR-224 调控胆管上皮癌细胞的侵袭及转移作用. 中华肝脏病杂志, 2015, 23（10）: 748-753.

[22] 蔡林, 张春雷, 赵俊英, 等. 免疫荧光蛋白质芯片法检测血清特异性 IgE 1200 例分析. 临床皮肤科杂志, 2016（4）: 246-249.

[23] 宋海波, 王兆强, 朱耀毅, 等. 中国体外诊断产业发展蓝皮书：（2015 年·首卷）. 上海：上海科学技术出版社, 2016: 21-26.

[24] 席强, 孙桂荣, 丛培珊, 等. 血清异常凝血酶原和甲胎蛋白联合检测对原发性肝癌的临床价值. 中华检验医学杂志, 2014, 37（12）: 928-932.

[25] 朱宇, 王海, 王宏洁, 等. 血清 PIVKA-Ⅱ 在肝癌诊断中的应用. 临床和实验医学杂志, 2014, 13（7）: 513-516.

[26] Xu WJ, Guo BL, Han YG, et al. Diagnostic value of alpha-fetopro tein—L3 and Golgi protein 73 in hepatocellular carcinomas with low AFP levels.Tumour Biol, 2014, 35 (12): 12069-12074.

[27] Jia X, Liu J, Gao Y, et al. Diagnosis accuracy of sevum glypican-3 in patients with hepatocellular carcinoma：a systematic review with etaanalysis. Arch Med Res, 2014, 45 (7):580-588.

[28] 辛海荣, 栗一帆, 马晋峰, 等. GPC3、AFP 在肝细胞肝癌、肝内胆管细胞癌、结节性肝硬化中的表达及鉴别意义. 中国实用医刊, 2015, 42（12）: 44-46.

[29] 吕秀芳, 赵奉波, 巩秀, 等. 血清神经肽 Y 和骨桥蛋白在肝细胞肝癌诊断中的应用研究. 交通医学, 2015, 29（5）: 425-428.

[30] 艾力江·吐尔逊, 张月芬, 包永星. 胰腺癌患者联合检测 CA19-9、CA125、CA242、CEA 的临床意义. 实用临床医药杂志, 2014, 18（16）: 33-35.

[31] 李静, 梁晓芳, 翟桂兰. 血清 CA199、CA125 和 CEA 联合检测在胰腺癌诊断中的应用. 吉林大学学报（医学版）, 2014, 40（6）: 1252-1255.

[32] 顾小燕, 吴昌平, 金建华, 等. 胰腺癌早期诊断的研究现状及进展. 中国医药生物技术, 2016, 11（2）: 163-166.

[33] 魏秋亚. 胃癌病理分子学中相关肿瘤标志物的研究新进展. 现代医药卫生, 2015, 31（22）: 3419.

[34] 薛文鹏, 姚学清. 血清 MG7-Ag 与 PG 检测对胃癌早期诊断的临床价值. 临床心身疾病杂志, 2016, 22（2）: 9-11.

[35] 刘中娟, 张瑞丽, 刘娟娟, 等. 多种血清肿瘤标志物联合检测对胃癌辅助诊断的研究. 标记免疫分析与临床, 2016, 23（1）: 1-4.

[36] 冀天星, 陈波, 周强, 等. 血清4项指标联合检测在结直肠癌中的临床意义. 检验医学与临床, 2015, 12 (16): 2336-2338.

[37] 彭红飞, 梁春霞, 赵小玲, 等. 结直肠癌肝转移与血清肿瘤标志物表达的相关性分析. 实用癌症杂志, 2014, 29 (4): 389-393.

[38] 张华, 钟白云, 王新华, 等. 血清t-PSA及f-PSA/t-PSA联合诊断前列腺癌的价值评价. 中国现代医学杂志, 2014, 24 (7): 24-27.

[39] 杨泽星, 朱琼媛, 赵富鲜, 等. 早卵泡期血清抗苗勒管激素水平在预测卵巢低反应中的价值探讨. 实用妇产科杂志, 2016, 32 (8): 593-596.

[40] 王利娟, 阮祥燕, 崔亚美, 等. 多囊卵巢综合征不同表型的血清抗苗勒管激素水平特征的分析. 首都医科大学学报, 2016, 37 (4): 444-448.

第十一节　实验核医学进展

国家"十二五"计划开启了中国精准医疗的序幕,"十三五"计划提出了中国版精准医疗计划, 重点包括精准预防和控制的科技体系、发现和应用分子标志物、以分子影像和病理学为基础的精准诊断以及临床精准治疗。核医学分子影像技术凭借其优势, 在疾病的早期发现、诊断、分期和指导治疗方案的制定、疗效的预测和评价等方面发挥十分重要的作用, 是精准治疗技术之翘楚。

核医学的快速发展离不开新型核医学分子探针的研制, 而核医学分子探针的研制同时也是实验核医学的研究重点。新型放射性探针的制备、对不同疾病特异性靶点的靶向显像的临床诊断并最终使患者获益都离不开实验核医学前期的大量基础研究。2014—2016年, 我国实验核医学迅速发展, 在肿瘤、神经系统疾病、心肌显像、炎症、代谢等领域进行多种新型分子探针的研制和传统分子探针的应用, 取得新进展; 在肿瘤治疗效果预判、多靶点分子探针方面进行了有益的尝试; 获得多项国家级科研项目的立项资助, 并且与国际合作广泛深入, 促进了国内该领域的快速发展。

一、肿瘤新型分子探针的研制

生长抑素受体显像是传统的神经内分泌肿瘤诊断项目, 中国医学科学院北京协和医院张静静等[1]研究了新型的生长抑素受体显像分子探针 ^{68}Ga-DOTATATE, 提高了神经内分泌肿瘤检测的灵敏度。北京大学肿瘤医院Hong等[2]研制 ^{111}In核交联多聚微团奥曲肽, 有可能在临床上改善 ^{111}In奥曲肽的显像质量。江苏省原子医学研究所Peng等[3]将生长抑素肽和人血清白蛋白融合, 延长了靶向生长抑素受体的生物半衰期, 在神经内分泌肿瘤靶向治疗上具有较好的开发前景。

整合素受体 $\alpha_v\beta_3$ 的表达和肿瘤血管的新生密切相关, $\alpha_v\beta_6$ 受体表达与肿瘤的恶性程度以及预后有明显相关性, 且在正常组织中不表达, 这一特点使其成为肿瘤显像的新热点。北京大学医学同位素中心Shi等[4]将整合素受体 $\alpha_v\beta_3$ 靶向药物 ^{177}Lu-3PRGD2用于胶质瘤动物模型的显像和治疗研究, 改善了3PRGD$_2$的肿瘤治疗效果; 该团队Liu等[5]设计构建了 $\alpha_v\beta_6$ 受体特异性多肽分子探针

^{99}Tc^m-HHK，可精确检测胰腺癌的肝转移转移灶，有望应用于肿瘤及其转移灶的早期诊断。南京医科大学附属医院 Fu 等[6]测试了 ^{99}Tc^m-3PRGD$_2$ 的肺癌显像效果，发现肿瘤显像和癌细胞的整合素受体 α$_v$β$_3$ 表达之间存在极显著线性关系。复旦大学附属中山医院 Jiang 等[7]用 ^{18}F 标记双甲打结 RGD，获得 ^{18}F-FP-3-4A，在胶质瘤小鼠模型实现了较好显像，有望用于临床胶质瘤诊断。山东大学齐鲁医院 Yang 等[8]用 ^{99}Tc^m-3PRGD$_2$ 研究黄体酮类抗癌药夫拉平度对卵巢癌动物模型的治疗效果，发现药物降低肿瘤周围微血管密度，但增加肿瘤细胞整合素 α$_v$β$_3$ 受体的表达。血管紧张素 II 受体 1 在多种肿瘤中上调，参与了肿瘤的进展，Hao 等[9]将血管紧张素 II 受体 1 单克隆抗体标记 ^{131}I，注射药物后 48 h 能清晰诊断肝细胞癌，具有较好的肝癌诊断和治疗应用前景。

氨肽酶 N 在多数肿瘤和肿瘤新生血管的内皮选择性表达。南京医科大学附属医院 Zhang 等[10]研制的 ^{68}Ga-DOTA-NGR 有可能成为一种 APN 阳性肿瘤的检测方法。空军军医大学（原第四军医大学）西京医院 Shao 等[11]和 Li 等[12]制备的 ^{68}Ga-NOTA-G$_3$-NGR$_2$、Cy5.5-NGR$_2$ 对纤维肉瘤有很好的诊断和监测效果。^{68}Ga-NOTA-G$_3$-NGR$_2$ 在肿瘤摄取和体内生物分布上与 ^{68}Ga-NOTA-G$_3$-RGD$_2$ 相似[13]。该团队 Ma 等[14]制备的 ^{99}Tc^m-NGR 对肝癌具有很好的显像性能。GX1 是一种靶向肿瘤血管的多肽，其受体不明。空军军医大学（原第四军医大学）西京医院 Hu 等[15]利用多模态显像研究 GX1-rmhTNFα 的胃癌靶向效率和药效学，发现 GX1-rmhTNFα 在肿瘤高摄取，对皮下肿瘤和原位肿瘤都有显著的生长延迟作用，出现血液灌注降低和血管去生长的效果，有望用于胃癌的治疗。

VEGF/VEGFR、EGF/EGFR 在肿瘤的生长和转移中是非常重要的因素。陆军军医大学（原第三军医大学）西南医院 Feng 等[16]基于分子生物信息筛选获得靶向 VEGFR 的多肽 QKRKRKKSRKKH，经过测试发现优于 VEGF125-136 六倍。北京大学医学同位素中心 Liu 等[17]和 Sun 等[18]将研制的荧光标记贝伐单抗抗原结合片段 BevF（ab'）2，具有较好肺癌和结肠癌治疗早期监测效果。Ma 等[19]还将帕尼单抗抗原结合片段 PaniF（ab'）2 用近红外荧光染料和 ^{68}Ga 分别标记，适合于多模态分子显像，结果发现曲妥珠单抗治疗后 5~7 d EGFR 下调。南方医科大学南方医院 Wu 等[20]用对数富集配体定向进化的方法筛选 U87-EGFR Ⅷ的配体 DNA aptamers，用 ^{188}Re 标记后较好地靶向 EGFR Ⅷ的多形神经胶质瘤。乳腺癌是一种常见的恶性肿瘤，是导致女性死亡的主要因素。河北医科大学第四附属医院 Zhang 等[21]制备了 ^{99}Tc^m-peptide-ZHER2：342，有可能用于 HER2 乳腺癌的分类诊断。广州医科大学第二附属医院 Feng 等[22]发现一种靶向神经纤毛蛋白 1 的多肽 CK3，有可能用于乳腺癌的特异诊断。

胃泌素释放肽受体在前列腺癌、小细胞肺癌中过量表达。苏州大学第二附属医院 Hong 等[23]用 ^{131}I 标记前胃泌素释放肽的单链抗体获得 ^{131}I-anti-ProGRP（31-98）scFv，可在 1 h 内完成小细胞肺癌的诊断。江苏省原子医学研究所 Pan 等[24, 25]制备了该受体的分子探针 ^{18}F-Al-NOTA-MATBBN、^{68}Ga-NOTA-MATBBN，对前列腺癌的诊断有可能优于 ^{18}F-FDG。该团队 Xu 等[26]还研制了 ^{18}F 标记的胰高血糖素样肽 1 受体显像剂 ^{18}F-FBEM-Cys（39）-exendin-4，可能应用于胰岛素瘤的特异诊断。上海交通大学瑞金医院 Lyu 等[27]对利拉鲁肽胰岛素瘤显像进行了初步的研究。

法尼醇 X 受体属于核激素受体家族，在肝的再生和癌变、肠道疾病和癌变化中起到关键作用。鹅去氧胆酸是法尼醇 X 受体最强劲的的生理性配体。复旦大学附属中山医院 Jia 等[28]将 ^{18}F 标记于鹅去氧胆酸，可能用于肝肿瘤及相关疾病的诊断。卵泡刺激素受体在原发和转移肿瘤中高表达，江苏省原子医学研究所 Xu 等[29]将 FSHβ（33-53）偶联 NOTA 后标记 ^{18}FAl，用于前列腺癌诊断的实验研究。EphA2 属于酪氨酸激酶受体超家族，在多种肿瘤组织中高表达，促进肿瘤恶性发展。华中科技大学协和医院 Liu 等[30]制备靶向 EphA2 受体的 $^{99}Tc^m$-HYNIC-SWL 多肽，有可能用于肺癌诊断。北京大学肿瘤医院 Lin 等[31]用近红外荧光染料 Cy7 标记 CD20 的单克隆抗体得到 Cy7-Obi，有可能用于淋巴瘤的临床前实验研究。

广州医科大学附属第三医院张金山等[32]将 $^{99}Tc^m$-Annexin V 引入用于评估 ^{125}I 粒子诱导肺癌凋亡，可预测 ^{125}I 粒子治疗肺癌的效果。南京医科大学附属南京医院罗瑞等[33]制备 $^{99}Tc^m$-半胱氨酸-膜联蛋白 V（TP5-3），用于预测紫杉醇治疗乳腺癌的治疗效果。

血纤维蛋白溶酶原三环结构5（K5）抑制肿瘤血管形成，Zhang 等[34]将碘钠转运体和血纤维蛋白溶酶原 K5 的基因通过杆状病毒介导转入细胞，可以实现肿瘤的定位、核素杀伤和生物分子靶向的联合。该团队 Guo 等[35]以同样的系统转染胶质瘤，再结合 ^{188}Re 核素治疗，可以有效抑制肿瘤细胞。Wang 等[36]用 pFastBac™双载体装载 EGFP 基因和神经营养因子基因，可实现神经疾病治疗药物的时空监测。Liu 等[37]利用杆状病毒系统转染胰岛细胞，实现了对移植胰岛细胞体内存活状况的 SPECT/CT 显像监测。Pan 等[38]还将钠碘转运体基因和靶基因共转染肝癌细胞，增强了癌细胞对放射性碘的摄取。

通过基因工程手段可以对抗体进行改造，从而制备新型抗体或抗体片段，提高与抗原的结合力并赋予抗体新的功能。武汉协和医院 Li 等[39-40]通过基因工程手段制备了单域抗体 EG2 和新型多价复合抗体 EG2-C4bpα，利用 $^{99}Tc^m$ 标记，在荷瘤小鼠体内进行了肿瘤靶向及药代动力学相关研究，结果证实（$^{99}Tc^m$-sdAb）EG2 和 $^{99}Tc^m$-EG2-C4bpα 探针均可高效地靶向 EGFR 高表达的肿瘤，EG2-C4bpα 多价复合抗体在肿瘤诊断和放射治疗领域具有潜在应用价值。

中山大学附属第三医院 Wang 等[41]利用 ^{64}Cu 标记抗 GRP78 的单克隆抗体 MAB159 以及抗 DII4 的单克隆抗体 61B，在小鼠体内实现了对移植瘤的 PET 成像。实验结果证明了 GRP78 可以作为胰腺癌诊断和治疗的有效靶点，而 ^{64}Cu 标记的 MAB159 可以作为 GRP78 高表达肿瘤的 PET 诊断探针；^{64}Cu-DOTA-61B 则可用于高表达 DLL4 的胶质母细胞瘤和结直肠癌的诊断及治疗检测等[42]。

北京师范大学化学学院 Wang 等[43]和 Lin 等[44]成功合成了 $^{99}Tc^m$-CPADG 和 $^{99}Tc^m$(CO)3-DGDTC，可对肉瘤进行诊断。空军军医大学（原第四军医大学）西京医院 Kang 等[45]在小鼠模型中证实了 β-肾上腺素可以间接影响肿瘤糖代谢和 ^{18}F-FDG 的肿瘤摄取，使己糖激酶2的表达降低，提示癌症的进展可能受 β-肾上腺素能受体的影响。Toll 样受体5在一些癌症及其转移灶中过量表达，^{131}I-anti-TLR5 mAb 可以对肝癌的炎症激活进行检测[46]。

由于寡聚核苷酸易于合成且结构复杂多变，近年来开始出现利用核酸适体（aptamer）作为分子探针的研究。Jacobson 等[47]（第2位为中国作者 Yan）以肌腱蛋白 C（tenascin-C）作为一种新的肿瘤靶点，利用 ^{18}F 和 ^{64}Cu 对特异性与肌腱蛋白 C 结合的单链 DNA 适配体进行标记，研究结果证实，该 DNA 适配体是一类新的 PET 示踪剂并有望在肿瘤个体化治疗领域得到应用。

^{18}F-FDG 因其在炎症部位和脑组织的非特异性摄取，使靶向肿瘤部位的显像缺乏特异性。山西医科大学第一医院核医学科 Wang 等[48]发现 ^{18}F 标记的苯甲酸类探针（^{18}F-FBA），与传统 ^{18}F-FDG 及与之相似的 ^{18}F 标记的乙酸类（^{18}F-FAC）、丙酸类标志物（^{18}F-FPA）比较，在 S180 纤维肉瘤肿瘤的小鼠荷瘤模型中，虽然在肿瘤中的摄取不理想，但是其肿瘤部位聚集与炎症部位聚集的放射性比值最高。

推测经过进一步合成修饰后提高肿瘤摄取的 ^{18}F 标记的苯甲酸类探针有望成为区别肿瘤与炎症非特异性显像的新探针。

DNA 纳米多面体结构作为新型载体的分子探针具有十分巨大的影像学应用价值。内蒙古医科大学附属医院核医学科 Li 等[49]利用二氯亚锡化学还原法制备的 ^{99}Tc^{m} 标记的 DNA 三角双锥结构（^{99}Tc^{m}-MAG3-DBNs），通过研究其在动物体内的放射性分布，证明 ^{99}Tc^{m}-MAG3-DBNs 可作为 SPECT 新型分子探针。

河北医科大学第四附属医院 Zhao 等[50]制备了一种 ^{99}Tc^{m} 标记的 EGFR mRNA 反义多肽核酸探针 ^{99}Tc^{m}-EGFR-PNA，可能对 EGFR 的基因表达进行检测。哈尔滨医科大学附属第一医院 Fu 等[51]制备了 ^{99}Tc^{m} 标记的 *MDM2* 的反义寡核苷酸 ASON，可以对 *MDM2* 基因的表达进行检测。北京大学第一医院 Liu 等[52]制备人端粒酶反转录酶的反义寡核苷酸探针 ^{99}Tc^{m}-hTERT ASON，可对端粒酶反转录酶的基因表达进行检测。

肿瘤乏氧使肿瘤细胞新陈代谢、分子遗传学及病理生理方面发生改变，从而在肿瘤进展过程中起非常重要的作用，并抗拒放化疗，导致肿瘤局部复发、远处转移和预后不良。北京大学第三医院核医学科 Li 等[53]通过制备 ^{99}Tc^{m} 标记的硝基咪唑黄酸盐（^{99}Tc^{m}O-MNXT），在小鼠肉瘤荷瘤模型的乏氧环境进行显像研究，证明 ^{99}Tc^{m}O-MNXT 不仅制备简单、稳定性高，而且对肿瘤乏氧环境显像效果好，其在肿瘤部位呈现高摄取，T/N（肿瘤与血）为 6.65，T/M（肿瘤/肌肉）为 2.89，是未来可能实现肿瘤乏氧显像的分子探针之一。

二、神经系统疾病新型探针制备

北京师范大学刘伯里院士课题组是国内最早开展放射性探针研究的单位之一，近年来该团队围绕着阿尔茨海默疾病的检测开展了系列研究。Yang 等[54]通过对一系列 ^{18}F 标记的 PEG 化苄氧基苯化合物进行 Aβ 斑块显像研究，获得了能够稳定穿透血-脑脊液屏障并对 Aβ 斑块高效成像的 ^{18}F-9a PET 探针分子。该团队 Jia 等[55]对一系列苯并噻唑类衍生物进行 ^{99}Tc^{m} 标记用于淀粉样脑血管病的诊断成像研究，结果证实，^{99}Tc^{m}-24 分子可以特异性地对脑血管内的 Aβ 沉积进行显像而不对脑实质组织内的 Aβ 斑块显像，因此，该分子有望成为淀粉样脑血管病的特异诊断探针。另外，Jia 等[56]和 Wang 等[57]也报道了其他多个可用于 Aβ 斑块显像的 SPECT 分子探针，在阿尔茨海默成像诊断探针研发领域取得了一系列成果。与此同时，该团队 Xie 等[58]也开展了肿瘤诊断探针的研发，如针对 σ1 受体制备了 ^{18}F-5a 的 PET 诊断探针用于肿瘤显像。

中国人民解放军总医院 Li 等[59]合成了对 β 淀粉样斑块高亲和结合的二苄叉丙酮衍生物 ^{18}F-8 和 ^{18}F-9，有可能应用于患者大脑 Aβ 斑块的检测。σ1 受体与精神分裂症、抑郁症、心血管功能密切相关。北京师范大学化学学院 Chen 等[60]合成了 σ1 受体分子探针 ^{18}F-2，该探针可用于精神疾病的诊断。

目前脑与脊髓的髓皮质病变显像主要依赖 MRI 技术，MRI 受限于仅能宏观反映组织内水的变化，包括组织水肿到脱髓鞘等一系列病变。中国人民解放军总医院核医学科制备 ^{18}F 及 ^{11}C 标记的甲基二氨基芪（MeDAS），不仅具有一定的亲脂性使其能穿过血-脑脊液屏障，而且其代谢产物在细胞浆内为亲水性，不易穿出血-脑脊液屏障，通过评价在脑组织皮质中的放射性活度和存留时间，证明其对皮质具有良好的显像效果[61]。

阿尔茨海默病（AD）是一种起病隐匿进行性发展的神经系统退行性疾病，病因迄今未明，核医学功能神经影像的特异性成像在AD诊断中特点为 ^{18}F-FDG双侧颞、顶叶葡萄糖代谢率减低，病理特点为细胞外出现β-淀粉样蛋白斑和细胞内出现神经元纤维缠结。北京协和医院Li等[62]通过 ^{18}F-FDG显像研究APP/PS1小鼠模型认为早期内嗅皮层和海马的FDG异常摄取增高可以作为AD发病的早期特点，对诊断AD有十分重要的指导价值。厦门大学、北京师范大学、福建医科大学多家单位通过各自的研究，靶向β-淀粉样蛋白斑（β-amyloid），制备 ^{18}F、^{99}Tc^{m}标记的探针，对小鼠模型脑组织进行显像，早期诊断AD[63]。复旦大学华山医院Kong等则通过 ^{11}C标记的THK523靶向神经元纤维缠结，对探针在模型小鼠脑组织内的摄取、分布、显像评价以及毒理学进行了研究[64]。

脑功能精确定位为人类的认知与思维活动及多种神经疾病的诊断和治疗带来了新的前景，是当前研究的热点之一。浙江大学第二附属医院Zhu等[65]通过对大鼠创伤后应激障碍模型进行 ^{18}F-FDG显像研究脑组织的糖代谢变化，发现杏仁核对恐惧记忆的形成起关键作用，岛叶皮质则与大脑检索已经消失的记忆功能相关。团队通过在大鼠丘脑腹内侧核（VPM）植入电极，刺激右侧VPM检测相应脑组织区域 ^{18}F-FDG摄取的变化，通过绘制脑图发现该位置的刺激能引起动物发生定向功能的表现，为PET影像精准定位脑功能并协助和指导临床活动提供新的思路[66]。中医针灸是我国的传统国粹。南方医科大学中医Lai等[67]通过对大鼠AD模型的HT7穴位进行治疗并以脑组织摄取 ^{18}F-FDG反应糖代谢情况对病情进行评估，发现可明显增加实验组动物的反应时间和改善海马、丘脑、下丘脑、额叶、颞叶等组织的糖代谢异常。

三、心血管病变新型探针制备

动脉粥样硬化斑块脱落可导致卒中和心肌梗死的发生，是心血管病致死的主要原因，因此，动脉粥样硬化成像具有重要临床价值。复旦大学附属中山医院核医学科Jiang等[68]开发了工程化整合素$\alpha_v\beta_3$靶向的新型分子探针 ^{64}Cu-NOTA-3-4A，该分子在动脉粥样硬化的小鼠模型中成功实现了对动脉粥样硬化斑块的显像，有望成为动脉粥样硬化显像及治疗评估的新型PET诊断探针。北京师范大学化学学院Zeng等[69]合成了脂肪酸类似物 ^{99}Tc^m-1b，可能用于心肌存活状况显像。

为了监测受损的缺血心肌用间充质干细胞治疗时干细胞的去向，上海交通大学医学院附属瑞金医院Shi等[70]将钠碘转运体和增强型绿色荧光蛋白基因构建入慢病毒载体，转入到间充质干细胞。当基因修饰的间充质干细胞移植入SD大鼠的缺血心肌后1~3周，可以成功定位干细胞。

中国医学科学院阜外医院核医学科Liu等[71]通过研究靶向心肌显像的 ^{99}Tc^{m}标记的多种探针，最终发现 ^{99}Tc^m-5Fboroxime不仅在心肌有较高的摄取量和曲线下面积AUC，在注射后的20 min时间内的任意5 min采集窗口期 ^{99}Tc^m-5Fboroxime在心肌的存留放射性活度均足以完成图像的采集，因此，^{99}Tc^m-5Fboroxime有可能成为一种新型的心肌显像剂。

新生血管的生成是评价心肌梗死后再灌注修复程度的重要因素。中南大学附属湘雅医院PET中心Cai等[72]制备 ^{18}F-alfatide Ⅱ｛^{18}F-AlF-NOTA-E［PEG4-c（RGDfk）］$_2$｝，通过靶向整合素$\alpha_V\beta_3$，可对血管内皮因子和间充质干细胞治疗心肌梗死后血管生成情况进行影像学监测，进而对心肌功能恢复进行临床评价，指导临床治疗。

心肌显像可以在心肌缺血发病前的亚临床阶段进行诊断，对指导临床预防和治疗有重要作用。分别通过制备靶向坏死心肌、正常心肌和心梗后新生血管的分子探针，探讨核医学技术对心肌缺血诊断及预后中的作用有重要意义。中国药科大学Li等[73]则制备了^{131}I标记的金丝桃素二羧酸（^{131}I-HDA）对坏死的心肌部位清晰显像。河南中医药大学Zeng等[74]制备的^{18}F-FPTP，是一种脂溶性的靶向线粒体内膜电压感受器的示踪剂，通过小动物PET用于心肌缺血模型的显像，在注射10 min后正常心肌摄取高且背景清除速度快，而缺血部位则清晰可见放射性稀疏、缺损。

四、炎症新型分子显像探针的研制

中国医学科学院北京协和医院Wu等[75]研究的巨噬细胞转运蛋白探针^{18}F-DPA-714可能成为区别于肿瘤的特异炎症显像剂。Toll样受体5在固有免疫中起重要作用，在巨噬细胞和星状细胞中表达。山东大学医学院Sun等[76]制备了^{131}I标记的Toll样受体5单克隆抗体^{131}I-anti-TLR5 mAb可能应用于皮肤同种移植物的炎症诊断，效果优于^{18}F-FDG。近年来，器官移植手术的开展越来越广泛，而急性排异是器官移植失败的主要原因之一。为了能够对器官移植导致的急性排异进行早期检测和预警，山东大学侯桂华教授课题组开展了系列研究。实验结果证实CXCL 10和TLR5是早期急性排异的有效治疗靶点，Cheng等[77]和Sun等[78]利用^{131}I标记的CXCL 10和TLR5单克隆抗体不仅可以对器官移植的早期急性排异进行检测，还可以对免疫抑制药的功能进行评价，为放射性探针在免疫领域的应用开展了探索性的研究。

^{18}F-FDG标记白细胞利用炎症反应过程中所特有的白细胞迁移、聚集进行显像，是反映移植器官免疫反应强弱的重要方法之一。山东大学实验核医学研究所Sun等[79]通过建立小鼠的同种异体皮肤移植模型，评价免疫抑制药Rapamycin对^{18}F-FDG-WBC靶向移植器官迁移作用，发现Rapamycin能明显抑制标记白细胞向移植器官的迁移，T/NT为（1.29±0.02）明显低于对照组T/NT（3.09±0.17），证明在应用Rapamycin类免疫抑制药治疗时并不适合应用^{18}F-FDG-WBC评价免疫排斥反应的强弱。该课题组薛莹等[80]延续前期关于固有免疫受体TLR5在移植排斥中的诱导免疫耐受并制备探针靶向移植器官的研究，制备了放射性核素^{125}I标记基因重组全长鞭毛蛋白（^{125}I-rFlic）及其片段（^{125}I-rFlicΔ180-400），研究其在同种皮肤移植急性排斥模型中的生物学分布及靶向性，探查其动态监测同种移植排斥的作用，从而评价其作为非创伤性监测同种移植急性排斥新标记物的意义。

五、多靶点多模态分子显像探针的研制

多模态分子影像能够将功能影像的高灵敏度与解剖影像的高分辨率完美地结合，从而大大提高疾病诊断的准确率，因此近年来成为国内外分子影像研究的热点。X线摄影、CT和MRI可以提供解剖结构信息，但不能用于病理学诊断；SPECT、PET和光学成像技术可以提供细胞功能和新陈代谢的变化，却无法准确定位病变组织。多模态成像技术旨在融合不同模态的成像结果，选择最精确的信息，从而为医疗诊断提供更全面、更有价值的内容。

上海交通大学医学院附属新华医院 Ma 等[81]将 RGD 和靶向血管内皮生长因子受体 A7R 连接，并通过 SFB 进行 ^{18}F 标记。可以同时对整合素受体和血管内皮生长因子受体进行检测。厦门大学第一附属医院 Wu 等[82]将 RGD 和 A7R 通过谷氨酸连接，再通过螯合剂 NOTA 和 ^{18}F 氟铝化合物相连标记 ^{18}F，多靶点肿瘤显像效果好于单靶点显像效果。华中科技大学同济医学院附属协和医院 Pei 等[83]将带有疱疹病毒 1 型胸苷激酶、增强型绿色荧光蛋白、萤火虫荧光素酶三融合报告基因的干细胞移植到缺血心肌，实现了对干细胞的多模态监控。北京大学医学同位素研究中心 Gao 等[84]通过对肿瘤 Src 靶向治疗过程中的多参数开展多模态分子影像学研究，实现了对肿瘤靶向治疗过程中不同生物标志物的动态监测，从而为肿瘤精确治疗提供了可能。

北京师范大学 Yang 等[85]利用计算机分子模拟对接技术设计了一系列苄氧基苯衍生物，通过对设计的分子同时进行 ^{18}F 和 ^{125}I 标记后，获得了多组可与 Aβ 斑块具有高亲和力的探针，该类探针为检测阿尔茨海默病 Aβ 斑块的 PET/SPECT 双模态探针的开发提供了理论基础。中山大学附属第一医院 Hu 等[86]以近红外量子点为基础，对量子点进行 ^{18}F 标记，并进行 RGD 和 BBN 双靶向修饰，开发了双靶向双模态的肿瘤诊断探针（^{18}F-FP-QD-RGD-BBN），在荷瘤小鼠动物模型中可有效提高肿瘤靶向效率。广州医科大学第一附属医院 Deng 等[87]对神经紧张素类似物同时进行 ^{64}Cu 和 Cy5.5 标记，制备了 PET/荧光双模态探针 ^{64}Cu-DOTA-NT-Cy5.5，该探针不仅实现了对神经紧张素受体高表达肿瘤的成像，荧光成像还可用于引导肿瘤的切除手术。江苏省原子医学研究所 Yang 等[88]利用天然的黑色素纳米粒和去铁铁蛋白构建了对转铁蛋白受体 1 高表达肿瘤可同时进行 PET/核磁/光声成像的三模态诊断探针，由于该诊疗一体化探针天然、稳定、易合成，因而具有很好的临床转化潜能。

中国科学院上海应用物理研究所 Jiang 等[89]通过研制一种包含多条 DNA 链的四面体纳米结构载体（TDNs），并且在不同的 DNA 链上连接靶向肿瘤的叶酸、近红外激发染料 755 以及 ^{99}Tc^m，制备了靶向肿瘤并同时实现多模态肿瘤显像的特异性探针（FA-Dy-^{99}Tc^{m}TDNs），不仅实现了对人口腔表皮样癌 KB 细胞荷瘤小鼠模型肿瘤的精确定位，较其他 dsDNA 载体更有稳定性强，肾脏摄取较低的特点，且在不同 DNA 链的基团在空间结构上互不接触，避免了交叉反映的影响。Withana 等[90]（第 2 位为中国作者 Ma）制备了一种靶向巨噬细胞半胱氨酸组织蛋白酶的探针，对特发性纤维化的小鼠模型进行显像研究，该探针既可以通过 NOTA 螯合基团连接 ^{64}Cu、Al^{18}F 或 ^{68}Ga 同位素，同时还可以连接 Cy5 近红外荧光基团，实现了对特发性肺纤维化疾病的病理学示踪。

六、传统核医学分子探针的深入研究

厦门大学附属医院 Jiang 等[91]研究了食管癌细胞的放射治疗引起的 ^{18}F-FLT 摄取降低，证明了 ^{18}F-FLT 在化疗中具有很好的疗效监测作用。复旦大学上海癌症中心 Bao 等[92]用 ^{18}F-FLT 显像评估舒尼替尼治疗小鼠 U87MG 多形胶质母细胞瘤，可以纵向观察药物治疗中体内癌细胞的早期反应。中山大学第一附属医院 Liang 等[93]比较了胆碱显像剂 ^{18}F-FECH、细胞凋亡显像剂 ^{18}F-FEN-DPAZn2、骨显像剂 ^{18}F-fluoride、葡萄糖代谢显像剂 ^{18}F-FDG 在肿瘤和炎症模型中的显像，发现 ^{18}F-FECH 最适合于区分肿瘤和炎症。该团队 Hu 等[94]还标记了 ^{18}F-FP-谷氨酸，对肿瘤的显像好于 ^{18}F-FP-甲硫氨酸。^{18}F-FDG 作为 PET 显像诊断的明星分子一直受到广泛的关注，人们对其成像机制及拓展应用的研究也在不断进行中。浙江大学第二附属医院 Zhang 等[95]利用大鼠大脑缺血再灌注损伤模型探讨了 ^{18}F-FDG PET 显像在干细胞和中药联合治疗疗效的作用，研究结果发现，^{18}F-FDG PET 可以动态监测联合治疗的肿瘤代谢变化，从而进一步拓展 ^{18}F-FDG 的应用。内蒙古医学院附属医院 Zhang 等[96]系统地研究了喂食与禁食条件下 ^{18}F-FDG 在荷瘤小鼠肿瘤组织内的含量及其在肿瘤组织内部空间分布的差异，同时明确了 ^{18}F-FDG 摄取与血糖浓度之间的关系，为更好地理解肿瘤糖代谢的三个假说（沃伯格效应、逆沃伯格效应和巴斯德效应）提供了实验依据。苏州医科大学第一附属医院核医学科 Zhang 等[97]使用 ^{18}F-FDG 和 ^{18}F-FLT，评价吉西他滨对 A549 人非小细胞肺癌小鼠荷瘤模型肿瘤化疗作用时发现，^{18}F-FDG 的摄取反映肿瘤微环境的变化，而 ^{18}F-FLT 的摄取则与肿瘤细胞的增值明显相关，两种显像剂的综合应用为评估化疗药物的治疗的不同方面提供新的思路。四川大学华西医院核医学科瞿源等[98]分析不同剂量 ^{131}I 对中低危 DTC 患者甲状腺残余组织清除效果以及患者对治疗的反应有无差异进行研究，通过比较反应良好率、反应不确定发生率和无生化反应不完全率等方面，结果表明使用低剂量（1.1 GBq）和高剂量（3.7 GBq）^{131}I 治疗的清除残余甲状腺残余组织结果和对治疗的反应差异均无统计学意义。

七、放射性核素新型成像方法的建立

切伦科夫成像是伴随着核素衰变而产生的一种特殊的光学成像方式，由于不需要额外增加荧光分子就可实现放射性核素分子探针的放射性和荧光双模态成像而受到广泛关注，因此，成为多模态分子影像领域的一大热点。

中科院自动化所 Hu 等[99]通过氧化铈纳米颗粒将高能伽马射线和低能切伦科夫荧光辐射进行内源双重激发成像，不仅提高了组织穿透性，而且突破了常规单模态成像的灵敏度极限，将动物活体肿瘤无创成像检测的灵敏度由 5 mm 的最小病灶探测直径推进到了 2 mm。该研究团队 Cao 等[100]发现以镧系元素铽为基础的辐射发光微粒 Gd_2O_2S 能够显著提高切伦科夫成像的强度和穿透性，将切伦科夫成像的深度提高至 15 mm，为切伦科夫成像的临床转化应用打下了坚实的基础。

八、新型核素放射治疗方式研究

利用放射性核素对肿瘤进行体内放射治疗虽然已经开展多年，但是近年来该领域进展相对缓慢。同时利用放射性核素和化疗药物对肿瘤进行放化疗联合治疗领域取得了部分进展。

中国医学科学院放射医学研究所 Huang 等[101]开发了同时负载 ^{131}I 和肿瘤化疗药物的温敏性纳米水凝胶，局部注射后可对肿瘤实现放化疗的协同联合治疗，为手术切除肿瘤后病灶部位局部放化疗提供了新的手段。北京大学第一医院 Li 等[102]将放射性敏感启动子 E8 和胞嘧啶脱氨酶 CD 基因转入细胞内，对细胞进行 ^{125}I 照射后实现了 CD 基因的高表达，同时协同提高了 ^{125}I 杀伤细胞的效率。中国药科大学 Wang 等[103]利用 ^{131}I 标记联蒽醌类化合物天精（skyrin）实现了对坏死组

织的成像，同时改善了坏死成像试剂易在非靶器官内自聚集的不足。^{131}I-skyrin 是一类潜在的可靶向实体肿瘤坏死组织的新型放射治疗试剂。上海交通大学瑞金医院核医学科 Shi 等[104]发现了碘转运体与早期生长因子蛋白（Egr1）、纤溶酶 5（Kringle 5）的正反馈效应，通过基因手段制备表达 Kringle 5 的 U87 胶质瘤细胞 u87-k5-Egr1-NIS，当给予 ^{131}I 进行放射治疗时，Egr1 能正反馈促进碘转运体摄取 ^{131}I，而 ^{131}I 则可增加内皮细胞对 Kringle 5 诱导凋亡的敏感性，从而达到杀伤 U87 胶质瘤细胞和抑制增殖作用，提高治疗效果。

（侯桂华　蔡　炯　刘鉴峰　孙虎魁）

参考文献

[1] 张静静，朱朝晖，党永红，等. ^{68}Ga-DOTATATE 的合成及动物实验研究. 中华核医学与分子影像杂志，2014，34（6）：490-494.

[2] Hong Y, Zhu H, Hu J, et al. Synthesis and radiolabeling of (111)In-core-cross linked polymeric micelle-octreotide for near-infrared fluoroscopy and single photon emission computed tomography imaging. Bioorg Med Chem Lett, 2014, 24(12): 2781-2785.

[3] Peng Y, Deng L, Ding Y, et al. Comparative study of somatostatin-human serum albumin fusion proteins and natural somatostatin on receptor binding, internalization and activation. PLoS One, 2014, 9(2): e89932.

[4] Shi J, Fan D, Dong C, et al. Anti-tumor effect of integrin targeted (177)Lu-3PRGD2 and combined therapy with Endostar. Theranostics, 2014, 4(3):256-266.

[5] Liu Z, Liu H, Ma T, et al. Integrin alphavbeta6-targeted SPECT imaging for pancreatic cancer detection. J Nucl Med, 2014, 55: 989-994.

[6] Fu T, Qu W, Qiu F, et al. (99m)Tc-3P-RGD2 micro-single-photon emission computed tomography/computed tomography provides a rational basis for integrin $\alpha_v\beta_3$-targeted therapy. Cancer Biother Radiopharm, 2014, 29(9): 351-358.

[7] Jiang L, Kimura RH, Ma X, et al. A radiofluorinated divalent cystine knot peptide for tumor PET imaging. Mol Pharm, 2014, 11(11): 3885-3892.

[8] Yang G, Sun H, Kong Y, et al. Diversity of RGD radiotracers in monitoring antiangiogenesis of flavopiridol and paclitaxel in ovarian cancer xenograft-bearing mice. Nucl Med Biol, 2014, 41(10): 856-862.

[9] Hao PP, Liu YP, Yang CY, et al. Evaluation of (131)I-anti-angiotensin Ⅱ type 1 receptor monoclonal antibody as a reporter for hepatocellular carcinoma. PLoS One, 2014, 9(1): e85002

[10] Zhang J, Lu X, Wan N, et al. ^{68}Ga-DOTA-NGR as a novel molecular probe for APN-positive tumor imaging using MicroPET. Nucl Med Biol, 2014, 41(3): 268-275.

[11] Shao Y, Liang W, Kang F, et al. ^{68}Ga-labeled cyclic NGR peptide for microPET imaging of CD13 receptor expression. Molecules, 2014, 19(8): 11600-11612.

[12] Li G, Xing Y, Wang J, et al. Near-infrared fluorescence imaging of CD13 receptor expression using a novel Cy5.5-

labeled dimeric NGR peptide. Amino Acids, 2014, 46(6): 1547-1556.

[13] Shao Y, Liang W, Kang F, et al. A direct comparison of tumor angiogenesis with ^{68}Ga-labeled NGR and RGD peptides in HT-1080 tumor xenografts using microPET imaging. Amino Acids, 2014, 46(10): 2355-2364.

[14] Ma W, Wang Z, Yang W, et al. Biodistribution and SPECT imaging study of (99m)Tc labeling NGR peptide in nude mice bearing human HepG2 hepatoma. Biomed Res Int, 2014, 2014: 618096.

[15] Hu H, Yin J, Wang M, et al. GX1 targeting delivery of rmhTNFα evaluated using multimodality imaging. Int J Pharm, 2014, 461(1-2): 181-191.

[16] Feng S, Zou L, Ni Q, et al. Modulation, bioinformatic screening, and assessment of small molecular peptides targeting the vascular endothelial growth factor receptor. Cell Biochem Biophys, 2014, 70(3): 1913-1921.

[17] Liu Z, Sun X, Liu H, et al. Early assessment of tumor response to gefitinib treatment by noninvasive optical imaging of tumor vascular endothelial growth factor expression in animal models. J Nucl Med, 2014, 55: 818-823.

[18] Sun X, Ma T, Liu H, et al. Longitudinal monitoring of tumor antiangiogenic therapy with near-infrared fluorophore-labeled agents targeted to integrin alphavbeta3 and vascular endothelial growth factor. Eur J Nucl Med Mol Imaging, 2014, 41: 1428-1439.

[19] Ma T, Sun X, Cui L, et al. Molecular imaging reveals trastuzumab-induced epidermal growth factor receptor downregulation in vivo. J Nucl Med, 2014, 55(6): 1002-1007.

[20] Wu X, Liang H, Tan Y, et al. Cell-SELEX aptamer for highly specific radionuclide molecular imaging of glioblastoma in vivo. PLoS One, 2014, 9(6): e90752.

[21] Zhang JM, Zhao XM, Wang SJ, et al. Evaluation of ^{99m}Tc-peptide-ZHER2:342 Affibody® molecule for in vivo molecular imaging. Br J Radiol, 2014, 87(1033): 20130484.

[22] Feng GK, Liu RB, Zhang MQ, et al. SPECT and near-infrared fluorescence imaging of breast cancer with a neuropilin-1-targeting peptide. J Control Release, 2014, 192: 236-242.

[23] Hong Z, Shi Y, Liu Z, et al. Preliminary radioimmunoimaging and biodistribution of ^{131}iodine-labeled single-chain antibody fragment against progastrin-releasing peptide(31-88) in small cell lung cancer xenografts. Chin Med J (Engl), 2014, 127(11): 2007-2011.

[24] Pan D, Yan Y, Yang R, et al. PET imaging of prostate tumors with ^{18}F-Al-NOTA-MATBBN. Contrast Media Mol Imaging, 2014, 9(5): 342-348.

[25] Pan D, Xu YP, Yang RH, et al. A new (68)Ga-labeled BBN peptide with a hydrophilic linker for GRPR-targeted tumor imaging. Amino Acids, 2014, 46(6): 1481-1489.

[26] Xu Y, Pan D, Xu Q, et al. Insulinoma imaging with glucagon-like peptide-1 receptor targeting probe (18)F-FBEM-Cys (39)-exendin-4. J Cancer Res Clin Oncol, 2014, 140(9): 1479-1488.

[27] Lv J, Pan Y, Li X, et al. The imaging of insulinomas using a radionuclide-labelled molecule of the GLP-1 analogue liraglutide: a new application of liraglutide. PLoS One, 2014, 9(5): e96833.

[28] Jia L, Jiang D, Hu P, et al. Synthesis and evaluation of (18)F-labeled bile acid compound: a potential PET imaging agent for FXR-related diseases. Nucl Med Biol, 2014, 41(6): 495-500.

[29] Xu Y, Pan D, Zhu C, et al. Pilot study of a novel (18)F-labeled FSHR probe for tumor imaging. Mol Imaging Biol, 2014,

16(4): 578-585.

[30] Liu Y, Lan X, Wu T, et al. (99m)Tc-labeled SWL specific peptide for targeting EphA2 receptor. Nucl Med Biol, 2014, 41(6): 450-456.

[31] Lin X, Zhu H, Luo Z, et al. Near-infrared fluorescence imaging of non-Hodgkin's lymphoma CD20 expression using Cy7-conjugated obinutuzumab. Mol Imaging Biol, 2014, 16(6): 877-887.

[32] 张金山, 罗良平, 史长征, 等. $^{99}Tc^{m}$-Annexin V 显像联合 MR-DWI 检测 ^{125}I 内照射后肺腺癌裸鼠移植瘤的细胞凋亡. 中华核医学与分子影像杂志, 2014, 34 (5): 385-389.

[33] 罗瑞, 王峰, 侯彦杰, 等. $^{99}Tc^{m}$-TP5-3 microSPECT/CT 探测乳腺癌化疗后细胞凋亡的实验研究. 中华核医学与分子影像杂志, 2014, 34 (4): 312-316.

[34] Zhang M, Guo R, Shi S, et al. Baculovirus vector-mediated transfer of sodium iodide symporter and plasminogen kringle 5 genes for tumor radioiodide therapy. PLoS One, 2014, 9(3): e92326.

[35] Guo R, Zhang M, Xi Y, et al. Theranostic studies of human sodium iodide symporter imaging and therapy using ^{188}Re: a human glioma study in mice. PLoS One, 2014, 9(7): e102011.

[36] Wang J, Wang J, Cai C, et al. Feasibility of using a dual-promoter recombinant baculovirus vector to coexpress EGFP and GDNF in mammalian cells. Exp Ther Med, 2014, 7(6): 1549-1554.

[37] Liu S, Pan Y, Lv J, et al. Feasibility of baculovirus-mediated reporter gene delivery for efficient monitoring of islet transplantation in vivo. Nucl Med Biol, 2014, 41(2): 171-178.

[38] Pan Y, Wu H, Liu S, et al. Potential usefulness of baculovirus-mediated sodium-iodide symporter reporter gene as non-invasively gene therapy monitoring in liver cancer cells: an in vitro evaluation. Technol Cancer Res Treat, 2014, 13(2): 139-148.

[39] Li C, Zhang Y, Wang L, et al. A novel multivalent (99m)Tc-labeled EG2-C4bp alpha antibody for targeting the epidermal growth factor receptor in tumor xenografts. Nucl Med Biol, 2015, 42: 547-554.

[40] Li C, Wen B, Wang L, et al. ^{99m}Tc-labeled single-domain antibody EG2 in targeting epidermal growth factor receptor: an in-vitro and mouse model in-vivo study. Nucl Med Commun, 2015, 36: 452-460.

[41] Wang H, Li D, Liu S, et al. Small-animal PET imaging of pancreatic cancer xenografts using a ^{64}Cu-labeled monoclonal antibody, MAb159. J Nucl Med, 2015, 56: 908-913.

[42] Zhou B, Wang H, Liu R, et al. PET imaging of DLL4 expression in glioblastoma and colorectal cancer xenografts using (64)Cu-labeled monoclonal antibody 61B. Mol Pharm, 2015, 12: 3527-3534.

[43] Wang Y, Zhu J, Song X, et al. Synthesis and evaluation of (99m)Tc-2-[(3-carboxy-1-oxopropyl)amino]-2-deoxy-D-glucose as a potential tumor imaging agent. Bioorg Med Chem Lett, 2014, 24(16): 3882-3885.

[44] Lin X, Chao X, Zhang J, et al. Preparation and biodistribution of a (99m)Tc tricarbonyl complex with deoxyglucose dithiocarbamate as a tumor imaging agent for SPECT. Bioorg Med Chem Lett, 2014, 24(16): 3964-3967.

[45] Kang F, Ma W, Ma X, et al. Propranolol inhibits glucose metabolism and ^{18}F-FDG uptake of breast cancer through posttranscriptional downregulation of hexokinase-2. J Nucl Med, 2014, 55(3): 439-445.

[46] Yang C, Yun Q, Sun H, et al. Non-invasive imaging of Toll-like receptor 5 expression using (131)I-labeled mAb in the mice bearing H22 tumors. Oncol Lett, 2014, 7(6):1919-1924.

[47] Jacobson O, Yan X, Niu G, et al. PET imaging of tenascin-C with a radiolabeled single-stranded DNA aptamer. J Nucl Med, 2015, 56: 616-621.

[48] Wang H, Tang G, Hu K, et al. Comparison of three ^{18}F-labeled carboxylic acids with ^{18}F-FDG of the differentiation tumor from inflammation in model mice. BMC Med Imaging, 2016, 16(1): 2.

[49] Li J, Jiang D, Bao B, et al. Radiolabeling of DNA bipyramid and preliminary biological evaluation in mice. Bioconjug Chem, 2016, 27(4): 905-910.

[50] Zhao X, Wang N, Ren X, et al. Preparation and Evaluation of (99m)Tc-Epidermal Growth Factor Receptor (EGFR)-Peptide Nucleic Acid for Visualization of EGFR Messenger RNA Expression in Malignant Tumors. J Nucl Med, 2014, 55(6): 1008-1016.

[51] Fu P, Sun L, Cao X, et al. MDM2 Molecular Imaging for the Prediction of Chemotherapeutic Sensitivity in Human Breast Cancer Xenograft. Mol Imaging, 2014, 13(6): 7290201400018.

[52] Liu M, Wang RF, Yan P, et al. Molecular imaging and pharmacokinetics of (99m) Tc-hTERT antisense oligonucleotide as a potential tumor imaging probe. J Labelled Comp Radiopharm, 2014, 57(2): 97-101.

[53] Li Z, Lin X, Zhang J, et al. Kit formulation for preparation and biological evaluation of a novel ^{99m}Tc-oxo complex with metronidazole xanthate for imaging tumor hypoxia. Nucl Med Biol, 2016, 43(2): 165-170.

[54] Yang Y, Fu H, Cui M, et al. Preliminary evaluation of fluoro-pegylated benzyloxybenzenes for quantification of beta-amyloid plaques by positron emission tomography. Eur J Med Chem, 2015, 104: 86-96.

[55] Jia J, Cui M, Dai J, et al. ^{99m}Tc(CO)3-Labeled Benzothiazole Derivatives Preferentially Bind Cerebrovascular Amyloid: Potential Use as Imaging Agents for Cerebral Amyloid Angiopathy. Mol Pharm, 2015, 12: 2937-2946.

[56] Jia J, Cui M, Dai J, et al. 2-Phenylbenzothiazole conjugated with cyclopentadienyl tricarbonyl [CpM(CO)3] (M = Re, (99m)Tc) complexes as potential imaging probes for beta-amyloid plaques. Dalton Trans, 2015, 44: 6406-6415.

[57] Wang X, Cui M, Jia J, et al. (99m)Tc-labeled-2-arylbenzoxazole derivatives as potential Abeta imaging probes for single-photon emission computed tomography. Eur J Med Chem, 2015, 89: 331-339.

[58] Xie F, Bergmann R, Kniess T, et al. (18)F-Labeled 1,4-Dioxa-8-azaspiro[4.5]decane derivative: Synthesis and biological evaluation of a sigma1 receptor radioligand with low lipophilicity as potent tumor imaging agent. J Med Chem, 2015, 58: 5395-5407.

[59] Li Z, Cui M, Zhang J, et al. Novel ^{18}F-labeled dibenzylideneacetone derivatives as potential positron emission tomography probes for in vivo imaging of β-amyloid plaques. Eur J Med Chem, 2014, 84: 628-638.

[60] Chen YY, Wang X, Zhang JM, et al. Synthesis and evaluation of a ^{18}F-labeled spirocyclic piperidine derivative as promising σ1 receptor imaging agent. Bioorg Med Chem, 2014, 22(19): 5270-5278.

[61] Tiwari AD, Wu C, Zhu J, et al. Design, synthesis, and evaluation of fluorinated radioligands for myelin imaging. J Med Chem, 2016, 59(8): 3705-3718.

[62] Li XY, Men WW, Zhu H, et al. Age-and brain region-specific changes of glucose metabolic disorder, learning, and memory dysfunction in early Alzheimer's disease assessed in APP/PS1 transgenic mice using ^{18}F-FDG-PET. Int J Mol Sci, 2016, 17(10): 1707.

[63] Li Z, Zhang X, Zhang X, et al. ^{18}F-Labeled benzyldiamine derivatives as novel flexible probes for positron emission

tomography of cerebral β-amyloid plaques. J Med Chem, 2016, 59(23): 10577-10585.

[64] Kong Y, Guan Y, Hua F, et al. Optimization and biodistribution of [^{11}C]-TKF, an analog of tau protein imaging agent [18F]-THK523. Molecules, 2016, 21(8): 1019.

[65] Zhu Y, Du R, Zhu Y, et al. PET mapping of neurofunctional changes in a posttraumatic stress disorder model. J Nucl Med, 2016, 57(9): 1474-1477.

[66] Zhu Y, Xu K, Xu C, et al. PET mapping for brain–computer interface stimulation of the ventroposterior medial nucleus of the thalamus in rats with implanted electrodes. J Nucl Med, 2016, 57(7): 1141-1145.

[67] Lai X, Ren J, Lu Y, et al. Effects of acupuncture at HT7 on glucose metabolism in a rat model of Alzheimers disease: an ^{18}F-FDG-PET study. Acupunct Med, 2016, 34(3): 215-222.

[68] Jiang L, Tu Y, Kimura RH, et al. ^{64}Cu-labeled divalent cystine knot peptide for imaging carotid atherosclerotic plaques. J Nucl Med, 2015, 56: 939-944.

[69] Zeng H, Zhang H. Synthesis and biological evaluation of fatty acids conjugates bearing cyclopentadienyl-donors incorporated [(99m)Tc/Re(CO)3]+ for myocardical imaging. Eur J Med Chem, 2014, 72: 10-17.

[70] Shi S, Zhang M, Guo R, et al. Feasibility of lentiviral-mediated sodium iodide symporter gene delivery for the efficient monitoring of bone marrow-derived mesenchymal stem cell transplantation and survival. Int J Mol Med, 2014, 34(6): 1547-1554.

[71] Liu M, Fang W, Liu S. Novel ^{99m}Tc (III) Complexes [^{99m}TcCl (CDO)(CDOH) 2B–R](CDOH2= Cyclohexanedione Dioxime) Useful as Radiotracers for Heart Imaging. Bioconjug Chem, 2016, 27(11): 2770-2779.

[72] Cai M, Ren L, Yin X, et al. PET monitoring angiogenesis of infarcted myocardium after treatment with vascular endothelial growth factor and bone marrow mesenchymal stem cells. Amino acids, 2016, 48(3): 811-820.

[73] Li J, Zhang J, Yang S, et al. Synthesis and preclinical evaluation of radioiodinated hypericin dicarboxylic acid as a necrosis avid agent in rat models of induced hepatic, Muscular, and Myocardial Necroses. Mol Pharm, 2015, 13(1): 232-240.

[74] Zeng H, Wu X, Song F, et al. Synthesis and evaluation of [18F]-fluoromethyl triphenylphosphonium cation as a novel mitochondria-specific positron emission tomography tracer. Eur J Med Chem, 2016, 118: 90-97.

[75] Wu C, Yue X, Lang L, et al. Longitudinal PET imaging of muscular inflammation using 18F-DPA-714 and 18F-Alfatide II and differentiation with tumors. Theranostics, 2014, 4(5): 546-555.

[76] Sun H, Yang G, Liang T, et al. Non-invasive imaging of allogeneic transplanted skin graft by ^{131}I-anti-TLR5 mAb. J Cell Mol Med, 2014, 18(12):2437-2444.

[77] Cheng D, Sun H, Liang T, et al. Noninvasive allograft imaging of acute rejection: evaluation of (131)I-anti-CXCL10 mAb. Inflammation, 2015, 38: 456-464.

[78] Sun H, Zhan Y, Liang T, et al. In vivo Toll-like receptor 5 (TLR5) imaging with radiolabeled anti-TLR5 monoclonal antibody in rapamycin-treated mouse allogeneic skin transplantation model. Transpl Infect Dis, 2015, 17: 80-88.

[79] Sun H, Cheng D, Ma Y, et al. Anti-migratory effect of rapamycin impairs allograft imaging by ^{18}F-fluorodeoxyglucose-labeled splenocytes. Mol Med Rep, 2016, 14(3): 2194-2198.

[80] 薛莹，张超，梁婷，等. ^{125}I-rFlic 及 ^{125}I-rFlicΔ180-400 的制备及其在同种移植排斥监测中的作用. 山东大学

学报（医学版），2016，54（10）：34-39.

[81] Ma Y, Liang S, Guo J, et al. (18) F labeled RGD-A7R peptide for dual integrin and VEGF-targeted tumor imaging in mice bearing U87MG tumors. J Labelled Comp Radiopharm, 2014, 57(11): 627-631.

[82] Wu H, Chen H, Pan D, et al. Imaging integrin αvβ 3 and NRP-1 positive gliomas with a novel fluorine-18 labeled RGD-ATWLPPR heterodimeric peptide probe. Mol Imaging Biol, 2014, 16(6): 781-792.

[83] Pei Z, Lan X, Cheng Z, et al. Multimodality molecular imaging to monitor transplanted stem cells for the treatment of ischemic heart disease. PLoS One, 2014, 9(3): e90543.

[84] Gao L, Liu H, Sun X, et al. Molecular imaging of post-Src inhibition tumor signatures for guiding dasatinib combination therapy. J Nucl Med, 2016, 57: 321-326.

[85] Yang Y, Zhang X, Cui M, et al. Preliminary characterization and in vivo studies of structurally identical (18)F- and (125) I-labeled benzyloxybenzenes for PET/SPECT imaging of beta-Amyloid plaques. Sci Rep, 2015, 5: 12084.

[86] Hu K, Wang H, Tang G, et al. In vivo cancer dual-targeting and dual-modality imaging with functionalized quantum dots. J Nucl Med, 2015, 56: 1278-1284.

[87] Deng H, Wang H, Wang M, et al. Synthesis and evaluation of ^{64}Cu-DOTA-NT-Cy5.5 as a dual-modality PET/fluorescence probe to image neurotensin receptor-positive tumor. Mol Pharm, 2015, 12: 3054-3061.

[88] Yang M, Fan Q, Zhang R, et al. Dragon fruit-like biocage as an iron trapping nanoplatform for high efficiency targeted cancer multimodality imaging. Biomaterials, 2015, 69:30-37.

[89] Jiang D, Sun Y, Li J, et al. Multiple-armed tetrahedral DNA nanostructures for tumor-targeting, dual-modality in vivo imaging. ACS Appl Mater Interfaces, 2016, 8(7): 4378-4384.

[90] Withana NP, Ma X, McGuire HM, et al. Non-invasive imaging of idiopathic pulmonary fibrosis using cathepsin protease probes. Sci Rep, 2016, 6: 19755.

[91] Jiang M, Huang Q, Chen P, et al. Monitoring the early biologic response of esophageal carcinoma after irradiation with ^{18}F-FLT: an in-vitro and in-vivo study. Nucl Med Commun, 2014, 35(12):1212-1219.

[92] Bao X, Wang MW, Zhang YP, et al. Early monitoring antiangiogenesis treatment response of Sunitinib in U87MG Tumor Xenograft by (18)F-FLT MicroPET/CT imaging. Biomed Res Int, 2014, 2014: 218578.

[93] Liang X, Tang G, Wang H, et al. Comparative uptake of ^{18}F-FEN-DPAZn$_2$, ^{18}F-FECH, ^{18}F-fluoride, and ^{18}F-FDG in fibrosarcoma and aseptic inflammation. Appl Radiat Isot, 2014, 90:158-164.

[94] Hu K, Du K, Tang G, et al. Radiosynthesis and biological evaluation of N-[18F]labeled glutamic acid as a tumor metabolic imaging tracer. PLoS One, 2014, 9(3): e93262.

[95] Zhang H, Song F, Xu C, et al. Spatiotemporal PET imaging of dynamic metabolic changes after therapeutic approaches of induced pluripotent stem cells, neuronal stem cells, and a Chinese patient medicine in strok. J Nucl Med, 2015, 56: 1774-1779.

[96] Zhang G, Li J, Wang X, et al. The reverse Warburg effect and 18F-FDG uptake in non-small cell lung cancer A549 in mice: a pilot study. J Nucl Med, 2015, 56: 607-612.

[97] Zhang B, Deng SM, Guo LC, et al. Effect of gemcitabine on the uptake of ^{18}F-fluorodeoxyglucose and 18F-fluorothymidine in lung adenocarcinoma A549 cells and the animal tumor model. J Cancer Res Ther,

2016, 12(1): 271.

[98] 瞿源, 黄蕤, 董萍, 等. 低剂量和高剂量 ^{131}I 治疗中低危分化型甲状腺癌的随机对照研究. 中华核医学与分子影像杂志, 2016, 36（5）: 384-388.

[99] Hu Z, Qu Y, Wang K, et al. In vivo nanoparticle-mediated radiopharmaceutical-excited fluorescence molecular imaging. Nat Commun, 2015, 6: 7560.

[100] Cao X, Chen X, Kang F, et al. Intensity enhanced cerenkov luminescence imaging using terbium-doped Gd_2O_2S microparticles. ACS Appl Mater Interfaces, 2015, 7: 11775-11782.

[101] Huang P, Zhang Y, Wang W, et al. Co-delivery of doxorubicin and (131)I by thermosensitive micellar-hydrogel for enhanced in situ synergetic chemoradiotherapy. J Control Release, 2015, 220: 456-464.

[102] Li L, Zhang CL, Kang L, et al. Enhanced EJ cell killing of (125)I radiation by combining with cytosine deaminase gene therapy regulated by synthetic radio-responsive promoter. Cancer Biother Radiopharm, 2015, 30: 342-348.

[103] Wang C, Jin Q, Yang S, et al. Synthesis and evaluation of ^{131}I-skyrin as a necrosis avid agent for potential targeted radionuclide therapy of solid tumors. Mol Pharm, 2016, 13(1): 180-189.

[104] Shi S, Zhang M, Guo R, et al. ^{131}I therapy mediated by sodium/iodide symporter combined with kringle 5 has a synergistic therapeutic effect on glioma. Oncol Rep, 2016, 35(2): 691-698.

第十二节　放射性药物进展

2014—2016 年，在中国核医学普及与发展的带动下，特别是在 PET/CT 应用加速发展的拉动和国际正电子药物研究及应用取得重大进展的推动下，我国的放射性药物在产品研发、新药临床研究与应用、对外技术交流与合作、成果转化等方面都取得了长足的进展。

三年来，美国 FDA 共批准 3 个新的放射性药品上市销售，分别是 2014 年的用于 Aβ 斑块显像的 Flobetaben, 2016 年的神经内分泌肿瘤显像剂 Netspot 和前列腺癌显像剂 Axumin。在新药研发方面，诊疗一体核素药物如 $^{99m/99}$Tc、$^{123/131}$I、$^{43/47}$Sc、$^{86/90}$Y; 预定位标记技术、F-18 标记新方法、用于 ^{68}Ga、^{44}Sc 和 ^{177}Lu 核素标记的诊疗一体的新双功能螯合剂的研究和开发; 除 ^{18}F、^{99}Tc^m、$^{131/125}$I、^{89}Sr、^{89}Zr、^{64}Cu 这些常规核素外, ^{43}Sc、^{44}Sc、^{47}Sc、^{226}Th、^{225}Ac 等核素的制备; 前列腺癌的诊断及其治疗药物成为国际上的研究热点。

我国以北京师范大学放射性药物重点实验室、北京大学医学同位素研究中心、江苏省原子医学研究所等为代表的科研院所，北京协和医院、北京大学肿瘤医院、中国人民解放军总医院、南京市第一医院等为代表的医疗机构，中国同辐股份有限公司、南京安迪科为代表的企业也在正电子药物、新型锝标药物等放射性药物研究和开发方面取得了可喜的进展。

在正电子核素、正电子药物方面，2015 版药典中收入了第 1 个正电子放射性药品 ^{18}F-FDG。部分成熟的正电子药物应用于临床研究，如: ^{18}F-FMISO、^{18}F-FET、^{18}F-FES、^{18}F-ML-10、^{18}F-DOPA、^{18}F-AV45 和 ^{18}F-Fallypride 等。超过 5 家医院购置了 ^{68}Ge-^{68}Ga 发生器，开展了 ^{68}Ga-DOTATOC、^{68}Ga-DOTANOC、^{68}Ga-DOTATATE 以及 ^{68}Ga-PSMA 等药物的临床研究，均取得了令人满意的结果。在回旋

加速器制备核素方面，北京肿瘤医院已经能够稳定地进行 ^{64}Cu、^{124}I 核素的生产，南京安迪科实现 ^{89}Zr 核素的小规模生产，原子高科股份有限公司实现 ^{123}I 核素的商业化供应。

在新型锝［^{99}Tc^m］药物的基础与应用研究方面：开发出 ^{99}Tc^m-Rituximab 分子探针，可用于前哨淋巴结的检测；Sigma-2（σ_2）受体显像的［^{99}Tc^m］标记的二甲氧基异吲哚衍生物、［^{99}Tc^m］标记的二茂铁衍生物成为非常有潜力的脑肿瘤显像剂；^{99}Tc^m 标记的多巴胺转运体显像药物，^{99}Tc^m-TRODAT-1，已获得国家食品药品监督管理局（CFDA）颁发的临床试验批件；^{99}Tc^m-唑来膦酸盐类骨显像剂 ^{99}Tc^m-HBIDP、凋亡显像探针 ^{99}Tc^m-Cys-Annexin V 等肿瘤显像剂，新型锝［^{99}Tc^m］标记的唾液酸糖蛋白受体显像药物、乏氧显像药物等多种锝标记药物进入临床前研究。

在 ^{123}I 标记药物研究方面尚处于起步阶段，对用于阿尔茨海默病显像的 ^{123}I-IBVM，用于肿瘤显像的 ^{123}I-VEGF 进行了研究工作。

在放射性治疗药物领域，碘［^{131}I］化钠胶囊已完成临床试验，各项资料上报至 CFDA，等待上市批准；用于肿瘤骨转移疼痛治疗的 ^{188}Re-HEDP、用于恶性嗜铬细胞瘤治疗的 ^{131}I-MIBG、用于治疗晚期恶性实体瘤的 ^{131}I-爱克妥昔单抗获批准开始临床试验；拜耳公司 ^{223}Ra Xofigo 氯化镭开始在中国市场开展注册工作，目前已完成临床试验。临床前研究领域，南京市第一医院已标记制备了 ^{177}Lu-DOTATOC，对 30 例神经内分泌肿瘤包括 5 例嗜铬细胞瘤和副神经瘤开展了肽受体核素靶向治疗；空军军医大学（原第四军医大学）西京医院、南方医科大学第一临床医学院南方医院、北京师范大学在 ^{188}Re-NGR-VEGI 药物、CD45 单抗及 ^{188}Re-亲和素二步法预定位对淋巴瘤治疗；^{99}Tc^m/^{188}Re 标记的 s2 受体和叶酸受体介导 ^{188}Re-siRNA 干扰 UbcH10 治疗肿瘤等方面开展了大量基础研究。

以放射性药物为主题的国内外学术交流会、技术培训班等举办机制更加成熟，内容题材更加丰富。2014 年第十二届全国放射性药物和标记化合物学术会议在合肥召开，2016 第十三届全国放射性药物和标记化合物学术交流会在北京召开。在第 21 届国际放射性药物科学研讨会上北京成功赢得 ISRS 2019 主办权。从 2015 年起连续举办三期理论与实践并重的放射性药物制备与质量控制培训班。2016 年成立了正电子药物备案专家咨询组、设立备案示范科室推动医疗机构正电子备案工作。成立固体靶核素工作委员会，推动新型核素诊断治疗药物在中国的推广和应用。

伴随着放药技术的进步及应用的不断普及与深化，我国放药应用规模也取得较大进展。2016 年，PET 诊断药物 ^{18}F-FDG 使用量比 2013 年增加 20%（商业供应部分）；SPECT 显像用各种锝标药物使用量比 2013 年增加 28%；碘［^{131}I］化钠口服溶液使用量比 2013 年增加 40%；氯化锶［^{89}Sr］注射液使用量也比 2013 年增加 35%；放射性药物的临床应用在 2014—2016 年的三年间整体呈现蓬勃发展的势头。

据不完全统计，2014—2016 年间，全国 15 家单位放射性药物专业博士研究生导师 34 人，硕士研究生导师约 54 人，在读博士研究生 74 人，在读硕士研究生 91 人，培养博士研究生 70 人，硕士研究生 122 人。各单位在放射性药物人才培养以及教育培训方面也做了不少有意义的工作。

2014 年，国家重新对医疗机构评定并颁发了《医疗机构放射性药品使用许可证》。该证自 2003 年以来一直未再办理及换发，阻碍了部分医院的新药研究工作，此次换发使正电子放射性药物制备和新药物的研制工作都走上了正轨。2014 年 11 月 3 日 CFDA 发布了《关于正电子类放射性药品委托生产监督管理有关事宜的通知（食药监药化监〔2014〕249号）》。明确取得正电子类放射性药品批准文号的药品生产企业，可委托拥有药品生产许可证的多家放射性药品生产企业同时生产该药品。对建立我国正电子药物生产和管理的标准规范，促进我国正电子放射性药物的使用和推广起到了积极的作用。《中华人民共和国药典》2015年版收载放射性药品30个，比2010版药典增加7个。

一、国内放射性药物制备技术研究及应用

放射性药物不仅可以作为有效的诊断和治疗手段，还可以在分子水平上直接研究它们在正常人体（活体）内的功能和代谢过程，实现人体内生理和病理过程的快速、无损和实时成像，为真正意义上的早诊断、早治疗提供新方法和新手段，为预防医学、转化医学、个性化医学的实现提供可能的途径。因此，放射性药物的研究已成为当前应用放射化学和核医学、分子生物学交叉领域最为活跃的一个分支，成为现代医学诊断和治疗疑难疾病不可或缺且不可替代的高新技术手段。近3年来（2014—2016年），我国放射性药物研究在众多研究者的辛勤耕耘下，取得丰硕成果，并在国内高校、科研院所、医院、企业等形成了多家稳定的从事放射性药物研究的队伍，分别从核素制备、药物合成、临床应用等方面开展研究工作，为放射性药物的研究开发奠定了坚实的基础。

1. 医用放射性核素制备技术进展　医用短半衰期放射性核素的来源主要是回旋加速器生产，核素发生器作为加速器生产的补充为不具有加速器的机构开展PET药物临床研究和应用提供了方便。

（1）放射性核素发生器：放射性核素发生器是从一种长半衰期的母体核素中分离短半衰期的子体核素的装置。每隔一段时间，分离一次，有如母牛挤奶，故又俗称"母牛"。它的出现，使得某些短半衰期的核素的应用成为可能，其使用方便，在临床上广泛应用。

1) ^{68}Ge-^{68}Ga发生器：^{68}Ge-^{68}Ga发生器是由母核^{68}Ge（$t_{1/2}$=287 d）和子核^{68}Ga组成。它具有母体半衰期长，便于长期使用，子核放射性^{68}Ga（$t_{1/2}$=68 min；β^+：1.9 MeV）是正电子发射核素，具有易标记，半衰期较适中，降低患者所受的辐射剂量等优点。FDA已经批准^{68}Ga-（DOTA-Phe^1-Tyr^3）Octreotide药物用于神经内分泌肿瘤的诊断。

放射性^{68}Ga（$t_{1/2}$=68 min；β^+：1.9 MeV）是正电子发射核素，具有在医学诊断中可采用正电子扫描、提高确诊率，以及其半衰期短，能降低患者所受的辐射剂量等优点。在用于标记SST类似物的正电子核素中，^{68}Ga被研究的最为广泛和深入，目前较为成熟的有^{68}Ga-DOTATOC、^{68}Ga-DOTANOC、^{68}Ga-DOTATATE等，并均取得了令人满意的结果。多数研究表明，^{68}Ga-奥曲肽的显像结果要优于^{111}In-奥曲肽。

调研显示，我国目前有江苏省原子医学研究所、北京协和医院、南京市第一医院、空军军医大学（原第四军医大学）西京医院、北京大学肿瘤医院、哈尔滨医科大学附属第四医院、广州军区总院、中山大学附属第一医院、中国医学科学院阜外医院、华中科技大学同济医学院附属同济医院等多家医疗机构具有^{68}Ge-^{68}Ga发生器装置。

2) ^{82}Sr-^{82}Rb发生器：^{82}Rb是FDA批准的正电子放射性药物，具有与钾离子类似的性质，主要应用于PET心肌血流灌注显像。因为^{82}Rb的半衰期只有76 s，可以短时间内反复检查，但需要置于

PET 机旁，自动淋洗，自动注射。^{82}Sr-^{82}Rb 发生器目前在我国还未形成有效供应。

（2）回旋加速器制备核素：尽管核素发生器可以提供部分核素，但大多医用正电子放射性核素是由回旋加速器生产的。回旋加速器是指采用带电离子、中子或带电质子在加速器中通过改变磁场加速粒子，使粒子得到高能量后轰击靶物质，使靶物质产生需要的放射性同位素。目前使用的回旋加速器均是固定能量带电离子加速器（通过加速器加速氢负离子轰击靶示意）。加速器靶系统是指能提供靶料发生核反应，并能将核反应产物（靶产物）高效率传输到合成器的部件。根据靶物质是气体、液体还是固体，而将靶分为气体靶、液体靶和固体靶。值得注意的是不同类型的靶，其靶室材料及结构不同，但不同类型的靶也能够产生相同的放射性同位素。

1）固体靶系统：固体靶系统的研究还处于积极发展的阶段。固体靶的靶材料为固体，在制备过程中通常将靶材料镀在一个基板靶盒上，靶盒材料一般多为银或铌，可以通过反复电镀的方式多次使用同一靶盒。固体靶核素是指由固体靶材料经过回旋加速器轰击之后获得的核素。固体靶既能生产正电子核素，如：^{64}Cu、^{66}Ga、^{89}Zr、^{124}I，又能产生单光子核素，如：^{123}I、^{67}Ga 等。在固体靶中生产出的核素需要传送出来，进行分离、提取、纯化。铜一般以 ^{64}Cu^{2+} 的形态出现，碘一般以 ^{124}I-I$_2$ 或 I$^-$ 的形态出现。

2）^{64}Cu 的制备与标记：正电子核素 ^{64}Cu（$t_{1/2}$=12.7 h；β^+：0.653 MeV，17.4%；β^-：0.578 MeV，39%；EC：43.1%）因其自身的衰变特性，使得它既能成为较好的正电子诊断核素，又有起治疗效果的潜力。另外，^{64}Cu^{2+} 外层轨道上电子的排布（3p^{6}3d^9）决定了其易于与 N、S、O 等原子的配体形成较为稳定的配合物。

其标记方法较多。比如：铜的最稳定价态是+2 价，可以与配位基团的分子络合，形成配位数为 4（ATSM）或者配位数为 6（EDTA）的稳定络合物。还可通过含有 DOTA、NOTA 结构双功能螯合剂进行标记，该方法一般用于单克隆抗体与多肽的标记。

调研显示，在医疗机构中仅有北京大学肿瘤医院能够生产 ^{64}Cu[1-2]，另有 1 家机构通过购买的方式获得 ^{64}Cu。因此，^{64}Cu 在我国的应用还有待进一步加强。

3）^{124}I 的制备与标记：^{124}I 为正电子衰变核素，半衰期为 4.2 d，发射的正电子最大能量为 2.1 MeV，湮没辐射后发生 511 keV 的 γ 射线。是用于治疗和 PET 显像为一体的核素。用放射性碘标记，主要由碘的氧化状态控制。因此，进行放射性碘标记需用氧化剂将主要以碘化钠形式存在的碘阴离子（I$^-$）氧化成碘分子。在水溶液中，游离的碘分子成 I$^+$-I$^-$。其中 I$^+$ 以 H$_2$OI$^+$ 的形式存在，H$_2$OI$^+$ 是产生碘化反应的粒子，可与含有稳定碘的化合物发生同位素交换反应或与其他有机化合物发生化学取代反应完成放射化学碘的标记。

对于药物原料分子中已经具有碘原子的物质，可通过同位素交换法进行标记；如待标记药物中无碘，主要通过亲电取代反应完成标记。将放射性碘化钠中碘阴离子用氧化剂演化成碘分子与碘+1 价阳离子，经过亲电取代反应机制标记在酪氨酸、组氨酸等的苯环上。而常用的标记方法主要有氯胺 T 法、固相氧化法（Iodogen 法）和乳过氧化物酶法。调研显示，目前北京大学肿瘤医院能够生产 ^{124}I。

4）^{89}Zr 的制备与标记：^{89}Zr 可以通过 ^{89}Y（p,n）^{89}Zr 反应制备，并通过化学分离、纯化。目前一般采用商品化的钇薄，纯度 100%，厚度为 0.1 mm，将之镶嵌到靶托上即可。采用 14 MeV 的质子，轰击天然钇靶,束流为 100 mA,60 min 即可。

以聚四氟乙烯为容器,采用 6 mol/L HCl(高纯,<1×10⁻⁹ 金属杂质),每次 0.5 ml,分 4 次加入,其间可加入 25 μl 的双氧水(30%)。用 5 ml 的水稀释,使盐酸最终浓度为小于 2 mol/L,将之上柱纯化。

由于天然钇靶中含有其他金属,会产生其他如:^{88}Zr、^{88}Y、^{48}V、^{56}Co、^{65}Zn、^{156}Tb 等杂质,可通过柱纯化,将杂质除去。用 100 mg 以上树脂装柱,生理盐水悬浮,用 Alltech 的 1.5 ml 萃取柱装柱。用 5 ml 的乙腈和 10 ml 的生理盐水平衡该柱,最后用 2 ml 2 mol/L HCl 过柱。将需要分离的 ^{89}Zr 溶液上柱,用 6 ml 2 mol/L HCl 和 6 ml 的生理盐水洗柱,此时,^{89}Zr 和微量的 ^{88}Zr 保留在柱上,而 ^{88}Y 和其他金属杂质被淋出。用 5 个连续不同体积的 1 mol/L 草酸淋洗该柱,前 4 次为 0.5 ml,最后一次为 1 ml。测量每部分的活度,最大活度的可直接用于标记。

5)^{123}I 的制备与标记:^{123}I 是加速器生产的核素。近 20 种核反应可用于 ^{123}I 制备,而用于 ^{123}I 规模化生产的只有三种核反应(表 2-3)。通过直接核反应[^{124}Te(p,2n)^{123}I]得到 ^{123}I;另一个途径是通过间接核反应,在先得到 ^{123}Xe($t_{1/2}$=2.1 h),经衰变再得到 ^{123}I。

表 2-3 ^{123}I 规模化生产的核反应

序号	核反应	质子能量(Ep)MeV
1	^{127}I(p,5n)^{123}Xe(e,β⁺)^{123}I	≈70
2	^{124}Xe(p,2n)^{123}Cs(β⁺)^{123}Xe(e,β⁺)^{123}I	≈30
3	^{124}Te(p,2n)^{123}I	25~30

直接法使用富集的 ^{124}Te 靶,除 ^{123}I 外,还不可避免地有其他碘同位素生成,主要杂质有 ^{124}I,还有少量的 ^{125}I 和 ^{126}I。这些核素发射的高能光子损害 ^{123}I 的显像质量,并增加了患者的照射剂量。使用 ^{127}I(p,5n)反应,需要高能加速器,世界上只有少数几个机构具有这种装置。而间接核反应,应用最多的是利用高丰度的 Xe-124 气体作靶材生产,通过 ^{124}Xe(P,2n)^{123}Cs(β⁺)^{123}Xe(e,β⁺)^{123}I 核反应获得高核纯度的 ^{123}I 核素。目前,美、德、俄、加拿大、阿根廷、韩国等均使用这种方法生产 ^{123}I。原子高科股份有限公司联合中国原子能科学研究院成功研制了用于生产高纯度 ^{123}I 的 ^{124}Xe 气体靶系统。

富集 ^{124}Xe 气体经过质子辐照后,在靶腔内衰变 6 h 后,回收 ^{124}Xe 气体。在靶腔内注入洗靶液浸洗靶腔,将洗靶液经离子交换柱分离,去除杂质,最终经 NaOH 洗脱,获得高纯度 Na^{123}I 溶液。

由于 ^{123}I 优异的核性质,^{123}I 及其标记化合物已被发达国家广泛用于心脏学、神经学和肿瘤学研究和临床诊断。

2. 正电子放射性药物技术及应用进展 正电子断层扫描仪(PET)是当前放射性药物显像技术中分辨率最高的显像装置,PET 显像常用的正电子核素有 ^{18}F、^{11}C、^{68}Ga 和 ^{64}Cu 等。近年来(2014—2016 年),基于这些核素的新型显像探针被不断开发并快速发展。目前,^{18}F-氟脱氧葡萄糖(^{18}F-FDG)仍是应用最广泛的 PET 放射性药物(约 90%),它在各类疾病诊断方面均有较好效果[3-4]。另外,研究较多的还有 ^{18}F 标记的多肽类探针,如 ^{18}F 标记精氨酸-甘氨酸-天冬氨酸(RGD)肽[5]、胰高血糖素样肽-1(GLP)[6]、卵泡刺激素肽(FSH)[7]、蛙皮素肽[8]。

除此之外，新型正电子核素 ^{68}Ga 由于其具有合适半衰期（68 min），能量适中，来源易得，显像性能良好等优点，发展迅猛。^{68}Ga 标记的靶向生长激素抑制素受体的药物，目前已广泛应用于临床 PET 显像研究，如：北京大学肿瘤医院朱华等[9]和南京市第一医院姚晓晨等[10]分别利用 ^{68}Ga-DOTATATE 和 ^{68}Ga-DOTANOC 对神经内分泌肿瘤患者进行评估，证实了 ^{68}Ga 标记的分子探针在临床上的应用。还有许多其他 ^{68}Ga 标记的探针运用在各种肿瘤的诊断上，如 ^{68}Ga 标记的整合素受体显像探针可以对多种肿瘤鼠靶向显像[11]；^{68}Ga-DOTA-Benerotide 用于 SSTR 阳性肿瘤的显像[12]；^{68}Ga-NOTA-Exendin-4 用于食管癌的诊断[13]；胃泌素释放肽受体靶向探针 ^{68}Ga-NOTA-Aca-BBN（7-14）用于神经胶质瘤的诊断[14]；用 ^{68}Ga 标记的 PSMA-617（or -11）[15]用于前列腺肿瘤的诊断等[16-18]。

近年来基于 ^{64}Cu 的显像探针也有较多报道。^{64}Cu 可以通过医用加速器由 ^{64}Ni（p, n）/^{64}Cu 和 ^{64}Ni（d, 2n）/^{64}Cu 核反应获得无载体 ^{64}Cu。所得到的 ^{64}Cu 通过阴离子交换柱纯化，得到无载体的 ^{64}Cu^{2+}。^{64}Cu-ATSM 小分子显像剂对乏氧组织有较高的选择性，是目前应用最广泛的靶向乏氧组织的 PET 小分子探针，当前已发展到第二代[19]。^{64}Cu 还常用于标记单抗和多肽用于肿瘤显像。近期报道的单抗类探针如：^{64}Cu-NOTA-Heceptinb 靶向人表皮生长因子受体 2[20]、^{64}Cu-YY146 靶向细胞黏附分子 CD146[21]、61B-DOTA-^{64}Cu 靶向血管生长调控因子 D4ll 等，都表现出良好的肿瘤显像效果。标记最多的多肽为奥曲肽的类似物以及生长激素抑制素类似物靶向神经内分泌肿瘤。在 ^{64}Cu 标记奥曲肽的类似物人体研究中，发现 ^{64}Cu-DOTATATE[22]是一种有效的 PET 临床生长抑制素受体成像试剂，稳定性好、血液清除快，能提供清晰的 PET 图像。

近年来简单高效的标记方法也备受关注。我国在这方面有着一定的优势，其中郁春景等[23]提出了 ^{18}F-Al 标记多肽的新策略，大大简化了合成工艺，提高了合成效率，并成功开发了 ^{18}F-Alfatide（氟［^{18}F］-铝-匹仑吉肽，阿法肽）及其配套试剂盒，采用此试剂盒可便捷制备 ^{18}F-Alfatide，仅需 30 min，标记率达 60%，放射化学纯度大于 95%。Gao[24]等通过前期临床研究发现，^{18}F-Alfatide 对肺癌、脑胶质瘤、脑转移及骨转移的肿瘤均有较好显像效果。

（1）正电子药物标记技术：正电子放射性药物的标记技术在近年来有了较大的进展，同时将这些新的技术应用于实际，并应用于临床。特别是最常用的核素 ^{18}F，将氟化铝直接标记法应用于 RGD 等标记，如江苏原子医学研究所杨敏团队系统研究了氟化铝直接标记大分子 RGD 的方法，并将之开发成标记药盒，已在国内试用，取得了较满意的结果。采用点击合成法将乙炔类合成子与叠氮多肽在温下合成，该方法有两种，一种是在合成前体方面采用点击合成，如北京师范大学采用的点击合成法合成了多种标记药物的前体，另一种是采用点击方法将 ^{18}F 标记到大分子上，如原子高科股份有限公司采用的先制备 ^{18}F 叠氮前体，再与乙炔化的 RGD 点击合成；中国人民解放军总医院柳曦等[25]先合成 ^{18}F 标记乙炔前，再与叠氮化的肽点击合成用于肿瘤细胞凋亡的显像等。

近年来 ^{18}F 亲核取代最大突破是在无吸电子的芳香环上实现亲核取代。过去合成 ^{18}F-DOPA 时，为了实现苯环上的取代，采取多步合成，并用很复杂的程序以实现自动化。复旦大学附属华山医院将国外亚铜盐催化法应用 ^{18}F-DOPA 直接亲核取代，在普通的多功能模块上成功合成 ^{18}F-DOPA。该技术的推广，可以为神经内分泌肿瘤提供特异性诊断常规方法。

^{18}F-FDG 是 PET 应用最广泛的正电子放射性药物,近年来国外的合成技术有较大的进展,如应用新的前体实现水存在下的亲核取代等。国内仅在基础方面开展了工作,如上海肿瘤医院开展的 FDG 模块小型化、微射流技术合成 ^{18}F-FDG,国产 FDG 模块从开放体系到密封体系,再到一次性卡套的应用等。

相比较 ^{18}F 标记技术的进步,^{11}C 标记的技术几乎没有新的技术应用,常规技术仍是碘代甲烷和三氟甲基甲烷的标记。

(2) 基础研究:国内在正电子放射性药物开展基础研究的有:北京师范大学化学学院,由刘伯里院士带领的团队在肿瘤受体 σ1 受体和叶酸受体、中枢神经的 Aβ 斑块和心肌的灌注显像方面开展了较多的原创性工作;江苏原子医学研究所在 ^{18}F 直接标记 RGD 方面,特别是药盒化方面开展研究;南方医科大学第一临床医学院南方医院及山东肿瘤医院也开展了氟化铝标记 RGD 的基础及临床研究;厦门大学的陈小元团队在多模态的显像剂方面开展了基础研究;广州的胡鸿[26]在细胞凋亡显像剂 ML-8 和 FPUuraryan、肿瘤酸性 pH 探针开展了研究;北京协和医院研究了氟丙酸用于肿瘤显像和将 FDG 还原成 FDS 用于特定感染的显像;复旦大学附属华山医院研究了 tau 蛋白显像剂 ^{18}F-THK523;华中科技大学同济医学院附属协和医院研究了苯甲酰类标记物用于黑素瘤的可能。

(3) 临床应用研究进展:2014—2016 年,^{11}C 标记的放射性药物主要仍以乙酸盐、胆碱、甲硫氨酸为主,主要应用在肝癌、前列腺癌和胶质瘤等。

在中枢神经系统方面,主要围绕帕金森病和早期老痴呆开展了临床应用研究。开展多巴胺转运蛋白(^{11}C-βCFT)临床显像的单位有复旦大学附属华山医院、中山大学附属第一医院、陆军军医大学(原第三军医大学)大坪医院和北京肿瘤医院[27];采用多巴胺转运蛋白及多巴胺 D_2 受体联合显像的有中国人民解放军总医院;采用 ^{11}C-PIB 显示脑内 Aβ 斑块的单位有复旦大学附属华山医院、天津医科大学总医院、中国人民解放军总医院等[28-29]。

在 ^{18}F 标记的肿瘤药物临床应用研究方面,首都医科大学宣武医院制定了 ^{18}F-FET 注射液的质量标准,经国家相关单位验证后将之应于肿瘤乏氧评价和胶质瘤的显像;上海肿瘤医院孙艺斐等[30]进一步研究了乳腺癌受体显像剂 ^{18}F-FES,用以鉴别肿瘤的复发和转移;中国人民解放军总医院孙璐等[31]应用细胞凋亡显像剂 ^{18}F-ML-10,早期评价了放疗对肿瘤治疗后的疗效,显示在治疗后 24 h 即可评价;Sun 等[32]将 ^{18}F-DOPA 应用于神经内分泌肿瘤的诊断,特别是对 SSTR 不敏感的胰岛素瘤的显像。

在 ^{18}F 标记的中枢神经药物临床应用研究方面,国内首都医科大学宣武医院和首都医科大学附属北京天坛医院等单位开展了脑内 Aβ 斑块显像剂 ^{18}F-AV45 的应用研究;中国人民解放军总医院将多巴胺 D_2 受体显像剂 ^{18}F-Fallypride 应用于冰冻人情感认知的研究;首都医科大学宣武医院利用囊泡单胺转运体(VMAT2)显像剂 ^{18}F-AV133 应用于 PD 的早期诊断;中山大学附属第一医院利用传统的显像剂 ^{18}F-DOPA 应用于 PD 诊断,以弥补 ^{11}C-CFT 制备上量的不足。

3. 单光子放射性药物技术及应用进展

(1) ^{99}Tc^m 标记的放射性药物:锝[^{99}Tc^m]是临床上单光子发射计算机断层(SPECT)显像的最常用核素。其半衰期适中(6.01 h),单光子能量 140 keV 而有利于临床显像,特别是锝[^{99}Tc^m]可以从钼锝(Mo-Tc)发生器直接淋洗制备,临床使用十分方便。因此,锝[^{99}Tc^m]标记的放射性药物是临床使用最广泛的SPECT显像核素。在美国，锝[$^{99}Tc^m$]占临床SPECT显像的85%以上（其他SPECT核素有^{123}I，^{111}In等）；而在我国，由于^{123}I，^{111}In都不能正常商业化供应，临床SPECT显像几乎全部使用锝[$^{99}Tc^m$]药物。此外，由于SPECT显像相对PET而言，具有价格更低廉、分布更广泛等优点，新型锝[$^{99}Tc^m$]药物研制一直是国内外都十分重视的研究领域。

近年来，我国科研人员在新型锝[$^{99}Tc^m$]药物的基础与应用研究方面取得了一些重要进展。以下按锝[$^{99}Tc^m$]药物的靶向性，对2014—2016年我国在这方面的进展情况进行简单介绍。

1）靶向前哨淋巴显像探针$^{99}Tc^m$-Rituximab：乳腺癌前哨淋巴结活检术（SLNB）由于能减少腋窝淋巴结清扫所引发的并发症而被广泛应用于乳腺癌的外科治疗。而活体寻找到前哨淋巴结（即乳腺癌淋巴转移的第一站淋巴结，SLN）成为手术的关键。目前常用的显像剂（$^{99}Tc^m$-硫胶体等）存在显像时间受限、次级淋巴结显影等显著问题。北京肿瘤医院提出$^{99}Tc^m$标记利妥昔单抗注射液（美罗华）将能够特异性进行原发乳腺癌的SLN显像的假设，开发出分子探针$^{99}Tc^m$-Rituximab，可用于前哨淋巴结的检测。该显像剂对2317例原发性乳腺癌患者进行SLN显像并与活检结果分析对比，结果显示，$^{99}Tc^m$-Rituximab的灵敏度、特异性、准确率分别达到97.4%、100%、98.0%。表明这种新型显像剂$^{99}Tc^m$-Rituximab对特异性探查SLN具有极高的临床应用前景[33-35]。

2）$^{99}Tc^m$标记的脑显像剂：Sigma-2（σ_2）受体是肿瘤增殖的生物靶标，但目前尚没有$^{99}Tc^m$标记的σ_2受体SPECT显像剂用于临床诊断。北京师范大学Li等[36]利用整体设计策略，合成了系列含有5,6-二甲氧基异吲哚和6,7-二甲氧基异喹啉药效团的三羰基环戊二烯基锝/铼配合物。其中，配合物20a的σ_2受体亲和性为铼配合物目前报道最高值（K_i=2.97 nM）及很高的选择性，表现在对乙酰胆碱囊泡转运蛋白、多巴胺D_{2L}受体、NMDA受体、阿片受体、多巴胺转运蛋白、去甲肾上腺素转运蛋白、5-羟色胺转运蛋白极低的亲和性。相应的示踪剂[$^{99}Tc^m$]20b在前列腺癌DU145细胞和脑胶质瘤C6细胞中均有高摄取值，且呈现时间和剂量依赖性，表明该示踪剂在上述细胞中与σ_2受体特异结合。该示踪剂在荷C6胶质瘤裸鼠中显示高的肿瘤摄取值（240 min，5.92%ID/g）和高的瘤/血比（240 min，21）、瘤/肉比（240 min，16）。抑制实验结果表明，该示踪剂在荷瘤裸鼠体内与σ_2受体特异结合。小动物SPECT/CT显像结果表明，该示踪剂可以清晰显示肿瘤。因此，示踪剂[$^{99}Tc^m$]20b是非常有潜力用于脑瘤增殖状态活体显像的σ_2受体分子探针。

进脑量低一直是$^{99}Tc^m$标记中枢神经系统受体示踪剂的发展瓶颈。北京师范大学Wang等[37]以苄基哌嗪类化合物为先导化合物，利用整体设计法，设计合成了6个不同长度链长的铼配合物和3个二茂铁标记前体。其中铼配合物10a对σ_1受体具有截至目前报道时σ受体铼配合物中最高的亲和性和高选择性。相应的$^{99}Tc^m$标记配合物[$^{99}Tc^m$]23在小鼠体内具有高的初始脑摄取，且其在15 min时小鼠的脑摄取（3.25% ID/g）是目前报道$^{99}Tc^m$标记σ受体配体中的最高值，在体内与σ_1受体特异结合，在肿瘤细胞中与σ_1受体特异结合。总之，[$^{99}Tc^m$]23可进一步发展为有潜力用于SPECT显像的中枢神经系统肿瘤显像剂。

3）$^{99}Tc^m$标记的多巴胺转运体显像药物：中枢神经系统的多巴胺转运体（DAT）是位于多巴胺神经元突触前膜的一种膜蛋白，其分布与密度的变化能直观灵敏地反映多巴胺神经元的功能变化情况。应用PET或SPECT技术对DAT进行显像分析，对相关疾病特别是帕金森病的早期诊断、鉴别诊断和疗效监测等方面具有临床价值。江苏省原子医学研究所陈正平等在国内研制了一种新型$^{99}Tc^m$标记

的托烷衍生物 $^{99}Tc^m$-TRODAT-1，并已获得 CFDA 颁发的临床试验批件。在过去 3 年中，开展了临床 I 期和 II 期研究，研究结果表明，$^{99}Tc^m$-TRODAT-1 SCPET 显像能灵敏地反应帕金森病患者脑内纹状体 DAT 的变化情况，显像结果与帕金森病的严重程度具有很好的相关性，预示 $^{99}Tc^m$-TRODAT-1 对帕金森病以及其他与 DA 能系统相关的疾病具有临床价值，相关研究还在进行中，并将申报国家 1.1 类化药新药证书。

（2）$^{99}Tc^m$ 标记的肿瘤显像剂：肿瘤是威胁人类生命最为严重的疾病之一，核医学的检查为肿瘤的早期诊断提供了一种可靠的无创手段。利用放射性核素标记抗肿瘤药物是研发放射性肿瘤靶向分子探针的一个重要方向。

1）$^{99}Tc^m$- 唑来膦酸盐类骨显像剂：放射性核素骨显像具有较高的敏感性，在骨科疾病的早期诊断上具有更重要的应用价值。江苏省原子医学研究所 Qiu 等[38] 设计开发了一种 $^{99}Tc^m$ 标记 1- 羟基 -2-（1- 丁基 -1H- 咪唑 -2- 基）乙烷 -1,1 双膦酸（$^{99}Tc^m$-HBIDP）分子探针用于骨相关疾病的检测。动物显像研究表明，该探针在动物体内骨摄取高、吸收速率快，并且在血和软组织中的清除速率快，使得骨显像时本底低，给药 1 h 以内即可获得清晰的图像，比临床广泛使用的 $^{99}Tc^m$-MDP 显像更清晰，并且给药与成像之间的等待时间更短，从原来的 2～6 h 缩短至 1 h，可大大减少患者和医生的等待时间。表明这种探针具有极高的临床应用前景，对提高骨相关疾病的诊断水平具有重要意义。

2）凋亡显像探针 $^{99}Tc^m$-Cys-Annexin V：细胞凋亡与多种疾病病理过程密切相关。准确及时地提供肿瘤细胞发生凋亡的范围及程度，可以评估肿瘤对不同治疗方法或药物的敏感性。细胞膜脂质双层中的磷脂酰丝氨酸（PS）是细胞凋亡显像的一个很好的靶点，在细胞凋亡触发早期 PS 由膜内层翻转至外层，暴露于细胞表面，膜联蛋白 V（Annexin V）能与 PS 特异性结合，亲和力高达 10^{-9}mol/L，因而使用放射性 Annexin V 针对 PS 进行细胞凋亡显像有着显著的优势。江苏省原子医学研究所 Lu 等[39] 开发了一个新的 $^{99}Tc^m$ 标记 Annexin V 变体，该变体在 Annexin V 的 C 端添加了一个半胱氨酸残基，简称 Cys-Annexin V。与传统的 $^{99}Tc^m$-Annexin V 相比，无需对 Cys-Anneixn V 再进行连接双功能基的修饰，Cys-Annexin V 直接用于标记，标记率大于 95%，并且开发了 Cys-Anneixn V 冻干药盒，是一个具有临床应用前景的细胞凋亡显像探针。

3）叶酸受体显像药物：叶酸受体（FR）在许多人类源于上皮组织的恶性肿瘤中有高度表达，因而可以作为放射性核素显像的"靶目标"，实现对叶酸受体高表达的肿瘤组织的显像。北京师范大学 Xie 等[40-42] 以及厦门大学 Guo 等[43-44] 以新型 $^{99}Tc^m$ 标记的叶酸受体显像剂为研究目标，设计合成了一系列新的叶酸（或蝶酸）偶联物，并进行 $^{99}Tc^m$ 标记，制备得到含不同 $^{99}Tc^m$ 中心核和共配体的配合物。对这些配合物，通过叶酸受体高表达的 KB 细胞体外结合实验，正常小鼠及荷 KB 肿瘤裸鼠体内分布实验进行了生物性能的评价和筛选。体内、外生物评价结果表明，对于 $^{99}Tc^m$ 标记的叶酸肿瘤显像剂，标记基团以及连接标记基团和叶酸靶向分子的连接链（Linker）对标记配合物的理化性质、生物分布及药代动力学性能都有较大影响。其中，$^{99}Tc^m$（HYNIC-NOON-FA）（tricine/TPPTS）、$^{99}Tc^m$（Lys-GlyGly-Pte）（tricine/TPPTS）和 $^{99}Tc^m$（HYNIC-Lys-penta-Pte）（tricine/TPPTS）显示出良好的生物性能，是具有临床应用前景的叶酸受体肿瘤显像剂。

4）靶向整合素受体的 $^{99}Tc^m$ 标记的肿瘤显像剂：整合素 $\alpha_v\beta_6$ 受体与肿瘤的恶性程度以及预后有明显的相关性，并且在正常组织中不表达，这一特点使其成为肿瘤显像的特异性靶点。北京大学 Liu

等[45]针对肿瘤整合素 $α_vβ_6$ 受体，设计构建了特异性多肽分子探针 $^{99}Tc^m$-HHK，并证实了在胰腺癌的肝转移裸鼠模型中，$^{99}Tc^m$-HHK SPECT 显像可以精确检测直径小于 5 mm 的转移灶，提示 $^{99}Tc^m$-HHK 可以用于胰腺癌及其转移灶的早期诊断。肝纤维化会导致肝硬化，甚至肝癌。在肝纤维化的早期进行干预治疗可以避免肝硬化的发生。如何在体观察肝纤维化的进程，以及区分肝纤维化与炎症，是目前临床上关注但还没有解决的问题。由于被激活的肝星形细胞高表达整合素 $α_vβ_3$，北京大学 Yu 等[46]进行了 $^{99}Tc^m$-3PRGD2/SPECT 显像研究。研究结果显示，$^{99}Tc^m$-3PRGD2 可以在肝纤维化的早期就对其进行诊断，而且 $^{99}Tc^m$-3PRGD2 的摄取与肝纤维化的程度成正相关。整合素 $α_5β_1$ 是一种在神经胶质瘤呈现高表达的生物标志物，并且与肿瘤的恶性化及差的预后密切相关。因此，研制针对整合素 $α_5β_1$ 的特异性 SPECT 显像探针具有潜在的临床应用价值。北京大学 Zhao 等[47]针对整合素 $α_5β_1$ 设计构建了 $^{99}Tc^m$ 标记的 $^{99}Tc^m$-HisoDGR 放射性分子探针，在小鼠皮下和原位神经胶质瘤模型中，成功实现了对其特异性 SPECT 显像。银纳米粒子具有良好的物理化学性质及光学性质，在催化、光化学及医药领域得到了广泛的应用。但是，传统的银纳米粒子由于化学稳定性差、生物毒性高等因素限制了其在生物"体内"的应用。北京大学 Zhang 等[48]利用生物相容性好、与 Ag^+ 具有高亲和力的生物大分子透明质酸作为稳定剂，制备出稳定性好、生物毒性小、粒径分布均一的透明质酸-纳米银复合物 HA-Ag NPs，从而突破传统的银纳米粒子难以应用于体内的限制，并且在此基础上进一步探究其作为分子影像探针在肿瘤 CT 成像及 SPECT 显像中的应用潜力。在成像研究中，HA-Ag NPs 表现出良好的 CT 增强效果；经放射性核素 $^{99}Tc^m$ 标记后，$^{99}Tc^m$-HA-Ag NPs 在荷瘤鼠体内 SPECT 成像效果良好，肿瘤清晰可见。HA-Ag NPs 可以作为新型纳米探针用于肿瘤的分子影像检测。

5）$^{99}Tc^m$ 标记的葡萄糖类衍生物：北京师范大学张俊波教授课题组近 3 年专注 $^{99}Tc^m$ 标记肿瘤分子探针的合成、制备及应用研究，主要研究内容涉及 $^{99}Tc^m$ 标记的葡萄糖类衍生物、胸苷类衍生物、氨基酸类衍生物用作肿瘤显像剂，以及 $^{99}Tc^m$ 标记硝基咪唑类衍生物用于肿瘤乏氧显像。尤其是在 $^{99}Tc^m$ 标记的葡萄糖类衍生物用作肿瘤分子探针方面，该研究团队通过对葡萄糖分子的巧妙修饰，合成了不同系列的葡萄糖衍生物，根据不同葡萄糖衍生物的结构特点采用适宜的 $^{99}Tc^m$ 标记方法成功制备得到多种放射化学纯度大于 90% 的 $^{99}Tc^m$ 标记葡萄糖衍生物，部分标记物 [如 $^{99}Tc^m$-CPADG；$^{99}Tc^m$-2-（3-羧基-1-丙酰氨基）-2-脱氧-D-葡萄糖] 等在肿瘤摄取值，肿瘤/肌肉、肿瘤/血比值均优于已进入Ⅲ期临床研究的 $^{99}Tc^m$-ECDG，显示出优良的亲肿瘤特性。

6）乏氧显像药物：中国科学院高能物理研究所 Wang 等[49-51]选取了 3 种不同类型的抗肿瘤药物：用于肿瘤乏氧的 2-硝基咪唑；用于抑制肿瘤细胞有丝分裂的秋水仙碱；氮芥类抗肿瘤药物美法仑。根据分子结构，利用 IDA、DTPA、HYNIC 等作为双功能连接剂，成功的制备了系列 $^{99}Tc^m$ 标记的放射性分子探针。这些 $^{99}Tc^m$ 标记的探针均具有很好的标记效率和稳定性。初步的生物实验结果表明，标记物的电荷性质、脂溶性、Linker 长度等均会影响在肿瘤的摄取值以及生物体内的药代动力学性质。这些探针均具有一定的肿瘤摄取，注射后 4 h 的肿瘤摄取值在（0.4～1.1）%ID/g，肿瘤与肌肉的靶/非靶比值为 3～6。小动物 SPECT 成像的结果也显示在肿瘤位置有明显的放射性浓集。这些小分子抗肿瘤药物制备的 $^{99}Tc^m$ 标记的分子探针在肿瘤的摄取值不高，但易于标记及药盒化，具有很好的体内外稳定性，值得进一步深入研究。

7）新型 $^{99}Tc^m$ 标记的唾液酸糖蛋白受体显像药物：在肝中，唾液酸糖蛋白受体（ASGPR）密度与分布的变化情况能够灵敏地反应肝功能，在许多肝病的诊断中具有临床价值。厦门大学 Zhao 等[52]和 Guo 等[53-54]研制了几种对唾液酸糖蛋白受体具有良好靶向性的 $^{99}Tc^m$ 标记的多模态显像药物，初步药理实验证实，这几种显像药物具有亲和性好、特异性高、安全性好等优点，在肝脏疾病的诊断与治疗方面具有一定的临床应用潜力，其中部分药物实现了药盒化制备[55]，临床应用方便。特别是该课题组研制的一种多氟化的、$^{99}Tc^m$ 标记的 ^{19}F MRI/SPECT/PA 多模态显像药物 $^{99}Tc^m$-PEI-LA-F3 b 综合性能优良，是一种具有临床应用潜力的靶向 ASGPR 的显像药物，是 $^{99}Tc^m$ 标记药物领域重要的研究进展。

（3）^{123}I 标记的放射性药物：^{123}I 是一种适合用于临床 SPECT 显像的核素。在欧美国家，^{123}I 是仅次于 $^{99}Tc^m$ 的一种常用核素。由于 ^{123}I 标记药物时对分子结构的改变小，从而对活性分子的生物活性影响不大，是用于探索、寻找有活性的 SPECT 药物的理想核素。在过去的 3 年里，我国科研人员在 ^{123}I 标记药物研究方面尚处于起步阶段，研究成果尚不多。

1）用于阿尔茨海默病显像的 ^{123}I-IBVM：阿尔茨海默病（AD）是老年人常见病之一，研究表明 AD 患者脑内的 VAChT 数量及分布情况对早期诊断 AD 可能具有临床价值。IBVM 是一种囊状乙酰胆碱转运抑制剂（Vesamicol）衍生物，能与 VAChT 结合在突轴前小泡中，该分子在 VAChT 的研究中具有良好的应用前景。贵阳医学院宋普姣等[56]建立了一种 ^{123}I 标记 IBVM 的方法，标记率大于 50%，标记产品 ^{123}I-IBVM 的放射化学纯度及光学纯度均大于 95%。用标记物在正常老年人脑内的 SPECT 显像进行了初步研究。表明 ^{123}I-IBVM 注射液有可能是一种用于 VAChT 的 SPECT 脑显像放射性药物。

2）用于肿瘤显像的 ^{123}I-VEGF：血管内皮生长因子（VEGF）已被证实在肿瘤血管生成中占据重要地位。VEGFR 在肿瘤血管生成、肿瘤诊断和治疗中发挥重要作用。特异性结合位点能为放射性同位素标记的 VEGFR 肿瘤成像提供基础。暨南大学陈文标等[57]检测人体内皮细胞、外周血液细胞、多种肿瘤细胞株、早期肿瘤及周边非瘤组织中的 ^{123}I-VEGF$_{165}$ 和（或）^{123}I-VEGF$_{121}$ 特异性结合位点，发现 ^{123}I-VEGF$_{165}$ 和 ^{123}I-VEGF$_{121}$ 与诸多人体肿瘤细胞或组织具有特异性结合能力，^{123}I-VEGF$_{121}$ 与更多不同种类的肿瘤细胞相结合且容量大。提示 ^{123}I-VEGF$_{121}$ 可能是一种用于肿瘤的诊断与治疗的显像药物。

4. 放射性治疗药物技术及应用进展 2015 年 ^{223}Ra Xofigo 在北美市场销售额达到 4.36 亿美元，放射性治疗药物渐渐成为研究和发展的重点，中国国内治疗用放射性药物的研究和使用在这三年来也取得了不小的进展。

（1）碘［^{131}I］化钠胶囊完成临床试验进入报批阶段 原子高科股份有限公司的碘［^{131}I］化钠胶囊完成临床试验，2016 年 12 月 1 日获得 CFDA 注册受理通知书。2017 年 1—6 月通过了研制现场检查、生产现场检查等，2017 年 7 月各项资料上报至国家局，等待批准上市。

（2）^{188}Re-HEDP 完成临床 I 期试验，进入 IIa 期临床研究 复旦大学附属华山医院核医学科、上海交通大学医学院附属瑞金医院、同济大学附属第十人民医院等医疗机构 2016 年完成中国科学院上海应用物理研究所/江苏铼泰医药生物技术有限公司共同开发的用于肿瘤骨转移疼痛治疗的 ^{188}Re-HEDP 的临床 I 期研究，目前进入 IIa 期临床研究，进一步评价铼［^{188}Re］依替膦酸盐注射液（30 MBq/kg、40 MBq/kg、50 MBq/kg）对肿瘤骨转移疼痛的镇痛疗效和安全性，根据 IIa 期研究结果选择合适的剂量，进入 IIb 期研究。

（3）^{131}I-MIBG 完成临床前研究获批进入临床试验　2017 年以上海交通大学医学院附属瑞金医院作为牵头医院，海军军医大学（原第二军医大学）长海医院和复旦大学附属华山医院为协作医院开始对原子高科股份有限公司 ^{131}I-MIBG 进行临床试验。该药 2014 年开始研发工作，2016 年 1 月 6 日获得 CFDA 的化药 3.1 类临床批件。临床试验分为药代动力学试验和 120 例药效学试验两部分。预期在 2019 年底完成全部临床试验，2020 年上市使用。

（4）^{131}I-爱克妥昔单抗完成临床前研究获批进入临床试验　2016 年中国人民解放军第三零七医院开始对上海海抗中医药科技发展有限公司的用于治疗晚期恶性实体瘤的 ^{131}I-爱克妥昔单抗药物开展临床试验，目前正在开展临床 I 期研究。

（5）^{223}Ra Xofigo 氯化镭在中国开展注册工作，完成临床试验　2014 年开始，北京协和医院、复旦大学附属华山医院等 16 家医院对用于有症状骨转移及无已知内脏转移的去势抵抗性前列腺癌（CRPC）治疗的拜耳公司 ^{223}Ra Xofigo 氯化镭注射液开展临床试验，至 2016 年底，完成对前列腺癌骨转移适应证的临床 III 期试验，预计 2019 年能通过 CFDA 审批在中国市场上市销售。

该药自 2013 年通过美国 FDA 批准上市后已在全球 40 多个国家获批准上市。

（6）临床前研究进展　^{177}Lu、^{90}Y 是常用的发射 β 射线的治疗核素，其中 ^{177}Lu 能量为 0.49 MeV，穿透力为 2 mm，^{177}Lu 半衰期为 6.7 d，骨髓毒性反应小，是非常优良的治疗核素。南京市第一医院已标记制备了 ^{177}Lu-DOTA-TOC，对 30 例神经内分泌肿瘤包括 5 例嗜铬细胞瘤和副神经瘤开展了肽受体核素靶向治疗，每次剂量 2.96~7.03 GBq，大部分患者处于稳定期，部分患者病灶明显缩小，基本建立了 PRRT 治疗流程。

^{188}Re 具有优良的核物理性质和化学性质，由于 ^{188}Re 半衰期为 16.9 h，其 2.12 MeV（25.1%）的 β 射线极为适合用于治疗，而 15% 的 0.155 MeV 的 γ 射线又同时会显像，再加上它可由 ^{188}W-^{188}Re 发生器制作，因此近 3 年国内在 ^{188}Re 标记生物分子在肿瘤治疗中的应用也开展了不少研究。空军军医大学（原第四军医大学）西京医院开展了 ^{188}Re-NGR-VEGI 药物的动物实验研究；南方医科大学第一临床医学院南方医院进行了 CD45 单抗及 ^{188}Re-亲和素二步法预定位对淋巴瘤治疗的研究；北京师范大学开展了用于肿瘤诊断和个性化治疗的 ^{99}Tc^{m}/^{188}Re 标记的 s2 受体放射性药物研究和叶酸受体介导 ^{188}Re-siRNA 干扰 UbcH10 治疗肿瘤的基础研究。

二、放射性药物相关技术进展

正电子核素湮灭产生 511 keV 的 γ 射线，其能量高，药物合成操作剂量大、单日合成的次数多，因此，正电子放射性药物合成会给操作人员带来较高的辐射剂量。按受辐射剂量降至"可接受的"剂量的原则，正电子药物的生产一般采用商品化的自动化放射性药物合成装置，又称合成模块。这种自动化合成模块将整个合成过程程序化、自动化，将需要的操作和所需原料等集中在一台装置上，比手动合成方法更准确、更有效。

我国 PET 中心的自动化合成模块有两个来源：一个来源是从国外进口，如美国通用电气公司、驻友和 IBA。这些公司与回速加速器配套供应 ^{18}F-FDG 专用模块、氟多功能模块和碳多功能模块。另一个来源是国产的模块，同样配有 ^{18}F-FDG 专用模块、氟多功能模块和碳多功能模块。

从 2014—2016 年，国内市场变化不大。进口模块方面，新增加了西班牙 Trasis 公司的 All-In-One，能合成从 ^{11}C 到 ^{18}F 和 ^{68}Ga 药物的模块；^{11}C 药物主要有 ^{11}C-胆碱和 ^{11}C-甲硫氨酸，^{18}F 主要有亲核合成的 ^{18}F-DOPA 等，金属核素有 ^{68}Ga-PSMA 和 ^{68}Ga-奥曲肽。2016 年中山大学附属第一医院引进该模块，并将之用于合成 ^{18}F-DOPA。这是一台高度集中化的模块，操作简单，由于全部采用了一次性卡套，其单次合成药物的成本高于其他多功能模块，是一款适于临床药物的模块。

国产模块方面，在不改变合成工艺的前提下，改进了多次合成 ^{18}F-FDG 的试剂装填方式和废气收集等。从 FDG-N 型，改进成自动收集废气的 FDG-NA 型；同时，将散装的三通阀集中成一次性卡套，改进成 FDG-NC 型，大大方便了用户；而且不校正合成效率提高到 70%，合成时间降到 18 min。也有一些研究单位，如上海肿瘤医院将 ^{18}F-FDG 小型化和将新的合成工艺，如微射流技术引入到 FDG 模块上，但这些均停留在实验室内，没有商品化。

国产氟多功能模块依据合成技术的进步，成功实现了亲核合成的 ^{18}F-DOPA，并在华山医院成功应用于科研。针对氟多功能模块一天只能使用一次的不足，国内开发了一种类似 FDG 多次合成技术，即二次二药多功能模块，在同一模块上，将预先合成的前体等试剂安装好，可以实现同一模块上合成 2 种正电子放射性药物，如 ^{18}F-FLT 和 ^{18}F-AV45 等。该模块适合于科研单位和对研究药物需要多的大型医院。

总之，自动化放射性药物合成模块的技术仍有很大的上升空间，除了稳定、可靠和方便、快速外，合成成本的下降和芳香环上氟的亲核取代反应的实现仍将是技术上的挑战。

三、相关法规政策等进展

为了解决正电子类放射性药品供应距离有限，无法实现异地配送，严重制约了此类药品的临床应用的问题，为了加强正电子类放射性药品管理，促进临床应用和保障公众需求，CFDA 2014 年 11 月 3 日发布了《关于正电子类放射性药品委托生产监督管理有关事宜的通知（食药监药化监〔2014〕249 号）》。明确取得正电子类放射性药品批准文号的药品生产企业，可以委托持有与正电子类放射性药品生产条件相适应的放射性药品生产许可证的多家放射性药品生产企业同时生产该药品。对建立我国正电子药物生产和管理的标准规范，促进我国正电子放射性药物的使用和推广起到了积极的作用。

《中华人民共和国药典》（简称《中国药典》）2015 年版于 2015 年 12 月 1 日起正式实施。与 2010 版相比，2015 版药典标准更加完善，收载品种总数约为 5608 个，增幅达到 23.7%，其中放射性药品 30 个，比 2010 版药典增加 7 个。为便于标准管理及使用方便，2015 版《中国药典》将放射性药物及相关品种的标准单独列为一部分，即 2015 版《中国药典》二部的第二部分，本次药典增加的 7 种放射性药物，具体品种如下。①来昔决南钐[^{153}Sm]注射液（^{153}Sm-EDTMP）；②氟[^{18}F]脱氧葡糖注射液（^{18}F-FDG）；③氯化锶[^{89}Sr]注射液；④碘[^{125}I]密封籽源；⑤锝[^{99}Tc^{m}]双半胱乙酯注射液（^{99}Tc^{m}-ECD）；⑥锝[^{99}Tc^{m}]双半胱氨酸注射液（^{99}Tc^{m}-EC）；⑦锝[^{99}Tc^{m}]甲氧异腈注射液（^{99}Tc^{m}-MIBI）。

（武　健　谢敏浩　杨　志　张锦明　杜　进　李子颖
杨　敏　朱　华　陈正平　张俊波　王　峰）

参考文献

[1] Xie QH, Zhu H, Wang F, et al. Establishing reliable ^{64}Cu production process: From target plating to molecular specific tumor micro-PET imaging. Molecules, 2017, 22: 641.

[2] 朱华, 王风, 刘特立, 等. 新型固体靶核素 ^{64}Cu 生产、质控及 microPET 显像研究. 中华核医学与分子影像杂志, 2018.

[3] 吴冰, 石洪成, 陈曙光, 等. ^{18}F-FDG PET/CT 显像在胰腺肿瘤诊断中的应用价值. 中华核医学与分子影像杂志, 2015, 35（2）: 92-96.

[4] 葛璟洁, 邓波, 左传涛, 等. 克雅病的脑 ^{18}F-FDG PET 显像一例. 中华核医学与分子影像杂志, 2016, 36（6）: 551-553.

[5] Liang S, Ma Y, Guo J, et al. ^{18}F-radiolabeled analogs of peptide RGD-A7R for simultaneous PET imaging of both $α_vβ_3$ and VEGF in tumors. J Radioanal Nucl Chem, 2015, 303 (3):1891-1896.

[6] Xu Q, Zhu C, Xu Y, et al. Preliminary evaluation of [18F]AlF-NOTA-MAL-Cys39-exendin-4 in insulinoma with PET. J Drug Target, 2015, 23(9):813-820.

[7] Xu Y, Pan D, Zhu C, et al. Pilot study of a novel ^{18}F-labeled FSHR probe for tumor imaging. Mol Imaging Biol, 2014, 16(4):578-585.

[8] Pan D, Yan Y, Yang R, et al. PET imaging of prostate tumors with ^{18}F-Al-NOTA-MATBBN. Contrast Media Mol Imaging, 2014, 9(5):342-348.

[9] 朱华, 于江媛, 李囡, 等. ^{68}Ga-DOTA-TATE 的制备及在神经内分泌肿瘤显像中的应用. 中华核医学与分子影像杂志, 2015, 35（6）: 487-491.

[10] 姚晓晨, 艾书跃, 张俊, 等. ^{68}Ga-DOTA-NOC PET/CT 诊断长范围食管小细胞神经内分泌癌一例. 中华核医学与分子影像杂志, 2015, 35（4）: 308-309.

[11] 王龙, 唐军, 刘增礼, 等. ^{68}Ga-DOTA-cRGD 的制备及对荷肺腺癌裸鼠的显像研究. 中华核医学与分子影像杂志, 2016, 36（2）: 127-130.

[12] Liu F, Zhu H, Li C, et al. Design and radio-synthesis of somatostatin receptors targeted ^{68}Ga-DOTA-Benereotide for non-invasive PET imaging. J Radioanal Nucl Chem, 2016, 307 (2):1069-1075.

[13] Luo Y, Yu M, Pan QQ, et al. ^{68}Ga-NOTA-exendin-4 PET/CT in detection of occult insulinoma and evaluation of physiological uptake. Eur J Nucl Med Mol Imaging, 2015, 42(3):531-532.

[14] Zhang J, Li D, Lang L, et al. ^{68}Ga-NOTA-Aca-BBN(7-14) PET/CT in Healthy Volunteers and Glioma Patients. J Nucl Med, 2016, 57:9-14.

[15] 崔璨, 邵国强, 徐志红, 等. ^{68}Ga-PSMA-11 标记合成及生物分布和代谢动力学研究. 中华核医学与分子影像杂志, 2016, 36（2）: 106-111.

[16] Zhu H, Xie Q, Li N, et al. Radio-synthesis and evaluation of ^{68}Ga-DKFZ-PSMA-617 for non-invasive prostate cancer PET imaging. J Radioanal Nucl Chem, 2016, 309: 575-581.

[17] 朱华, 程震, 杨志. 核医学分子探针在前列腺癌诊断中的临床研究进展. 中华核医学与分子影像杂志, 2017, 37 (2): 103-107.

[18] Han XD, Liu C, Liu F, et al. ^{64}Cu-PSMA-617: A novel PSMA-targeted radio-tracer for PET imaging in gastric adenocarcinoma xenografted mice model. Oncotarget, 2017, 8(43):74159-74169.

[19] Hetrick LD, Kraft SL, Johnson TE. Occupational exposure to veterinary workers from the positron emission tomography imaging agent ^{64}Cu-ATSM. Health Phys, 2015, 109:219-223.

[20] 朱华, 李一林, 赵传科, 等. ^{64}Cu-NOTA-Heceptin 的设计、活性测定及肿瘤靶向分子显像研究. 高等学校化学学报, 2016, 37 (12): 2131-2137.

[21] Yang Y, Hernandez R, Rao J, et al. Targeting CD146 with a ^{64}Cu-labeled antibody enables in vivo immunoPET imaging of high-grade gliomas. Proc Natl Acad Sci USA, 2015, 112(47):E6525-E6534.

[22] 韩振义, 梁积新, 胡骥. ^{64}Cu 标记两种奥曲肽类似物的比较. 同位素, 2016, 29 (2): 82-88.

[23] 郁春景, 米宝明, 杨敏, 等. 整合素 $\alpha_v\beta_3$ 分子探针 ^{18}F-Alfatide 在肺癌患者中的生物学分布. 中华核医学与分子影像杂志, 2015, 35 (5): 379-382.

[24] Gao S, Liu N, Hu X, et al. A pilot study: Predictive value of early responses with (18)F-Alfatide RGD PET/CT in locally advanced non-small cell lung cancer treated with concurrent chemoradiation therapy. Int J Radiat Oncol Biol Phys, 2016, 96 (2S): E437.

[25] 柳曦, 张宝石, 周乃康, 等. 凋亡显像早期检测肿瘤化疗疗效的实验研究. 功能与分子医学影像学杂志, 2014, 3 (2): 365-370.

[26] 胡鸿, 唐刚华, 胡孔珍. 肿瘤酸性 pH 分子显像研究进展. 同位素, 2014, 27 (3): 179-187.

[27] 冼文彪, 史新冲, 张祥松, 等. [^{11}C] CFT 脑多巴胺转运体 PET 显像对帕金森病诊断和严重程度评估的应用. 中国神经精神疾病杂志, 2014, 40 (8): 474-478.

[28] 刘帅, 岳伟, 卢昊, 等. ^{18}F-FDG PET 和 ^{11}C-PIB PET 显像对后部皮质萎缩的早期诊断价值. 中国现代神经疾病杂志, 2015, 15 (8): 623-630.

[29] 富丽萍, 张熙, 张锦明, 等. 早期相 ^{11}C-PIB 作为神经功能指标: 与 18F-FDG 比较分析. 中国医学影像技术, 2013, 12: 1918-1922.

[30] 孙艺斐, 杨忠毅, 张勇平, 等. ^{18}F-FES 在乳腺癌患者体内摄取与病理免疫组化的关系. 中国癌症杂志, 2014, 24 (20): 128-134.

[31] 孙璐, 潘隆盛, 王伟君, 等. ^{18}F-ML-10 凋亡显像 PET-CT 在勾画颅内肿瘤放疗靶区中的应用. 解放军医学院学报, 2016, 37 (6): 537-540.

[32] Sun Y, Yang Z, Zhang Y, et al. The preliminary study of 16α-[^{18}F]fluoroestradiol PET/CT in assisting the individualized treatment decisions of breast cancer patients. PLoS One, 2015,10(1): e0116341.

[33] Li N, Wang X, Lin B, et al. Clinical evaluation of ^{99m}Tc-Rituximab for sentinel lymph node mapping in breast cancer patients. J Nucl Med, 2016, 57: 1214-1220.

[34] Nan Li, Hua Zhu, Yan Li, et al. Synthesis and evaluation of Cy5.5-Rit tracer for specific near-infrared fluorescence imaging of sentinel lymph node. Bioorg Med Chem Lett, 2016, 26: 4233-4236.

[35] Wang X, Yang Z, Lin B, et al. Technetium-99m-labeled rituximab for use as a specific tracer of sentinel lymph node

biopsy: a translational research study. Oncotarget, 2016, 7(25): 38810-38821.

[36] Li D, Chen Y, Wang X, et al. ^{99m}Tc-Cyclopentadienyl tricarbonyl chelate-labeled compounds as selective sigma-2 receptor ligands for tumor imaging. J Med Chem, 2016, 59: 934-946.

[37] Wang X, Li D, Deuther-Conrad W, et al. Novel cyclopentadienyl tricarbonyl ^{99m}Tc complexes containing 1-piperonylpiperazine moiety: potential imaging probes for sigma-1 receptors. J Med Chem, 2014, 57: 7113-7125.

[38] Qiu L, Lin J, Nan B, et al. Pharmacokinetic and imaging evaluation of ^{99m}Tc-HBIDP as a potential bone imaging agent. Pak J Pharm Sci, 2015, 28: 815-818.

[39] Lu C, Jiang Q, Hu M, et al. Kit formulation for ^{99m}Tc-labeling of recombinant Annexin V molecule with a C-terminally engineered cysteine. J Radioanal Nucl Chem, 2014, 304: 571-578.

[40] Xie F, Zhang C, Yu Q, et al. Novel ^{99m}Tc radiolabeled folate complexes with PEG linkers for FR-positive tumor imaging: synthesis and biological evaluation. RSC Adv, 2014, 4: 32197-32206.

[41] Chen Y, Guo H, Xie F, et al. Preparation and biological evaluation of ^{99m}TcN-labeled pteroyl-lys derivative as a potential folate receptor imaging agent. J Labelled Comp Radiopharm, 2014, 57: 12-17.

[42] Yu Q, He Y, Chen Y, et al. Preparation and biological evaluation of ^{99m}Tc-labeled pteroyl-lys derivatives. Chem J Chinese U, 2015, 36: 2446-2453.

[43] Guo Z, Gao M, Song M, et al. Synthesis and evaluation of ^{99m}Tc-labeled dimeric folic acid for FR-targeting. Molecules, 2016, 21: pii: E817.

[44] Guo Z, Zhang P, Song M, et al. Synthesis and preliminary evaluation of novel ^{99m}Tc-labeled folate derivative via click reaction for SPECT imaging. Appl Radiat Isot, 2014, 91: 24-30.

[45] Liu Z, Liu H, Ma T, et al. Integrin avb6-targeted SPECT imaging for pancreatic cancer detection. J Nucl Med, 2014, 55: 989-994.

[46] Yu X, Wu Y, Liu H, et al. Small-animal SPECT/CT of the progression and recovery of rat liver fibrosis by using an integrin avb3-targeting radiotracer. Radiology, 2016, 279: 502-512.

[47] Zhao H, Gao H, Zhai L, et al. ^{99m}Tc-HisoDGR as a potential SPECT probe for orthotopic glioma detection via targeting of integrin alpha5beta1. Bioconjug Chem, 2016, 27: 1259-1266.

[48] Zhang X, Yao M, Chen M, et al. Hyaluronic acid-coated silver nanoparticles as a nanoplatform for in vivo imaging applications. ACS Appl Mater Interfaces, 2016, 8: 25650-25653.

[49] Wang J, Zheng X, Wu W, et al. Synthesis and preliminary biological evaluation of ^{99m}Tc(CO)3-labeled pegylated 2-nitroimidazoles. J Radioanal Nucl Chem, 2014, 300: 1013-1020.

[50] Wang J, Yang W, Xue J, et al. Synthesis and biological studies of ^{99m}Tc(HYNIC–MFL)(tricine)(TPPTS) as a novel tumor imaging agent. Journal of Radioanalytical and Nuclear Chemistry, 2016, 310: 1209-1213.

[51] Wang J, Zhang Y, Yang W, et al. ^{99m}Tc-labeled colchicine for tumor imaging using DTPA as bifunctional chelating agent. J Radioanal Nucl Chem, 2015, 307: 1087-1092.

[52] Zhang P, Guo Z, Zhang D, et al. A novel copolymer-based functional SPECT/MR imaging agent for asialoglycoprotein receptor targeting. Mol Imaging, 2016, 15: pii: 1536012116667327.

[53] Guo Z, Gao M, Song M, et al. Superfluorinated PEI derivative coupled with ^{99m}Tc for ASGPR Targeted ^{19}F MRI/SPECT/

PA Tri-modality imaging. Adv Mater, 2016, 28: 5898-5906.

[54] Guo Z, Gao M, Zhang D, et al. Simultaneous SPECT imaging of multi-targets to assist in identifying hepatic lesions. Sci Rep, 2016, 6: 28812.

[55] Liu C, Guo Z, Zhang P, et al. Kit formulated asialoglycoprotein receptor targeting tracer based on copolymer for liver SPECT imaging. Nucl Med Biol, 2014, 41: 587-593.

[56] 宋普姣, Guilloteau D. 囊泡乙酰胆碱转运蛋白显像剂 ^{123}I-IBVM 的制备及 SPECT 脑显像. 贵阳医学院学报, 2014, 39: 340-346.

[57] 陈文标, 李树人, 齐素文, 等. ^{123}I- 血管内皮生长因子结合位点在人类肿瘤细胞的表现特征. 国际肿瘤学杂志, 2014, 41: 297-301.

第十三节　核医学显像设备进展

1896 年，法国物理学家贝克勒尔在研究铀矿时发现，铀矿能使包在黑纸内的感光胶片感光，这是人类第一次认识到放射现象，也是后来人们建立放射自显影的基础。科学界为了表彰他的杰出贡献，将放射性物质的射线定名为"贝克勒尔射线"。自此之后核医学诞生了，核医学作为一门年轻的综合性边缘学科是现代医学的重要组成部分，它既是从事生物医学研究的一门新技术，又是拥有自身理论和方法，并能反映脏器或组织的血流、受体密度和活性、代谢和功能变化而具有独特优势的用于诊治疾病的临床医学的重要分支，在医学领域中有着特殊的地位和其他学科不可取代的作用，已成为举世公认的独立学科。

随着科学的发展日新月异，核医学前进的步伐也在不断加快。21 世纪，放射性药物的发展面临着新的机遇和挑战，其中用于肿瘤诊断和治疗的放射性药物是最有希望和前途的研究领域。核医学显像仪器的发展主要集中在晶体的研制、计算机性能、软件技术的更新和开发以及图像融合技术的进一步开发应用。目前，核医学正在迈进分子时代，单克隆抗体或基因工程抗体放射免疫显像和放射免疫治疗、受体显像、基因表达显像以及反义显像等领域研究活跃，显示出分子核医学的勃勃生机。

在核医学技术飞速发展的今天，核医学设备不断更新换代，种类层出不穷，可以完全满足日常的临床诊断需求，并还在精益求精的道路上，继续前行。以下总结一下核医学设备近几年（2013—2017 年）的发展情况。

一、SPECT/CT

以美国通用电气公司为例，近几年在核医学设备的发展可所谓日新月异，精益求精，自 2013 年至今在 SPECT/CT 方面，相继推出一系列的产品，不断满足日益增长的医疗需求。例如，2013 年推出的 Discovery NM630，优势在于全新"炫动"硬件平台，探头轻、扫描快、高智能，并推出了快速精准成像技术：GE 快速精准骨专利技术。开创了 Discovery 系列的先河，得到了一定的市场（图 2-1）。

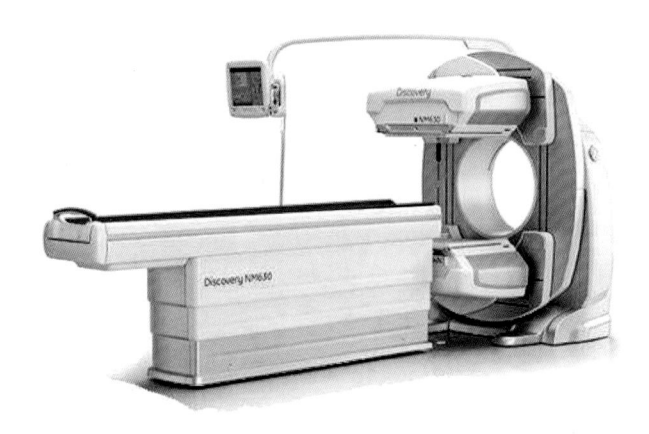

图 2-1 Discovery NM630

在取得了市场的成功之后，美国通用电气公司又在 2014 年相继推出了 Optima NM/CT 640，在 2017 年推出了 Discovery NM/CT 670 Pro*，在高端核医学设备领域中，占领了市场。Optima NM/CT 640 是 Optima 系列的高端产品（图 2-2），优势在于：①独特光子探头：开创高清、快速成像新纪元；②超短光电倍增管，DAB 智能采集板；③新型高效 Gd2O2S 陶瓷闪烁晶体；④一体化炫动机架，ACQC 精准融合配准系统，真正实现 1+1＞2。

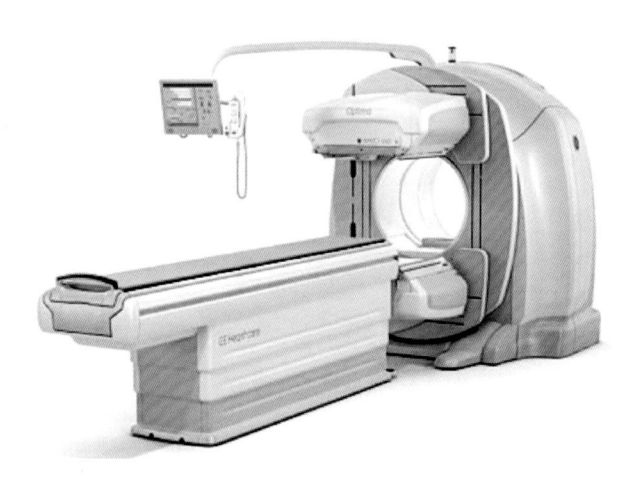

图 2-2 Optima NM/CT 640

而 2017 年推出的 Discovery NM/CT 670 Pro*（图 2-3），更加延续了 Discovery 系列产品的优势，属于业界首台超高端 SPECT/CT，其特点更加突出。①独特光子探头设计；SPECT 关键参数全面领先。②超高端 CT 平台；高清图像，超低剂量。③精准一体化 SPECT/CT；精准匹配，实现 1+1＞2。④业内独有全核素 SUV 定量平台，支持所有核素，广阔应用前景。⑤"快速精准骨成像"、"快速精准心成像"两大专利技术（图 2-4），尤其是快速精准骨成像技术，更达到了控制药物剂量，减少显像时间，精确成像等特点。

与此同时，Siemens 公司也根据临床需求，在心肌灌注显像方面推出了特色产品 IQ-SPECT，在心脏显像方面做出了贡献。

IQ-SPECT 是心脏核医学的一个巨大飞跃，这是全球首个智能 SPECT 心脏技术。相比传统

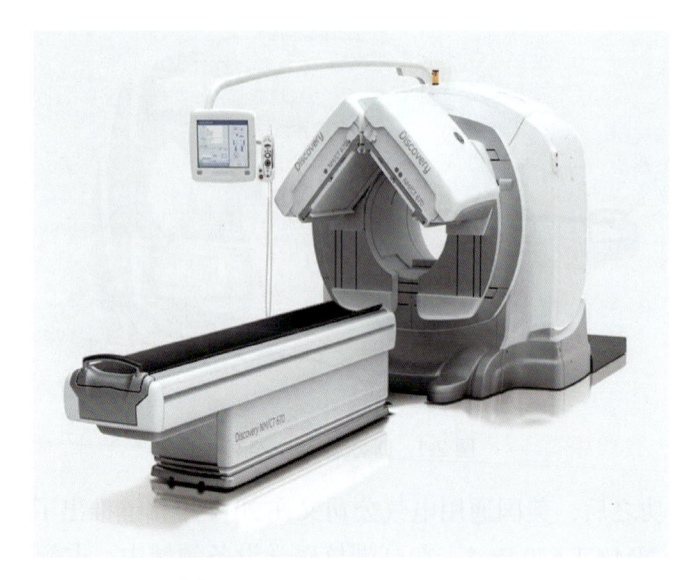

图 2-3　Discovery NM/CT 670 Pro*

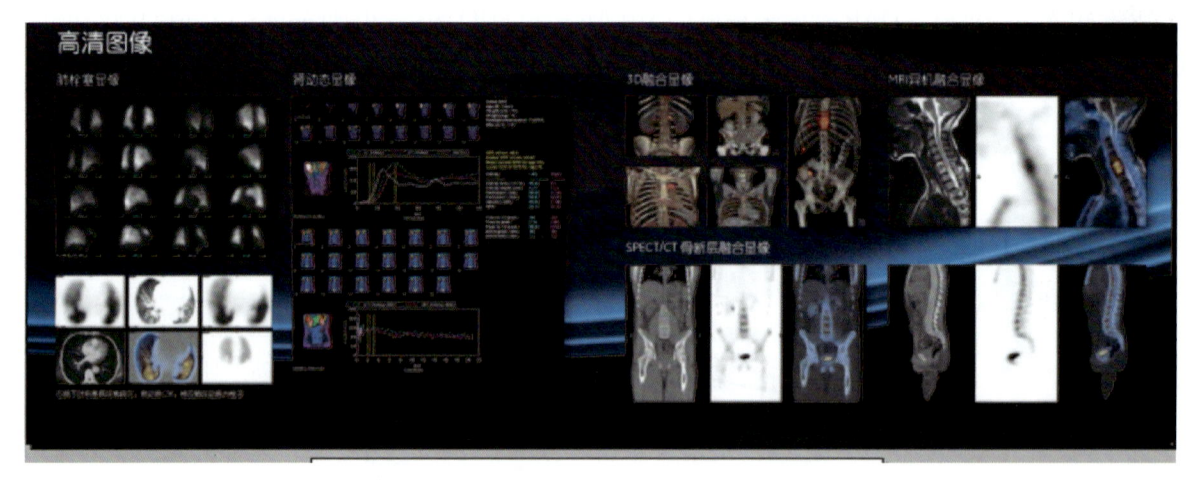

图 2-4　快速精准骨成像

SPECT 需要 20 min 得到心脏信息，IQ-SPECT 只要 5 min 就可以帮助临床医师得到更多可用于临床诊断的信息。

IQ-SPECT 通过 SMARTZOOM 准直器，以心脏为中心的智能化追心技术，结合 IQ-SPECT 重建在大幅减少心脏 SPECT 的采集时间及降低患者药物注射剂量的基础上，确保了快速而精确地心脏数据采集。其中，追心技术的两个核心科技，即 SMARTZOOM 准直器和心脏中心轨迹。前者能放大目标心脏，同时避免既往的截面影响，在高计数率的同时无损图像分辨率，相比传统技术，可以收集到 4 倍于平行孔准直器的技术；而心脏中心轨迹采用探头智能化的以心脏为中心采集运行，保持每次采集时心脏都在视野的中心。辅以 IQ-SPECT 重建，真正实现分辨率恢复，基于 CT 的衰减校正和能量窗的散射校正（图 2-5）。

德国西门子公司的 IQ-SPECT 完全与 Symbia 业界最佳、最高效的技术全面兼容，如自动准直器更换系统（ACC）、自动质量控制系统（AQC）等，可以说 IQ-SPECT 解决方案是完全致力于临床需

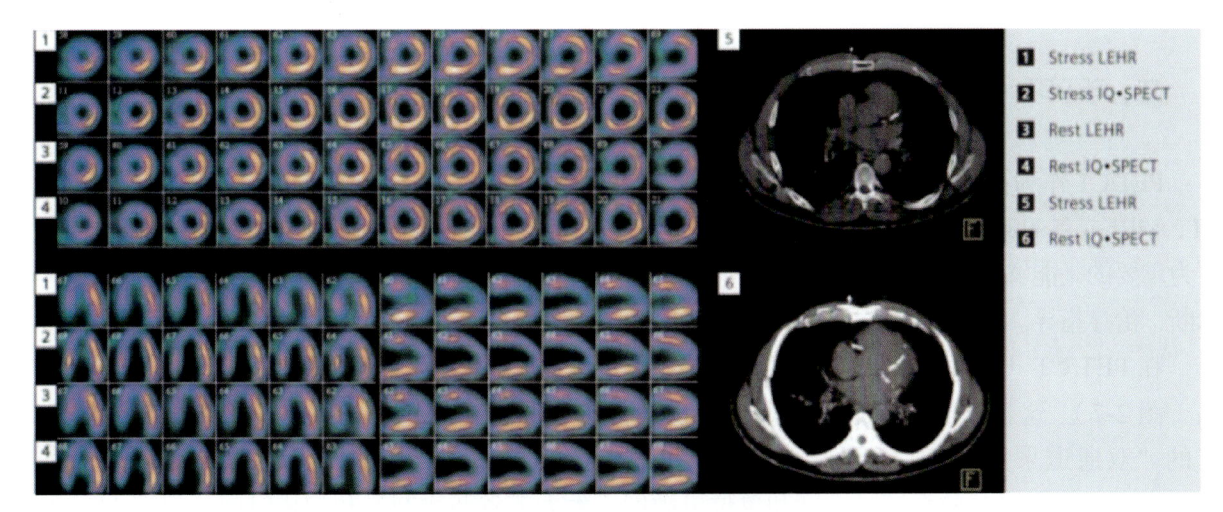

图 2-5　IQ-SPECT 心肌灌注显像

要而设计的。它将最新的自动化技术和图像处理技术完美集合，无论是准直器更换、质控、患者摆位、采集和重建都让日常繁复的工作流程步骤简单、直观，体验到无与伦比的快捷与便利。

美国通用电气医疗一直致力于引领分子影像技术革命，并将先进的分子影像技术带给广大患者。Discovery NM 530c 彻底摒弃传统分子影像设备采用的"晶体＋光电倍增管"结构，采用半导体芯片探测器。除此之外，Discovery NM 530c 还采用聚焦准直、全三维重建和静止显像等先进技术。

这些技术的采用为我们带来：①更好的图像质量，提高诊断信心；②超快显像速度，提高患者通过率及患者舒适度；③更强多核素显像能力，为我们开拓更广临床应用空间；④动态 SPECT 功能，为我们提供更多临床应用，如首次通过 SPECT 显像；⑤更强剂量管理能力，为我们提供更多显像方案。

可喜的是，我国国产的 SPECT/CT 设备并没有在竞争中落后。自 2011 年起许多大型的国有医疗设备公司在核医学设备的研发生产方面投入更大的力度，有很大一部分优秀的产品推陈出新，走入市场，实现了核医学设备市场的多元化，进入了百花齐放、百家争鸣的时代。

以北京永新公司为例，推出了 ImaginE NET 632 可变角双探头 SPECT（图 2-6），ImaginE NET632 是国内首台自主研发的可变角双探头全数字化通用型单光子发射计算断层扫描成像设备，并采用定量化新技术运用其中。①以静见动。无需旋转，多针孔准直器实现心脏、甲状腺小器官动态断层定量成像。②以动定静。双探头同步实现肾动态功能显像＋肾深度测量。③以智克难。定量图像引导核素内照射剂量精准评估与个性化治疗计划。④以快取胜。正电子 TOF 符合呈像，提供肿瘤精确 SUV 值。

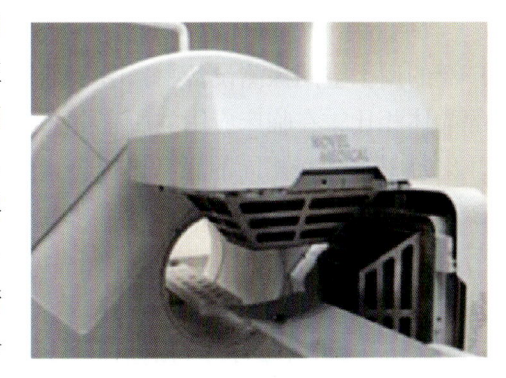

图 2-6　ImaginE NET 632

值得一提的是，复合线路技术的继续推出，填补了进口核医学产品的空缺，继续发扬了 SPECT/CT 双核素显像的优势，满足了医疗市场的需要。

二、PET/CT

PET/CT作为高端的分子影像学设备，被誉为医学影像学"皇冠上的明珠"，PET/CT与X-ray、CT、MRI或者US等其他传统的影像学手段相比，不仅能从解剖结构上反映生物体内的病理变化，更为重要的是能够从分子、代谢水平更早期的发现生物体内的病理性变化，从而实现对于肿瘤的早期诊断，治疗指导。

在PET/CT飞速发展的大环境下，GE公司最新推出的超高灵敏度PET/CT Discovery IQ产品（图2-7）。这款产品采用最新光爆探头设计，搭载源自空间科技的太空材料BGLS晶体，独有的"双通道采集"PET探测器，基于点扩展函数模型的全新探测器设计，不浪费每一个信号，实现业内最卓越的系统灵敏度和单位灵敏度，大大节省药物剂量和扫描时间，仅需111 MBq（3 mCi）、3 min即可实现卓越的全身成像。

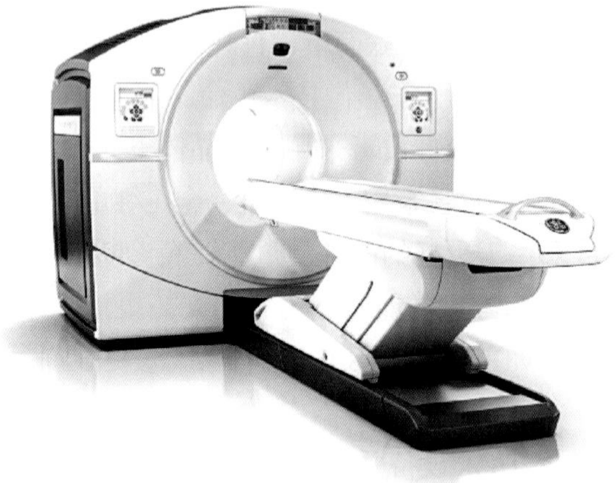

图2-7 Discovery IQ

Discovery IQ的优势：①全新BGLS晶体。BGLS晶体作为一款具有极高灵敏度的探测材料，被广泛的用于空间探测设备中，用以探测宇宙中微量的暗物质粒子。BGLS晶体与传统的LSO、LYSO等晶体相比，在临床应用的所有核素（如 ^{18}F、^{11}C、^{13}N等）显像中，具有明显的优势。在临床常规注射剂量下，在相同的患者体内核素分布的情况下，我们可以清晰地看见，在临床常用的核素中，BGLS在相同条件下的探测效能明显高于其他材质的晶体。②双采集通道。PET探测器在接受光子信号时，根据入射光子的能量和"符合时间窗"来决定是否能"捕获"该信号。当入射信号比较大时，信号和信号之间会出现叠加，导致系统无法区分，叠加的信号都会丢失。Discovery IQ采用独有的"双通道采集"设计，2个平行的信号处理通道同时开启，与传统设计相比信号处理能力提升1倍，全信号采集。③全新探头设计。光爆探头除了搭载全新的太空材料BGLS晶体，GE独有的双采集通道技术之外，在探头的设计上也有着巨大的创新。Discovery IQ的探头是基于点扩展函数模型设计的全视野高清分辨力探头，大幅提升了PET图像质量。④Discovery IQ超高灵敏度。PET显像原理决定了PET/CT的核心性能参数为灵敏度，灵敏度越高，PET的图像质量越好，采集所需要的时间越短，患者的核素药物注射剂量越低。Discovery IQ 具有业界最高的 NEMA 灵敏度，能够实现其他 PET 无法实现的微剂量同时超快速 PET 检查。

3 min PET 检查彻底颠覆了人们对 PET 检查的认知，与之前 15~20 min 的检查时间相比，Discovery IQ 减少了 80% 以上的检查时间，极大的改善了患者的检查体验，并使得一些依从性较差的儿童、老年患者，不能长期平卧的肿瘤疼痛患者、不自主性运动的舞蹈症患者有可能完成高质量的全身检查。同时 111 MBq（3 mCi）的 PET 全身显像，减少了肿瘤筛查患者，肿瘤疗效评估患者可能的辐射损伤，使每一个接受 PET 检查的患者都受到微剂量检查（图 2-8）。

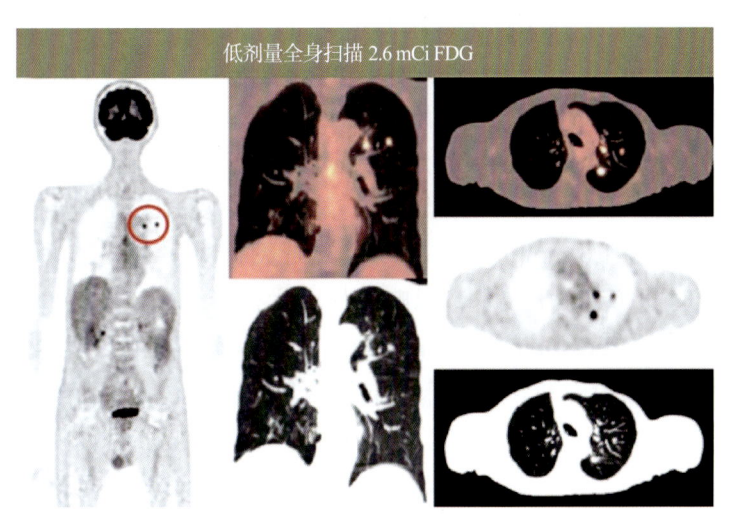

图 2-8　低剂量短时间肺内病灶

与此同时，美国通用电气公司又在今年推出了又一代新产品 Discovery PET/CT 710 CLARITY（图 2-9），继续传承 Discovery 系列产品的优势。从该产品的宣传优势看来，Discovery PET/CT 710 CLARITY 为实现肿瘤个体化治疗指导而生，集合 256 PET 系统、宝石平台 128 CT 系统、内置式智能质控系统、最领先的重建技术、最强大的后处理系统，确保肿瘤个体化治疗指导临床化，引领未来分子影像发展。

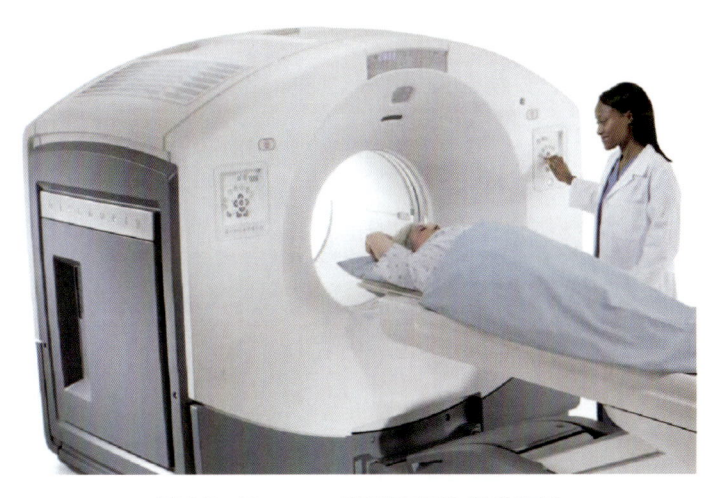

图 2-9　Discovery PET/CT 710 CLARITY

全新 Discovery PET/CT 710 CLARITY 全新 Q.ClearPost-TOF 技术平台实现 25 次无噪声迭代，全收敛 SUV，将 PET/CT 小于 10 mm 病灶影像信噪比提高 200%，将 PET/CT 小于 10 mm 小病灶 SUV 准确性提高 200%，从而在临床实现：①毫米级小病灶精准成像；②全收敛 Q.SUV 真实稳定疗效评估；③心肌代谢 – 冠脉 CTA 精准融合成像。

值得一提的是，此款 PET/CT 将 TOF 技术精益求精，做到极致，提高了小病灶诊出的准确性，适应临床核医学的发展趋势，使我们更加期待他在市场中和临床应用中的表现。

另外，Siemens 公司也在 2016 年推出了高端 PET 产品，全球首台能谱 32 层 PET/CT Biograph Horizon（图 2-10）。其特色优势在于：①采用 LSO 新晶体和 OptisoHD 探测器。Biograph Horizon 高容积分辨率探测器，使高性能 LSO 晶体，以 4 mm×4 mm 超精细切割工艺，采用连续的探测器模块化设计，使探测器获得完整数据，确保最佳的分辨率和灵敏度，实现大矩阵重建。②全视野超高清平台。Biograph Horizon 高级重建选配软件，充分考虑到重建过程中实际问题，提供全面的智能优化解决方案，形成西门子独家高清重建平台。使 HD.PET 全视野高清技术——全视野一致 2 mm 分辨率，实测 1.6 mm 分辨率。③全视野飞行时间 TOF 技术——2 倍提高信噪比。Biograph Horizon 飞行时间（TOF）技术，以响应片段代替传统的符合线，剔除了大量无用信息，极大提高了信噪比。并且，Biograph Horizon 飞行时间（TOF）技术，其全视野均可实现 TOF 技术，对体表病变提供更准确的诊断。④临床导向可变床位采集。Biograph Horizon 智能可变床位时间采集模式，兼顾了图像质量和检查速度，打破了传统 PET 扫描时，多床位采集时每个床位必须采取一样的采集时间，无法基于临床需求不同，设置个性化、差异化的采集协议的局限性；并且可以基于临床需求定制不同的检查协议，并存储于扫描仪中，更加便捷、高效完成工作，更有利于标准化工作的开展。⑤单源双能谱 32 层 CT。Biograph Horizon 提出了单源双能的概念，在不同能量 X 射线条件下照射物体，X 线经过物质后产生的光电效应与康普顿效应共同决定了物质的衰减特性。Biograph Horizon 单源双能技术利用了这一物质衰减系数的差异，通过单次程序自

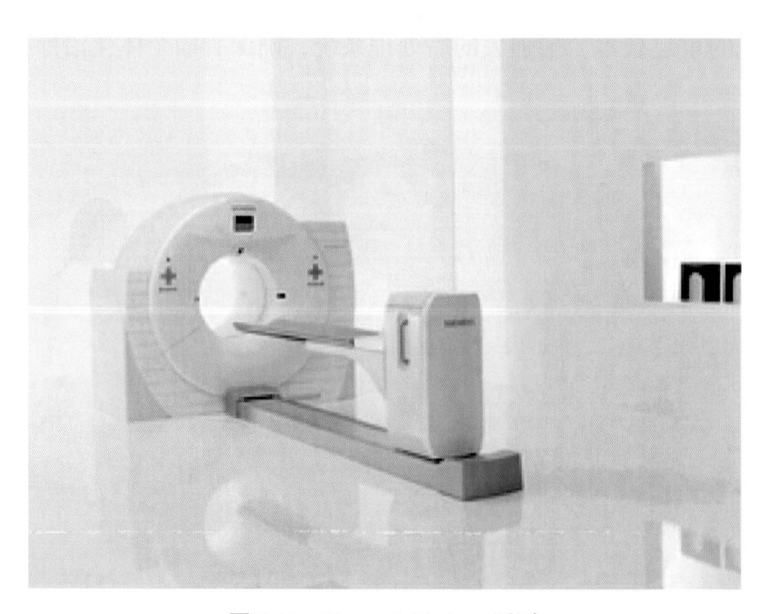

图 2-10 Biograph Horizon 系列

动实现两次连续的螺旋扫描，可以分离、辨别和量化不同的物质，以此计算出任意能级下的物质衰减率，获得能谱曲线，从而进行物质成分分析。Biograph Horizon 的单源能谱 32 层 CT 攻克了早期单源双能的技术难点，改变了传统能谱技术无法走入临床常规的现状，在实现物质分离、能量去除和判断金属伪影等方面满足了临床的需求。

随着 PET/CT 技术发展的大潮，国产 PET/CT 也同样表现良好，像联影等公司在国产 PET/CT 研发和生产方面做出了巨大的贡献。以上海联影医疗科技有限公司为例，它是中国唯一自主研发、生产全线高端医疗设备，并提供医疗信息化、智能化解决方案的高新技术企业。截至目前，联影已向市场推出掌握完全自主知识产权的 30 款产品，装机客户 2000 多家，包括 200 多家著名三甲医院。其中多款世界首创和中国首创的产品，打破外资数十年的市场垄断和技术封锁。此外，联影以"U+互联网"医疗战略布局精准医疗生态系统，在精准医疗、智能医疗、互联网医疗领域引领行业发展。

在 2015 年，联影自主研发的 96 环光导 PET/CT 以分辨率和扫描速度双重突破填补国际空白（图 2-11）。其搭载的超长轴向视野成倍提升了扫描速度，可在 4 床位，8 min 内完成 PET/CT 全身扫描；同时，独家配备一体化光导探测器，搭载业界最高 2.8 mm 分辨率，能够捕捉人体代谢的微小病灶，实现精准定量化诊断，引领分子影像临床与科研应用。在中国，联影 96 环光导 PET/CT 已在我国十余家顶级三甲医院投入使用。2015 年，该设备获颁日本医疗器械上市许可证（JFDA），成为中国首台获日本市场准入许可的高端分子影像设备。

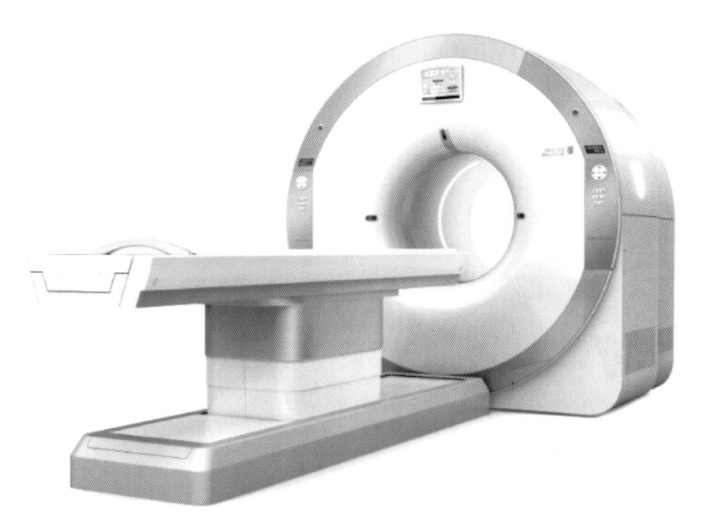

图 2-11　96 环光导 PET/CT

2017 年，联影公司发布中国首台"时、空一体"超清 TOF PET/MR（图 2-12），实现了中国高端医疗设备行业 PET/MR 领域零的突破。业界最高 2.8 mm 分辨率数字光导 TOF PET 与业界首创动态多极 3.0T 跨界相融，构成无比精准的"节奏契合"；业界首创 MR 序列信息嵌入 PET 数据流，真正实现 PET 与 MR 的"灵魂契合"。联影"时、空一体"超清 TOF PET/MR 在时间和空间维度上达到了业界最高等量级匹配，以高清多模态多对比度影像，精准呈现全身功能代谢信息，在临床与科研领域打开无限可能的大门。

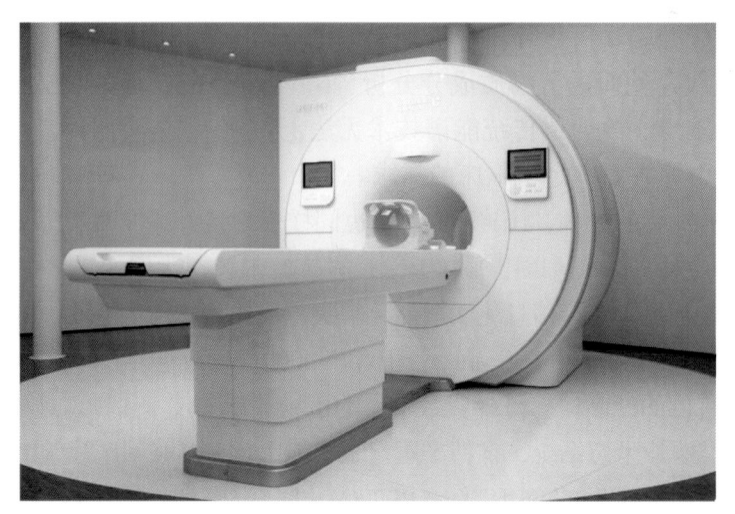

图 2-12 "时、空一体"超清 TOF PET/MR

联影公司在推陈出新的路上并没有停止脚步，未来世界首台全景动态扫描 PET/CT "探索者"也将推向市场（图 2-13）。灵敏度跃升 40 倍，辐射剂量降至 1/40，15 s 全身成像，将再次挑战 PET/CT 的应用极限。①让全身药效可视化。4D 呈现体内药物实时代谢情况，全方位评估疗效，加速新药研发。②让肿瘤无处可藏。精准定位肿瘤位置，监控肿瘤微转移，助力定点靶向治疗；极微剂量，适用于儿童、孕妇等更多人群。③让细胞开口说话。判断神经胶质细胞变化，助力多器官神经关联研究；全程监控免疫细胞行为，助力免疫治疗。

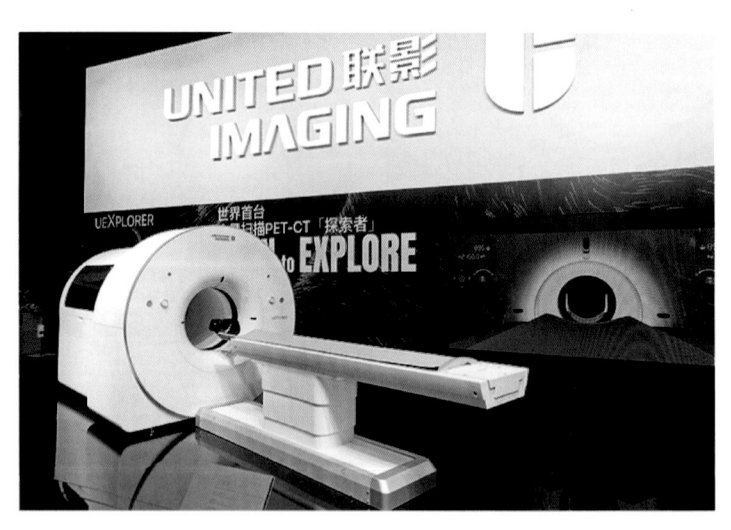

图 2-13 联影"探索者"PET/CT

近年来，在活体内以分子或生物大分子作为靶目标的分子成像技术，即分子影像学异军崛起。核医学，尤其分子核医学占据重要的地位。分子影像学能从分子水平上揭示人体的生理、生化及代谢变化，实现了在分子水平上对人体内部生理或病理过程中进行无创、实时的功能成像，富有广阔的应用前景。核医学设备的发展是保证核医学事业发展的基础和依托，为核医学事业发展提供了良好的保障。

以上只是在近阶段总结出的一些有代表性的核医学设备的产品，但代表着核医学设备发展的主流水平和方向。可喜的是，现在核医学设备产品的发展呈现出百花齐放的态势，各有特色，各有发展方向，都在为核医学临床事业的发展贡献自己的力量。相信在未来的世纪里，核医学将在疾病诊断、治疗及疾病机制研究中将发挥越来越重要的作用，为医学发展与核能的和平利用谱写新的篇章，更好地造福于人类。

（贾　强　尹大一　王　深）

第三章 2014—2016年中国核医学精选文摘与评述

第一节 数据库文献检索

数据库、检索词条选择及纳入、排除原则：主要检索了2014—2016年间中国大陆地区作者发表的核医学领域相关文献。其中数据库包括"英文检索库 Pubmed 数据库""中国科学引文索引数据库""中国生物医学文献数据库""北大中文核心期刊""中华核医学杂志、中华核医学与分子影像杂志（万方数据库收录）"；检索中文主题词（作者单位）包括：核医学、核医学科、PET、PET/CT、PET-CT、PET中心、分子影像、分子影像中心、同位素、同位素室。英文主题词（作者单位）：nuclear medicine、PET、PET/CT、PET-CT、PET Center、positron emission tomography、Molecular imaging、Molecular imaging center、Isotope、Isotope Laboratory。共检索到英文文献3321篇，中文文献1481篇，《中华核医学与分子影像杂志》407篇。英文文献经排除病例报道、综述、述评、读者来信、不良声誉杂志后，再行手工检索和通读"以第一作者或通讯作者单位为核医学科或PET中心、SCI影响因子大于3.0、具有代表性"论文后，最后筛选出三年内优秀SCI论文76篇，《中华核医学与分子影像杂志》发表论文19篇进行评述。

（刘建军　兰晓莉　方　纬）

第二节 文摘及评述

文选1

【题目】 Clinical translation of a novel albumin-binding PET radiotracer ^{68}Ga-NEB

【来源】 Zhang J, Lang L, Zhu Z, et al. J Nucl Med,2015, 56(10):1609-1614.

【摘要】 Suitably labeled Evans blue dye has been successfully applied to evaluate cardiac function,vascular permeability, and lymphatic imaging in preclinical settings. This study documented the first-in-human application of ^{68}Ga-1,4,7-triazacyclononane-N,N',N''-triacetic acid (NOTA)-NEB. Methods: The NOTA-conjugated truncated form of Evans blue, NEB was labeled with ^{68}Ga and tested in Balb/C mice for dynamic PET and ex vivo biodistribution studies. Three healthy volunteers (2 male and 1 female) underwent 90 min whole-body dynamic PET. The absorbed doses for major organs and whole body were calculated using OLINDA EXM software. Eleven patients with focal hepatic lesion(s) diagnosed by enhanced CT and/or MRI were subjected to whole-body PET/CT acquisitions at 30 min after intravenous injection of 111-148 MBq (3~4 mCi) of ^{68}Ga-NEB. Results: NEB dye was labeled with ^{68}Ga ($t_{1/2}$ = 68 min) with high yield and purity. After intravenous injection, ^{68}Ga-NEB forms a complex with serum albumin thus majority of the radioactivity is retained in blood circulation. The tracer was demonstrated to be safe in both healthy volunteers and recruited patients without side effects or allergies. Among the 11 patients, hemangiomas showed much higher ^{68}Ga-NEB signal intensity than the surrounding normal hepatic tissues, while no apparent difference between lesions and hepatic tissues was identified on ^{18}F-FDG PET. All other focal hepatic lesions including HCC, hepatic cysts and neuroendocrine tumor liver metastases showed negative ^{68}Ga-NEB contrast to hepatic tissues. Conclusion: As a blood pool imaging agent, ^{68}Ga-NEB is safe to use in the clinic and our preliminary studies demonstrate the value of differentiating hepatic hemangioma from other benign or malignant focal hepatic lesions. Easy labeling with different positron emitters of various half-lives, excellent pharmacokinetics, and imaging quality warrant further clinical applications of NEB-based PET tracers.

【评述】 该研究首次报道了新型显像剂 ^{68}Ga-NOTA-NEB 在临床转化中的结果。动物实验已经证实，伊文蓝染料（EB）可以和血清白蛋白结合，蓄留在心血池中，标记后可以反映心脏功能、血管通透性和进行淋巴管显像。作者应用正电子核素 ^{68}Ga 标记，构建新型显像剂 ^{68}Ga-NOTA-NEB，通过 PET/CT 分别对 3 例志愿者和 11 例肝占位患者进行显像，发现 ^{68}Ga-NOTA-NEB PET/CT 显像可以很好地从肝细胞肝癌、肝囊肿、肝脏神经内分泌瘤等肝占位患者中鉴别出肝血管瘤患者，且具有很好的药物动力特征、较高的图像质量，基本无不良反应等优点。研究认为，^{68}Ga-NOTA-NEB 是一个非常有临床转化潜力的正电子心血管造影显像剂，可以广泛用于心血池显像、出血部位探查等。

文选 2

【题目】 Relationship between ^{18}F-FDG PET-CT findings and HER2 expression in gastric cancer

【来源】 Chen R, Zhou X, Liu J, et al. J Nucl Med, 2016, 57(7):1040-1044.

【摘要】 Purpose: ^{18}F-fluorodeoxyglucose positron emission tomography (^{18}F-FDG PET) has been widely used in the management of malignant tumors. In gastric cancer, human epidermal growth factor receptor 2 (HER2) status predicts the response to therapies with antibodies targeted to HER2, and HER2 expression testing is now routine in the management of gastric cancer patients. However, to date, the relationship between ^{18}F-FDG accumulation and HER2 expression has not been investigated. In this study, we aimed to investigate whether HER2 expression is associated with ^{18}F-FDG accumulation, and whether ^{18}F-fluorodeoxyglucose positron emission tomography/computed tomography (^{18}F-FDG PET-CT) scans can be used to predict the HER2 status of gastric cancer. Methods: A retrospective analysis was performed on 64 gastric cancer patients who had undergone ^{18}F-FDG PET-CT scans before surgical resection. The maximum standardized uptake values (SUV$_{max}$) of the tumors were calculated from the ^{18}F-FDG accumulation. Results: No significant correlation was found between SUV$_{max}$ and HER2 expression in gastric cancer. However, when signet-ring cell carcinomas were excluded, we found that the SUV$_{max}$ was significantly higher in the HER2-negative group than in the HER2-positive group [(8.619 ± 5.878) vs. (3.789 ± 2.613), respectively; P = 0.021]. Multivariate analysis indicated that SUV$_{max}$ and tumor differentiation remained significantly associated with HER2 expression ($P = 0.048$ and $P = 0.028$, respectively). HER2 expression could be predicted with an accuracy of 64.4% when a SUV_{max} cutoff value of 6.2 was used. Conclusion: ^{18}F-FDG accumulation of gastric cancer was associated with HER2 expression. ^{18}F-FDG PET-CT scans may be useful for predicting the HER2 status of gastric cancer and help in determining the therapeutic strategies in gastric cancer.

【评述】 表皮生长因子（HER2）表达的检测已经常规应用于胃癌患者的临床决策中。作者通过回顾性分析 64 例胃癌患者术前 ^{18}F-FDG PET/CT 显像参数（SUV_{max}）和术后胃癌组织 HER2 表达水平的相关性。发现胃癌组织的 SUV_{max}、组织分化程度和 HER2 的表达明显相关；在排除印戒细胞型胃癌组织类型后，胃癌组织的 SUV_{max} 可以很好地预测 HER2 的表达；认为可以通过 ^{18}F-FDG PET/CT 显像无创预测 HER2 的表达，进行胃癌患者的临床决策。该研究通过分子影像 ^{18}F-FDG PET/CT 可以无创预测 HER2 的表达结果，将肿瘤代谢和肿瘤受体表达状况相关联，为临床应用 ^{18}F-FDG PET/CT 监测和评估 HER2 靶向治疗提供了新的思路和临床依据。

文选 3

【题目】 Predictive efficacy of ^{11}C-PD153035 PET imaging for EGFR–Tyrosine kinase inhibitor sensitivity in non-small cell lung cancer patients

【来源】 Dai D, Li XF, Wang J, et al. Int J Cancer, 2016, 138(4):1003-1012.

【摘要】 To determine the correlation of ^{11}C-PD153035 uptake with epidermal growth factor receptor-tyrosine kinase inhibitor (EGFRTKI) sensitivity and phosphorylated EGFR (pEGFR) expression in non-small cell lung cancer (NSCLC) cell lines with different EGFR-TKI sensitivities and in their corresponding xenografts. Four human NSCLC cell lines (HCC827, PC9, A549, and H1975) in the logarithmic phase were co-incubated with ^{11}C-PD153035 to analyze the correlation of ^{11}C-PD153035 uptake with EGFR-TKI sensitivity, and EGFR/pEGFR expression. Nude mice xenograft models bearing the four NSCLCs were prepared. ^{11}C-PD153035 positron-emission tomography (PET)-computed tomography (CT) was used to image the xenografts and observe radioactive uptakes. Correlation of the in vivo uptakes with EGFR-TKI sensitivity, and EGFR/pEGFR expression was analyzed. HCC827 and PC9 cells, which were highly sensitive to EGFR-TKIs, exhibited higher ^{11}C-PD153035 uptakes than the other cells. A549 cells, which were moderately sensitive to EGFR-TKIs, showed higher uptake than the EGFR-TKI–resistant H1975 cells, which showed little or no uptake. Radioactive uptakes were positively correlated with pEGFR expression in all cells. PET-CT showed that radioactivity was highest in HCC827 xenografts. The radioactivity in PC9 xenografts was higher than that in A549 and H1975 xenografts. Tumor vs. non-tumor tissue ratio values were positively correlated with pEGFR expression in HCC827 and PC9 xenografts, but not in A549 and H1975 xenografts. In conclusion, ^{11}C-PD153035 can serve as an EGFR imaging agent in vitro and in vivo, and predicts sensitivity to EGFR-TKIs. This will provide an experimental basis for clinical applications of ^{11}C-PD153035 and individualized NSCLC therapy.

【评述】 EGFR-TKI 抑制药（如吉非替尼等）已在临床广泛用于非小细胞肺癌的靶向治疗，EGFR 突变可以导致 EGFR-TKI 抑制药发生耐药。作者通过构建靶向 EGFR 受体显像剂 ^{11}C-PD153035，分别对

4 种对 EGFR-TKI 有不同敏感性的肺癌细胞，进行体外细胞实验和体内移植瘤 PET/CT 显像实验，发现 ^{11}C-PD153035 的摄取与 EGFR-TKI 治疗的敏感性和 EGFR 磷酸化状态密切相关，认为 ^{11}C-PD153035 可以作为 EGFR 受体显像剂，用于监测肺癌组织对 EGFR-TKI 抑制药的敏感性，指导 NSCLC 的个体化治疗。该研究为临床应用新型靶向 EGFR 受体正电子显像剂 ^{11}C-PD153035，预测和动态监测靶向 EGFR 治疗提供了临床前科学依据，具有非常好的指导意义。

文选 4

【题目】 ^{99}Tc^m-Glu-c(RGDyK)-bombesin SPECT can reduce unnecessary biopsy of masses that are BI-RADS category 4 on ultrasonography

【来源】 Ji T, Gao S, Liu Z, et al. J Nucl Med, 2016, 57(8):1196-1200.

【摘要】 Masses that, on ultrasonography, are category 4 according to the BreastImaging Reporting and Data System (BI-RADS) represent possible malignancy, and a biopsy is recommended. This study explored the value of ^{99}Tc^m-Glu-c(RGDyK)-bombesin (^{99}Tc^m-RGD-bombesin) in reducing unnecessary biopsy of these masses. Methods: Ninety women with a BI-RADS 4 mass on ultrasonography were enrolled in this study to undergo breast SPECT using ^{99}Tc^m-RGD-bombesin. The images were independently interpreted using qualitative visual and semiquantitative analyses. The final diagnosis was based on histopathologic examination of surgically excised or percutaneous biopsy specimens. Fractions of the samples were immunohistochemically analyzed to evaluate expression of integrin $\alpha_v\beta_3$ and gastrinreleasing peptide receptor (GRPR). The receptor-positive group was further divided into 3 subgroups (GRPR$^+$/$\alpha_v\beta_3^+$, GRPR$^+$/$\alpha_v\beta_3^-$, and $\alpha_v\beta_3^+$/GRPR$^-$). Results: Ninety-four masses (22 malignant and 72 benign) were confirmed by histopathologic examination. On qualitative analysis, 20 of the malignant masses showed high ^{99}Tc^m-RGDbombesin accumulation and 48 of the benign masses showed no ^{99}Tc^m-RGD-bombesin accumulation. The optimal cutoff for qualitative analysis was a score of 2. Semiquantitative analysis revealed that 20 of the malignant masses and 16 of the benign masses had a relatively high tumor–to–normal-tissue ratio (T/N). The optimal cutoff was a T/N of 2.26. The mean T/N was higher for malignant masses than for benign masses [(3.17 ± 0.86) vs. (1.89 ± 0.71), P<0.05]. T/Ns did not differ among the 3 subgroups (P>0.05). The areas under the receiver-operating-characteristic curves for the qualitative and semiquantitative analyses were 0.788 and 0.865, respectively, and the overall diagnostic performance did not significantly differ between these analyses (P>0.05). Conclusion: ^{99}Tc^m-RGD-bombesin SPECT can differentiate benign from malignant BI-RADS 4 masses with high specificity. Further study of the application of this test to clinical breast cancer appears warranted.

【评述】 ^{99}Tc^m-RGD-bombesin 可以与乳癌的 $\alpha_v\beta_3$、GRPR 紧密结合，利用这种特点作者选取了 90 例 $\alpha_v\beta_3$ 和（或）GRPR 阳性表达的乳癌病例进行 ^{99}Tc^m-RGD-bombesin 显像来评价其诊断乳癌的临床价值。研究发现 ^{99}Tc^m-RGD-bombesin 诊断乳癌具有很高的灵敏度和特异性，其阴性预测值可高达 96.6%。对于 BI-RADS 4 级而 ^{99}Tc^m-RGD-bombesin 显像阴性的乳腺占位，乳癌的可能性较低，可以推荐临床定期随访。该研究为乳癌的早期诊断又增加了一种无创、简单的显像方法，具有很高的临床价值。

文选 5

【题目】 Integrin imaging with $^{99}Tc^m$-3PRGD2 SPECT/CT shows high specifcity in the diagnosis of lymph node metastasis from non–small cell lung cancer

【来源】 Jin X, Liang N, Wang M, et al. Radiology, 2016, 281(3):958-966.

【摘要】 To evaluate an integrin imaging approach based on singlephoton emission computed tomography (SPECT)/computed tomography (CT) by using technetium 99m ($^{99}Tc^m$)-dimeric cyclic arginine-glycine–aspartic acid (RGD) peptides with three polyethylene glycol spacers (3PRGD2) as the tracer to target the integrin $\alpha_v\beta_3$ expression in lungcancer and lymph node metastasis. Materials and Methods: With ethics committee approval and written informed consent, 65 patients (41 male, 24 female; mean age, 60 years ±11 [standard deviation]) with suspicious lung lesions were recruited with informed consent. The patients underwent both $^{99}Tc^m$-3PRGD2 SPECT/CT and fluorine 18 (^{18}F) fluorodeoxyglucose (FDG) positron emission tomography (PET)/CT within 1 week. Finally, 65 lung lesions in 53 patients were pathologically diagnosed as non–small cell lung cancer (NSCLC) and 14 lung lesions in 12 patients were benign. Per-region analysis of lymph nodes included 248 regions with metastasis and 56 negative regions. Twenty specimens from the removed lung lesions or lymph nodes were stained with integrin $\alpha_v\beta_3$, CD34, and Ki-67 to correlate with the image fndings. Receiver operating characteristic curve, z statistics, McNemar test, and χ^2 analysis were used to compare the diagnostic performance of the two imaging methods. Results: $^{99}Tc^m$-3PRGD2 SPECT/CT was found to be more specifc than ^{18}F-FDG PET/CT in the per-region diagnosis of lymph node metastasis (specifcity, 94.6% *vs.* 75.0%; *P* = 0.008) when the sensitivity of the two methods was comparable (88.3% *vs.* 90.7%; *P* = 0.557). There was no signifcant difference between the two methods in the per-lesion diagnosis of lung tumor (*z* = 0.82, *P* = 0.410). The accumulation level of $^{99}Tc^m$-3PRGD2 was found in positive correlation with the integrin $\alpha_v\beta_3$ expression (*r* = 0.84, *P* = 0.001) and microvessel density (*r* = 0.63, *P* = 0.011) in the tumors. Conclusion: $^{99}Tc^m$-3PRGD2 SPECT/CT shows high specifcity in the diagnosis of lymph node metastasis from NSCLC, which may beneft surgical decision making for the patients.

【评述】 ^{18}F-FDG PET/CT 诊断肺癌的淋巴结转移的准确性不高，这严重影响了肺癌治疗方案的准确制定。为了解决这个问题，该研究以最终病理为金标准，比较了 $^{99}Tc^m$-3PRGD2 的 SPECT 显像与 ^{18}F-FDG PET/CT 显像在诊断肺癌淋巴结转移的价值。研究发现，$^{99}Tc^m$-3PRGD2 的 SPECT 显像诊断肺癌淋巴结转移的特异性要显著高于 ^{18}F-FDG PET/CT 显像，这与转移淋巴结 $\alpha_v\beta_3$ 高表达及微血管的形成密切相关。该研究扩展了 $^{99}Tc^m$-3PRGD2 的 SPECT 显像临床适应证，为肺癌的 N 分期提供了一种价格便宜且更为准确的无创性显像方法，值得临床的广泛推广。

文选 6

【题目】 Comparing the diagnostic potential of ^{68}Ga-Alfatide II and ^{18}F-FDG in differentiating between non-small cell lung cancer (NSCLC) and tuberculosis

【来源】 Kang F, Wang S, Tian F, et al. J Nucl Med,2016, 57(5):672-677.

【摘要】 Objectives: To compare the diagnostic potential of ^{68}Ga-Alfatide II with ^{18}F-FDG in differentiating between non-small cell lung cancer patients (NSCLC) and lung tuberculosis (TB) patients. Methods: Twenty-one NSCLC patients and 13 TB patients were recruited. PET/CT images using either ^{68}Ga-Alfatide II or ^{18}F-FDG, were acquired in 2 consecutive days. Standard uptake value (SUV) quantitative comparison, receiver operating curve (ROC) analysis, and comprehensive visual analysis were performed. Expression of the angiogenesis marker $\alpha_v\beta_3$ in NSCLC and TB primary lesions was analyzed by immunohistochemistry. Results: The ^{68}Ga-Alfatide II SUV_{max} and the SUV_{mean} were significantly different in NSCLC and TB (P=0.000 1 and 0.000 7, respectively). The area under the ROC curve (AUC) value of ^{68}Ga-Alfatide II SUV_{max} was significantly higher than that of ^{18}F-FDG (P=0.038). The visual differentiation diagnostic specificity of ^{68}Ga-Alfatide II was 1.57-fold (84.62% vs. 53.85%) higher than that of ^{18}F-FDG. In the detection of NSCLC lymph nodes (LN), ^{68}Ga-Alfatide II was much more superior in specificity (100% vs. 66.7%), while the sensitivity was greater with ^{18}F-FDG (87.5% vs. 75%). In tuberculosis LN detection, the false-positive rate of ^{68}Ga-Alfatide II was 1/3 (15.4%/46.2%) the value of ^{18}F-FDG. Additionally, ^{68}Ga-Alfatide II detected more metastases in the brain but less in the liver and the bone. The $\alpha_v\beta_3$ biomarker was specifically expressed in the cells and the neovasculature of NSCLC lesions. Conclusions: ^{68}Ga-Alfatide II is qualified for detecting NSCLC primary lesions and is superior to ^{18}F-FDG in distinguishing NSCLC from TB in primary lesions and suspicious lymph nodes. ^{68}Ga-Alfatide II is more likely to be capable of detecting brain metastasis and ^{18}F-FDG is more likely to be capable of detecting liver and early-stage bone metastases.

【评述】 ^{68}Ga-Alfatide II 是正电子核素标记的一种 RGD 类似物，作者首次报道了该显像剂在鉴别肺癌与肺结核中的临床价值。研究中比较了 21 例非小细胞肺癌和 13 例肺结核的 ^{68}Ga-Alfatide II 和 ^{18}F-FDG 的 PET/CT 影像后发现，肺结核的血管形成能力较差，^{68}Ga-Alfatide II 在肺结核病灶中的摄取要显著低于肿瘤，当以病灶 SUV_{max}=2.75 为截断值鉴别肺癌和肺结核特异性可以高达 90.48%，要显著高于 ^{18}F-FDG。该研究不仅为肺结核的诊断提供了一种有效的显像方法，同时也进一步扩展了血管生成显像的临床应用空间，具有潜在的临床价值。

文选 7

【题目】 Clinical evaluation of $^{99}Tc^m$-Rituximab for sentinel lymph node mapping in breast cancer patients

【来源】 Li N, Wang X, Lin B, et al. J Nucl Med,2016, 57(8):1214-1220.

【摘要】 The metastatic status of sentinel lymph nodes (SLN) might be the most important prognostic factor in breast cancer. In this paper, we report the first study of $^{99}Tc^m$-Rituximab as a radiotracer for imaging of SLN using lymphoscintigraphy in both preoperative and intra-operative breast cancer patients. Method: $^{99}Tc^m$-Rituximab was designed as a novel SLN tracer targeting the CD20 antigen which expresses extensively in lymph nodes. A retrospective study was performed on 2317 patients with primary breast cancer who underwent the lymphoscintigraphy and SLNB (sentinel lymph node biopsy). Before imaging, all patients had preoperative peritumoral injection of 37 MBq of $^{99}Tc^m$-rituximab. Results: $^{99}Tc^m$-rituximab was synthesized in both high radiolabeling yield and high radiochemical purity (> 95%), with molecular integrity and immune activity well maintained. The initial study of 100 breast cancer patients showed that the success rate of SLN lymphoscintigraphy by injection of $^{99}Tc^m$-rituximab, as compared with SLNB, was 100%, and the sensitivity, specificity, accuracy and false negative rate, was 97.4%, 100% , 98.0%, and 2.60%, respectively. Of the following 2217 patients studied, the success rate of lymphoscintigraphy and SLNB was 98.8% and 99.9%, and the average number of SLN was 1.78 (ranging from 1 to 10) and 2.85 (ranging from 1 to 15). Age is independent predictor of the number of SLNs identified by lymphoscintigraphy and intraoperative handled gamma probe ($P<0.05$), and other factors, such as gender, imaging time, primary tumor site, histopathological subtype, clinical T stage, and immunochemistry, are not ($P>0.05$). However, the SLN metastatic rates were different in patients with different histopathological subtype, clinical T stage, and immunochemistry ($P<0.05$). Conclusion: Here we report the first study of the new radiotracer $^{99}Tc^m$-Rituximab for breast cancer lymphoscintigraphy. This new tracer showed great feasibility, safety and effectiveness for SLN mapping in breast cancer patients.

【评述】 肿瘤转移的前哨淋巴结准确诊断对于手术方案的制定至关重要。Rituximab 是一种 CD20 的多克隆抗体可以与成熟 B 淋巴细胞结合并滞留于淋巴结中，利用这种特性作者使用 $^{99}Tc^m$ 标记 Rituximab 来探寻前哨淋巴结，结果证实这种新型显像剂探寻前哨淋巴结的灵敏度和特异性分别高达 97.4%、100%，准确性和假阴性率分别为 98%、2.6%。这是第一次报道使用 $^{99}Tc^m$ 标记的 CD20 多克隆抗体 Rituximab 准确探查了前哨淋巴结，该研究为乳癌前哨淋巴结的诊断提供了一种安全、有效的影像学方法。

文选 8

【题目】 Glucagon-like peptide-1 receptor PET/CT with ^{68}Ga-NOTA-exendin-4 for detecting localized insulinoma: a prospective cohort study

【来源】 Luo Y, Pan Q, Yao S, et al. J Nucl Med, 2016, 57(5):715-720.

【摘要】 Preoperative localization of insulinoma is a clinical dilemma. We aimed to investigate whether glucagon-like peptide-1 receptor (GLP-1R) PET/CT with ^{68}Ga-NOTA-MAL-cys^{40}-exendin-4 (^{68}Ga-NOTA-exendin-4) is efficient in detecting insulinoma. Methods: In our prospective cohort study, patients with endogenous hyperinsulinemic hypoglycemia were enrolled. CT, MRI, endoscopic ultrasound, and $^{99}Tc^m$-HYNIC-TOC SPECT/CT were done according to standard protocols. GLP-1R PET/CT was performed 30~60 min after the injection of ^{68}Ga-NOTA-exendin-4. The gold standard for diagnosis was the histopathologic results after surgery. Results: Out of 52 recruited patients, 43 patients with histopathologically proven insulinomas were included for the imaging studies. Nine patients did not undergo surgical intervention. ^{68}Ga-NOTA-exendin-4 PET/CT correctly detected insulinomas in 42 of 43 patients with high tumor uptake [mean ($SUV_{avg} \pm SD$), (10.2 ± 4.9); mean ($SUV_{max} \pm SD$), (23.6 ± 11.7)] resulting in sensitivity of 97.7%. On the contrary, $^{99}Tc^m$-HYNIC-TOC SPECT/CT showed a low sensitivity of 19.5% (8/41) in this group of patients; however, it successfully localized the tumor that was false negative with GLP-1R PET/CT. The sensitivities of CT, MR, and EUS were 74.4% (32/43), 56.0% (14/25), and 84.0% (21/25), respectively. Conclusion: ^{68}Ga-NOTA-exendin-4 PET/CT is a highly sensitive imaging technique for the localization of insulinoma.

【评述】 胰岛细胞瘤是常见的一种导致高胰岛素血症和低血糖的肿瘤，然而该肿瘤误诊及漏诊率都很高。由于 90% 以上的胰岛细胞瘤都高表达 GLP-1 受体（GLP-1R），因此，放射性标记 GLP-1R 配体就成为诊断胰岛细胞瘤的解决方案。该研究使用了 ^{68}Ga-NOTA-exendin-4，这种放射性标记的化合物可以特异性地与 GLP-1R 结合，结果在 43 例胰岛细胞瘤中诊断出 42 例，其诊断胰岛细胞瘤的灵敏度达到了 97.7%，要显著高于 CT、MR、EUS 及 ^{99}Tc^{m}-HYNIC-TOC SPECT/CT 显像。研究认为，^{68}Ga-NOTA-exendin-4 诊断胰岛细胞瘤的灵敏度很高，可用于胰岛细胞瘤的探查，具有很高的临床应用价值。

文选 9

【题目】 Comparison of RECIST, EORTC criteria and PERCIST for evaluation of early response to chemotherapy in patients with non-small-cell lung cancer

【来源】 Shang J, Ling X, Zhang L, et al. Eur J Nucl Med Mol Imaging, 2016, 43(11):1945-1953.

【摘要】 Purpose: To compare the Response Evaluation Criteria in Solid Tumors (RECIST) 1.1, the European Organization for Research and Treatment of Cancer (EORTC) criteria and the Positron Emission Tomography Response Criteria in Solid Tumors (PERCIST) 1.0 using PET volume computerassisted reading (PET VCAR) for response evaluation in patients with advanced non-small-cell lung cancer (NSCLC) treated with chemotherapy. Methods: A total of 35 patients with NSCLC were included in this prospective study. All patients received standard chemotherapy and underwent ^{18}F-FDG PET/CT scans before and after treatment. With the assistance of PET VCAR, the chemotherapeutic responses were evaluated according to the RECIST 1.1, EORTC criteria and PERCIST 1.0. Concordance among these protocols was assessed using Cohen's κ coefficient and Wilcoxon's signed-ranks test. Progression-free survival (PFS) was calculated using the Kaplan-Meier test. Results: RECIST 1.1 and EORTC response classifications were discordant in 20 patients (57.1%; κ =0.194, P< 0.05), and RECIST 1.1 and PERCIST 1.0 classifications were discordant in 22 patients (62.9%; κ= 0.139, P< 0.05). EORTC and PERCIST 1.0 classifications were discordant in only 4 patients (11.4%), resulting in better concordance (κ= 0.804, P > 0.05). Patients with a partial remission according to RECIST 1.1 had significantly longer PFS (P < 0.001) than patients with progressive disease, but not significantly longer than patients with stable disease (P = 0.855). According to both the EORTC criteria and PERCIST 1.0, patients with a partial metabolic response had a significantly longer PFS than those with stable metabolic disease and those with progressive metabolic disease (P= 0.020 and P<0.001, respectively, for EORTC; both P<0.001 for PERCIST 1.0). Conclusion: EORTC criteria and PERCIST 1.0 are more sensitive and accurate than RECIST 1.1 for the detection of an early therapeutic response to chemotherapy in patients with NSCLC. Although EORTC criteria and PERCIST 1.0 showed similar results, PERCIST 1.0 is preferred because detailed and unambiguous definitions are given. We also found that response evaluations with PERCIST 1.0 using a single lesion and multiple lesions gave similar response classifications.

【评述】 评估化疗的应答反应目前主要有三种标准，即 RECIST 1.1、EORTC 和 PERCIST 1.0。RECIST 1.1 以肿瘤体积大小作为判断治疗有效性的标准，而 EORTC 和 PERCIST 1.0 则是建立在分子影像基础上的对实体瘤治疗疗效的评价标准。作者在该研究中比较了 RECIST 1.1、EORTC 和 PERCIST 1.0 评估非小细胞肺癌对化疗应答反应的一致性，发现 EORTC 和 PERCIST 1.0 要显著优于 RECIST 1.1 标准，而 EORTC 和 PERCIST 1.0 两者之间具有很高的一致性，在 35 例患者的疗效评价中仅有 4 例不一致。该研究解答了 RECIST 1.1、EORTC 和 PERCIST 1.0 三者在评价化疗疗效方面的差异，对于推动将 EORTC 和 PERCIST 1.0 作为评价肿瘤化疗疗效的标准具有重要的价值。

文选 10

【题目】 ^{68}Ga-NOTA-Aca-BBN(7-14) PET/CT in healthy volunteers and glioma patients

【来源】 Zhang J, Li D, Lang L, et al. J Nucl Med, 2016, 57(1): 9-14.

【摘要】 Purpose: This work was designed to study the safety, biodistribution, and radiation dosimetry of gastrin-releasing peptide receptor (GRPR) targeting PET tracer ^{68}Ga-NOTA-Aca-BBN(7-14) (denoted as ^{68}Ga-BBN) in healthy volunteers and to assess receptor expression level in glioma patients. Methods: Four healthy volunteers (2 M, 2 F) underwent whole-body PET acquisitions at multiple time points after bolus injection of ^{68}Ga-BBN (111 ± 148 MBq). Regions of interest (ROIs) were drawn manually over major organs and then the time-activity curves (TACs) were obtained. Dosimetry was calculated using the OLINDA/EXM software. Twelve patients with glioma, as diagnosed by contrast-enhanced magnetic resonance imaging (MRI), were enrolled for PET/CT at 30~45 min after ^{68}Ga-BBN injection. Within 1 week after PET/CT, the tumor was removed by surgical operation and GRPR immunohistochemical staining of tumor samples against GRPR was performed and correlated with ^{68}Ga-BBN PET. Results: The administration of ^{68}Ga-BBN was well tolerated in all healthy volunteers, with no adverse symptoms being noticed or reported. ^{68}Ga-BBN showed rapid clearance from the blood circulation and excreted mainly through the kidneys and urinary tract. The total effective dose equivalent (EDE) and effective dose (ED) were (0.0335 ± 0.0079) mSv/MBq and (0.0276 ± 0.0066) mSv/MBq, respectively. In glioma patients, all the MRI identified lesions showed high signal intensity with ^{68}Ga BBN PET. The maximum and mean standardized uptake values (SUV_{max} and SUV_{mean}) were (2.08 ± 0.58) and (1.32 ± 0.37), respectively. With normal brain tissue as background, tumor-to-background ratios were (24.0 ± 8.85) and (13.4 ± 4.54) based on SUV_{max} and SUV_{mean}, respectively. The immunohistochemical staining confirmed positive correlation between the SUVs and GRPR expression level ($r^2 = 0.71$, $P < 0.001$). Conclusion: ^{68}Ga-BBN is a PET tracer with favorable pharmacokinetics and dosimetry profile. It has the potential to evaluate GRPR expression in glioma patients and provide imaging guidance for further GRPR targeted therapy of glioma.

【评述】 ^{18}F-FDG PET/CT 对胶质瘤诊断灵敏度与特异性均不高，由于几乎所有的胶质瘤都有胃泌素释放肽受体（GRPR）的高表达，因此靶向 GRPR 进行胶质瘤 PET 显像成为了目前的研究热点。作者首次使用了 ^{68}Ga-NOTA-Aca-BBN 作为 GRPR 的靶向示踪剂，评估了该药物在健康人体及胶质瘤中的分布特点。证实了 ^{68}Ga-BBN 具有很好的药物动力学特点，可以迅速从血液中清除，而在胶质瘤中该药物却可以滞留在瘤体内，肿瘤与正常脑组织摄取比值高达 24，平均 SUV_{max} 达到 13.4。该研究为胶质瘤的诊断提供了无创的、高灵敏和高特异的显像方法，具有很高的临床推广价值。

文选 11

【题目】 $^{99}Tc^m$-3PRGD2 SPECT to monitor early response to neoadjuvant chemotherapy in stage Ⅱ and Ⅲ breast cancer

【来源】 Ji B, Chen B, Wang T, et al. Eur J Nucl Med Mol Imaging, 2015, 42(9): 1362-1370.

【摘要】 Purpose: Monitoring of response to neoadjuvant chemotherapy (NCT) is important for optimal management of patients with breast cancer. $^{99}Tc^m$-3PRGD2 SPECT is a newly developed imaging modality for evaluating tumor vascular status. In this study, we investigated the application of $^{99}Tc^m$-3PRGD2 SPECT in evaluating therapy response to NCT in patients with stage Ⅱ or Ⅲ breast cancer. Methods: Thirty-three patients were scheduled to undergo $^{99}Tc^m$-3PRGD2 SPECT at baseline, after the first and second cycle of NCT. Four patients had extremely low $^{99}Tc^m$-3PRGD2 uptake at baseline, and were not included in the subsequent studies. Changes in tumor to nontumor (T/N) ratio were compared with pathological tumor responses classified using the residual cancer burden system. Receiver operator characteristic analysis was used to compare the power to identify responders between the end of the first and the end of the second cycle of NCT. The impact of breast cancer subtype on $^{99}Tc^m$-3PRGD2 uptake was evaluated. The correlation between $^{99}Tc^m$-3PRGD2 uptake and pathological tumor response was also evaluated in each breast cancer subtype. Results: Surgery was performed after four cycles of NCT and pathological analysis revealed 18 responders and 15 non responders. In patients with clearly visible $^{99}Tc^m$-3PRGD2 uptake at baseline, the sensitivity, specificity, and negative predictive value of $^{99}Tc^m$-3PRGD2 SPECT were 86.7%, 85.7% and 86.7% after the first cycle of NCT, and 92.9%, 93.3% and 93.3% after the second cycle, respectively. Among these patients, the HER-2-positive group demonstrated both higher T/N ratios and a greater change in T/N ratio than patients with other breast cancer subtypes ($P<0.05$). A strong correlation was found between changes in T/N ratio and pathological tumor response in the HER-2-positive group ($P<0.03$). Conclusion: $^{99}Tc^m$-3PRGD2 SPECT seems to be useful for determining the pathological tumor response in patients with stage Ⅱ or Ⅲ breast cancer undergoing NCT, especially those with the HER-2-positive subtype.

【评述】 新生血管生成显像剂 $^{99}Tc^m$-3PRGD2 的 SPECT 显像在肺癌、乳癌等的肿瘤诊断中已经广泛应用，该研究则首次报道了 $^{99}Tc^m$-3PRGD2 SPECT 显像在评估乳癌的新辅助化疗疗效方面的临床价值。研究共选取了 33 例Ⅱ～Ⅲ期的乳腺癌患者，这些患者在化疗前及第一、第二疗程化疗后分别进行 $^{99}Tc^m$-3PRGD2 SPECT 显像。证实在常见类型的乳腺癌中 HER2 阳性的肿瘤 $^{99}Tc^m$-3PRGD2 摄取最高，治疗前 T/N 可以达到 4.33，并且发现了 HER2 阳性的患者肿瘤在化疗后 T/N 变化率与新辅助化疗效果密切相关。该研究认为，临床上完全可以通过 $^{99}Tc^m$-3PRGD2 显像比较化疗前后肿瘤 T/N 的变化来准确判断新辅助化疗的有效性，这为乳癌对新辅助化疗的应答反应的评价提供了一种新的显像方法。

文选 12

【题目】 ^{68}Ga DOTATATE PET/CT is an accurate imaging modality in the detection of culprit tumors causing osteomalacia

【来源】 Zhang J, Zhu Z, Zhong D, et al. Clin Nucl Med, 2015, 40(8): 642-646.

【摘要】 Objectives: Tumor-induced osteomalacia (TIO) is generally caused by small benign mesenchymal tumors producing fibroblast growth factor-23 (FGF-23). The only curative therapy of the disease is resection of the causative tumors. However, these tumors are extremely difficult to detect using conventional imaging modalities. This research was undertaken to evaluate efficacy of ^{68}Ga DOTATATE PET/CT in this clinical setting. Methods: Images of ^{68}Ga DOTATATE PET/CT and clinical charts from 54 patients with clinically suspected TIO were retrospectively reviewed. The image findings were compared with the results of histopathological examinations and clinical follow-ups. Results: ^{68}Ga DOTATATE PET/CT scans were positive in 44 patients, among which, 33 had surgery to remove the lesions. Postsurgical pathological examination confirmed causative tumors in 32 patients whose symptoms diminished promptly, and the serum phosphate levels became normal, which confirmed the diagnoses of TIO. Eleven patients with positive ^{68}Ga DOTATATE PET/CT did not have surgery. These 11 patients continued to have symptoms and hypophosphatemia but were not included in the final analysis because of lack of evidence to confirm or exclude TIO. Ten patients had negative ^{68}Ga DOTATATE PET/CT scans. All of these 10 patients responded to conservative therapy and had normal serum phosphate levels in the follow-up, which excluded TIO. Therefore, the ^{68}Ga DOTATATE PET/CT imaging had a sensitivity of 100% (32/32) and a specificity of 90.9% (10/11). The overall accuracy of ^{68}Ga DOTATATE PET/CT scan in the detection of tumors responsible for osteomalacia is 97.7% (42/43). Conclusions: ^{68}Ga DOTATATE PET/CT scan is an accurate imaging modality in the detection of tumors causing TIO.

【评述】 肿瘤诱导的骨软化症（TIO）是比较少见的一种副瘤综合征，通常由良性的间质源性肿瘤释放FGF-23引起，准确定位肿瘤的位置进行手术切除是治疗这种副瘤综合征最根本的方案，然而这种肿瘤生长缓慢，局部症状轻微或不典型，因此临床上很难发现其原发灶。该研究首次使用了长抑素受体显像示踪剂 ^{68}Ga DOTATATE 来探查 TIO 原发灶。发现 32 例 TIO 患者均通过 ^{68}Ga DOTATATE 的 PET 显像找到了原发灶，其灵敏度高达 100%，特异性 90.9%，准确性高达 97.7%。该研究认为，^{68}Ga DOTATATE 是探查 TIO 非常准确的方法，对于骨软化症的患者我们需要排除 TIO 和寻找原发肿瘤位置时，^{68}Ga DOTATATE 的 PET 显像是一个很好的待选方案。

文选 13

【题目】 ^{13}N-Ammonia combined with ^{18}F-FDG could discriminate between necrotic high-grade gliomas and brain abscess

【来源】 Shi X, Yi C, Wang X, et al. Clin Nucl Med, 2015, 40(3):195-199.

【摘要】 Purpose: Accurate prediction of brain abscess is beneficial for timely management. In this study, we investigated the utility of ^{13}N-ammonia and its combination with ^{18}F-FDG in differentiating brain abscess from necrotic high-grade gliomas. Patients and Methods: Thirteen patients with ring-like enhancement high-grade gliomas and 11 patients with brain abscess were recruited in our study. All of them underwent both ^{18}F-FDG and ^{13}N-ammonia PET imaging. Lesion uptake was evaluated by lesion to normal gray matter ratio (L/N). Histopathology diagnosis was obtained for all the patients after PET imaging. Results: The L/N values of ^{18}F-FDG were not significantly different between brain abscess and necrotic high-grade gliomas ($P = 0.35$). The uptake of ^{13}N-ammonia in gliomas was higher than that in abscess lesions [L/N: (1.38 ± 0.31) vs. (0.84 ± 0.18), $P < 0.001$]. The receiver operating characteristic curve analysis determined the optimal L/N cutoff value (^{13}N-ammonia) of 1.0 with the area under the curve of 0.94 and the overall accuracy of 87.5%. Discriminant analysis demonstrated that the combination of ^{18}F-FDG and ^{13}N-ammonia could distinguish the 2 clinical entities with higher accuracy of 95%, and only 1 necrotic glioma lesion was misclassified into the abscess group. Conclusions: ^{13}N-ammonia is effective in distinguishing brain abscess from necrotic high-grade gliomas, and its combination with ^{18}F-FDG could further elevate the diagnostic accuracy.

【评述】 早期、准确诊断脑脓肿是降低死亡率和获得完全康复的关键因素，然而部分脑脓肿缺乏典型临床诊断及影像特点，尤其与高级别胶质瘤的坏死灶很难鉴别。该研究作者联合使用 ^{13}N-Ammonia 和 ^{18}F-FDG 鉴别诊断高级别胶质瘤与脑脓肿，发现胶质瘤 ^{13}N-Ammonia 的 L/N（病灶/脑灰质）要显著高于脑脓肿（1.38 vs. 0.84），以 L/N=1.0 为界鉴别这两种疾病的准确性高达 87.5%，而 ^{18}F-FDG 摄取在高级别胶质瘤与脑脓肿之间无显著差异。联合诊断中作者使用了 F (x, y)=4.4x−1.465y−3.254 公式，x 代谢 ^{13}N-Ammonia 的 L/N 值，y 代谢 ^{18}F-FDG 的 L/N 值，高级别脑胶质瘤 F 值显著高于脑脓肿，此时鉴别脑脓肿与高级别胶质瘤的准确性高达 95.8%。该研究认为，^{13}N-Ammonia 和 ^{18}F-FDG 联合显像显著提高了鉴别脑脓肿与高级别胶质瘤的准确性，可在临床中广泛推广。

文选14

【题目】 The deauville 5-point scale improves the prognostic value of interim FDG PET/CT in extranodal natural killer/T-cell lymphoma

【来源】 Jiang C, Su M, Kosik RO, et al. Clin Nucl Med, 2015, 40(10): 767-773.

【摘要】 Purpose: The prognostic value of FDG PET/CT in extranodal natural killer/T-cell lymphoma (ENKTL) is still controversial. Furthermore, the utility of the Deauville 5-point scale (DS) in ENKTL is uncertain. Therefore, we designed a prospective study to examine the prognostic value of 3 methods of PET/CT analysis (International Harmonization Project [IHP] criteria, DS, and SUV-based assessment). Patients and Methods: Sixty patients with newly diagnosed untreated ENKTL were enrolled. PET/CT evaluation was performed before initial treatment (pretreatment) and midtreatment (interim). Interim PET/CT response was determined based on IHP criteria, DS, and change in FDG uptake (ΔSUV_{max}). International Harmonization Project criteria, DS, and ΔSUV_{max} were then examined for the ability to predict progression-free survival (PFS) and overall survival (OS). Results:

Over a median follow-up of 23.5 months, interim PET/CT based on DS and ΔSUV_{max} were significant predictors of PFS and OS. After multivariate analysis, DS was an independent predictor of PFS ($P < 0.001$) and OS ($P < 0.001$). ΔSUV_{max} was an independent predictor of OS ($P = 0.013$) but not PFS ($P = 0.054$) and with a lower accuracy and positive predictive value than DS. Conclusions: Interim PET/CT analysis with DS predicts unfavorable treatment outcomes of ENKTL patients, whereas interim PET/CT analysis based on IHP criteria and SUV-based assessment have limited prognostic value.

【评述】 该研究作者首次将FDG摄取分级方法，即IHP标准、DS分级和SUV_{max}变化率在NK细胞/T淋巴细胞进行了比较，以评估这3种方法的预后价值。研究发现IHP标准对PFS和OS的预测没有任何价值（P分别为0.267和0.907）。DS法能很好地预测患者无病生存和总存活率，均$P<0.001$。相似地，以治疗前后SUV_{max}变化（ΔSUV_{max}）＞47%为截断值也能很高地预测PFS和OS（P分别为0.041和0.02）。DS法及ΔSUV_{max}是淋巴瘤预后的2个独立因素，且DS法要优于ΔSUV_{max}法。研究认为DS法在淋巴瘤预后评价中有更高的准确性，可作为淋巴瘤的临床评价指标广泛推广。

文选 15

【题目】 Malignant nonepithelial prostate tumors: FDG PET/CT findings with MRI and CT correlation

【来源】 Dong A, Zhang H, Wang Y, et al. Clin Nucl Med, 2015, 40(1): 14-20.

【摘要】 Purpose: The aim of this study was to evaluate ^{18}F-FDG PET/CT findings of malignant nonepithelial prostate tumors and their correlation with MRI and CT images. Patients and Methods: FDG PET/CT findings were reviewed in 12 patients with malignant nonepithelial prostate tumor confirmed by pathology. The location, size, SUV_{max}, pathologic findings, and available MRI and CT images of the tumors were reviewed. Results: Of the 12 patients (mean age, 41 years; age range, 19~66 years), 9 had normal prostate-specific antigen levels. The mean size of the tumors was 7.1 cm in diameter ranging from 4.6 to 10.5 cm. All the tumors showed increased metabolic activity with mean SUV_{max} of 17.5 ranging from 3.6 to 46.8. The high-grade malignant tumors tended to show higher FDG uptake, whereas the intermediate-grade and low-grade malignant ones tended to show lower FDG uptake. Seven tumors had local invasion or distant metastases. Lung was the most common metastatic site. On MRI, the tumors showed wellcircumscribed or ill-circumscribed margins with inhomogeneous enhancement. On CT, the tumors showed hypodensity with slight to moderate enhancement. Conclusions: The malignant nonepithelial prostate tumors tended to have large sizes at presentation, have high FDG uptake, and affect a younger population with normal prostate-specific antigen levels. FDG PET/CT may be useful for the assessment of tumor grade and for detecting the distant metastases, whereas the MRI or enhanced CT may be more helpful for describing the relationship between the tumor and adjacent structures.

【评述】 前列腺肉瘤相对少见，5年生存仅38%，因此，准确诊断及TNM分期对于指导治疗极为重要。研究中作者收集了12例前列腺恶性肉瘤患者并比较了PET、CT、MRI对其诊断的价值，结果发现前列腺肉瘤体积较大,确诊时平均直径为 7 cm,患者发病年龄也更年轻,平均年龄 41 岁。分化差的前列腺肉瘤 SUV_{max} 要显著高于分化好的。研究认为,体积较大的前列腺肿瘤、中青年、PSA 正常、FDG 代谢呈高摄取的要首先考虑前列腺肉瘤的可能,另外 FDG PET 还有助于了解肿瘤的分化程度和远处转移情况。该文中作者对少见肿瘤进行了归纳总结,具有一定的临床指导意义。

文选 16

【题目】 Risk stratification in patients with advanced-stage breast cancer by pretreatment [^{18}F]FDG PET/CT

【来源】 Chen S, Ibrahim NK, Yan Y, et al. Cancer, 2015, 121(22): 3965-3974.

【摘要】 Background: The objective of the current study was to investigate the prognostic value of pretreatment [^{18}F] fluorodeoxyglucose position emission tomography/computed tomography ([^{18}F]FDG PET/CT) in patients with advanced-stage breast cancer. Methods: Pretreatment PET/CT scans from 240 consecutive patients with American Joint Committee on Cancer stage Ⅲ or stage Ⅳ BC were analyzed retrospectively. Clinicopathological factors and metabolic parameters of the primary tumor including maximum standardized uptake value (SUV_{max}), metabolic tumor volume, and total lesion glycolysis (TLG) with a range of thresholds were compared to predict progression-free survival (PFS) and overall survival (OS) using a time-dependent receiver operating characteristic curve and Cox proportional hazards regression analyses. Results: SUV_{max} with a cutoff value of 6.0, $TLG_{30\%}$ with a cutoff value of 158 g, and phenotype associated with PFS and OS were analyzed using multivariate analysis. The mean $TLG_{30\%}$ of primary tumors for patients with stage Ⅲ and stage Ⅳ disease was 405 g and 750 g (P=.010), respectively. Patients with triple-negative breast cancer or a $TLG_{30\%}$ >158 g or with both were categorized as being at high risk, and those with non-triple-negative breast cancer and a primary tumor with a $TLG_{30\%}$ 158 g were defined as low risk. The 5-year PFS rates for stage Ⅲ disease among patients with low-risk versus high-risk BC were 85% and 67.5%, respectively. For patients with stage Ⅳ disease, the 5-year PFS rates were 45% and 9%, respectively, for patients with low-risk versus high-risk disease. Patients with stage Ⅲ and high-risk BC had OS rates that were similar to those for patients with stage Ⅳ and low-risk BC (P=.552). Conclusions: The $TLG_{30\%}$ from pretreatment PET/CT was found to independently correlate with survival outcomes and appears to be able to effectively stratify both patients with stage Ⅲ and those with stage Ⅳ BC.

【评述】 乳腺癌的预后评估是临床研究热点,该研究则探讨了 ^{18}F-FDG PET 的 SUV_{max} 与 TLG 在预测进展期乳腺癌预后的价值。相对于 SUV_{max} 指标,TLG 包括了肿瘤体积和代谢两方面的参数,可以更好地反映肿瘤的负荷,结果 SUV_{max}=6.0 或 TLG 30% 为截断点可以预测进展期乳腺癌的 PFS 和 OS,且 TLG 在预测进展期乳腺癌预后方面要显著优于 SUV_{max}。进一步证实 $TLG_{30\%}$>158 g、三阴性乳腺癌患者是影响乳腺癌预后的高危因素,尤其对于 4 期乳腺癌患者,没有这两个高危因素的患者 5 年 PFS 达 45%,而肿瘤 $TLG_{30\%}$>158 g 和(或)三阴性乳腺癌的患者 PFS 即降为 9%。该研究肯定了衡量肿瘤代谢负荷的 TLG 是乳腺癌预后更好的指标,可扩展应用于其他实体瘤的预后评价中。

文选 17

【题目】 Evaluation of synovial angiogenesis in patients with rheumatoid arthritis using ^{68}Ga-PRGD2 PET/CT: a prospective proof-of-concept cohort study

【来源】 Zhu Z, Yin Y, Zheng K, et al. Ann Rheum Dis, 2014, 73(6): 1269-1272.

【摘要】 Background: The study aimed to evaluate the use of positron emission tomography/computed tomography (PET/CT) with ^{68}Ga-PRGD2 as the tracer for imaging of synovial angiogenesis in patients with rheumatoid arthritis (RA). Methods: Twenty untreated active patients with RA underwent ^{68}Ga-PRGD2 PET/CT and ^{18}F-FDG PET/CT before treatment; two patients with osteoarthritis served as controls. Among the 20 patients with RA, 12 repeated the evaluations after 3-month treatment. The image findings were correlated with core variables of disease activity, including the clinical disease activity index (cDAI). Results: Our findings demonstrated that ^{68}Ga-PRGD2 specifically accumulated in the synovia with active inflammation rich in neovasculature with high-level $\alpha_v\beta_3$-integrin expression, but not in the ^{18}F-FDG-avid inflammatory lymph nodes. In patients with intense ^{18}F-FDG uptake in muscles caused by arthritic pain, we observed that ^{68}Ga-PRGD2 PET/CT was better able to evaluate disease severity than ^{18}F-FDG PET/CT. Both ^{68}Ga-PRGD2 accumulation and ^{18}F-FDG uptake changed in response to therapeutic intervention, whereas the changes of ^{68}Ga-PRGD2, not ^{18}F-FDG, significantly correlated with clinical measures of changes in the form of cDAI. Conclusions: This is the first integrin imaging study conducted in patients with RA that preliminarily indicates the effectiveness of the novel method for evaluating synovial angiogenesis.

【评述】 ^{68}Ga-PRGD2 PET/CT 显像可以反映病灶新生血管形成情况，而很多炎性病灶包括各种关节炎都会伴有新生血管形成，因此，^{68}Ga-PRGD2 PET/CT 有可能用来反映炎性的进展及抗炎疗效的情况。研究中作者首次比较了 ^{68}Ga-PRGD2 和 ^{18}F-FDG PET/CT 在评价风湿性关节炎严重程度（根据 cDAI 分类）的价值。发现 ^{68}Ga-PRGD2 能特异性地聚集在伴有新生血管的关节炎滑膜内，其摄取高低与关节炎严重程度正相关，通过比较治疗前后 ^{68}Ga-PRGD2 的摄取值变化还能准确地反应抗炎治疗的效果，而 FDG PET/CT 却与关节炎的严重程度无明显相关性。该研究肯定了 ^{68}Ga-PRGD2 PET/CT 在评价良性关节炎严重程度和预后中的价值，这对于我们扩展核医学显像剂在良性疾病中的运用具有积极的意义。

文选 18

【题目】 ^{11}C-Acetate PET/CT for metabolic characterization of multiple myeloma: A comparative study with ^{18}F-FDG PET

【来源】 Ho CL, Chen S, Leung YL, et al. J Nucl Med, 2014, 55(5): 749-752.

【摘要】 We prospectively compared ^{11}C-acetate with ^{18}F-FDG in a PET/CT evaluation of multiple myeloma (MM), specifically on diagnostic accuracy, identification of high-risk patients, and monitoring of treatment response.

Methods: Dual-tracer PET/CT was performed on 35 pathologically and clinically confirmed and untreated patients (26 with symptomatic MM, 5 with smoldering MM, and 4 with monoclonal gammopathy of unknown significance) and 20 individualswith normal marrow. Results: ^{11}C-acetate showed significant incremental value over ^{18}F-FDG (84.6% *vs.* 57.7%) for positively identifying patients with diffuse and focal symptomatic MM, and was negative in patients with indolent smoldering MM and monoclonal gammopathy of unknown significance. Three functional parameters—number of ^{11}Cacetate–avid and ^{18}F-FDG–avid focal bone lesions and ^{11}C-acetate general marrow activity—strongly correlated with β-2-microglobulin as surrogate imaging markers of tumor burden. After induction chemotherapy, the metabolic change in ^{11}C-acetate general marrow activity correlated with clinical response. Conclusion: Metabolic characterization of MM in diagnosis, risk stratification, and treatment monitoring can be done more accurately by assessing lipid metabolism with ^{11}C-acetate than by assessing glucose metabolism with ^{18}F-FDG.

【评述】 ^{18}F-FDG PET/CT 对多发性骨髓瘤（MM）诊断及分期的准确性较低，由于很多浆细胞肿瘤伴有脂肪代谢活跃，作者在研究中比较了脂肪代谢显像剂 ^{11}C-Acetate 与 ^{18}F-FDG 在诊断多发性骨髓瘤中的价值。研究发现，骨髓瘤对 ^{11}C-Acetate 摄取更高，^{11}C-Acetate 较 ^{18}F-FDG 能更好地诊断 MM。进一步证实肿瘤病灶对 ^{11}C-Acetate 摄取值是 MM 重要的预后因素并可以用来评价化疗的疗效。值得注意的是，不同肿瘤代谢形式也不尽相同，这需要我们更多地进行临床探索对肿瘤进行代谢分型，这有利于临床上对不同类型的肿瘤使用不同的代谢显像剂，从而提高肿瘤诊断的准确性。

文选 19

【题目】 A pilot study on EGFR-targeted molecular imaging of PET/CT with ^{11}C-PD153035 in human gliomas

【来源】 Sun J, Cai L, Zhang K, et al. Clin Nucl Med, 2014, 39(1):e20-e26.

【摘要】 ^{11}C-PD153035, a potent and specific ATP-competitive tyrosine kinase inhibitor (TKI) of the EGF receptor, has been developed for PET imaging of epidermal growth factor receptor (EGFR) in lung cancer. The objective of the present study was to investigate the relationship of the accumulation of ^{11}C-PD153035 and the EGFR expression level in human gliomas and to explore whether ^{11}C-PD153035 can be used in the molecular imaging of glioma with EGFR overexpression. Eleven patients with histopathologically proven gliomas underwent ^{11}C-PD153035 PET/CT examination before surgery. Combining MRI with the ^{11}C-PD153035 PET/CT image, 2 specimens from different ^{11}C-PD153035 uptake regions of each tumor and adjacent normal brain tissue were selected as the biopsy targets through the stereotactic technique. The radioactivity concentrations were analyzed as the mathematical maximum standardized uptake value (SUV_{max}) in region of interest (ROI). The EGFR expression in the biopsied tissues was analyzed by immunohistochemical staining (IHC) and western blotting. The SUV_{max}/WM (^{11}C-PD153035 uptake in the white matter of the contralateral normal hemisphere) ratio was used to indicate the EGFR expression level in the ROI in PET/CT, and it was correlated with the EGFR expression detected by IHC and western blot analysis. The results demonstrated that 6 of the 8 patients with glioblastoma (GBM) were obviously visualized by ^{11}C-PD153035 PET/CT, whereas 2 patients with GBM, 1 with anaplastic astrocytoma, and 2 with oligodendroglioma did not show significant ^{11}C-PD153035 uptake. There were positive correlations between the SUV$_{max}$/WM and the results of IHC (r = 0.955, P<0.01) and western blotting(r = 0.889, P < 0.010). Our preliminary findings suggest that ^{11}C-PD153035 PET/CT is a promising method for the EGFR-targeted molecular imaging of human GBM, which may be translated into the clinic to select the appropriate population of patients for EGFR-targeted therapy and to assess the early targeted therapeutic response of malignant gliomas.

【评述】 PD153035 是一种小分子化合物可以与 EGFR-TKI 竞争性结合 EGFR，这样 ^{11}C 标记 PD153035 通过 PET 显像可以评价肿瘤 EGFR 受体表达情况。该研究中作者报道了 ^{11}C-PD153035 这种显像剂在诊断胶质瘤中的价值。发现 8 例胶质瘤中有 6 例伴有 ^{11}C-PD153035 的高摄取，只有 1 例间变胶质瘤和 1 例少突胶质瘤没有 ^{11}C-PD153035 摄取。进一步证实 ^{11}C-PD153035 病灶 SUV$_{max}$/白质 SUV$_{max}$ 与胶质瘤 EGFR 表达密切相关，r=0.955。研究认为，^{11}C-PD153035 在胶质瘤诊断中具有广阔的应用前景且可以用于胶质瘤 EGFR 靶向治疗的疗效评价。

文选 20

【题目】 Propranolol inhibits glucose metabolism and ^{18}F-FDG uptake of breast cancer through posttranscriptional downregulation of hexokinase-2

【来源】 Kang F, Ma W, Ma X, et al. J Nucl Med, 2014, 55(3): 439-445.

【摘要】 The advancement of breast cancer therapy is limited by the biologic behaviors of cancer cells, such as metastasis and recurrence. β-adrenoceptors (ADRB) are reported to be associated with the biologic behaviors of breast cancer and may influence glucose metabolism. Here, we sought to investigate the relationship between the activation of ADRB and the expression of glucose transporter (GLUT)-1 and hexokinase (HK)-2 and to clarify the impact of ADRB on ^{18}F-FDG PET imaging in breast cancer. Methods: ADRB1/2 expression in 4T1, MDA-MB-231, and MCF-7 breast cancer cell lines was detected by Western blotting and immunofluorescence. ADRB-dependent regulation of GLUT-1 and HK-2 was determined by in vitro pharmacologic intervention. 4T1 breast cancer cells were treated with phosphate-buffered saline, isoproterenol, or propranolol, and the transcription and expression of GLUT-1 and HK-2 were measured by quantitative real-time polymerase chain reaction (RT-PCR) and Western blotting, respectively. ADRB1/2 was, respectively, blocked by small-interfering RNA to investigate the direct relationship between ADRB1/2 and HK-2. To evaluate the impact of ADRB on ^{18}F-FDG PET imaging, BALB/c mice bearing 4T1 tumors were injected with phosphate-buffered saline, isoproterenol, or propranolol, and ^{18}F-FDG PET imaging was performed. The tumor-tonontumor (T/NT) values of tumors and brown adipose tissue were calculated by defining the liver as a reference. The in vivo expression of GLUT-1 and HK-2 was observed by immunohistochemical analysis and Western blotting. Results: MDA-MB-231, MCF-7, and 4T1 breast cancer cells were positive for ADRB1/2 expression. The protein expression and posttranscriptional level of HK-2 were significantly decreased by treatment with propranolol in vitro, whereas GLUT-1 expression was not significantly altered by pharmacologic intervention. The expression of HK-2 could be reduced in ADRB2- blocked 4T1 cells.

Mice in the propranolol-treated group exhibited lower T/NT values for the tumors and brown adipose tissue than the control group. Immunohistochemical analysis and Western blotting revealed reduced HK-2 expression in the tumors of propranololtreated mice. Conclusion: The expression of HK-2 was regulated by the activation of ADRB2 in 4T1 breast cancer cells primarily at the posttranscriptional level. Additionally, propranolol prevented glucose metabolism and ^{18}F-FDG PET imaging of 4T1 breast cancer tumors.

【评述】 一些激素相关蛋白的异常表达也会导致肿瘤糖代谢的异常，该研究作者比较了乳腺癌肾上腺素能受体的表达与肿瘤糖代谢的关系并初步阐明分子机制。研究发现多种乳腺癌细胞系伴有肾上腺素能受体的高表达，肾上腺素能受体表达水平与肿瘤糖代谢及HK2的表达密切相关。靶向抑制肾上腺素能受体可以在转录后调控水平下调HK2的表达，从而降低肿瘤糖代谢并抑制乳癌的增殖。该研究在细胞、动物水平两个层次阐述了肾上腺素能受体与肿瘤糖代谢的关系，扩展了人们对肿瘤糖代谢影响因素的认识，也为与肾上腺素能相关的靶点治疗提供了理论基础和临床依据。

文选 21

【题目】 Relationship between ^{18}F-FDG accumulation and lactate dehydrogenase a expression in lung adenocarcinomas

【来源】 Zhou X, Chen R, Xie W, et al. J Nucl Med, 2014, 55(11):1766-1771.

【摘要】 ^{18}F-FDG PET has been widely used in the management of malignant tumors. Lactate dehydrogenase A (LDHA) plays an important role in the development, invasion, and metastasis of malignancies. However, the relationship between ^{18}F-FDG accumulation and LDHA expression has not been investigated. Methods: Retrospective analysis was conducted for 51 patients with lung adenocarcinomas who underwent ^{18}F-FDG PET. The relationship between maximum standardized uptake value and the expression of LDHA, glucose transporter 1 (GLUT1), and hexokinase 2 (HK2) were examined. RNA interference was used to analyze the role of LDHA in tumor metabolism and growth in A549 cells. The AKT, also known as protein kinase B, pathway was also investigated to evaluate the molecular mechanisms of the relationship between LDHA expression and ^{18}F-FDG uptake. Results: Maximum standardized uptake value was significantly higher in the LDHA high-expression group than the LDHA low-expression group ($P < 0.018$). GLUT1 expression in lung adenocarcinomas was positively correlated with ^{18}F-FDG accumulation and LDHA expression whereas HK2 expression was not. Knockdown of LDHA led to a significant decrease in GLUT1 expression, ^{18}F-FDG uptake, and cell proliferation. The activated form of AKT was also decreased after LDHA knockdown. Conclusion: LDHA increases ^{18}F-FDG accumulation into non–small cell lung cancer, possibly by upregulation of GLUT1 expression but not HK2 expression. LDHA may modulate ^{18}F-FDG uptake in lung adenocarcinomas via the AKT–GLUT1 pathway. These results indicate that ^{18}F-FDG PET/CT may predict LDHA expression levels and response to anti-LDHA therapy in lung adenocarcinomas.

【评述】 乳酸脱氢酶A（LDHA）可以在多种肿瘤细胞如肾癌、乳腺癌、肠癌的原发肿瘤中高表达。作者通过回顾性分析临床肺癌样本LDHA表达水平与术前^{18}F-FDG PET/CT显像参数（SUV_{max}）

的相关性。发现肺癌 SUV$_{max}$、组织分化程度和 LDHA 的表达明显相关。进一步在细胞水平靶向抑制 LDHA 可以显著降低肿瘤的糖酵解并阐述了抑制 LDHA 调控肿瘤糖代谢的分子机制。该研究用分子机制解答了与肿瘤糖代谢有关的临床问题，为临床应用 ^{18}F-FDG PET/CT 监测和评估 LDHA 靶向治疗提供了新的思路和临床依据。

文选 22

【题目】 The role of ^{18}F-FDG PET/CT for evaluation of metastatic mediastinal lymph nodes in patients with lung squamous-cell carcinoma or adenocarcinoma

【来源】 Lu P, Sun Y, Sun Y, et al. Lung Cancer, 2014, 85(1): 53-58.

【摘要】 Objectives: To evaluate the efficacy of ^{18}F-FDG PET/CT in depicting metastatic mediastinal lymph nodesin patients with lung squamous-cell carcinoma (LSCC) or lung adenocarcinoma (LAC) in a tuberculosisendemic country. Methods: This study retrospectively reviewed patients with LSCC or LAC, who underwent preoperative ^{18}F-FDG PET/CT to assess mediastinal lymph node metastasis. Patients with the short-axis of mediastinal lymph node ≤ 15 mm were included. PET/CT interpretation was analyzed in two ways. Firstly, with CT for anatomical localization, lymph nodes showing greater ^{18}F-FDG uptake than vessel pool on PET were regarded malignant. Secondly, lymph nodes with positive uptake on PET were considered malignant, only when nodes had neither calcification nor higher attenuation than vessel pool on CT. Results: One hundred and sixteen LSCCs and 234 LACs were evaluated. With CT for anatomical localization, the sensitivity, specificity, accuracy, positive predictive value (PPV) and negative predictive value (NPV) of PET were 78.6%, 45.5%, 53.4%, 31.4% and 87.0% in LSCC group, and 61.8%, 66.3%, 65.0%, 42.9% and 80.9% in LAC group. PET showed higher specificity and accuracy in LAC group compared with LSCC group ($P = 0.001$ and $P = 0.038$, respectively). Considering calcification or high attenuation on CT, the sensitivity, specificity,accuracy, PPV and NPV of PET/CT were 71.4%, 67.0%, 68.1%, 40.8% and 88.1% in LSCC group, and 54.4%, 86.1%, 76.9%, 61.7% and 82.2% in LAC group. Compared with PET, PET/CT possessed higher specificity and accuracy in LSCC group ($P = 0.000$ and $P = 0.000$, respectively), and higher specificity, accuracy and PPV in LAC group ($P = 0.000$, $P = 0.000$ and $P = 0.022$, respectively). Conclusions: ^{18}F-FDG PET displays limited efficacy in assessing mediastinal lymph node metastasis with the short-axis diameter <15 mm in LSCC and LAC groups and higher false-positivity in LSCC group. The specificity and accuracy in LSCC and LAC groups are enhanced by interpreting attenuation characteristic on CT.

【评述】 准确判断肺癌纵隔淋巴结转移对于治疗方案制定至关重要，该研究探讨了 ^{18}F-FDG PET/CT 探查肺癌淋巴结转移的价值。发现以淋巴结 FDG 代谢高于心血池为转移标准，PET 诊断肺鳞癌纵隔淋巴结转移灵敏度、特异性和准确性分别为 78.6%、45.5%、53.4%，诊断肺腺癌纵隔淋巴结转移灵敏度、特异性和准确性分别为 61.8%、66.3%、65.0%，PET 对腺癌纵隔淋巴结转移的诊断有更高的特异性。该研究将肺癌列为腺癌与鳞癌 2 组分别评价 PET 诊断纵隔淋巴结转移的准确性，其结论对于提高核医学医师诊断肺癌淋巴结转移具有很大的帮助，该研究还强调了病理分层研究，这在临床研究中是一个很好的思路。

文选 23

【题目】 Comparison of ^{68}Ga DOTATATE to ^{18}F-FDG uptake is useful in the differentiation of residual or recurrent pituitary adenoma from the remaining pituitary tissue after transsphenoidal adenomectomy

【来源】 Zhao X, Xiao J, Xing B, et al. Clin Nucl Med, 2014, 39(7): 605-608.

【摘要】 Aim: The evaluation of the remaining pituitary tissue and recurrent or residual tumor after the pituitary adenoma resection is difficult. However, it is essential to assess the size of the recurrent tumor and remaining pituitary reserve before resurgery. This study aimed to distinguish the remaining pituitary tissue from pituitary adenoma with ^{68}Ga 1,4,7,10-tetraazacyclododecane-N-tetraacetic acid-D-Phe1,Tyr3-octreotate (DOTATATE) and ^{18}F-FDG PET imaging in patients status post transsphenoidal adenomectomy. Methods: Thirty-five patients with suspected recurrent/residual pituitary tumors were retrospectively evaluated. All of these patients underwent DOTATATE and FDG PET/CT within 1 week before additional surgery. The DOTATATE and FDG uptake levels were compared. The image findings were then compared with pathology results after the additional surgery. Results: Residual or recurrent pituitary adenoma were confirmed pathologically in all 35 patients. One recurrent pituitary adenoma did not have either DOTATATE or FDG uptake. In the remaining 34 adenomas, 33 had higher FDG uptake than DOTATATE uptake. In comparison, DOTATATE had significant higher uptake than FDG in the remaining pituitary tissues in all cases. Conclusions: Different degree of uptake of ^{68}Ga DOTATATE and ^{18}F-FDG PET/CT in the remaining pituitary tissue and recurrent/residual pituitary tumor indicated that combined analysis of ^{68}Ga DOTATATE and ^{18}F-FDG PET/CT might be of clinical value in differentiating recurrent/residual pituitary adenoma from the remaining pituitary tissue.

【评述】 评估垂体腺瘤术后术区软组织是残留的腺体还是复发或残余的肿瘤对于制订治疗方案至关重要。垂体腺瘤伴有生长抑素受体的表达，作者探讨了放射性标记的奥曲肽类似物 ^{68}Ga-DOTATATE 作为示踪剂诊断垂体瘤的价值。结果发现垂体腺瘤 ^{18}F-FDG 的摄取要显著高于 ^{68}Ga-DOTATATE，但对于术后残留的垂体组织 ^{68}Ga-DOTATATE 的摄取要显著高于 ^{18}F-FDG。将两种影像联合起来，术后残留腺瘤或者局部复发其 ^{68}Ga-DOTATATE/18F-FDG 比较仅有 0.6，而术后残留的腺体 ^{68}Ga-DOTATATE/18F-FDG 比值高达 2.13，因此，研究认为联合显像可以准确地判断术区软组织是残余腺体还是腺瘤残余或复发，具有非常好的临床指导意义。

文选 24

【题目】 Pharmacokinetics and Biodistribution of ^{99}Tc^m N-MPO in Healthy Human Volunteers

【来源】 Gao S, Zhao G, Wen Q, et al. Clin Nucl Med, 2014, 39(1): e14-e19.

【摘要】 Purpose: ^{99}Tc^m N-MPO {[^{99}Tc^m N(MPO)(PNP5)]$^+$: HMPO = 2-mercaptopyridine N-oxide, and PNP5 = N-ethoxyethyl-N,N-bis[2-(bis(3-methoxypropyl)phosphino) ethyl]amine} is a new ^{99}Tc^m radiotracer useful for myocardial perfusion imaging. This study was designed to determine its pharmacokinetics and biodistribution in healthy volunteers. Patients and Methods: Ten healthy volunteers were involved in this study. Each subject was administered approximately 925 MBq of $^{99}Tc^m$ N-MPO under rest or stress conditions (n = 5 per group). Whole-body planar images were obtained at 10, 30, 60, 240, and 1440 minutes after injection. Organ uptake was quantified by region-of-interest analysis. The blood clearance and urine excretion kinetics were determined by collecting blood and urine samples at different time points. Results: $^{99}Tc^m$ N-MPO showed significant accumulation in myocardium with prolonged retention. At rest, its percentage of injected dose (%ID) uptake in the heart, lungs, and liver at 10 minutes after injection was 2.47% (0.64%), 1.84% (0.64%), and 20.88% (5.23%), respectively. The liver uptake decreased to 6.79%ID (1.60%ID) at 60 minutes after injection and 4.50%ID (1.86%ID) at 240 minutes after injection. Under stress conditions, the heart uptake was slightly increased (2.57%ID [0.21%ID]). The rapid liver clearance led to favorable heart-to-liver ratios, reaching values of 0.27%ID (0.07%ID) under rest condition and 0.28%ID (0.05%ID) under stress condition at 60 minutes after injection. Conclusions: $^{99}Tc^m$ N-MPO demonstrates a highly favorable biodistribution in humans. The high heart uptake and the fast liver washout of $^{99}Tc^m$ N-MPO will allow SPECT images of the left ventricle to be acquired as early as 10 minutes after injection.

【评述】 $^{99}Tc^m$ N-MPO 是一种新的心肌灌注显像剂，它可以定位于心肌线粒体，其分布与心肌血流量成正比，该研究评价了 $^{99}Tc^m$ N-MPO 用于心肌血流灌注显像中的临床价值。研究发现，$^{99}Tc^m$ N-MPO 在注射 15 min 之后可进行心肌显影，其心肌/肝摄取比高达 12.8，而 MIBI 仅有 2.9，是其 4 倍左右。作者进一步选取了 10 名健康的志愿者静脉注射 $^{99}Tc^m$ N-MPO 后连续动态采集观察体内分布情况，发现药物注射 10 min 后，心肌与肝中药物蓄积各占注射总量的 2.47% 和 20.88%，60 min 后肝中的比例会迅速下降达到 6.79%。运动试验后心肌摄取药物会轻度增加到 2.57%。这项研究评估了 $^{99}Tc^m$ N-MPO 在正常人体内的分布特点及作为心肌血流灌注显像剂的临床价值，认为 $^{99}Tc^m$ N-MPO 是一种优于 MIBI 的心肌灌注显像剂，为该心肌显像剂在走向临床奠定了基础。

文选 25

【题目】 The prognostic value of ^{18}F-FDG PET/CT for hepatocellular carcinoma treated with transarterial chemoembolization (TACE)

【来源】 Ma W, Jia J, Wang S, et al. Theranostics, 2014, 4(7): 736-744.

【摘要】 ^{18}F-Fluoro-deoxyglucose (FDG) PET/CT can be used to monitor the biological behavior of hepatocellular carcinoma (HCC). Baseline PET/CT has prognostic value in HCC patients, but there is litter knowledge of the PET/CT changes after treatment. We evaluated 27 HCC patients treated with transarterial chemoembolization (TACE) from June 2011 to July 2012, and we investigated the prognostic value of PET/CT. Patients were followed up with regular clinical and laboratory examinations and contrast-enhanced spiral computed tomography (CT). Furthermore, PET/CT assessments were collected and analyzed before (range 1～15 d) and after the first month of TACE (range 27～45 d). We tested the prognostic value of the tumor standardized uptake value (TSUV) and normal liver SUV(LSUV) according to the VOI (volume of interest). The SUVs were used to assess the relationship between the treatment response and survival. To assess their prognostic value, we evaluated the areas under the receiver operating characteristic (ROC) curves of different SUVs for predicting survival. Finally, the median overall survival (OS) and time to progression (TTP) for 27 patients were 15.4 months (95%CI, 3.3~27.5 months) and 11.4 months (95%CI, 6.7~16.1 months), respectively. The $\Delta TSUV_{max}$%, based on the VOI, had the highest discriminative prognostic value and the cutoff PET/CT response was 0.1 with a sensitivity of 100% and a specificity of 95.2%. The OS was significantly better in the PET/CT response group than in the PET/CT non-response group (P=0.025). In conclusion, an early interim PET/CT after TACE may have prognostic value for HCC patients treated with TACE, and the $\Delta TSUV_{max}$% may help in determining the HCCs viability in patients with high baseline and follow-up ^{18}F-FDG uptake.

【评述】 TACE 是肝癌的一种常规治疗方案，然而并不是所有患者对这种治疗敏感，大概有 15%～55% 患者仅获得部分缓解，准确预测 TACE 疗效对指导治疗尤为重要。作者通过回顾性分析 27 例 HCC 在 TACE 治疗前后 ^{18}F-FDG PET/CT 显像参数 SUV_{max} 的变化来预测 TACE 治疗的有效性。发现 TACE 后的第一个月 $\Delta TSUV_{max}$% 即 [$TSUV_{max}$(PET/CT1)−$TSUV_{max}$(PET/CT2)]/ $TSUV_{max}$（PET/CT1）是一个重要的预后因素，当 $\Delta TSUV_{max}$% 截断值取 0.1 时判断治疗应答反应的灵敏度和特异性高达 100% 和 95.2%。研究认为，$\Delta TSUV_{max}$% 是判断肝癌 TACE 肿瘤治疗反应和患者预后的重要指标，有助于临床医师及时、准确地制订治疗方案，具有很高的临床指导价值。

文选 26

【题目】 Inflammatory myofibroblastic tumor: FDG PET/CT findings with pathologic correlation
【来源】 Dong A, Wang Y, Dong H, et al. Clin Nucl Med, 2014, 39(2): 113-121.
【摘要】 Purpose:The aim of this study was to evaluate retrospectively ^{18}F-FDG PET/CT findings of inflammatory myofibroblastic tumor (IMT) and their correlation with the pathologic findings. Patients and Methods: FDG PET/CT findings were reviewed in 5 patients with IMT and 1 patient with spindle cell sarcoma transformed from IMT. PET/CT scans were performed in all 6 patients before surgery. Follow-up FDG PET/CT scan was performed in 1 patient. The location, size, maximal standardized uptake value (SUV_{max}), and pathologic findings of the tumors were reviewed. The correlation between the FDG uptake and pathologic findings were analyzed. Results:A total of 10 lesions were detected in all 6 patients. The tumor locations were liver ($n = 3$), retroperitoneum ($n = 2$), spleen ($n = 1$), lung ($n = 1$), and bone ($n = 3$). Seven IMTs and 1 spindle cell sarcoma transformed from IMT were confirmed by pathology. The mean SUV_{max} of the pathologically proven tumors was (10.9 ± 5.5), with a high variability of SUV_{max} among tumors ranging from 3.3 to 20.8. The tumors ($n = 7$) with high cellularity had stronger FDG uptake, while the tumors ($n = 1$) with low cellularity had relatively low FDG uptake. The tumors with nuclear atypia and relatively high proliferative index had very strong FDG uptake, while those with low proliferative index or negative Ki-67 staining had relatively lower FDG uptake. One small tumor with abundant plasma cells showed high FDG uptake, while 1 large tumor with focal inflammatory cell infiltrate showed lower FDG uptake. One patient developed local recurrences and distant metastases revealed by the second FDG PET/CT scan 7 months

after resection. Conclusions:FDG uptake in IMTs varied from low to high FDG uptake, which may be due to tumor cellularity, biological behaviors of the tumor cells, the composition and the proportion of inflammatory cells, and the extent of activation of the inflammatory cells. FDG PET/CT may be useful for detection of the primary tumors, local recurrences, and distant metastases.

【评述】 炎性成肌纤维母细胞瘤（IMT）是少见的肿瘤，作者回顾性分析了 PET/CT 对于 IMT 诊断的价值。研究的 6 例患者中共有 10 个病灶，其 SUV_{max} 高达（10.9 ± 5.5），其中核异性且增殖较快的肿瘤 FDG 摄取更高，而增殖慢，Ki-67 染色阴性的肿瘤 FDG 摄取很低。进一步发现肿瘤组织有大量炎性细胞浸润的 FDG 摄取反而更低。该研究对少见病 IMT 进行了系统性分析，从临床角度揭示了影响 IMT 肿瘤 FDG 摄取的相关因素，对临床诊断具有一定指导价值。

文选 27

【题目】 Thyroid cancer: Radiation safety precautions in ^{131}I therapy based on actual biokinetic measurements

【来源】 Liu B, Peng W, Huang R, et al. Radiology, 2014, 273(1): 211-219.

【摘要】 Purpose:To formulate radiation precautions for patients with thyroid cancer who are undergoing thyroid hormone withdrawal-induced hypothyroidism and iodine 131 (^{131}I) therapy through actual biokinetic measurements. Materials and Methods: Informed consent and institutional review board approval were obtained. From October 2008 to December 2011, consecutive patients with differentiated thyroid cancer who had been prepared for ^{131}I ablation treatment or ^{131}I treatment for metastatic disease during follow-up were prospectively recruited. Calculations based on deduced whole-body retention and measured iodine biokinetics in thyroidal tissue were derived to determine the thyroidal and extrathyroidal compartment uptake fractions and effective half-lives. Precaution times necessary to avoid close contact with family members and the general public were derived from these parameters and regulatory dose limits.Results:Seventy-seven patients (36 with ablation treatments, 41 with follow-up treatments) were eligible for the analysis. Actual dose rates from patients after therapeutic ^{131}I administration were greatly lower than those described in the American Thyroid Association (ATA) and Nuclear Regulatory Commission (NRC) models: The mean initial dose rate at 0.3 m for patients with ablation treatment was only 28% (0.183/0.655 μSv/h/MBq) ± 2.9 (standard deviation) (range, 12.1%~38.3%) and 36% (0.183/0.511 μSv/h/MBq) ± 3.7 (range, 15.5%~49.1%) of that described in the NRC and ATA models, respectively; the equivalent values for patients with follow-up treatment were only 30% (0.195/0.655 μSv/h/MBq) ± 3.5 (range, 12.5%~45.3%) and 38% (0.195/0.511 μSv/h/MBq) ± 4.5 (range, 16.0%~58.1%), respectively. The actual mean effective ^{131}I half-life in the thyroid remnant tissue was greatly lower than that described in the ATA and NRC models: 47.6 versus 175.2 hours. Conclusion: On the basis of the current dose limits, typically administered activities of 3.7 GBq to a patient with ablation treatment or 7.4 GBq to a patient with follow-up treatment required 3 days of sleeping apart for keeping the doses to pregnant women and children below 1 mSv. No precautions were required for non-cosleeping nonpregnant adult family members.

【评述】 本研究从2008年10月—2011年12月筛选经临床确诊为高分化的甲状腺癌或合并远处转移，并且准备术后行 ^{131}I 治疗的患者。通过测定甲状腺组织对 ^{131}I 的保留及碘在甲状腺的生物动力学，推算出甲状腺组织与甲状腺外组织的摄取比值及碘的有效半衰期。这些参数及结合监管剂量限制将指导经 ^{131}I 治疗后的患者避免与家人、公众密切接触的时间。共入选77例患者（36例为清甲治疗，41例为清灶治疗）进行分析。参考目前对 ^{131}I 注射剂量的标准，每个清甲治疗患者 ^{131}I 剂量为3.7 GBq，每个清灶患者为7.4 GBq，需要避免与孕妇、儿童合睡3 d，直至达到辐射剂量低于1 mSv，而对家中其他未怀孕成员，则没有相应必要的防范措施。

文选28

【题目】 Noninferior response in BRAF^{V600E} mutant nonmetastatic papillary thyroid carcinoma to radioiodine therapy

【来源】 Li J, Liang J, Zhao T, et al. Eur J Nucl Med Mol Imaging, 2016, 43(6): 1034-1039.

【摘要】 Purpose: As the most frequent and specific genetic alteration in papillary thyroid carcinoma (PTC), BRAF^{V600E} has an intimate relationship with more invasive tumour and higher postoperative recurrence risk in PTC patients. We investigate the effect of radioactive iodine (RAI) therapy on the clinical outcome in PTC patients with the BRAF^{V600E} mutation without distant metastases. Methods: This retrospective study included PTC 228 patients without distant metastases who underwent total or near-total thyroidectomy and RAI treatment in our hospital from January 2011 to July 2014. The BRAF^{V600E} status of the primary lesions was determined and the patients were divided into two groups according to the presence of the mutation. Serological and imaging data were collected at a median follow-up of 2.34 years after RAI administration. Suppressed and stimulated thyroglobulin (Tg), Tg antibody, diagnostic whole-body scintigraphy, and other imaging examinations were used to assess clinical outcome, which was defined as excellent response, indeterminate response, biochemical incomplete response and structural incomplete response. Results: The BRAF^{V600E} mutation was observed in 153 of the 228 patients (67.1 %). The clinicopathological features did not differ between the BRAF^{V600E} mutatation and wild-type groups except age at diagnosis ($P=0.000$), tumour size ($P=0.023$) and TNM stage ($P=0.003$). Older age and more advanced TNM stage were prevalent in the BRAF^{V600E} mutatation group, whereas tumours were slightly larger in the BRAF^{V600E} wild-type group. The response to RAI therapy was evaluated in both the entire series and the patients with a high recurrence risk, and no significant difference in response was found between the BRAF^{V600E} mutatation and the wild-type groups ($P=0.881$ and $P=0.851$, respectively). Conclusion: The clinical response to timely postsurgical RAI therapy is not inferior in BRAF^{V600E} mutation PTC patients without distant metastases, which suggests that RAI therapy might improve the general clinical outcome in this patient group.

【评述】 本研究是了解放射性碘治疗对PTC合并 BRAF^{V600E} 基因突变未发现远处转移的患者临床结局的影响。于2011年1月—2014年7月回顾性的选取患者228例。入选标准：①临床确诊为甲状腺乳头状癌；②发现远处转移；③经外科手术进行甲状腺全切或次全切除术；④进行放射性碘治疗（清甲治疗）。共153例（67.1%）患者被证实存在$BRAF^{V600E}$基因突变。临床病理特征在$BRAF^{V600E}$突变和野生型组之间没有差别。在整个系列和高复发率的患者中，对RAI治疗的反应进行了评估，在$BRAF^{V600E}$突变和野生型组（$P=0.881$和$P=0.851$）之间没有显著的差异。因此，对于$BRAF^{V600E}$突变PTC而没有远处转移的患者，及时手术后的放射性碘治疗的临床反应并不差，这表明放射性碘治疗可能改善这个患者群体的临床结局。

文选29

【题目】 Preablative stimulated thyroglobulin correlates to new therapy response system in differentiated thyroid cancer

【来源】 Yang X, Liang J, Li T, et al. J Clin Endocrinol Metab, 2016, 101(3): 1307-1313.

【摘要】 Context: Studies suggested a potential value of preablative stimulated thyroglobulin (ps-Tg) on predicting the recurrent and persistent diseases of differentiated thyroid cancer, whereas its correlations with therapeutic response remain uncertain. Objective: To establish the correlation between ps-Tg and therapeutic response proposed in 2015 American Thyroid Association guidelines, and calculate a cutoff ps-Tg threshold for predicting a poor response. Design/Setting: Patients who underwent total thyroidectomy and radioactive iodine therapy in a university hospital participated in this retrospective study. Patients: Totally, 452 patients with differentiated thyroid cancer were followed for a median of 38 months and were divided into three groups in terms of ps-Tg level: group 1, less than 1 ng/ml ($n = 82$); group 2, 1~10 ng/ml ($n = 173$); and group 3, at least 10 ng/ml ($n = 197$). Main Outcome Measure: Clinical outcomes were assessed based on response to therapy restaging system, dividing responses into excellent, indeterminate, biomedical incomplete, and structural incomplete (SIR). Results: Therapeutic responses could be obviously distinguished by different ps-Tg strata. SIR was identified in none of group 1, 1.73% of group 2, and 42.74% of group 3, respectively ($\chi^2 = 123.037$, $P < 0.001$). A cutoff value of ps-Tg at 26.75 ng/ml was obtained by receiver operating characteristic curve for differentiating SIR from either excellent, indeterminate, or biomedical incomplete responses. The area under curve was 0.947 and negative predictive value was 96.99%. Ps-Tg was an independent predictive variable of SIR (odds ratio, 42.312; $P < 0.001$). Conclusions: Ps-Tg has a great performance in predicting therapeutic response and providing incremental value for decision making of radioactive iodine therapy, especially for patients with high ps-Tg level.

【评述】 为了确定在2015年美国甲状腺协会指南中提出的ps-Tg和治疗性反应之间的相关性，并计算出预测反应不良的截止ps-Tg阈值。在这项回顾性研究中，入选接受甲状腺全切术及放射性碘治疗的高分化甲状腺癌患者452例，平均随访38个月。不同的ps-Tg分层可以很好的区分不同治疗反应。ps-Tg对SIR是一个独立的预测因子（OR，42.312；$P<0.001$）。因此，ps-Tg可以很好的预测治疗反应，特别是对于高水平的ps-Tg患者进行放射性碘治疗提供了增益价值。

文选 30

【题目】 Circulating long non-coding RNAs act as biomarkers for predicting ^{131}I uptake and mortality in papillary thyroid cancer patients with lung metastases

【来源】 Qiu ZL, Shen CT, Sun ZK, et al. Cell Physiol Biochem, 2016, 40(6): 1377-1390.

【摘要】 Purpose:The aims of the current study were to explore plasma lncRNAs as a novel biomarker panel for the diagnosis of non-^{131}I-avid lung metastases of PTC and to investigate the plasma lncRNA expression levels associated with survival in PTC patients with lung metastases. Methods: The expression of lncRNAs was examined using an lncRNA microarray chip. The lncRNAs with the most significant difference in expression between PTC patients with non-^{131}I-avid lung metastases and PTC patients with ^{131}I-avid lung metastases were verified by quantitative reverse-transcription polymerase chain reaction. The Kaplan-Meier method was used to determine whether the plasma lncRNA levels might be indicative of patient prognosis. Results: Compared with ^{131}I-avid lung metastases, we discovered that two lncRNAs (ENST00000462717 and ENST00000415582) were upregulated and two (TCONS_00024700 and NR_028494) were downregulated in the non-^{131}I-avid lung metastases of PTC. Receiver operating characteristic curve (ROC) analyses indicated that the use of these four lncRNAs had high diagnostic sensitivity and specificity for predicting non-^{131}I-avid lung metastases of PTC. The merged areas under the curve for ENST00000462717, ENST00000415582, TCONS_00024700, and NR_028494 in the training and validation sets were 0.890, 0.936, 0.975, and 0.918, respectively. Low (ENST00000462717 and ENST00000415582) and high plasma lncRNA levels(TCONS_00024700 and NR_028494) were also found to be associated with better prognosis of PTC patients with lung metastases($P<0.001$). Conclusions: ENST00000462717, ENST00000415582, TCONS_00024700, and NR_028494 may be used as novel and minimally invasive markers for the diagnosis and prognostic assessment of non-^{131}I-avid lung metastases from PTC.

【评述】 本研究的目的是探讨血浆长链非编码（lncRNAs）作为一种新型的生物标志物，用于诊断 PTC 合并非 [131]I 型肺转移，并探讨与肺转移患者存活率相关的血浆 lncRNA 表达水平。与 [131]I 型肺转移相比，两种 lncRNAs（ENST00000462717 和 ENST00000415582）在非 [131]I 型肺转移中表达下调，而两种 lncRNAs（TCONS_00024700 和 NR_028494）表达受到抑制。ENST00000462717、ENST00000415582、TCONS_00024700 和 NR_028494 可作为新型和微创性生物标志物用于诊断和预测 PTC 中的非 [131]I 型肺转移。

文选 31

【题目】 In patients with low- to intermediate-risk thyroid cancer, a preablative thyrotropin level of 30 μIU/ml is not adequate to achieve better response to ^{131}I therapy

【来源】 Zhao T, Liang J, Guo Z, et al. Clin Nucl Med, 2016, 41(6): 454-458.

【摘要】 Purpose: The optimal preablative level of thyrotropin (TSH) for patients with differentiated thyroid cancer (DTC) to achieve betterresponse after ^{131}I ablation remains unknown. The objective of this study was to assess whether a higher preablative TSH level above 30 μIU/ml is associated with better response to ^{131}I therapy in low- to intermediate-risk DTC and to explore the potential factors that may impact their responses. Patients and Methods: A total of 204 consecutive non-high-risk patients were retrospectively reviewed. Serum TSH and thyroglobulin (Tg) levels were measured right before ^{131}I treatment after thyroxine hormone withdrawal (THW). Patients were categorized by their preablative TSH level grouping of 30 to less than 60 (n = 11), 60 to less than 90 (n = 61), 90 to less than 120 (n = 56), 120 to less than 150 (n = 33), and 150 μIU/ml or greater (n = 43). Responses to ^{131}I therapy were evaluated as excellent, indeterminate, biochemical incomplete, or structural incomplete response (ER, IDR, BIR, or SIR) after a mean follow-up of 20.3 months. Initial risk factors (age, sex, T and N status by AJCC/UICC TNM staging system, and thyroid remnant), the administered dose of ^{131}I and response to ^{131}I therapy were compared among different preablative TSH groups. Multivariate analysis was further performed to identify factors associated with incomplete response (IR, including BIR and SIR). Results: Except the significant correlation between younger age and higher preablative TSH level (P = 0.001), the 5 TSH groups did not differ in other related prognostic factors or dose of ^{131}I (all P > 0.05). Among each ascending TSH group, ER was observed in 54.5%, 68.9%, 73.2%, 69.7%, and 60.5%, respectively, whereas IR was observed in 18.2%, 18.0%, 7.1%, 9.1%, and 20.9%, respectively. Group 90 to less than 120 μIU/ml presented the highest rate of ER and lowest rate of IR. In the multivariate analysis, preablative TSH level, in addition to preablative Tg, was also an associated factor for response to ^{131}I therapy (P = 0.048). Conclusions: A preablative TSH level of 90 to less than 120 μIU/ml might be more appropriate for patients with low- to intermediate-risk DTC to achieve better response to ^{131}I therapy.

【评述】 本研究的目的就是评价在放射性碘治疗前 TSH 达到一个较高水平（>30 μIU/ml）时，对低至中等风险的甲状腺癌患者进行放射性碘治疗具有增益价值，同时探讨其他潜在影响疗效的因素。共 204 例患者纳入，在进行 ^{131}I 治疗前均检测血清 TSH 与甲状腺球蛋白（Tg）浓度。多变量分析造成放射性碘治疗疗效不佳（IR，包括 BIR、SIR）的影响因素。多元分析放射性碘治疗前血清 TSH 与 Tg 水平与治疗后疗效具有相关性（P = 0.048）。对低至中等风险的甲状腺癌患者，放射性碘治疗前血清 TSH 水平在 90～120 μIU/ml 时可能会取得更好的治疗效果。

文选 32

【题目】 Radiation safety precautions in ^{131}I therapy of Graves' disease based on actual biokinetic measurements

【来源】 Liu B, Tian R, Peng W, et al. J Clin Endocrinol Metab, 2015, 100(8): 2934-2941.

【摘要】 Context: Radiation protection is an integral part of targeted radionuclide therapy. How to offer rational radiation precautions to patients with Graves' disease (GD) undergoing ^{131}I therapy is still a matter of ongoing discussions. Objective: The objective of the study was to formulate radiation precautions for GD patients undergoing ^{131}I therapy through actual biokinetic measurements for a particular population of patients. Design: This was a prospective study. Setting: he study was conducted at a university hospital. Patients: From January 2009 through January 2012, consecutive GD patients prepared for ^{131}I therapy were prospectively recruited. Main Outcome Measures: Pretherapy thyroid radioiodine uptake and uptake ratio (4 to 24 h radioiodine uptake) were measured. Serial whole-body dose-rate measurements after therapy were performed to deduce ^{131}I whole-body retention. Calculations based on deduced whole-body retention and measured thyroid radioiodine biokinetics were derived to determine the thyroidal and extrathyroidal compartment uptake fractions and effective half-lives. Precaution times necessary to avoid close contact with family members and the general public were derived from these parameters and regulatory dose limits. Results: A total of 72 patients were eligible for the analysis. A high interpatient variability in ^{131}I biokinetics was observed: the mean peaking ^{131}I uptake (± 1 SD) in the thyroid was 68% (± 19%), and the range was 18%~89%; the mean effective ^{131}I half-life (± 1 SD) in the remainder of the body was 5.1 (± 0.9) hours (range 3.5~7.2 h). The mean measured initial dose rate (± 1 SD) at 1.0 m after ^{131}I administration was 0.039 (± 0.003) μSv/(h·MBq) [range 0.017~0.055 μSv/(h·MBq)]. The 0.3:1.0 m initial dose rate ranged from 2.9 to 7.1, which was greatly lower than the projected ratio of 11.1 by the inverse square law approximation. On the basis of the measured radioiodine biokinetics and dose rates, detailed instructions were provided to limit nearby individuals' exposure. Conclusion: The use of actual biokinetic measurements may remove the effect of variability errors associated with general default assumptions about the ^{131}I biokinetics in GD patients. The marked variability in ^{131}I biokinetics among GD patients reinforces the need for patient-specific iodine biokinetic measurements for radiation safety precautions.

【评述】 本研究从2009年1月—2012年1月，入选经临床确诊为甲状腺功能亢进GD，且准备行^{131}I治疗的患者共72例。患者间的放射性碘摄取的个体差异可见：^{131}I平均摄取高峰为（68±19）%（范围18%~89%）；^{131}I有效半衰期为（5.1±0.9）h（范围3.5~7.2 h）；平均初始剂量率（距离患者1.0 m）为（0.039±0.003）μSv/(h·MBq)。初始剂量率范围从2.9波动到7.1，远远低于11.1的平方反比定律。在测量的放射性碘生物动力学和剂量率的基础上，提供了详细的指导，以限制与附近个体的接触。使用生物动力学测定的方法对进行^{131}I治疗的GD患者进行测定，会更正一些传统的错误假设。同时研究也发现GD患者进行^{131}I治疗时存在明显的个体化差异，这提示我们需要通过生物动力学测定的方法，为患者提供个体化的辐射安全防护措施。

文选33

【题目】 BRAF^{V600E} mutation associated with non-radioiodine-avid status in distant metastatic papillary thyroid carcinoma

【来源】 Yang K, Wang H, Liang Z, et al. Clin Nucl Med, 2014, 39(8): 675-679.

【摘要】 Purpose: It was reported that BRAF^{V600E} mutation correlates with radioactive iodine refractory papillary thyroid carcinoma (PTC) in local recurrence, whereas its relationship with ^{131}I uptake status in distant metastatic PTC remains uncertain. This prospective study tried to explore the association between ^{131}I uptake in distant metastases (DM) of PTC and BRAF^{V600E} mutation status in their primary tumor. Methods: Seventy-three patients with DM were divided into BRAF^{V600E} mutation group (n = 19) and wild-type BRAF group (n = 54) according to the BRAF mutation status. After posttherapy ^{131}I whole-body scan was performed, the relation between ^{131}I uptake in DM, BRAF^{V600E} mutation status, and clinicopathological characteristics of 2 groups were compared. Results: The mean age of mutation group was older than that of the wild-type group (P < 0.05). In the mutation group, 16 patients (84.2%, 16 of 19) were found to be with non-iodine-avid DM, whereas in wild-type group, only 5.6% (3 of 54) were with non-iodine-avid DM. The sensitivity and specificity of using BRAF^{V600E} mutation for the identification of non-iodine-avid DM were 84.2% and 94.4%, respectively. Conclusions: BRAF^{V600E} mutation in primary tumor might be a promising molecular marker to predict the status of ^{131}I uptake in distal metastases.

【评述】 本研究旨在确定放射性碘摄取与 PTC 远处转移、*BRAF*^{V600E} 基因突变之间的关系。共入选 73 例 PTC 远处转移患者，根据 *BRAF*^{V600E} 基因有无突变分为两组：基因突变组 19 例，无突变组 54 例。所有患者经过治疗后均行碘全身显像，比较两组间远处转移的放射性碘摄取情况、*BRAF*^{V600E} 基因突变情况、临床病理学特征。*BRAF*^{V600E} 基因突变判断 PTC 远处是否由放射性碘摄取的灵敏度、特异度分别为 84.2% 与 94.4%。由此可见，*BRAF*^{V600E} 基因突变也许可以作为分子标记来预测乳头状甲状腺癌远处转移是否有放射性碘摄取。

文选 34

【题目】 Characterizing IgG4-related disease with ^{18}F-FDG PET/CT: a prospective cohort study

【来源】 Zhang J, Chen H, Ma Y, et al. Eur J Nucl Med Mol Imaging, 2014, 41(8): 1624-1634.

【摘要】 Purpose: IgG4-related disease (IgG4-RD) is an increasingly recognized clinicopathological disorder with immune-mediated inflammatory lesions mimicking malignancies. A cohort study was prospectively designed to investigate the value of ^{18}F-fluorodeoxyglucose (FDG) positron emission tomography/computed tomography (PET/CT) in characterizing IgG4-RD. Methods: Thirty-five patients diagnosed with IgG4-RD according to the consensus criteria were enrolled with informed consent. All patients underwent baseline ^{18}F-FDG PET/CT evaluation. Among them, 29 patients underwent a second ^{18}F-FDG PET/CT scan after 2 to 4 weeks of steroid-based therapy. Results: All 35 patients were found with ^{18}F-FDG-avid hypermetabolic lesion(s); 97.1% (34/35) of these patients showed multi-organ involvement. Among the 35 patients, 71.4% (25/35) patients were found with more organ involvement on ^{18}F-FDG PET/CT than conventional evaluations including physical examination, ultrasonography, and computed tomography (CT). ^{18}F-FDG PET/CT demonstrated specific image characteristics and pattern of IgG4-RD, including diffusely elevated ^{18}F-FDG uptake in the pancreas and salivary glands, patchy lesions in the retroperitoneal region and vascular wall, and multi-organ involvement that cannot be interpreted as metastasis. Comprehensive understanding of all involvement aided the biopsy-site selection in seven patients and the recanalization of ureteral obstruction in five patients. After 2 to 4 weeks of steroid-based therapy at 40 mg to 50 mg prednisone per day, 72.4% (21/29) of the patients showed complete remission, whereas the others exhibited >

81.8% decrease in ^{18}F-FDG uptake. Conclusion: F-FDG PET/CT is a useful tool for assessing organ involvement, monitoring therapeutic response, and guiding interventional treatment of IgG4-RD. The image pattern is suggested to be updated into the consensus diagnostic criteria for IgG4-RD.

【评述】 本研究的主要目的是前瞻性的观察 ^{18}F-FDG PET/CT 对 IgG4-RD 的显像特征。35 例患者使用统一的标准被诊断为 IgG4-RD，均在治疗前进行 ^{18}F-FDG PET/CT 显像。其中有 29 例患者在治疗后 2～4 周再次进行 ^{18}F-FDG PET/CT 显像。35 例患者经 ^{18}F-FDG PET/CT 显像后，均存在 ^{18}F-FDG 高代谢病变组织。经过 2～4 周甾体类药物，泼尼松 40～50 mg/d 治疗后，再次经 ^{18}F-FDG PET/CT 显像后，21 例（72.4%，21/29）患者表现出完全缓解，8 例患者表现出对 FDG 摄取的明显降低（＞81.8%）。结果表明，^{18}F-FDG PET/CT 对 IgG4-RD 在评价累及脏器、监测治疗反应、指导介入治疗方面具有重要价值；建议对 IgG4-RD 的影像学特征能够更新对 IgG4-RD 的诊断标准。

文选 35

【题目】 Quantitative assessment of right ventricular glucose metabolism in idiopathic pulmonary arterial hypertension patients: a longitudinal study

【来源】 Wang L, Li W, Yang Y, et al. Eur Heart J Cardiovasc Imaging, 2016, 17(10):1161-1168.

【摘要】 Aims: Right ventricular (RV) glucose metabolism disorder in pulmonary arterial hypertension (PAH) has been studied using ^{18}F-fluorodeoxyglucose positron emission tomography (FDG-PET) imaging with inconsistent results. We aimed to quantitatively assess RV glucose metabolism and further identify its role of monitoring RV function in idiopathic PAH (IPAH) patients in a longitudinal study. Methods and results: Twenty-seven treatment-naïve IPAH patients and 21 healthy control subjects performed FDG-PET dynamic scan for quantification of the rate of myocardium glucose utilization (rMGU) and echocardiography for assessment of cardiac function. Right heart catheterization was conducted for IPAH patients for haemodynamic measurement. A subgroup of 14 patients repeated FDG-PET and echocardiography after 6-month treatment. RV rMGU was significantly increased compared with controls; while the rMGU in left ventricle showed no difference. RV rMGU was significantly correlated with pulmonary artery pressure, pulmonary vascular resistance, RV Tei index, and right atrial area, and negatively correlated with RV ejection fraction (RVEF) and tricuspid annular plane systolic excursion. Six of 14 patients with increased RV rMGU after 6-month treatment showed no change in RVEF, 6-min walk distance (6MWD), and RV Tei index; however, the other 8 patients with decreased RV rMGU demonstrated significantly increased RVEF and 6MWD and decreased RV Tei index. Notably, the change in RV rMGU of 14 patients was significantly correlated with the change in 6MWD and RV Tei index. Conclusion: Increased RV rMGU of IPAH correlates with RV dysfunction and RV pressure overload. The change in RV glucosemetabolism may help monitor RV function after treatment.

【评述】 本研究目的是定量评估右心室糖代谢，并进一步在纵向研究中确定 ^{18}F-FDG PET 在特发性肺动脉高压患者中监测右心室功能的作用。共入选 27 例特发性肺动脉高压患者和 21 名健康对照者，进行 FDG PET 动态扫描以量化心肌葡萄糖代谢，通过超声心动图评估心脏功能。对特发性肺动脉高压患者进行右心导管血流动力学测量。研究结果表明，特发性肺动脉高压患者右心室葡萄糖代谢的增加与右心室功能障碍及右心室压力超负荷相关。右心室葡萄糖代谢的变化有助于监测治疗后右心室的功能。

文选 36

【题目】 The characterization and prognostic significance of right ventricular glucose metabolism in non-ischemic dilated cardiomyopathy

【来源】 Wang L, Ma X, Xiang L, et al. J Nucl Cardiol, 2016, 23(4): 758-767.

【摘要】 Aims: In dilated cardiomyopathy (DCM), there are limited data on right ventricular (RV) glucose metabolism assessed by [^{18}F]fludeoxyglucose positron emission tomography (^{18}F-FDG PET) imaging. We aimed to characterize RV glucose metabolism and investigate the prognostic significance of RV FDG uptake in DCM. Methods and results: ^{18}F-FDG PET imaging and cardiac magnetic resonance imaging (MRI) were performed in 63 consecutive DCM patients within an interval of 3~7 days. There was a significant correlation between RVEF and RV FDG uptake whether corrected RV standard uptake value (cRVSUV) (r = −0.571, P < 0.001) or the relative RV FDG uptake determined as the ratio of RV to left ventricular (LV) corrected SUV (cR/L) (r = −0.405, P < 0.001) was used. During a median follow-up period of 804 days, 15 patients (23.8%) reached the primary endpoint of all-cause mortality or heart transplantation. On univariate Cox analysis, cRVSUV > 7.01 and cR/L > 0.795 were significantly associated with the overall survival (hazard ratio [HR] 5.415, 95% confidence interval [CI] 1.945~15.078, P < 0.001; HR 6.422, 95% CI 2.250~18.332, P < 0.001). Patients with increased RV FDG uptake had a worse outcome (cRVSUV > 7.01 vs. cRVSUV ≤ 7.01, log-rank 13.085, P < 0.001; cR/L > 0.795 vs. cR/L ≤ 0.795, log-rank 15.695, P < 0.001). On multivariate analysis, cR/L > 0.795 remained a significant independent predictor of the endpoint (*HR* 5.001, 95% *CI* 1.641~15.239, P = 0.004), while cRVSUV > 7.01 showed no significance (*HR* 2.611; 95% *CI* 0.797~8.558; P = 0.113). Conclusions: Increased RV FDG uptake was associated with RV dysfunction and may be a prognostic predictor of all-cause mortality or heart transplantation in patients with DCM.

【评述】 本研究的目的是研究右心室葡萄糖代谢及右心室 FDG 摄取在扩张型心肌病中的预后意义。在 3～7 d 内，连续对 63 例扩张型心肌病患者进行 ^{18}F-FDG PET 和心脏磁共振成像。无论是否把右室校正的标准化摄入值（cRVSUV）或相对右心室 FDG 摄取值作为右心室和左心室校正标准化摄入值的比值（cR/L），右心室 EF 与 FDG 摄取存在显著相关。在多元分析中，cR/L > 0.795 仍然是一个重要的独立预测指标（*HR* 5.001，95% *CI* 1.641～15.239，P =0.004），而当 cRVSUV > 7.01 时无显著性（*HR* 2.611，95%*CI* 0.797～8.558，P = 0.113）。因此，右心室 FDG 摄取增加与右心室功能障碍有关，它可能是扩张型心肌病患者全因死亡或心脏移植预后的预测指标。

文选 37

【题目】 Application of ^{68}Ga-PRGD2 PET/CT for $\alpha_v\beta_3$-integrin imaging of myocardial infarction and stroke

【来源】 Sun Y, Zeng Y, Zhu Y, et al. Theranostics, 2014, 4(8): 778-786.

【摘要】 Purpose: Ischemic vascular diseases, including myocardial infarction (MI) and stroke, have been found to be associated with elevated expression of $\alpha_v\beta_3$-integrin, which provides a promising target for semi-quantitative monitoring of the disease. For the first time, we employed ^{68}Ga-S-2-(isothiocyanatobenzyl)-1,4,7-triazacyclononane-1,4,7-triacetic acid-PEG3-E[c(RGDyK)]$_2$ (^{68}Ga-PRGD2) to evaluate the $\alpha_v\beta_3$-integrin-related repair in post-MI and post-stroke patients via positron emission tomography/computed tomography (PET/CT). Methods: With Institutional Review Board approval, 23 MI patients (3 days-2 years post-MI) and 16 stroke patients (3 days-13 years post-stroke) were recruited. After giving informed consent, each patient underwent a cardiac or brain PET/CT scan 30 min after the intravenous injection of ^{68}Ga-PRGD2 in a dose of approximately 1.85 MBq (0.05 mCi) per kilogram body weight. Two stroke patients underwent repeat scans three months after the event. Results: Patchy ^{68}Ga-PRGD2 uptake occurred in or around the ischemic regions in 20/23 MI patients and punctate multifocal uptake occurred in 8/16 stroke patients. The peak standardized uptake values (pSUVs) in MI were (1.94 ± 0.48) (mean ± SD; range, 0.62~2.69), significantly higher than those in stroke [mean ± SD, (0.46 ± 0.29); range, 0.15~0.93; $P < 0.001$]. Higher ^{68}Ga-PRGD2 uptake was observed in the patients 1~3 weeks after the initial onset of the MI/stroke event. The uptake levels were significantly correlated with the diameter of the diseases ($r = 0.748$, $P = 0.001$ for MI and $r = 0.835$, $P = 0.003$ for stroke). Smaller or older lesions displayed no uptake. Conclusions: ^{68}Ga-PRGD2 uptake was observed around the ischemic region in both MI and stroke patients, which was correlated with the disease phase and severity. The different image patterns and uptake levels in MI and stroke patients warrant further investigations.

【评述】 本研究在心肌梗死后和脑卒中后使用 ^{68}Ga-PRGD2 通过 PET/CT 评估整合素 $\alpha_v\beta_3$ 相关修复。共入选了 23 例心肌梗死患者（心肌梗死后 3 d~2 年）和 16 例脑卒中患者（脑卒中后 3 d~13 年）。在 20/23 心肌梗死患者的缺血区域或周围出现斑片状 ^{68}Ga-PRGD2 摄取，并在 8/16 脑卒中患者中发生多灶性摄取。在心肌梗死或脑卒中发病后 1~3 周，患者对 ^{68}Ga-PRGD2 表现为高摄取。其摄取水平与病灶直径显著相关（心肌梗死 $r = 0.748$，$P = 0.001$；脑卒中 $r = 0.835$，$P = 0.003$）。更小或旧的病灶显示没有摄取。结果表明，在心肌梗死和脑卒中患者缺血区周围可见 ^{68}Ga-PRGD2 摄取，与疾病的所处阶段和严重程度相关。在心肌梗死和脑卒中患者中不同的图像模式和摄取水平值得进一步研究。

文选 38

【题目】 Establish new formulas for the calculation of renal depth in both children and adults

【来源】 Ma G, Shao M, Xu B, et al. Clin Nucl Med, 2015, 40(7): e357-e362.

【摘要】 Objective: This study was performed to develop a new formula to estimate the renal depth in both children and adults; then compare the new formula with previously published formulas. Methods: Renal depth and total thickness (T, cm) of the body at the level of the kidneys were measured by CT in 113 children and 246 adults. Their sex, age, height (H, cm), and weight (W, kg) were recorded. Multiple stepwise linear regression analysis were conducted, using data from children and adults together. The 359 cases were divided into 2 random groups, of which, the first group was used to derive a regressive formula, and the second was used to verify the formula and compare the formula with previously published formulas in different groups. Results: Multiple stepwise linear regression analysis showed that the important variable in estimating the depth of each kidney was the ratio of body weight (W, kg) to body height (H, cm) and the total thickness (T, cm) of the body at the level of the kidneys. The new formula was as follows: for right renal depth (cm) = 0.22 × T + 7.714 × W/H−0.331 (r = 0.95), and for left renal depth (cm) = 0.238 × T + 6.553 × W/H−0.618 (r = 0.95). It is better than the other four formulas in different groups, especially in children and W/H ≤ 0.30 (in adults) groups. Conclusions: We first introduced T into renal depth estimation formula and established the new formula. It has a better performance than the other four formulas in different groups. The new formula provided reliable and accurate renal depth and may contribute to improving the methods used to estimate renal function from radionuclide renography.

【评述】 本研究采用一种新的方法来评估儿童和成年人的肾深度，然后将新公式与之前公布的公式进行比较。在113名儿童和246名成年人中通过CT在身体肾位置测量了肾深度和总厚度。使用儿童和成年人的数据进行多元线性回归分析。它比其他四个公式要好一些，尤其是在儿童和W/H≤0.30（成年人）组。结果表明，新公式提供了可靠准确的肾深度，有助于改善放射性核素肾图的肾功能评估方法。

文选 39

【题目】 Consistent abnormalities in metabolic network activity in idiopathic rapid eye movement sleep behaviour disorder

【来源】 Wu P, Yu H, Peng S, et al. Brain, 2014, 137(Pt 12): 3122-3128.

【摘要】 Rapid eye movement sleep behaviour disorder has been evaluated using Parkinson's disease-related metabolic network. It is unknown whether this disorder is itself associated with a unique metabolic network. ^{18}F-fluorodeoxyglucose positron emission tomography was performed in 21 patients [age (65.0±5.6) years] with idiopathic rapid eye movement sleep behaviour disorder and 21 age/gender-matched healthy control subjects [age (62.5±7.5) years] to identify a disease-related pattern and examine its evolution in 21 hemi-parkinsonian patients [age (62.6±5.0) years] and 16 moderate parkinsonian patients [age (56.9±12.2) years]. We identified a rapid eye movement sleep behaviour disorder-related metabolic network characterized by increased activity in pons, thalamus, medial frontal and sensorimotor areas, hippocampus, supramarginal and inferior temporal gyri, and posterior cerebellum, with decreased activity in occipital and superior temporal regions. Compared to the healthy control subjects, network expressions were elevated (P<0.0001) in the patients with this disorder and in the parkinsonian cohorts but decreased with disease progression. Parkinson's disease-related network activity was also elevated (P<0.0001) in the patients with rapid eye movement sleep behaviour disorder but lower than in the hemi-parkinsonian cohort. Abnormal metabolic networks may provide markers of idiopathic rapid eye movementsleep behaviour disorder to identify those at higher risk to develop neurodegenerative parkinsonism.

【评述】 用帕金森病相关代谢网络对快速眼动睡眠行为障碍进行了评估。目前还不清楚这种紊乱是否与其自身独特的代谢网络有关。用 ^{18}F-FDG PET 对 21 例特发性快速眼动睡眠行为障碍患者［年龄（65.0±5.6）岁］和 21 例年龄性别匹配的健康对照组［年龄（62.5±7.5）岁］检查疾病相关模式，并检查其在 21 例单侧帕金森病患者［年龄（62.6±5.0）岁］和 16 例中度帕金森患者［年龄（56.9±12.2）岁］的进展。研究识别了一个快速眼动睡眠行为与疾病相关的代谢网络，其特点是在脑桥、丘脑、内侧额叶和感觉运动区、海马体、颞下回、后小脑的活性增加，枕部及颞上区活性减少。与健康对照组相比，在患有这种紊乱和帕金森患者中网络表达水平升高（$P<0.0001$），但随着疾病的进展而减少。在快速眼动睡眠行为障碍的患者中，帕金森病相关的网络活性也升高（$P<0.0001$），但低于单侧帕金森病组。异常的代谢网络可能提供特发性快速眼动睡眠行为障碍的标志，以识别将发展为神经退行性帕金森症的高危人群。

文选 40

【题目】 PET imaging reveals brain functional changes in internet gaming disorder

【来源】 Tian M, Chen Q, Zhang, et al. Eur J Nucl Med Mol Imaging, 2014, 41(7):1388-1397.

【摘要】 Background: Internet gaming disorder is an increasing problem worldwide, resulting in critical academic, social, and occupational impairment. However, the neurobiological mechanism of internet gaming disorder remains unknown. The aim of this study is to assess brain dopamine D_2 (D_2)/ Serotonin 2A (5-HT$_{2A}$) receptor function and glucose metabolism in the same subjects by positron emission tomography (PET) imaging approach, and investigate whether the correlation exists between D_2 receptor and glucose metabolism. Methods: Twelve drug-naive adult males who met criteria for internet gaming disorder and 14 matched controls were studied with PET and ^{11}C-N-methylspiperone (^{11}C-NMSP) to assess the availability of D_2/5-HT$_{2A}$ receptors and with ^{18}F-fluoro-D-glucose (^{18}F-FDG) to assess regional brain glucose metabolism, a marker of brain function. ^{11}C-NMSP and ^{18}F-FDG PET imaging data were acquired in the same individuals under both resting and internet gaming task states. Results: In internet gaming disorder subjects, a significant decrease in glucose metabolism was observed in the prefrontal, temporal, and limbic systems. Dysregulation of D_2 receptors was observed in the striatum, and was correlated to years of overuse. A low level of D_2 receptors in the striatum was significantly associated with decreased glucose metabolism in the orbitofrontal cortex. Conclusions: For the first time, we report the evidence that D_2 receptor level is significantly associated with glucose metabolism in the same individuals with internet gaming disorder, which indicates that D_2/5-HT$_{2A}$ receptor-mediated dysregulation of the orbitofrontal cortex could underlie a mechanism for loss of control and compulsive behavior in internet gaming disorder subjects.

【评述】 本研究的目的是通过正电子发射断层成像（PET）方法，研究了 12 名符合网络游戏障碍标准的未用药成年男性和 14 名匹配对照，用 PET 和 ^{11}C-NMSP，评估 D_2/5-HT$_{2A}$ 受体的有效性，用 ^{18}F-FDG 评估大脑功能的标志——脑局部葡萄糖代谢。^{11}C-NMSP 和 ^{18}F-FDG PET 成像数据在同一个人休息和网络游戏任务状态下获得。在网络游戏障碍受试者中，前额、颞叶和边缘系统中葡萄糖代谢明显下降。在纹状体中观察到 D_2 受体的失调与多年过度使用相关。在纹状体中 D_2 受体的低水平与在眶额叶皮质葡萄糖代谢的降低有显著的相关关系。结果表明，在同一网络游戏障碍的个体 D_2 受体水平与葡萄糖代谢显著相关，这表明 $D_2/5-HT_{2A}$ 受体介导的眶额叶皮质失调可能构成互联网游戏障碍失控和强迫行为的机制。

文选 41

【题目】 Comparison of dual-biomarker PIB-PET and dual-tracer PET in AD diagnosis

【来源】 Fu L, Liu L, Zhang J, et al. Eur Radiol, 2014, 24(11):2800-2809.

【摘要】 Objectives: To identify the optimal time window for capturing perfusion information from early ^{11}C-PIB imaging frames (perfusion PIB, ^{11}C-pPIB) and to compare the performance of ^{18}F-FDG PET and "dual biomarker" ^{11}C-PIB PET [^{11}C-pPIB and amyloid PIB (^{11}C-aPIB)] for classification of AD, MCI and CN subjects. Methods: Forty subjects (14 CN, 12 MCI and 14 AD patients) underwent ^{18}F-FDG and ^{11}C-PIB PET studies. Pearson correlation between the ^{18}F-FDG image and sum of early ^{11}C-PIB frames was maximised to identify the optimal time window for ^{11}C-pPIB. The classification power of imaging parameters was evaluated with a leave-one-out validation. Results: A 7-min time window yielded the highest correlation between ^{18}F-FDG and ^{11}C-pPIB. ^{11}C-pPIB and ^{18}F-FDG images shared a similar radioactive distribution pattern. ^{18}F-FDG performed better than ^{11}C-pPIB for the classification of both AD vs. CN and MCI vs. CN. ^{11}C-pPIB + ^{11}C-aPIB and ^{18}F-FDG + ^{11}C-aPIB yielded the highest classification accuracy for the classification of AD vs. CN, and ^{18}F-FDG + ^{11}C-aPIB had the best classification performance for the classification of MCI vs. CN. Conclusion: C-pPIB could serve as a useful biomarker of rCBF for measuring neural activity and improve the diagnostic power of PET for AD in conjunction with ^{11}C-aPIB. ^{18}F-FDG and ^{11}C-PIB dual-tracer PET examination could better detect MCI.

【评述】 为了从早期 ^{11}C-PIB 成像（^{11}C-pPIB）中获取灌注信息的最佳时间窗口，通过比较 ^{18}F-FDG PET 和"双生物标记" ^{11}C-PIB PET 以区分 AD、MCI 和 CN 主体。40 例受试者（14 例 CN，12 例 MCI 和 14 例 AD 患者）接受 ^{18}F-FDG 和 ^{11}C-PIB PET 研究。一个 7 min 的时间窗口产生了 ^{18}F-FDG 和 ^{11}C-PIB 之间的最高相关性。^{11}C-pPIB 和 ^{18}F-FDG 图像具有类似的放射性活性分布模式。^{18}F-FDG 对 AD vs. CN 和 MCI vs. CN 的分类均优于 ^{11}C-pPIB。^{11}C-pPIB + ^{11}C-aPIB 和 ^{18}F-FDG + ^{11}C-aPIB 对 AD vs. CN 的分类准确率最高，^{18}F-FDG + ^{11}C-aPIB 对 MCI vs. CN 分类具有最佳分类性能。因此，^{11}C-pPIB 可以作为 rCBF 的一个有用的生物标志物，用于测量神经活性，并结合 ^{11}C-aPIB 提高 PET 对 AD 的诊断能力。^{18}F-FDG 和 ^{11}C-PIB 双示踪 PET 检查可以更好地检测 MCI。

文选 42

【题目】 Minimal lymphatic leakage in an infant with chylothorax detected by lymphoscintigraphy SPECT/CT

【来源】 Yang J, Codreanu I, Zhuang H. Pediatrics, 2014, 134(2): e606-e610.

【摘要】 A 7-month-old girl with history of persistent left chylous pleural effusion was referred for lymphoscintigraphy. A previous chest computed tomography (CT) scan demonstrated a small to moderate-sized left pleural effusion but could not identify the lymphaticleakage site. Lymphoscintigraphy using filtered $^{99}Tc^m$ sulfur colloid showed minimal focal activity in the lower chest. A correlative single-photon emission computed tomography (SPECT)/CT localized this activity to distal paraesophageal region, being highly suggestive of the site of lymphatic leakage. Subsequent lymphangiography confirmed these findings, revealing an abnormal lymphatic branch at the level of T_{10} and T_{11} vertebrae with retrocrural extravasation toward the left hemithorax. Thoracic duct embolization was accomplished at and proximal to the site of chyle leak using a platinum coil and n-Butyl cyanoacrylate glue. The patient was followed up for >24 months and demonstrated no recurrence of pleural effusion. No ascites or other complications related to the procedure were noted. The case demonstrates that $^{99}Tc^m$ sulfur colloid lymphoscintigraphy SPECT/CT can be a useful modality for detecting the chyle leakage site in children with chylothorax even when the amount of leakage is minimal.

【评述】 1例7个月大有持续乳糜性左侧胸腔积液病史的女童做了淋巴显像。之前的胸部CT扫描显示有小到中等大小的左侧胸腔积液，但不能识别淋巴渗漏部位。使用经过过滤的 $^{99}Tc^m$ 硫胶体进行核素淋巴显像，在胸部表现出最小的集中活性。通过SPECT/CT活性定位到远端的食管旁区域，高度指明了淋巴渗漏的部位。随后的淋巴管造影证实了这些发现，在 T_{10} 和 T_{11} 椎骨的水平上发现了一个异常的淋巴分支，它导致左侧胸逆行性外渗。在淋巴渗漏点附近和近端用铂环和正丁基氰丙烯酸酯胶完成胸导管栓塞。患者随访时间大于24个月，未显示胸腔积液复发，未发现腹水或其他并发症。该病例表明，即使当渗漏量很小的时候， $^{99}Tc^m$ 硫胶体淋巴细胞显像检查也可以作为一种有用的方法来检测乳糜胸儿童的乳糜渗露部位。

文选43

【题目】 Characteristics of antithyroid drug-induced agranulocytosis in patients with hyperthyroidism: A retrospective analysis of 114 cases in a single institution in China involving 9690 patients Referred for radioiodine treatment over 15 years

【来源】 Yang J, Zhu YJ, Zhong JJ, et al. Thyroid, 2016, 26(5):627-633.

【摘要】 Background: Antithyroid drug (ATD)-induced agranulocytosis is a rare but life-threatening disease. Clinical features of ATD-induced agranulocytosis and outcomes remain incompletely understood. Method: Patients with clinically diagnosed ATD-induced agranulocytosis were retrospectively studied, involving 9690 patients who were referred for radioiodine treatment during a 15-year period (2000—2015) in China. There were 114 cases of agranulocytosis attributable to ATD included, and their clinical characteristics and therapy outcomes were analyzed. Results: The female-to-male ratio of ATD-induced agranulocytosis was 10.4:1. The mean age (±standard deviation) of the patients with ATD-induced agranulocytosis was (41.7±12.3) years. The methimazole and propylthiouracil doses given at the onset were (22.9±8.0)mg/day and (253.6±177.5)mg/day, respectively. ATD-induced agranulocytosis occurred in 45.1%, 74.3%, and 88.5% of patients within 4, 8, and 12 weeks of the onset of ATD therapy, respectively. Fever (78.9%) and sore throat (72.8%) were the most common symptoms when agranulocytosis was diagnosed. The mean recovery time of agranulocytosis was (13.41±7.14) days. Recovery time in the granulocyte colony-stimulating factor (G-CSF)-treated group (12.7±6.0 days) did not differ from that in the group not treated with G-CSF (16.4±10.6 days; P=0.144). Treatment with ^{131}I was successful in 87/98 patients (88.8%). The success rate of ^{131}I was equivalent (P=1.000) between the groups receiving methimazole (88.2%, 75/85) and propylthiouracil (92.3%, 12/13). Conclusions: This largest single-institution study in China shows that ATD-induced agranulocytosis tends to occur within the first 12 weeks after the onset of ATD therapy. For patients with ATD-induced agranulocytosis, G-CSF does not improve the recovery time of agranulocytosis, and ^{131}I is an optimal treatment approach.

【评述】 回顾性研究了经临床确诊ATD诱导粒细胞缺乏症的患者，9690例在中国15年间（2000—2015年）接受放射性碘治疗的患者。在此基础上，分析了114例ATD诱导的粒细胞缺乏症，并分析了其临床特点和治疗效果。ATD诱导的粒细胞缺乏症患者中，女性与男性比例为10.4∶1，患者平均年龄（±标准差）是（41.7±12.3）岁。在起病时甲硫咪唑和丙基硫氧嘧啶剂量分别为（22.9±8.0）mg/d、(253.6±177.5) mg/d。ATD诱导的粒细胞缺乏症患者在ATD治疗4、8、12周发生率分别为45.1%、74.3%和88.5%。发热（78.9%）和喉痛（72.8%）是诊断为粒细胞缺乏症时最常见的症状。粒细胞缺乏症的平均恢复时间为（13.41±7.14）d。[131]I对98例患者中的87例获得成功（88.8%）。[131]I的成功率与接受甲基咪唑（88.2%，75/85）和丙基硫脲（92.3%，12/13）组相同。中国最大单机构研究显示，ATD诱导的粒细胞缺乏症倾向于在ATD治疗开始后的12周内发生。对于ATD诱导的粒细胞缺乏症患者，G-CSF并不能改善粒细胞缺乏症患者的恢复时间，[131]I是一种最佳的治疗方法。

文选44

【题目】 Human biodistribution and radiation dosimetry of S-^{11}C-Methyl-L-Cysteine using whole-body PET

【来源】 Yao B, Tang C, Tang G, et al. Clin Nucl Med, 2015, 40(10): e470-e474.

【摘要】 Purpose: S-^{11}C-Methyl-L-cysteine (^{11}C-MCYS) is a recently developed amino acid PET tracer for tumor imaging. The present study estimated human radiation absorbed dose of ^{11}C-MCYS in healthy volunteers based on whole-body PET imaging. Methods: Five sequential whole-body PET scans were performed on 6 healthy volunteers after injection of ^{11}C-MCYS. Each scan contained of approximately 7 to 10 bed positions, and total scan time of each volunteer was approximately 70 to 85 minutes. Regions of interest were drawn on PET images of source organs. Residence times of 13 source organs for men and 14 source organs for women were calculated from the organ-specific time-activity curves. Absorbed dose estimates were performed from organ residence time by using the medical internal radiation dosimetry method. Results: All volunteers showed initial high uptake in liver, heart, kidneys, pancreas, spleen, and uterus (only women), and followed by rapid clearance. There was very little activity residual in most of the organs except for the liver at the last emission scan time (approximately 75 minutes). The liver was the dose-limiting critical organ with the highest radiation-absorbed dose (1.01E-02 ± 2.64E-03 mGy/MBq), followed by the heart (9.09E-03 ± 1.40E-03 mGy/MBq), and the kidneys (7.12E-03 ± 9.44E-04 mGy/MBq). The effective dose to the whole body was 4.03E-03 ± 1.65E-04 mSv/MBq. A routine injection of 555 MBq (15 mCi) of ^{11}C-MCYS would lead to an estimated effective dose of (2.24 ± 0.092) mSv. Conclusions: The potential radiation risks associated with ^{11}C-MCYS PET imaging are within accepted limits. ^{11}C-MCYS is a safe amino acid PET tracer for tumor imaging and can be used in further clinical studies.

【评述】 S-^{11}C-甲基-L-半胱氨酸（^{11}C-MCYS）是最近开发的一种用于肿瘤显像的氨基酸PET示踪剂。本研究以全身PET成像为基础，对健康志愿者^{11}C-MCYS的人体辐射吸收剂量进行了估计。在注射^{11}C-MCYS后，对6名健康志愿者进行了连续5次全身PET扫描。所有的志愿者最初在肝、心、肾、胰腺、脾和子宫（仅女性）中都有高吸收，然后快速清除。除了肝在最后一次扫描（时间约75 min）外，大多数器官几乎没有放射残留。肝是剂量-限制的标准器官，有着最高的辐射吸收剂量[（1.01E-02 ± 2.64E-03）mGy/MBq]，其次是心[（9.09E-03 ± 1.40E-03）mGy/MBq]和肾[（7.12E-03 ± 9.44E-04）mGy/MBq]。全身有效剂量为（4.03E-03 ± 1.65E-04）mSv/MBq。常规注射555 MBq（15 mCi）的^{11}C-MCYS来估计（2.24 ± 0.092）mSv的有效剂量。结果表明，^{11}C-MCYS PET成像潜在辐射风险在可接受范围之内。^{11}C-MCYS是一种用于肿瘤显像的安全的氨基酸PET示踪剂，可用于进一步的临床研究。

文选 45

【题目】 Sex- and age-related differences in femoral neck cross-sectional structural changes in mainland Chinese men and women measured using dual-energy X-ray absorptiometry

【来源】 Gong J, Tang M, Guo B, et al. Bone, 2016, 83: 58-64.

【摘要】 We investigated age-related changes in estimated bone strength and cross-sectional structure of the femoral neck (FN) in mainland Chinese men and women (according to age and sex) using dual-energy X-ray absorptiometry (DXA). A total of 3855 healthy adults (2713 women, 1142 men; ages 25~91years) were analyzed by FN bone mineral density (BMD) assessment and hip structural/strength analysis (HSA), including cross-sectional moment of inertia (CSMI), cross-sectional area (CSA), section modulus (Z), periosteal diameter (PD), endocortical diameter (ED), and cortical thickness (CT) using DXA. HSA differences between age and sex groups were adjusted for body weight, height and FN BMD. Trends according to age were estimated by linear regression analysis. There was no inverse correlation between HSA parameters and age in young adults. Some HSA parameters (CSMI, CSA, Z, CT) decreased significantly with age, whereas PD and ED increased significantly. Older adults had less estimated bone strength and CT and higher PD and ED ($P<0.05$) than young adults. Men had greater increases in PD and ED than women across all ages. FN strength decreases with age in both sexes, caused by FN cross-sectional structural deterioration. Indirect comparison of our data with those from other populations showed less age-related FN periosteal apposition in Chinese than Caucasian men, but similar amounts in women. This may partly explain different male/female hip fracture rates among ethnic groups. Chinese men have more structural disadvantages regarding FN geometry during aging than Caucasian men, possibly conferring added susceptibility to hip fracture.

【评述】 本研究使用双能量 X 射线吸收测量法（DXA）研究了 3855 名健康成年人（2713 名女性，1142 名男性，年龄 25~91 岁）。采用 FN 骨密度（BMD）评估和髋关节结构/强度分析（HSA），包括横截面惯性矩（CSMI）、横截面积（CSA）、截面模数（Z）、骨膜直径（PD）、内皮直径（ED）和皮质厚度（CT）。一些 HSA 参数（CSMI、CSA、Z、CT）随着年龄的增长而显著下降，而 PD 和 ED 显著增加。老年人的骨密度和 CT 低于年轻人、PD 和 ED 高于年轻人（$P<0.05$）。男性的 PD 和 ED 的增长比各个年龄段的女性都要大。FN 密度在男女间随着年龄的增长而降低，这是由 FN 横截面结构退化引起的。随年龄增长中国男性与白种人男性相比，有更多的结构性缺陷，可能会增加髋部骨折的易感性。

文选 46

【题目】 Characterizing POEMS syndrome with ^{18}F-FDG PET/CT

【来源】 Pan Q, Li J, Li F, et al. J Nucl Med, 2015, 56(9): 1334-1337.

【摘要】 POEMS (polyneuropathy, organomegaly, endocrinopathy, M protein elevation, and skin changes) syndrome is a rare paraneoplastic syndrome caused by an underlying plasma cell disorder. The patients usually present with multisystemic involvement. Thus, we performed a study to investigate the role of ^{18}F-FDG PET/CT in characterizing POEMS syndrome. Methods: Ninety-one untreated patients with proven or suspected POEMS syndrome were recruited to undergo ^{18}F-FDG PET/CT. Features of bone lesions, lymphadenopathy, hepatomegaly or splenomegaly, bone marrow, and serous cavity effusion were examined, and 15 patients were followed up with PET/CT scans 3 mo after therapy. Results: Of the 90 patients diagnosed with POEMS syndrome, there were 140 ^{18}F-FDG-avid bone lesions. These lesions were frequently found in the pelvis, and most showed mixed characteristics. Four patients showed enlarged and ^{18}F-FDG-avid lymph nodes. Sixty-five patients had hepatomegaly or splenomegaly. Some of them had hypermetabolic spleen and bone marrow. Forty-six patients had serous cavity effusion. Five male patients had gynecomastia. Three months after therapy, ^{18}F-FDG-avid bone lesions showed decreased metabolism. Conclusion: ^{18}F-FDG PET/CT is a useful tool for the evaluation of patients with suspected POEMS syndrome. ^{18}F-FDG PET/CT may contribute to the diagnosis, evaluation, and follow-up of patients with POEMS syndrome by providing systematic findings of bone lesions, lymphadenopathy, liver or spleen involvement, serous cavity effusion, and the metabolic status of the lesions.

【评述】 POEMS 综合征（多发性神经病、器官肿大、内分泌病、M 蛋白增高、皮肤变化）是一种由潜在的浆细胞紊乱引起的罕见的副肿瘤综合征，通常涉及患者多个系统。本研究对 91 例经证实或疑似 POEMS 综合征并未经治疗的患者被招募接受 ^{18}F-FDG PET/CT 检查。在被诊断为 POEMS 综合征的 90 例患者中，有 140 处骨骼病变 ^{18}F-FDG 高摄取。这些病变常见于骨盆，多数表现为混合特征。4 例患者出现淋巴结肿大和 ^{18}F-FDG 高摄取。65 例患者有肝大或脾大。他们中的一些人脾和骨髓高代谢。46 例患者有浆膜腔积液。5 例男性患者有乳房发育症。治疗 3 个月后，骨骼病变 ^{18}F-FDG 代谢下降。因此，^{18}F-FDG PET/CT 是评估可疑 POEMS 综合征患者的有效工具。^{18}F-FDG PET/CT 可通过提供系统性的骨骼病变、淋巴结病变、肝或脾、浆膜腔积液以及病变的代谢状态，对有 POEMS 综合征的患者进行诊断、评价和随访。

文选 47

【题目】 Radionuclide salivagram and gastroesophageal reflux scintigraphy in pediatric patients: Targeting different types of pulmonary aspiration

【来源】 Yang J, Codreanu I, Servaes S, et al. Clin Nucl Med, 2015, 40(7): 559-563.

【摘要】 Objective: Both gastroesophageal reflux (GER) scintigraphy and radionuclide salivagram are commonly used in the detection of pulmonary aspiration in pediatric patients. This investigation is to compare the diagnostic value of these 2 imaging methods. Methods: This retrospective study included 4186 pediatric patients (aged 1 week to 16 years; mean age, 28 months) who underwent a GER scintigraphy and/or radionuclide salivagram. Detection rate of pulmonary aspiration by the 2 imaging techniques was compared. Results: The detection rate for pulmonary aspiration in patients undergoing both procedures was 1.9% (5 of 266) for GER scintigraphy and 22.2% (59 of 266) for radionuclide salivagram. Fifty-six of 59 patients with proven aspiration on radionuclidesalivagram demonstrated no such findings on GER scintigraphy, whereas 2 of 5 patients with proven aspiration on GER scintigraphy demonstrated no such findings on radionuclide salivagram. In patients who underwent only 1 procedure (either GER scintigraphy or salivagram), the detection rate for pulmonary aspiration was 0.4% (15 of 3551) for GER scintigraphy and 20.3% (75 of 369) for radionuclide salivagram. Conclusions: Radionuclide salivagram showed a much higher detection rate for pulmonary aspiration compared with GER scintigraphy. However, this may be related to a significantly higher prevalence of antegrade versus retrograde aspiration in our study population. Our results also suggest that not all episodes of retrograde aspiration can be detected by a radionuclide salivagram, and the requested scan should be tailored to the type of suspected aspiration.

【评述】 这项回顾性研究包括 4186 例儿科患者（1 周至 16 岁，平均年龄 28 个月）接受胃食管反流（GER）和（或）放射性核素唾液腺显像。经过两种检查的肺吸入患者检出率分别为 GER 显像 1.9%（5/266）和放射性核素唾液腺显像 22.2%（59/266）。59 例经放射性核素证实为肺吸入患者中，有 56 例在 GER 显像上没有发现，而 5 例经 GER 显像证实的肺吸入患者中，有 2 例在放射性核素唾液腺显像上没有这样的结果。在只接受 1 项检查的患者中（GER 显像或放射性核素唾液腺显像），肺吸入的检出率为 GER 显像 0.4%（15/3551），而放射性核素唾液腺显像则为 20.3%（75/369）。结果表明，与 GER 显像相比，放射性核素唾液腺显像对肺吸入的检出率要高得多。

文选 48

【题目】 Arginine methylation of SREBP1a via PRMT5 promotes De Novo lipogenesis and tumor growth

【来源】 Liu L, Zhao X, Zhao L, et al. Cancer Res, 2016, 76 (5): 1260-1272.

【摘要】 Dysregulation of the sterol regulatory element-binding transcription factors sterol regulatory element-binding protein (SREBP) and SREBF activates de novo lipogenesis to high levels in cancer cells, a critical event in driving malignant growth. In this study, we identified an important posttranslational mechanism by which SREBP1a is regulated during metabolic reprogramming in cancer cells. Mass spectrometry revealed protein arginine methyltransferase 5 (PRMT5) as a binding partner of SREBP1a that symmetrically dimethylated it on R321, thereby promoting transcriptional activity. Furthermore, PRMT5-induced methylation prevented phosphorylation of SREBP1a on S430 by GSK3β, leading to its disassociation from Fbw7 (FBXW7) and its evasion from degradation through the ubiquitin-proteasome pathway. Consequently, methylation-stabilized SREBP1a increased de novo lipogenesis and accelerated the growth of cancer cells in vivo and in vitro. Clinically, R321 symmetric dimethylation status was associated with malignant progression of human hepatocellular carcinoma, where it served as an independent risk factor of poor prognosis. By showing how PRMT5-induced methylation of SREBP1a triggers hyperactivation of lipid biosynthesis, a key event in tumorigenesis, our findings suggest a new generalized strategy to selectively attack tumor metabolism.

【评述】 甾醇调控元件结合转录因子 SREBP 和 SREBF 的失调使得肿瘤细胞中脂肪酸的从头合成量达到很高的水平，这是驱动肿瘤恶性生长的关键。研究通过质谱分析和分子生物学手段等揭示了 SREBP1a 在肿瘤细胞代谢重组中的转录调控机制。揭示了 SREBP1a 介导的脂质代谢重组的分子机制。研究显示，SREBP1a 的 R321 对称二甲基化状态与人类肝细胞癌的恶性进展相关，它作为预后不良的一个独立危险因素，是预测癌症患者预后的敏感生物标志物。PRMT5 介导的 mSREBP1a 精氨酸甲基化高度活化脂类的生物合成，对此过程进行干预可能是肿瘤代谢治疗可行而有效的新策略。

文选 49

【题目】 Optimization of early response monitoring and prediction of cancer antiangiogenesis therapy via noninvasive PET molecular imaging strategies of multifactorial bioparameters

【来源】 Bao X, Wang MW, Luo JM, et al. Theranostics, 2016, 6 (12): 2084-2098.

【摘要】 Objective: Antiangiogenesis therapy (AAT) has provided substantial benefits regarding improved outcomes and survival for suitable patients in clinical settings. Therefore, the early definition of therapeutic effects is urgently needed to guide cancer AAT. We aimed to optimize the early response monitoring and prediction of AAT efficacy, as indicated by the multi-targeted anti-angiogenic drug sunitinib in U87MG tumors, using noninvasive positron emission computed tomography (PET) molecular imaging strategies of multifactorial bioparameters. Methods: U87MG tumor mice were treated via intragastric injections of sunitinib (80 mg/kg) or vehicle for 7 consecutive days. Longitudinal MicroPET/CT scans with ^{18}F-FDG, ^{18}F-FMISO, ^{18}F-ML-10 and ^{18}F-Alfatide II were acquired to quantitatively measure metabolism, hypoxia, apoptosis and angiogenesis on days 0, 1, 3, 7 and 13 following therapy initiation. Tumor tissues from a dedicated group of mice were collected for immunohistochemical (IHC) analysis of key biomarkers (Glut-1, CA-IX, TUNEL, $\alpha_v\beta_3$ and CD31) at the time points of PET imaging. The tumor sizes and mouse weights were measured throughout the study. The tumor uptake (ID%/g_{max}), the ratios of the tumor/muscle (T/M) for each probe, and the tumor growth ratios (TGR) were calculated and used for statistical analyses of the differences and correlations. Results: Sunitinib successfully inhibited U87MG tumor growth with significant differences in the tumor size from day 9 after sunitinib treatment compared with the control group ($P < 0.01$). The uptakes of ^{18}F-FMISO (reduced hypoxia), ^{18}F-ML-10 (increased apoptosis) and ^{18}F-Alfatide II (decreased angiogenesis) in the tumor lesions significantly changed during the early stage (days 1 to 3) of sunitinib treatment; however, the uptake of ^{18}F-FDG (increased glucose metabolism) was significantly different during the late stage. The PET imaging data of each probe were all confirmed via ex vivo IHC of the relevant biomarkers. Notably, the PET imaging of ^{18}F-Alfatide II and ^{18}F-FMISO was significantly correlated (all $P < 0.05$) with TGR, whereas the imaging of ^{18}F-FDG and ^{18}F-ML-10 was not significantly correlated with TGR. Conclusion: Based on the tumor uptake of the PET probes and their correlations with MVD and TGR, ^{18}F-Alfatide II PET may not only monitor the early response but also precisely predict the therapeutic efficacy of the multi-targeted, anti-angiogenic drug sunitinib in U87MG tumors. In conclusion, it is feasible to optimize the early response monitoring and efficacy prediction of cancer AAT using noninvasive PET molecular imagingstrategies of multifactorial bioparameters, such as angiogenesis imaging with ^{18}F-Alfatide II, which represents an RGD-based probe.

【评述】 抗血管生成治疗（AAT）为临床合适患者的预后和生存率带来了显著益处，而其治疗效果的早期评价方法非常重要。研究利用多靶点抗血管生成药物舒尼替尼治疗 U87MG 恶性胶质瘤，并通过 PET 对多因素生物参数进行成像来优化 AAT 早期的反应监测和预后。利用 ^{18}F-FDG、^{18}F-FMISO、^{18}F-ML-10 和 ^{18}F-Alfatide II 在治疗开始后第 0、1、3、7、13 天进行小动物 PET/CT 显像，定量测定代谢、缺氧、凋亡和血管生成。基于 PET 探针的肿瘤摄取及其与微血管密度、肿瘤生长率的相关性，^{18}F-Alfatide II PET 显像不仅可以监测早期反应，还可以精确预测 U87MG 肿瘤多靶点抗血管生成药舒尼替尼的治疗效果。研究显示了使用多因素生物参数的无创 PET 分子成像策略来优化癌症抗血管生成治疗的早期反应监测和疗效预测的可行性。

文选 50

【题目】 Gold nanoparticles-based SPECT/CT imaging probe targeting for vulnerable atherosclerosis plaques

【来源】 Li X, Wang C, Tan H, et al. Biomaterials, 2016, 108: 71-80.

【摘要】 In order to realize accurate localization and precise evaluation of vulnerability of atherosclerotic plaques via dual-modal imaging, gold nanoparticles (GNPs) were firstly caped with a thin amino-PEGs cover and then conjugated with the targeting molecular Annexin V and radionuclide Tc-99m simultaneously to form SPECT/CT imaging probe targeting apoptotic macrophages. The as-synthesized $^{99}Tc^m$-GNPs-Annexin V was with uniform size (30.2 ± 2.9 nm) and high labeling rate (98.9 ± 0.5%) and stability. Targeting ability of Annexin V for apoptotic macrophages was kept and enhanced. For macrophages with 30% apoptosis, cellular uptakes of (3.52 ± 0.35)% for $^{99}Tc^m$-GNPs-Annexin V, (2.41 ± 0.53)% for $^{99}Tc^m$-GNPs and (1.68 ± 0.36)% for $^{99}Tc^m$-Annexin V were achieved after 2 h incubation. ApoE knock out mice with high fat diet-induced atherosclerosis were scanned via $^{99}Tc^m$-GNPs-Annexin V SPECT/CT. With the introduction of targeting molecules, imaging probe was more efficient in accumulating in apoptotic macrophages. In practical evaluation, CT helps to restrict the lesions depiction more accurately, meanwhile, SPECT imaging intensity correlated with pathological changes tightly. In conclusion, Annexin V-modified hybrid gold nanoparticles were successfully synthesized, and this imaging system helped to better localize and diagnose those vulnerable AS plaques via specific targeting the apoptotic macrophages.

【评述】 研究开发了一个基于纳米金的 SPECT/CT 显像探针 $^{99}Tc^m$-GNPs-Annexin V，用于对动脉粥样硬化易损斑块的准确定位和精确成像评估。$^{99}Tc^m$-GNPs-Annexin V 通过靶向凋亡巨噬细胞而实现对动脉粥样硬化易损斑块的目的。研究结果显示，$^{99}Tc^m$-GNPs-Annexin V 具有均匀的纳米级的粒径，标记率高，并且对凋亡巨噬细胞的靶向性保持了 Annexin V 的活性。研究显示，$^{99}Tc^m$-GNPs-Annexin V 的 SPECT/CT 显像可以检测到含有凋亡巨噬细胞的动脉粥样硬化易损斑块的特异性结合，对于易损斑块的精确检测具有重要价值。

文选 51

【题目】 p54^{nrb}/NONO regulates lipid metabolism and breast cancer growth through SREBP-1A

【来源】 Zhu Z, Zhao X, Zhao L, et al. Oncogene, 2016, 35 (11): 1399-1410.

【摘要】 Dysregulation of lipid metabolism is common in breast cancer. However, the underlying mechanisms remain elusive and the contribution of aberrant lipid metabolism to the malignant phenotypes of breast cancer is poorly understood. Here, we show that the nuclear protein p54^{nrb}/Nono is highly expressed in breast cancer tissues as compared with the adjacent normal tissues in human patients. To determine the functions of p54^{nrb} in breast cancer, we performed a biochemical screen and identified SREBP-1a, a master activator for genes involved in lipid biosynthesis, as a novel interacting protein of p54^{nrb}. In human breast cancer tissues, the levels of p54^{nrb} and SREBP-1a proteins were positively correlated with each other. Our biochemical analyses showed that the conserved Y267 residue of p54^{nrb} was required for its binding to the nuclear form of SREBP-1a. Interestingly, p54^{nrb} binding to nuclear SREBP-1a caused an increase of nuclear SREBP-1a protein stability. As a result, p54^{nrb} stimulates SREBP-1-meidated transcription of lipogenic genes and lipid production in breast cancer cells. Moreover, both p54^{nrb} and SREBP-1a were required for breast cancer cell growth in vitro, and p54^{nrb} binding to nuclear SREBP-1a was also critical for breast tumor development in vivo. Together, we conclude that p54^{nrb} is a novel regulator of SREBP-1a in the nucleus, and our data suggest that p54^{nrb} regulation of SREBP-1a supports the increased cellular demand of lipids for breast cancer growth. Thus, the SREBP pathway may represent a novel target for treating breast cancer.

【评述】 脂代谢紊乱在乳腺癌中很常见，而其中机制仍然不清楚。研究者发现核蛋白 p54^{nrb}/NONO 在乳腺癌组织中具有更高的表达。之后通过生化筛选，鉴定了一种 p54^{nrb} 的新型相互作用蛋白 SREBP-1a。在人乳腺癌组织中，p54^{nrb} 蛋白水平与 SREBP-1a 呈正相关。SREBP-1a 是脂质生物合成基因的主要活化剂。研究结果显示，p54^{nrb} 是细胞核中 SREBP-1a 的新型调节蛋白，表明 p54^{nrb} 对 srep-1a 的调节可以满足乳腺癌细胞生长逐渐增加的脂质需求。因此，SREBP 途径可能成为乳腺癌治疗的新靶点。

文选 52

【题目】 cRGD-modified benzimidazole-based pH-responsive nanoparticles for enhanced tumor targeted doxorubicin delivery

【来源】 Liu J, Liu Q, Yang C, et al. ACS Appl Mater Interfaces, 2016, 8 (17): 10726-10736.

【摘要】 Finding a smart cancer drug delivery carrier with long blood circulation, enhanced cancer targeting, and quick drug release in tumors is critical for efficient cancer chemotherapy. Herein, we design a cRGD-polycarboxybetaine methacrylate-b-polybenzimidazole methacrylate (cRGD-PCB-b-PBBMZ) copolymer to self-assemble into smart drug-loaded nanoparticles (cRGD-PCM NPs) which can target $\alpha_v\beta_3$ integrin overexpressed cancer tissue by cRGD peptide unit and release drug quickly in cancer cells by protonation of benzimidazole groups. The outer PCB layer can resist protein adhesion, and there are only about 10% of proteins in mouse serum adhered to the surface of PCM NPs. With the pKa value of 5.08 of the benzimidazole units, DOX can be released from NPs in pH 5.0 PBS. cRGD-PCM NPs can bring more DOX into HepG2 cells than nontargeting PCM NPs, and there has high DOX release rate in HepG2 cells because of the protonation of benzimidazole groups in endosome and lysosome. MTT assay verifies that higher cellular uptake of DOX causes higher cytotoxicity. Furthermore, the results of ex vivo imaging studies confirm that cRGD-PCM/DOX NPs can successfully deliver DOX into tumor tissue from the injection site. Therefore, the multifunctional cRGD-PCM NPs show great potential as novel nanocarriers for targeting cancer chemotherapy.

【评述】 癌症有效化疗的关键是寻找一种能够长时间进行血液循环、具有较高肿瘤靶向性且在肿瘤中能够快速释放的智能肿瘤药物递送载体。研究设计了一种 cRGD-PCB-b-PBBMZ 共聚物能够自组装成智能载药纳米颗粒（cRGD-PCM NPs）。其中多肽 cRGD 可以与整合素 $\alpha_v\beta_3$ 特异性结合而在肿瘤组织中富集，而具备苯并咪唑结构的 PCM 具有良好的 pH 敏感性可以在酸性条件下快速释放化疗药物多柔比星。cRGD-PCM NPs 在肿瘤细胞中表现出更高的细胞摄取和更高的多柔比星释放率。成像研究的结果证实，cRGD-PCM/DOX NPs 可以成功地从注射部位将多柔比星递送到肿瘤组织中。研究显示，多功能 cRGD-PCM NPs 在靶向肿瘤化疗的新型纳米颗粒载体中显示出巨大的潜力。

文选 53

【题目】 Imaging malignant melanoma with ^{18}F-5-FPN

【来源】 Feng H, Xia X, Li C, et al. Eur J Nucl Med Mol Imaging, 2016, 43 (1): 113-122.

【摘要】 Purpose: Radiolabelled benzamides are attractive candidates for targeting melanoma because they bind to melanin and exhibit high tumour uptake and retention. ^{18}F-5-Fluoro-N-(2-[diethylamino]ethyl)picolinamide (^{18}F-5-FPN), a benzamide analogue, was prepared and its pharmacokinetics and binding affinity evaluated both in vitro and in vivo to assess its clinical potential in the diagnosis and staging of melanoma. Methods: ^{18}F-5-FPN was prepared and purified. Its binding specificity was measured in vitro in two different melanoma cell lines, one pigmented (B16F10 cells) and one nonpigmented (A375m cells), and in vivo in mice xenografted with the same cell lines. Dynamic and static PET images using ^{18}F-5-FPN were obtained in the tumour-bearing mice, and the static images were also compared with those acquired with ^{18}F-FDG. PET imaging with ^{18}F-5-FPN was also performed in B16F10 tumour-bearing mice with lung metastases. Results: ^{18}F-5-FPN was successfully prepared with radiochemical yields of 5%~10 %. Binding of ^{18}F-5-FPN to B16F10 cells was much higher than to A375m cells. On dynamic PET imaging B16F10 tumours were visible about 1 min after injection of the tracer, and the uptake gradually increased over time. ^{18}F-5-FPN was rapidly excreted via the kidneys. B16F10 tumours were clearly visible on static images acquired 1 and 2 h after injection, with high uptake values of (24.34 ± 6.32)%ID/g and (16.63 ± 5.41)%ID/g, respectively, in the biodistribution study (five mice). However, there was no visible uptake by A375m tumours. ^{18}F-5-FPN and ^{18}F-FDG PET imaging were compared in B16F10 tumour xenografts, and the tumour-to-background ratio of ^{18}F-5-FPN was ten times higher than that of ^{18}F-FDG [(35.22 ± 7.02) vs. (3.29 ± 0.53), five mice]. ^{18}F-5-FPN PET imaging also detected simulated lung metastases measuring 1~2 mm. Conclusion: ^{18}F-5-FPN specifically targeted melanin in vitro and in vivo with high retention and affinity and favourable pharmacokinetics. ^{18}F-5-FPN may be an ideal molecular probe for melanoma diagnosis and staging.

【评述】 放射性标记的苯甲酰胺能和黑素结合且在黑素瘤中显示出高摄取和高滞留，成为靶向结合黑素瘤十分有前景的化合物。研究制备出了一种苯甲酰胺类似物 ^{18}F-5-氟-N-[2-（二乙胺基）乙基]吡啶甲酰胺（^{18}F-5-FPN），并在体内外测试了其药物动力学和亲和能力来评价其在黑素瘤诊断和分期中的临床应用潜力。结果显示 ^{18}F-5-FPN 对黑素瘤有着高度特异性，且肿瘤/本底比值比 ^{18}F-FDG 的相应比值高 10 倍，而且可以检测到 1~2 mm 的转移灶。^{18}F-5-FPN 在体内外特异性靶向结合黑色素时有着高保留性、高结合力以及良好的药物代谢动力学，其可能是一个针对黑素瘤诊断和分期的理想分子探针。

文选 54

【题目】 In vivo dynamic metabolic changes after transplantation of induced pluripotent stem cells for ischemic injury

【来源】 Wu S, Zhu Y, Liu H, et al. J Nucl Med, 2016, 57 (12): 2012-2015.

【摘要】 This study aimed to investigate in vivo dynamic metabolic changes after transplantation of induced pluripotent stem cells (iPSCs) and iPSC-derived enriched cardiomyocytes (iPSC-CMs) in a rat model of ischemic injury. Methods: Serial ^{18}F-FDG PET, echocardiographic, immunohistochemical, and immunofluorescence studies were performed aftertransplantation of iPSCs and iPSC-CMs and compared with embryonic stem cells (ESCs), ESC-CMs, and a phosphate-buffered saline control group of rats with myocardial infarction. Results: Increased glucose metabolism in periinfarct areas and improved myocardial function were observed in the stem cell transplantation groups compared with the control group, and serial immunofluorescence and immunohistochemical results exhibited the survival and migration of stem cells during the study period. Conclusion: Serial ^{18}F-FDG PET and echocardiographic imaging studies demonstrated the dynamic metabolic changes and recovery of myocardial function after stem cell transplantation. ^{18}F-FDG PET could be a potential approach to evaluating spatiotemporal dynamic metabolic changes in vivo after transplantation of iPSCs or iPSC-CMs for ischemic injury.

【评述】 诱导多能干细胞移植可以对缺血性损伤进行修复，可是检测体内的诱导多能干细胞的动态代谢变化确实是个问题。此研究新颖地用 ^{18}F-FDG PET 和超声成像技术探索了心肌缺血损伤大鼠模型移植诱导多能干细胞（iPS 细胞）和诱导多能干细胞来源的富心肌细胞的体内代谢动态变化。研究表明，干细胞移植大鼠组的心肌功能有所提高，梗死周围心肌的葡萄糖代谢有所改善。^{18}F-FDG PET 和超声心动图显像证实了心肌缺血损伤大鼠模型干细胞移植后的动态代谢变化和心功能恢复的信息。研究证实，^{18}F-FDG PET 是一种评价 iPS 细胞或 iPSC-CMs 移植后活体缺血性损伤修复的动态代谢变化的新方法。

文选 55

【题目】 PET mapping for brain-computer-interface-based stimulation in a rat model with intractanial electrode implantation in the ventro-posterio medial thalamus

【来源】 Zhu Y, Xu K, Xu C, et al. J Nucl Med, 2016, 57 (7): 1141-1145.

【摘要】 Brain-computer interface (BCI) technology has great potential for improving the quality of life for neurologic patients. This study aimed to use PET mapping for BCI-based stimulation in a rat model with electrodes implanted in the ventroposterior medial (VPM) nucleus of the thalamus. Methods: PET imaging studies were conducted before and after stimulation of the right VPM. Results: Stimulation induced significant orienting performance. ^{18}F-FDG uptake increased significantly in the paraventricular thalamic nucleus, septohippocampal nucleus, olfactory bulb, left crus Ⅱ of the ansiform lobule of the cerebellum, and bilaterally in the lateral septum, amygdala, piriform cortex, endopiriform nucleus, and insular cortex, but it decreased in the right secondary visual cortex, right simple lobule of the cerebellum, and bilaterally in the somatosensory cortex. Conclusion: This study demonstrated that PET mapping after VPM stimulation can identify specific brain regions associated with orienting performance. PET molecular imaging may be an important approach for BCI-based research and its clinical applications.

【评述】 脑机界面技术（BCI）对于提高神经疾病患者生活质量有着巨大潜力。可是丘脑腹后内侧核（VPM）受刺激后大脑的哪个区域受到定向表现响应目前还不清楚。采用 ^{18}F-FDG PET 对经 BCI 刺激前后的电极植入大鼠的 VPM 核团进行成像。PET 成像结果显示，BCI 刺激使 VPM 成像产生了明显的定向表现，PET 成像能识别出 VPM 刺激后定向表现有关的特定大脑区域。PET 分子成像可能是研究 BCI 及其临床运用的一种重要手段。

文选 56

【题目】 PET mapping of neurofunctional changes in a post-traumatic stress disorder model

【来源】 Zhu Y, Du R, Zhu Y, et al. J Nucl Med, 2016, 57 (9): 1474-1477.

【摘要】 Post-traumatic stress disorder (PTSD) is an anxiety disorder that occurs after exposure to a traumatic event. This study aimed to investigate the neurobiologic changes before and after exposure-based therapy by PET in a rat model of PTSD. Methods: Serial ^{18}F-FDG PET imaging studies were performed under the control (tone presentation), fear-conditioning, and extinction retrieval phases. Neuroactivity marker c-Fos protein was used for immunostaining. Results: Increased glucose metabolism was observed in the bilateral amygdala after fear-conditioning ($P < 0.001$) and in the right posterior insular cortex under extinction retrieval ($P < 0.001$) compared with the control phase. Increased c-Fos expression in the posterior insular cortex under extinction retrieval was positively correlated to the glucose metabolism ($P < 0.01$). Conclusion: Our results indicated that the amygdala plays a key role in fear memory formation and, most importantly, the insular cortex is related to the retrieval of extinction memory. ^{18}F-FDG PET may provide a promising in vivo approach for evaluating exposure-based therapy of PTSD.

【评述】 创伤后应激障碍是一种暴露于创伤事件之后的焦虑性障碍。而可视化评价创伤后应激障碍及其临床疗效的方法是一个重要的问题。此研究新颖地用 ^{18}F-FDG PET 显像对创伤后应激障碍大鼠模型使用暴露疗法前后的神经生物学改变进行研究。^{18}F-FDG PET 显像及神经元活性标识蛋白 c-Fos 免疫染色结果表明，恐惧条件阶段的大鼠双侧杏仁核的糖代谢增高；在恐惧消除恢复阶段，大鼠右侧后岛叶皮质糖代谢增高，且后岛叶皮质 c-Fos 的表达增高程度与葡萄糖代谢增高程度呈正相关。研究结果说明杏仁核在恐惧记忆的形成中起着关键作用，后侧岛叶与恐惧消除记忆的复苏有一定关系。而 ^{18}F-FDG PET 显像技术可能成为评价创伤后应激障碍暴露疗法临床疗效的一种有效方法。

文选 57

【题目】 ^{18}F-FDG PET/CT for monitoring the response of breast cancer to miR-143-based therapeutics by targeting tumor glycolysis

【来源】 Miao Y, Zhang LF, Guo R, et al. Mol Ther Nucleic Acids, 2016, 5 (8): e357.

【摘要】 Increased glucose utilization is a hallmark of cancer, and tumor metabolism is emerging as anticancer target for therapeutic intervention. Triple-negative breast cancers TNBC are highly glycolytic and show poor clinical outcomes. We previously identified hexokinase 2, the major glycolytic enzyme, as a target gene of miR-143 in TNBC. Here, we developed a therapeutic formulation using cholesterol-modified miR-143 agomir encapsulated in a neutral lipid-based delivery agent that blocked tumor growth and glucose metabolism in TNBC tumor-bearing mice when administered systemically. The antioncogenic effects were accompanied by a reduction in the direct target hexokinase 2 and [^{18}F]-fluorodeoxyglucose (^{18}F-FDG) uptake based on positron emission tomography/computed tomography. Treatment with miR-143 formulation has minimal toxic effects and mice tolerated it well. Thus, we demonstrated that miR-143 is a robust inhibitor of the Warburg effect and an effective therapeutic target for TNBC. In addition, ^{18}F-FDG positron emission tomography/computed tomography can be used to specifically monitor the response of TNBC to miR-143-based therapeutics by targeting tumor glycolysis.

【评述】 三阴性乳腺癌（TNBC）的糖酵解和己糖激酶2的水平很高，临床治疗效果不佳。故而TNBC的治疗及其疗效监测是个重要的问题。此研究新颖的用一个靶向己糖激酶2的microRNA，miR-143对TNBC进行治疗，并且用^{18}F-FDG PET监测miR-143对TNBC的治疗效果。^{18}F-FDG PET成像显示miR-143治疗后TNBC的^{18}F-FDG摄取量下降。研究表明，miR-143是沃伯格效应的强力抑制物，是治疗TNBC的有效靶标，而^{18}F-FDG PET能有效监测基于miR-143的靶向肿瘤糖酵解法对TNBC的临床疗效。

文选58

【题目】 Radiolabeling of DNA bipyramid and preliminary biological evaluation in mice

【来源】 Li J, Jiang D, Bao B, et al. Bioconjug Chem, 2016, 27 (4): 905-910.

【摘要】 Self-assembled DNA nanostructures, as a new type of nanocarriers, have shown great potential in molecular imaging probes. DNAbipyramid nanostructures (DBNs), as a classic kind of DNA nanostructure, can be precisely constructed through the unparalleled base-pairing precision of oligonucleotide strands. DBNs were prepared by self-assembly of six oligonucleotides with equal molar amounts in a single annealing step, and purified by high performance liquid chromatography (HPLC). DBNs were stable in 10% FBS as well as 80% mouse serum for at least 8 h. To prepare ^{99}Tc^{m}-labeled DBNs, N-hydroxysuccinimidyl S-acetylmercaptoacetyl triglycinate (Sacetyl-MAG3-NHS ester) tagged single-stranded DNA (ssDNA) was first radiolabeled with ^{99}Tc^{m}, and DBNs with an overhang were assembled and then hybridized with ^{99}Tc^{m}-ssDNA to prepare ^{99}Tc^{m}-labeled DNA bipyramid nanostructures (^{99}Tc^{m}-MAG3-DBNs). DBNs were radiolabeled, with the radiochemical purity being over 90%. The plasma half-life of ^{99}Tc^{m}-MAG3-DBNs in normal KM mice was about 6 min. The biodistribution and SPECT/CT imaging were conducted with ^{99}Tc^{m}-MAG3-DBNs in KM mice, and both showed that ^{99}Tc^{m}-MAG3-DBNs mainly concentrated in the intestine, liver, and kidneys, and there was also prominent uptake in the gallbladder and bladder. We successfully obtained a new class of SPECT molecular probes based on this DNA polyhedron structure.

【评述】 自组装DNA纳米结构因为结构稳定性和多样性、可编程性以及生物相容性等特性，具有发展为分子影像探针的潜力。DNA双锥体纳米结构（DBNs）可通过寡核苷酸链的精准碱基互补配对进行构建。此研究新颖地用 $^{99}Tc^m$ 标记DBNs得到 $^{99}Tc^m$-MAG3-DBNs探针，并对其进行了初步的生物学评估。$^{99}Tc^m$-MAG3-DBNs探针的放射化学纯度可高达90%以上。生物分布和SPECT/CT显像研究显示，$^{99}Tc^m$-MAG3-DBNs主要聚集在肝、肾和小肠，在胆囊和膀胱也有明显摄取，表明DBNs在体内经过肠肝循环，部分DBNs被排泄进入胆囊。总之，研究制备了一种新型的基于DNA双锥体结构的SPECT分子影像探针，将其与靶向基团连接后可作为载体平台用于肿瘤靶向治疗。

文选 59

【题目】 SPECT and fluorescence imaging of vulnerable atherosclerotic plaque with a vascular cell adhesion molecule 1 single-chain antibody fragment

【来源】 Liu C, Zhang X, Song Y, et al. Atherosclerosis, 2016, 254: 263-270.

【摘要】 Background and aims: Early detection and evaluation of vulnerable atherosclerotic plaque are important for risk stratification and timely intervention, and vascular cell adhesion molecule 1 (VCAM1) assists in adhesion and recruitment of inflammatory cells to vulnerable lesions. We labeled a single-chain variable fragment (scFv) of VCAM1 with ^{99m}technetium ($^{99}Tc^m$) and fluorescent markers to investigate its potential utility in detecting vulnerable plaques in animal models of atherosclerosis. Methods: We labeled VCAM1 scFv with $^{99}Tc^m$ and cyanine5 (CY5) and evaluated the probes on apolipoprotein E gene-deficient mice and New Zealand White rabbits with induced atherosclerosis. Histopathology and Western blot examinations confirmed atherosclerotic plaque and VCAM1 expression in the aortas. In vivo biodistribution of $^{99}Tc^m$-scFv-VCAM1 was studied. Abdominal organs of mice were removed after CY5-scFv-VCAM1 administration for aortic fluorescence imaging. Rabbits SPECT imaging of $^{99}Tc^m$-scFv-VCAM1 was performed and autoradiography (ARG) of the aortas was checked to confirm the tracer uptake. Results: The radiochemical purity of $^{99}Tc^m$-scFv-VCAM1 was (98.72 ± 1.04)% ($n = 5$) and its specific activity was 7.8 MBq/μg. Biodistribution study indicated predominant probe clearance by kidneys. In fluorescence imaging, stronger signal from CY5-scFv-VCAM1 in the aorta was observed in atherosclerotic mice than that in controls. SPECT imaging with $^{99}Tc^m$-scFv-VCAM1 showed tracer uptake in the abdominal aorta and the aortic arch of atherosclerotic animals. ARG confirmed tracer uptake in the aortas of atherosclerotic rabbits, with higher uptake ratios of aortic arch/descending aorta in experimental animals [(4.45 ± 0.63), $n = 5$] than controls [(1.12 ± 0.15), $n = 5$; $P < 0.05$]. Conclusions: SPECT and fluorescence imaging results showed the feasibility and effectiveness of detecting vulnerable plaque with scFv of VCAM1, indicating its potential for early diagnosis and evaluation of atherosclerosis.

【评述】 动脉粥样硬化不稳定斑块的早期检测和评估对于其危险分期和及时干预非常重要。此研究新颖地开发了靶向血管细胞黏附分子（VCAM1）的单链抗体可变区片段（scFv）放射性核素探针 $^{99}Tc^m$-scFv-VCAM1和相应的荧光探针CY5-scFv-VCAM1，并研究其在动脉粥样硬化模型动物不稳定斑块检测中的应用。SPECT成像、主动脉放射自显影和荧光显像结果证实了VCAM1 scFv检测动脉粥样硬化易损斑块的可行性和有效性，其对于动脉粥样硬化的早期诊断和评估具有潜在的应用价值。

文选60

【题目】 Imaging CXCR4 expression with $^{99}Tc^m$-Radiolabeled small-interference RNA in experimental human breast cancer xenografts

【来源】 Fu P, Tian L, Cao X, et al. Mol Imaging Biol, 2016, 18 (3): 353-359.

【摘要】 Purpose: Noninvasive quantification of chemokine receptor 4 (CXCR4) expression could serve as a prognostic indicator and may be of value for the design of personalized therapies and posttreatment monitoring. The objective of the present study was to assess the use of $^{99}Tc^m$-radiolabeled small-interference RNA (siRNA) targeting CXCR4 to detect CXCR4 expression in vivo. Procedures: CXCR4 siRNAs were radiolabeled with $^{99}Tc^m$ using the bifunctional chelator hydrazinonicotinamide (HYNIC), and the labeling efficiency, specific activity and radiochemical purity were determined. The stability of the probe in serum was assessed by measuring its radiochemical purity and inhibitory activity by RT-PCR and western blotting. Biodistribution studies and static imaging were performed in MDA-MB-231 tumor-bearing mice. Results: Radiochemical purity remained highly stable in PBS and fresh human serum at room temperature and at 37℃. Radiolabeled siRNA1 showed strong inhibitory effects similar to those of unlabeled siRNA1 on both CXCR4 messenger RNA (mRNA) and protein in vitro. The excretion of the probe occurred mainly through the liver and kidneys. Tumors were clearly visualized at 1~10 h after injection of the probe, but not after injection of the control probe. Conclusions: $^{99}Tc^m$-labeled CXCR4 siRNA1 shows tumor-specific accumulation and could be a promising strategy for the visualization of CXCR4 expression in human breast cancer.

【评述】 趋化因子受体4（CXCR4）是肿瘤细胞中最常见的趋化因子受体，与肿瘤细胞的增殖、侵袭和转移密切相关。因此，CXCR4的水平也是评价肿瘤疗效响应重要的指标。此研究新颖地用$^{99}Tc^m$标记CXCR4小干扰RNA，制备出$^{99}Tc^m$-CXCR4 siRNA1探针，靶向定位体内CXCR4进而检测其体内表达水平。结果表明，探针具有稳定性高，放射化学纯度高。探针主要通过肝和肾排出体外。注射放射性探针后1~10 h后肿瘤能够清晰显像。说明$^{99}Tc^m$标记的靶向CXCR4的siRNA1能在肿瘤部位特异性浓聚，有望成为人类乳腺癌CXCR4表达可视化的新方法。

文选61

【题目】 Spatiotemporal PET imaging of dynamic metabolic changes after therapeutic approaches of induced pluripotent stem cells, neuronal stem cells, and a Chinese patent medicine in stroke

【来源】 Zhang H, Song F, Xu C, et al. J Nucl Med, 2015, 56 (11): 1774-1779.

【摘要】 This study aimed to use spatiotemporal PET imaging to investigate the dynamic metabolic changes after a combined therapeutic approach of induced pluripotent stem cells (iPSCs), neuronal stem cells (NSCs), and Chinese patent medicine in a rat model of cerebral ischemia-reperfusion injury. Methods: Cerebral ischemia was established by the middle cerebral artery occlusion approach. Thirty-six male rats were randomly assigned to 1 of the 6 groups: control phosphate-buffered saline (PBS), Chinese patent medicine (Qing-kai-ling [QKL]), inducedpluripotent stem cells (iPSCs), combination of iPSCs and QKL, neuronal stem cells (NSCs), and combination of NSCs and QKL. Serial ^{18}F-FDG small-animal PET imaging and neurofunctional tests were performed weekly. Autoradiographic imaging and immunohistochemical and immunofluorescent analyses were performed at 4 wk after stem cell transplantation. Results: Compared with the PBS control group, significantly higher ^{18}F-FDG accumulations in the ipsilateral cerebral infarction were observed in 5 treatment groups from weeks 1-4. Interestingly, the most intensive ^{18}F-FDG accumulation was found in the NSCs ＋ QKL group at week 1 but in the iPSCs ＋ QKL group at week 4. The neurofunctional scores in the 5 treatment groups were significantly higher than that of the PBS group from week 3 to 4. In addition, there was a significant correlation between the PET imaging findings and neurofunctional recovery ($P < 0.05$) or glucose transporter-1 expression ($P < 0.01$). Immunohistochemical and immunofluorescence studies found that transplanted iPSCs survived and migrated to the ischemic region and expressed protein markers for cells of interest. Conclusion: Spatiotemporal PET imaging with ^{18}F-FDG demonstrated dynamic metabolic and functional recovery after iPSCs or NSCs combined with QKL in a rat model of cerebral ischemia-reperfusion injury. iPSCs or NSCs combined with Chinese medicine QKL seemed to be a better therapeutic approach than these stem cells used individually.

【评述】 多因子联合治疗后的疗效研究方法是个重要的问题。研究采用时间空间PET显像研究大脑缺血－再灌注损伤大鼠模型分别经诱导多能干细胞（iPSCs）、神经干细胞（NSCs）和中成药清开灵（QKL）联合治疗后缺血损伤部位的动态代谢变化。PET显像显示的^{18}F-FDG摄取情况与大鼠神经功能恢复情况具有显著相关性（$P<0.05$），与葡萄糖转运蛋白-1的表达情况具有显著相关性（$P<0.01$）。说明时间空间^{18}F-FDG PET显像能显示大脑缺血－再灌注损伤大鼠模型经iPSCs+QKL或NSCs+QKL联合治疗后的动态代谢变化和功能恢复情况，且与单用干细胞移植相比，iPSCs或NSCs联合中成药QKL似乎是治疗脑卒中的更好方法。

文选62

【题目】 The reverse Warburg effect and ^{18}F-FDG uptake in non-small cell lung cancer A549 in mice: a pilot study

【来源】 Zhang G, Li J, Wang X, et al. J Nucl Med, 2015, 56 (4): 607-612.

【摘要】 The purpose of this study was to observe the effect of fasting and feeding on ^{18}F-FDG uptake in a mouse model of human non-smallcell lung cancer. Methods: In in vivo studies, ^{18}F-FDG small-animal PET scans were acquired in 5 mice bearing non-small cell lung cancer A549 xenografts on each flank with continuous feeding and after overnight fasting to observe the changes in intratumoral distribution of ^{18}F-FDG and tumor ^{18}F-FDG standardized uptake value (SUV). In ex vivo studies, intratumoral spatial ^{18}F-FDG distribution assessed by autoradiography was compared with the tumor microenvironment (including hypoxia by pimonidazole and stroma by hematoxylin and eosin stain). Five overnight-fasted mice and 5 fed mice with A549 tumors were observed. Results: Small-animal PET scans were obtained in fed animals on day 1 and in the same animals after overnight fasting; the lapse was approximately 14 h. Blood glucose concentration after overnight fasting was not different from fed mice ($P = 0.42$), but body weight loss was significant after overnight fasting ($P = 0.001$). Intratumoral distribution of ^{18}F-FDG was highly heterogeneous in all tumors examined, and change in spatial intratumoral distribution of ^{18}F-FDG between 2 sets of PET images from the same mouse was remarkably different in all mice. Tumor ^{18}F-FDG mean SUV and maximum SUV were not significantly different between fed and fasted animals (all $P > 0.05$, $n = 10$). Only tumor mean SUV weakly correlated with blood glucose concentration ($R^2 = 0.17$, $P = 0.03$). In ex vivo studies, in fasted mice, there was spatial colocalization between high levels of ^{18}F-FDG uptake and pimonidazole-binding hypoxic cancer cells; in contrast, pimonidazole negative normoxic cancer cells and noncancerous stroma were associated with low ^{18}F-FDG uptake. However, high ^{18}F-FDG uptake was frequently observed in noncancerous stroma of tumors but rarely in viable cancer cells of the tumors in fed animals. Conclusion: Host dietary status may play a key role in intratumoral distribution of ^{18}F-FDG. In the fed animals, ^{18}F-FDG accumulated predominantly in noncancerous stroma in the tumors, that is, reverse Warburg effect. In contrast, in fasted status, ^{18}F-FDG uptake was found in hypoxic cancer cells component (Pasteur effect). Our findings may provide a better understanding of competing cancer glucose metabolism hypotheses: the Warburg effect, reverse Warburg effect, and Pasteur effect.

【评述】 沃伯格效应指肿瘤细胞具有更高的有氧糖酵解的现象。而反向沃伯格效应假说则认为有氧糖酵解实际上发生在与肿瘤有关的成纤维细胞中而不是癌细胞。这样的假说没有被任何PET成像所验证。此研究则开创性的用PET探究了荷瘤鼠在空腹和进食状态下对^{18}F-FDG的摄取及瘤内^{18}F-FDG空间分布的影响。研究显示，宿主饮食状态对瘤内^{18}F-FDG的分布可能起着关键作用。饱腹小鼠肿瘤内主要是非癌基质摄取^{18}F-FDG，这是由于反向沃伯格效应。相反，空腹小鼠肿瘤内主要是缺氧癌细胞摄取^{18}F-FDG（巴斯德效应）。研究可为瘤内糖代谢竞争假说（沃伯格效应、反向沃伯格效应、巴斯德效应）提供更好的证据。

文选63

【题目】 ^{64}Cu-labeled divalent cystine knot peptide for imaging carotid atherosclerotic plaques

【来源】 Jiang L, Tu Y, Kimura RH, et al. J Nucl Med, 2015, 56 (6):939-944.

【摘要】 The rupture of vulnerable atherosclerotic plaques that lead to stroke and myocardial infarction may be induced by macrophage infiltration and augmented by the expression of integrin $\alpha_v\beta_3$. Indeed, atherosclerotic angiogenesis may be a promising marker of inflammation. In this study, an engineered integrin $\alpha_v\beta_3$-targeting PET probe, ^{64}Cu-NOTA-3-4A, derived from a divalent knottin miniprotein was evaluated in a mouse model for carotid atherosclerotic plaques. Methods: Atherosclerotic plaques in BALB/C mice, maintained on a high-fat diet, were induced with streptozotocin injection and carotid artery ligation and verified by MR imaging.

Knottin 3-4A was synthesized by solid-phase peptide synthesis chemistry and coupled to 1,4,7-triazacyclononane-1,4,7-triacetic acid (NOTA) before radiolabeling with ^{64}Cu. PET probe stability in mouse serum was evaluated. Mice with carotid atherosclerotic plaques were injected via the tail vein with ^{64}Cu-NOTA-3-4A or ^{18}F-FDG, followed by small-animal PET/CT imaging at different time points. Receptor targeting specificity of the probe was verified by coinjection of c(RGDyK) administered in molar excess. Subsequently, carotid artery dissection and immunofluorescence staining were performed to evaluate target expression. Results: ^{64}Cu-NOTA-3-4A was synthesized in high radiochemical purity and yield and demonstrated molecular stability in both phosphate-buffered saline and mouse serum at 4 h. Small-animal PET/CT showed that ^{64}Cu-NOTA-3-4A accumulated at significantly higher levels in the neovasculature of carotid atherosclerotic plaques [(7.41 ± 1.44) vs. (0.67 ± 0.23) percentage injected dose/gram, $P < 0.05$] than healthy or normal vessels at 1 h after injection. ^{18}F-FDG also accumulated in atherosclerotic lesions at 0.5 and 1 h after injection but at lower plaque-to-normal tissue ratios than ^{64}Cu-NOTA-3-4A. For example, plaque-to-normal carotid artery ratios for ^{18}F-FDG and ^{64}Cu-NOTA-3-4A at 1 h after injection were 3.75 and 14.71 ($P < 0.05$), respectively. Furthermore, uptake of ^{64}Cu-NOTA-3-4A in atherosclerotic plaques was effectively blocked (~90% at 1 h after injection) by coinjection of c(RGDyK). Immunostaining confirmed integrin $\alpha_v\beta_3$ expression in both the infiltrating macrophages and the neovasculature of atheroscleroticplaques. Conclusion: ^{64}Cu-NOTA-3-4A demonstrates specific accumulation in carotid atherosclerotic plaques in which macrophage infiltration and angiogenesis are responsible for elevated integrin $\alpha_v\beta_3$ levels. Therefore, ^{64}Cu-NOTA-3-4A may demonstrate clinical utility as a PET probe for atherosclerosis imaging or for the evaluation of therapies used to treat atherosclerosis.

【评述】 整合素 $\alpha_v\beta_3$ 是易损性动脉粥样硬化斑块检测和诊断的重要靶点。目前已经有 ^{18}F 和 ^{68}Ga 标记的 RGD 探针靶向整合素 $\alpha_v\beta_3$，但是这些探针在临床前动物模型的粥样硬化斑块区域的聚集度不够高，限制了在进一步临床应用的潜力。这项研究应用一个二价胱氨酸结肽小蛋白 3-4A 靶向整合素 $\alpha_v\beta_3$，并用 NOTA 螯合剂标记 ^{64}Cu，制备出对颈动脉粥样硬化斑块检测高效靶向的 PET 探针 ^{64}Cu-NOTA-3-4A，在小鼠颈动脉粥样硬化模型中表现低正常组织摄取和高斑块 / 正常组织率。

文选 64

【题目】 In vivo cancer dual-targeting and dual-modality imaging with functionalized quantum dots

【来源】 Hu K, Wang H, Tang G, et al. J Nucl Med, 2015, 56 (8): 1278-1284.

【摘要】 Semiconductor quantum dots (QDs), after surface modification to provide water solubility and biocompatibility, have a promising future in biomedical applications. In this study, a dual receptor targeting dual-modality PET/near-infrared fluorescence (NIRF) probe was developed for accurate assessment of the pharmacokinetics and tumor-targeting efficacy of QDs. Methods: QDs were modified by β-Glu-RGD-BBN (RGD is arginine-glycine-aspartate acid, and BBN is bombesin) peptides and then labeled with ^{18}F via the 4-nitrophenyl-2-^{18}F-fluoropropionate prosthetic group. Cytotoxicity and cell-binding assay of QD-RGD-BBN were performed with PC-3 cells. In vivo dual-modality PET/NIRF imaging of prostate tumor-bearing mice was investigated using

QD-RGD-BBN and 2-^{18}F-fluoropropionyl-QD-RGD-BBN (^{18}F-FP-QD-RGD-BBN). An in vivo biodistribution study of ^{18}F-FP-QD-RGD-BBN was performed on normal mice. Results: QD-RGD-BBN exhibited strong red luminescence (600~800 nm) with the same maximum fluorescence wavelength (705 nm) as QD705 and slightly lower toxicity than that of QD705 in PC-3 cells at concentrations of greater than 30 μg/ml. Uptake of QD-RGD-BBN in PC-3 cells showed no significant decrease in the presence of an excess amount of dimer arginine-glycine-aspartate acid (RGD$_2$) or bombesin(7-14) (BBN) peptide but was blocked significantly in the presence of an excess amount of NH$_2$-RGD-BBN. Dual-function PET/NIRF imaging is able to accurately assess the biodistribution and tumor-targeting efficacy of the ^{18}F-labeled functionalized QDs. Conclusion: The functionalized QD probe has great potential as a universal dual-targeting probe for detecting tumors in living subjects, opening up a new strategy for the development of multitargeting multimodality ^{18}F-labeled QD probes with improved tumor-targeting efficacy.

【评述】 研究者用异二聚体多肽修饰量子点（QDs），设计和合成了一个整合素 $α_vβ_3$ 和胃泌素释放肽受体（GRPR）双靶向、PET/NIFR 双模态探针 ^{18}F-FP-QD-RGD-BBN。功能化的 QDs 探针有很大的潜力成为一个通用的双靶向探针用来检测活体内的肿瘤，并为开发更高肿瘤靶向的多功能多靶向 ^{18}F 标记的 QDs 探针提供了一个新的策略。这种设计克服了量子点在生物医学检测应用中水溶性和生物相容性的问题，同时实现了双靶向双模态的检测目的，为多靶向多功能探针发展以及提高肿瘤靶向的效力提供了一个新途径。

文选 65

【题目】 Impact of boronate capping groups on biological characteristics of novel ^{99}Tc^m(Ⅲ) complexes [^{99}Tc^{m}Cl(CDO)(CDOH)2B-R] (CDOH2 = cyclohexanedione dioxime)

【来源】 Yang Y, Zheng Y, Tomaselli E, et al. Bioconjug Chem, 2015, 26 (2): 316-328.

【摘要】 This study sought to explore the impact of boronate groups on the heart uptake and myocardial retention of novel ^{99}Tc^m(Ⅲ) complexes [^{99}Tc^{m}Cl(CDO)(CDOH)2B-R] (^{99}Tc^m-ISboroxime: R = isoxazol-4-yl (IS); ^{99}Tc^m-MPboroxime: R = N-methylpyridinium (MP); ^{99}Tc^m-PAboroxime: R = pyrazol-3-yl (PA); ^{99}Tc^m-PYboroxime: R = pyridin-3-yl (PY); and ^{99}Tc^m-5Uboroxime: R = uracil-5-yl (5U)). All five new ^{99}Tc^m(Ⅲ) radiotracers were prepared in high yield and high radiochemical purity (RCP = 90%~98%), and they remained stable in the kit mixture for >6 h. Biodistribution and imaging (planar and SPECT) studies were carried out using Sprague-Dawley (SD) rats. Planar image quantification was performed to compare their myocardial retention and liver clearance kinetics. It was found that their heart retention and liver clearance curves were best fitted to the biexponential decay function. The initial heart uptake at 0~1 min after injection followed the general ranking order of ^{99}Tc^m-ISboroxime (4.98 ± 1.05%ID)~^{99}Tc^m-Teboroxime (4.56 ± 0.91%ID)~^{99}Tc^m-PAboroxime (4.03 ± 1.23%ID)~^{99}Tc^m-PYboroxime (4.07 ± 0.80%ID) >^{99}Tc^m-5Uboroxime (3.24 ± 0.67%ID) > ^{99}Tc^m-MPboroxime (2.53 ± 0.65%ID). The fast-phase myocardial retention time followed the general order of ^{99}Tc^m-PAboroxime (3.21 ± 0.29 min) > ^{99}Tc^m-Teboroxime (1.63 ± 0.40 min)~^{99}Tc^m-PYboroxime (1.57 ± 0.29 min) of ^{99}Tc^m-ISboroxime (1.55 ± 0.32 min)> ^{99}Tc^m-MPboroxime (0.68 ± 0.16 min) > ^{99}Tc^m-5Uboroxime (0.33 ± 0.11 min). ^{99}Tc^m-PAboroxime (3.05 ±

1.10%ID/g) and ^{99}Tc^m-ISboroxime (3.75 ± 0.68%ID/g) had the 2 min initial heart uptake very close to that of ^{99}Tc^m-Teboroxime (3.30 ± 0.50%ID/g). However, the myocardial retention time of ^{99}Tc^m-PAboroxime was significantly longer than that of ^{99}Tc^m-ISboroxime and ^{99}Tc^m-Teboroxime. Even though the best time window is 0~5 min for SPECT image acquisition, high quality SPECT images could be obtained during the first 30 min postinjection of ^{99}Tc^m-PAboroxime in SD rats. This statement was supported by the SPECT/CT studies in normal pigs. On the basis of results from this study, it was concluded that boronate groups had significant impact on the heart uptake, myocardial retention, and liver clearance kinetics of ^{99}Tc^m(III) complexes [^{99}Tc^{m}Cl(CDO)(CDOH)2B-R]. The combination of high initial heart uptake with longer myocardial retention makes it possible to image the heart with ^{99}Tc^m-PAboroxime during the first 30 min using both standard and specialized cardiac SPECT cameras.

【评述】 硼酸盐基团对 ^{99}Tc^m（Ⅲ）放射示踪剂在心脏的摄取，心肌的滞留以及肝的清除动力学有显著的影响。这项研究较系统地研究了 5 种不同硼酸盐封端基团的新型 ^{99}Tc^m（Ⅲ）复合物放射示踪剂［^{99}Tc^{m}Cl（CDO）（CDOH）2B-R]，对心脏吸收和心肌滞留的影响。研究结果显示，在 5 种新型硼酸盐复合物示踪剂中，^{99}Tc^m-PAboroxime 的初始心脏摄取最高，并且有更长的心肌滞留时间。这使得运用 ^{99}Tc^m-PAboroxime 作为放射示踪剂用于心脏 SPECT 显像成为可能。

文选 66

【题目】 Chlorotoxin-Conjugated multifunctional dendrimers labeled with radionuclide ^{131}I for Single photon emission computed tomography imaging and radiotherapy of gliomas

【来源】 Zhao L, Zhu J, Cheng Y, et al. ACS Appl Mater Interfaces, 2015, 7 (35): 19798-19808.

【摘要】 Chlorotoxin-conjugated multifunctional dendrimers labeled with radionuclide ^{131}I were synthesized and utilized for targeted singlephoton emission computed tomography (SPECT) imaging and radiotherapy of cancer. In this study, generation five amine-terminated poly(amidoamine) dendrimers were used as a platform to be sequentially conjugated with polyethylene glycol (PEG), targeting agent chlorotoxin (CTX), and 3-(4'-hydroxyphenyl)propionic acid-OSu (HPAO). This was followed by acetylation of the remaining dendrimer terminal amines and radiolabeling with ^{131}I to form the targeted theranostic dendrimeric nanoplatform. We show that the dendrimer platform possessing approximately 7.7 CTX and 21.1 HPAO moieties on each dendrimer displays excellent cytocompatibility in a given concentration range (0~20 μM) and can specifically target cancer cells overexpressing matrix metallopeptidase 2 (MMP2) due to the attached CTX. With the attached HPAO moiety having the phenol group, the dendrimer platform can be effectively labeled with radioactive ^{131}I with good stability and high radiochemical purity. Importantly, the ^{131}I labeling renders the dendrimer platform with an ability to be used for targeted SPECT imaging and radiotherapy of an MMP2-overexpressing glioma model in vivo. The developed radiolabeled multifunctional dendrimeric nanoplatform may hold great promise to be used for targeted theranostics of human gliomas.

【评述】 研究建立了 ^{131}I 标记的多功能树枝状大分子纳米器件进行肿瘤靶向 SPECT 显像和放射

治疗。通过各种树突状分子纳米技术和聚乙二醇化共轭化学在树突状大分子上接入各种功能基团，实现 SPECT 显像和神经胶质瘤放射治疗的目的。树突状大分子平台中的氯霉素可以作为一个纳米探针靶向体内基质金属蛋白酶（MMP）2 而在神经胶质瘤富集。3-（4'羟苯基）丙酸 -Osu（HPAO）则可以使 ^{131}I 以一个相对高的放射化学纯度和稳定性有效的标记到生物大分子的表面，用于 SPECT 显像和放射治疗。这个 ^{131}I 标记的多功能的树枝状大分子可能被用来作为有前景的纳米平台展现出良好的细胞相容性和器官相容性，可以用于 SPECT 显像和不同类型的 MMP2 过表达的癌症的放射治疗。

文选 67

【题目】 A direct comparison of tumor angiogenesis with ^{68}Ga-labeled NGR and RGD peptides in HT-1080 tumor xenografts using microPET imaging

【来源】 Shao Y, Liang W, Kang F, et al. Amino Acids, 2014, 46 (10): 2355-2364.

【摘要】 Peptides containing asparagine-glycine-arginine (NGR) and arginine-glycine-aspartic acid (RGD) sequence are being developed for tumor angiogenesis-targeted imaging and therapy. The aim of this study was to compare the efficacy of NGR- and RGD-based probes for imaging tumor angiogenesis in HT-1080 tumor xenografts. Two PET probes, ^{68}Ga-NOTA-G$_3$-NGR2 and ^{68}Ga-NOTA-G$_3$-RGD2, were successfully prepared. In vitro stability, partition coefficient, tumor cell binding, as well as in vivo biodistribution properties were also analyzed for both PET probes. The results revealed that the two probes were both hydrophilic and stable in vitro and in vivo, and they were excreted predominately and rapidly through the kidneys. For both probes, the higher tumor uptake and lower accumulation in vital organs were determined. No significant difference between two probes was observed in terms of tumor uptake and the in vivo biodistribution properties. We concluded that these two probes are promising in tumor angiogenesis imaging. ^{68}Ga-NOTA-G$_3$-NGR2 has the potential as an alternative for PET imaging in patients with fibrosarcoma, and it may offer an opportunity to noninvasively monitor CD13-targeted therapy.

【评述】 研究应用 microPET 显像比较了两种多肽类的血管 PET 成像探针，^{68}Ga-NOTA-G$_3$-NGR2 和 ^{68}Ga-NOTA-G$_3$-RGD2，在 HT-1080 肿瘤的成像表现。结果表明，两种探针都具有亲水性和在体内、体外的稳定性，而且它们在通过肾时能够大量快速的分泌。这两种探针被测定在肿瘤中更高的摄取以及在重要器官中低聚集。在肿瘤的摄取和体内的生物分布特性方面，两种探针没有明显的区别。研究说明，这两种探针在肿瘤血管生成成像上都有良好的效果，为今后的血管成像和治疗提供许多可选工具。其中，^{68}Ga-NOTA-G$_3$-NGR2 有潜力成为 PET 成像检测患有纤维肉瘤的患者的替代方案，而且可能提供一个监测 CD13 靶向的治疗无损检测方法。

文选 68

【题目】 A new ^{68}Ga-labeled BBN peptide with a hydrophilic linker for GRPR-targeted tumor imaging

【来源】 Pan D, Xu YP, Yang RH, et al. Amino Acids, 2014, 46 (6): 1481-1489.

【摘要】 Bombesin (BBN) is a peptide exhibiting high affinity for the gastrin-releasing peptide receptor (GRPR), which is overexpressed on several types of cancers. Various GRPR antagonists and agonists have been labeled with radiometals for positron emission tomography (PET) imaging of GRPR-positive tumors. However, unfavorable hepatobiliary excretion such as high intestinal activity may prohibit their clinical utility for imaging abdominal cancer. In this study, the modified BBN peptide with a new hydrophilic linker was labeled with ^{68}Ga for PET imaging of GRPR-expressing PC-3 prostate cancer xenograft model. GRPR antagonists, MATBBN (Gly-Gly-Gly-Arg-Asp-Asn-D-Phe-Gln-Trp-Ala-Val-Gly-His-Leu-NHCH$_2$CH$_3$) and ATBBN (D-Phe-Gln-Trp-Ala-Val-Gly-His-Leu-NHCH$_2$CH$_3$), were conjugated with 1,4,7-triazacyclononanetriacetic acid (NOTA) and labeled with ^{68}Ga. Partition coefficient and in vitro stability were also determined. GRPR binding affinity of both tracers was investigated by competitive radioligand binding assay. The in vivo receptor targeting potential and pharmacokinetic of ^{68}Ga-NOTA-MATBBN were also evaluated in PC-3 prostate tumor model and compared with those of ^{68}Ga-NOTA-ATBBN. NOTA-conjugated BBN analogs were labeled with ^{68}Ga within 20 min with a decay-corrected yield ranging from 90% to 95% and a radiochemical purity of more than 98%. The specific activity of ^{68}Ga-NOTA-MATBBN and ^{68}Ga-NOTA-ATBBN was at least 16.5 and 11.9 GBq/μmol, respectively. The radiotracers were stable in phosphate-buffered saline and human serum. ^{68}Ga-NOTA-MATBBN was more hydrophilic than ^{68}Ga-NOTA-ATBBN, as indicated by their log P values [(−2.73 ± 0.02) vs. (−1.20 ± 0.03)]. The IC50 values of NOTA-ATBBN and NOTA-MATBBN were similar [(102.7 ± 1.18) and (124.6 ± 1.21) nM]. The accumulation of ^{68}Ga-labeled GRPR antagonists in the subcutaneous PC-3 tumors could be visualized via small animal PET. The tumors were clearly visible, and the tumor uptakes of ^{68}Ga-NOTA-MATBBN and ^{68}Ga-NOTA-ATBBN were determined to be (4.19 ± 0.32), (4.00 ± 0.41), (2.93 ± 0.35) and (4.70 ± 0.40), (4.10 ± 0.30), (3.14 ± 0.30) %ID/g at 30, 60, and 120 min, respectively. There was considerable accumulation and retention of ^{68}Ga-NOTA-ATBBN in the liver and intestines. In contrast, the abdominal area does not have much retention of ^{68}Ga-NOTA-MATBBN. Biodistribution data were in accordance with the PET results, showing that ^{68}Ga-NOTA-MATBBN had more favorable pharmacokinetics and higher tumor to background ratios than those of ^{68}Ga-NOTA-ATBBN. At 1 h postinjection, the tumor to liver and intestine of ^{68}Ga-NOTA-MATBBN were (8.05 ± 0.56) and (21.72 ± 3.47) and the corresponding values of unmodified counterpart were (0.85 ± 0.23) and (3.45 ± 0.43), respectively. GRPR binding specificity was demonstrated by reduced tumor uptake of radiolabeled tracers after coinjection of an excess of unlabeled BBN peptides. ^{68}Ga-NOTA-MATBBN exhibited GRPR-targeting properties both in vitro and in vivo. The favorable characterizations of ^{68}Ga-NOTA-MATBBN such as convenient synthesis, specific GRPR targeting, high tumor uptake, and satisfactory pharmacokinetics warrant its further investigation for clinical cancer imaging.

【评述】 蛙皮素（BBN）是一种胃泌素释放受体（GRPR）有高亲和力的肽。目前已有多种GRPR拮抗剂和促效剂被放射性核素标记，用于GRPR阳性肿瘤的PET显像。但是，不利于肝、胆排泄的示踪剂，比如高肠道活性，则限制它们在腹部癌症成像的临床应用。此项研究中，用新的亲水连接体改良^{68}Ga标记的BBN，用于表达GRPR的PC-3前列腺癌异体移植模型的PET显像。研究者用亲水连接体改良GRPR拮抗物多肽MATBBN和ATBBN，再用^{68}Ga标记NOTA，成功地制备出两

个新型探针 ^{68}Ga-NOTA-MATBBN 和 ^{68}Ga-NOTA-ATBBN。其中 ^{68}Ga-NOTA-MATBBN 在体外和活体均表现高肿瘤/背景比例和良好的药代动力学性能，可以改进 GRPR 高表达肿瘤诊断成像。

文选 69

【题目】Preparation and evaluation of ^{99}Tc^m-epidermal growth factor receptor (EGFR)-peptide nucleic acid for visualization of EGFR messenger RNA expression in malignant tumors

【来源】Zhao X, Wang N, Ren X, et al. J Nucl Med, 2014, 55 (6): 1008-1016.

【摘要】Epidermal growth factor receptor (EGFR) is overexpressed in many carcinomas and remains a prime target for diagnostic and therapeutic applications. There is a need to develop noninvasive methods to identify the subset of patients that is most likely to benefit from EGFR-targeted treatment. Noninvasive imaging of EGFR messenger RNA (mRNA) expression may be a useful approach. The aim of this study was to develop a method for preparation of single-photon-emitting probes, ^{99}Tc^m-labeled EGFR mRNA antisense peptide nucleic acid (PNA) (^{99}Tc^m-EGFR-PNA), and nontargeting control (^{99}Tc^m-CTL-PNA) and to evaluate their feasibility for imaging EGFR mRNA overexpression in malignant tumors in vivo. Methods: On the 5' terminus of synthesized single-stranded 17-mer antisense EGFR mRNA antisense PNA and mismatched PNA, a 4-amino-acid [Gly-(D)-Ala-Gly-Gly] linker forming an N$_4$ structure was used for coupling ^{99}Tc^m. Probes were labeled with ^{99}Tc^m by ligand exchange. The radiochemical purity of these ^{99}Tc^m-labeled probes was determined by reversed-phase high-performance liquid chromatography. Cellular uptake, retention, binding specificity, and stability of the probes were studied either in vitro or in vivo. Biodistribution and radionuclide imaging were performed in BALB/c nude mice bearing SKOV3 (EGFR-positive) or MDA-MB-435S (EGFR-negative) carcinoma xenografts, respectively. Results: The average labeling efficiencies of ^{99}Tc^m-EGFR-PNA and ^{99}Tc^m-CTL-PNA were 98.80% ± 1.14% and 98.63% ± 1.36% (mean ± SD, n = 6), respectively, within 6 h at room temperature, and the radiochemical purity of the probes was higher than 95%. ^{99}Tc^m-EGFR-PNA was highly stable in normal saline and fresh human serum at 37℃ in vitro and in urine and plasma samples of nude mice after 2~3 h of injection. Cellular uptake and retention ratios of ^{99}Tc^m-EGFR-PNA in SKOV3 cells were higher than those of ^{99}Tc^m-CTL-PNA and the EGFR-negative control. Meanwhile, EGFR mRNA binding ^{99}Tc^m-EGFR-PNA was blocked with an excess of unlabeled EGFR-PNA in SKOV3 cell lines. The biodistribution study demonstrated accumulation of ^{99}Tc^m-EGFR-PNA primarily in the SKOV3 xenografts and in EGFR-expressing organs. Radionuclide imaging demonstrated clear localization of ^{99}Tc^m-EGFR-PNA in the SKOV3 xenografts shortly after injection but not in ^{99}Tc^m-CTL-PNA and the EGFR-negative control. Conclusion: ^{99}Tc^m-EGFR-PNA has the potential for imaging EGFR mRNA overexpression in tumors.

【评述】研究成功地开发了 ^{99}Tc^m 标记的表皮生长因子（EGFR）mRNA 反义肽核酸探针 ^{99}Tc^m-EGFR-PNA。这个探针不仅展现了高敏感性和特异性，而且展示了在表皮生长因子受体阳性和表皮生长因子受体阴性肿瘤中显像研究的良好对照。结果表明，$^{99}Tc^m$-EGFR-PNA 对表皮生长因子受体 mRNA 高度表达的肿瘤中成像有着良好的检测潜力。

文选 70

【题目】 Imaging integrin $\alpha_v\beta_3$ and NRP-1 positive gliomas with a novel Fluorine-18 labeled RGD-ATWLPPR heterodimeric peptide probe.

【来源】 Wu H, Chen H, Pan D, et al. Mol Imaging Biol, 2014, 16 (6): 781-792.

【摘要】 Purpose: Radiolabeled Arg-Gly-Asp (RGD) and Ala-Thr-Trp-Leu-Pro-Pro-Arg (ATWLPPR) peptide analogs have received interests for their capability to serve as radiopharmaceuticals for imaging integrin $\alpha_v\beta_3$ and Neuropilin-1 (NRP-1) positive tumors, respectively. In this study, we developed a RGD-ATWLPPR heterodimeric peptide which contained both RGD and ATWLPPR motifs in one molecular probe. The aim of this study was to investigate the dual receptor-targeting property and tumor diagnostic value of RGD-ATWLPPR heterodimeric peptide labeled with fluorine-18 (F-18). Procedures: A RGD-ATWLPPR heterodimer was synthesized from c(RGDyK) and ATWLPPR through a glutamate linker. The peptide was radiolabeled by reacting the [^{18}F] fluoride-aluminum complex with the cyclic chelator, 1,4,7-triazacyclononane-1,4,7-triacetic acid (NOTA). The receptor-binding characteristics and tumor-targeting efficacy of [^{18}F]FAl-NOTA-RGD-ATWLPPR were tested in vitro and in vivo. Results: RGD-ATWLPPR had affinity for both integrin $\alpha_v\beta_3$ and NRP-1 in vitro. [^{18}F] FAl-NOTA-RGD-ATWLPPR displayed significantly higher tumor uptake than [^{18}F]FAl-NOTA-RGD and [^{18}F]FAl-NOTA-ATWLPPR, both in vitro and in vivo. The uptake of the F-18 labeled heterodimer by an U87MG tumor was inhibited only partially in the presence of an excess amount of unlabeled RGD or ATWLPPR but was blocked completely in the presence of both RGD and ATWLPPR. Compared with the monomeric RGD and ATWLPPR peptides, [^{18}F]FAl-NOTA-RGD-ATWLPPR showed improved in vivo pharmacokinetics, resulting in a more preferable imaging quality. Conclusions: [^{18}F]FAl-NOTA-RGD-ATWLPPR exhibited significantly improved receptor-targeting properties both in vitro and in vivo compared with the F-18 labeled RGD or ATWLPPR monomers. The improved targeting and localization exhibited by the RGD-ATWLPPR heterodimer provide a foundation for further investigations of its applicability in clinical tumor imaging.

【评述】 Arg-Gly-Asp（RGD）和 Ala-Thr-Trp-Leu-Pro-Pro-Arg（ATWLPPR）多肽可以分别靶向整合素 $\alpha_v\beta_3$ 和神经线毛蛋白 1（NRP-1），因此而被用于相关的肿瘤靶向检测。研究开发了一个 ^{18}F 标记的双靶点探针，包含有 RGD 和 ATWLPPR 两个成分的 RGD-ATWLPPR 异质二聚体肽，可以共同结合整合素 $\alpha_v\beta_3$ 和 NRP-1。这个双靶向探针提高了 U87MG 异种移植胶质瘤的靶向性、肿瘤摄取和滞留。研究显示，^{18}F 标记的 RGD-ATWLPPRT 异质二聚体是一个对表达其中一个或者两个受体的肿瘤进行非侵入性检测的有前景的显像药物。RGD-ATWLPPR 异质二聚体提升的靶向性和定位作用为它在临床肿瘤显像应用的可能性提供了一个深入研究的基础。

文选 71

【题目】 A radiofluorinated divalent cystine knot peptide for tumor PET imaging

【来源】 Jiang L, Kimura RH, Ma X, et al. Mol Pharm, 2014, 11 (11): 3885-3892.

【摘要】 A divalent knottin containing two separate integrin binding epitopes (RGD) in the adjacent loops, 3-4A, was recently developed and reported in our previous publication. In the current study, 3-4A was radiofluorinated with a 4-nitrophenyl 2-^{18}F-fluoropropinate (^{18}F-NFP) group and the resulting divalent positron emission tomography (PET) probe, ^{18}F-FP-3-4A, was evaluated as a novel imaging probe to detect integrin $\alpha_v\beta_3$ positive tumors in living animals. Knottin 3-4A was synthesized by solid phase peptide synthesis, folded, and site-specifically conjugated with $^{18/19}$F-NFP to produce the fluorinated peptide $^{18/19}$F-fluoropropinate-3-4A ($^{18/19}$F-FP-3-4A). The stability of ^{18}F-FP-3-4A was tested in both phosphate buffered saline (PBS) buffer and mouse serum. Cell uptake assays of the radiolabeled peptides were performed using U87MG cells. In addition, small animal PET imaging and biodistribution studies of ^{18}F-FP-3-4A were performed in U87MG tumor-bearing mice. The receptor targeting specificity of the radiolabeled peptide was also verified by coinjecting the probe with a blocking peptide cyclo(RGDyK). Our study showed that ^{18}F-FP-3-4A exhibited excellent stability in PBS buffer (pH 7.4) and mouse serum. Small animal PET imaging and biodistribution data revealed that ^{18}F-FP-3-4A exhibited rapid and good tumor uptake [(3.76 ± 0.59)% ID/g and (2.22 ± 0.62)% ID/g at 0.5 and 1 h, respectively]. ^{18}F-FP-3-4A was rapidly cleared from the normal tissues, resulting in excellent tumor-to-normal tissue contrasts. For example, liver uptake was only (0.39 ± 0.07)% ID/g and the tumor to liver ratio was 5.69 at 1 h p.i. Furthermore, coinjection of cyclo(RGDyK) with ^{18}F-FP-3-4A significantly inhibited tumor uptake [(0.41 ± 0.12) vs. (1.02 ± 0.19)% ID/g at 2.5 h] in U87MG xenograft models, demonstrating specific accumulation of the probe in the tumor. In summary, the divalent probe ^{18}F-FP-3-4A is characterized by rapid and high tumor uptake and excellent tumor-to-normal tissue ratios. ^{18}F-FP-3-4A is a highly promising knottin based PET probe for translating into clinical imaging of tumor angiogenesis.

【评述】 二价结肽（knottin）3-4A 在其相邻的环上有两个整合素结合位点，具有很好的整合素 $\alpha_v\beta_3$ 靶向性。本研究用 4-硝基苯基（2-^{18}F-NFP）对 3-4A 进行放射性氟化标记，得到新型成像探针二价结肽 PET 探针 ^{18}F-FP-3-4A，用于检测活体动物内整合素 $\alpha_v\beta_3$ 阳性的 U87MG 肿瘤显像。^{18}F-FP-3-4A 在肿瘤中快速集聚、肿瘤/正常组织比例高，是一个对整合素 $\alpha_v\beta_3$ 阳性肿瘤显像有良好应用前景的探针。

文选 72

【题目】 Comparison of two site-specifically ^{18}F-labeled affibodies for PET imaging of EGFR positive tumors

【来源】 Su X, Cheng K, Jeon J, et al. Mol Pharm, 2014, 11(11): 3947-3956.

【摘要】 The epidermal growth factor receptor (EGFR) serves as an attractive target for cancer molecular imaging and therapy. Our previous positron emission tomography (PET) studies showed that the EGFR-targeting affibody molecules ^{64}Cu-DOTA-Z$_{EGFR:1907}$ and ^{18}F-FBEM-Z$_{EGFR:1907}$ can discriminate between high and low EGFR-expression tumors and have the potential for patient selection for EGFR-targeted therapy. Compared with ^{64}Cu, ^{18}F may improve imaging of EGFR-expression and is more suitable for clinical application, but the labeling reaction of ^{18}F-FBEM-Z$_{EGFR:1907}$ requires a long synthesis time. The aim of the present study is to develop a new generation of ^{18}F labeled affibody probes (Al^{18}F-NOTA-Z$_{EGFR:1907}$ and ^{18}F-CBT-Z$_{EGFR:1907}$) and to determine whether they are suitable agents for imaging of EGFR expression. The first approach consisted of conjugating Z$_{EGFR:1907}$ with NOTA and radiolabeling with Al^{18}F to produce Al^{18}F-NOTA-Z$_{EGFR:1907}$. In a second approach the prosthetic group ^{18}F-labeled-2-cyanobenzothiazole (^{18}F-CBT) was conjugated to Cys-Z$_{EGFR:1907}$ to produce ^{18}F-CBT-Z$_{EGFR:1907}$. Binding affinity and specificity of Al^{18}F-NOTA-Z$_{EGFR:1907}$ and ^{18}F-CBT-Z$_{EGFR:1907}$ to EGFR were evaluated using A431 cells. Biodistribution and PET studies were conducted on mice bearing A431 xenografts after injection of Al^{18}F-NOTA-Z$_{EGFR:1907}$ or ^{18}F-CBT-Z$_{EGFR:1907}$ with or without coinjection of unlabeled affibody proteins. The radiosyntheses of Al^{18}F-NOTA-Z$_{EGFR:1907}$ and ^{18}F-CBT-Z$_{EGFR:1907}$ were completed successfully within 40 and 120 min with a decay-corrected yield of 15% and 41% using a 2-step, 1-pot reaction and 2-step, 2-pot reaction, respectively. Both probes bound to EGFR with low nanomolar affinity in A431 cells. Although ^{18}F-CBT-Z$_{EGFR:1907}$ showed instability in vivo, biodistribution studies revealed rapid and high tumor accumulation and quick clearance from normal tissues except the bones. In contrast, Al^{18}F-NOTA-Z$_{EGFR:1907}$ demonstrated high in vitro and in vivo stability, high tumor uptake, and relative low uptake in most of the normal organs except the liver and kidneys at 3 h after injection. The specificity of both probes for A431 tumors was confirmed by their lower uptake on coinjection of unlabeled affibody. PET studies showed that Al^{18}F-NOTA-Z$_{EGFR:1907}$ and ^{18}F-CBT-Z$_{EGFR:1907}$ could clearly identify EGFR positive tumors with good contrast. Two strategies for ^{18}F-labeling of affibody molecules were successfully developed as two model platforms using NOTA or CBT coupling to affibody molecules that contain an N-terminal cysteine. Al^{18}F-NOTA-Z$_{EGFR:1907}$ and ^{18}F-CBT-Z$_{EGFR:1907}$ can be reliably obtained in a relatively short time. Biodistribution and PET studies demonstrated that Al^{18}F-NOTA-Z$_{EGFR:1907}$ is a promising PET probe for imaging EGFR expression in living mice.

【评述】 表皮生长因子（EGFR）是肿瘤分子显像和治疗中的一个关键靶向位点。目前已有 ^{64}Cu 和 ^{18}F 等标记的分子探针，^{18}F 标记的分子探针 ^{18}F-FBEM-Z$_{EGFR:1907}$ 标记反应时间较长。研究则发明了新的 ^{18}F 标记的亲和体探针（^{18}F-NOTA-Z$_{EGFR:1907}$ 和 ^{18}F-CBT-Z$_{EGFR:1907}$），并进行 EGFR 表达显像测定。研究证明，这两个探针在相对较短的放射化学合成时间内可以合成高活度、稳定的探针。生物分布和 PET 研究显示，Al^{18}F-NOTA-Z$_{EGFR:1907}$ 在活体老鼠的 EGFR 表达显像中是一个有前景的 PET 探针。

文选 73

【题目】 Longitudinal PET imaging of muscular inflammation using ^{18}F-DPA-714 and ^{18}F-Alfatide II and differentiation with tumors

【来源】 Wu C, Yue X, Lang L, et al. Theranostics, 2014, 4(5): 546-555.

【摘要】 Aim: ^{18}F-DPA-714 is a PET tracer that recognizes macrophage translocator protein (TSPO), and ^{18}F-Alfatide II (^{18}F-AlF-NOTA-E[PEG$_4$-c(RGDfk)]$_2$) is specific for integrin α$_v$β$_3$. This study aims to apply these two tracers for longitudinal PET imaging of muscularinflammation, and evaluate the value of ^{18}F-DPA-714 in differentiating inflammation from tumor. Methods: RAW264.7 mouse macrophage cells were used for cell uptake analysis of ^{18}F-DPA-714. A mouse hind limb muscularinflammation model was established by intramuscular injection of turpentine oil. For the inflammation model, PET imaging was performed at different days using ^{18}F-DPA-714 and ^{18}F-Alfatide II. The specificity of the imaging probes was tested by co- or pre-injection of PK11195 or unlabeled RGD (Arg-Gly-Asp) peptide. PET imaging using ^{18}F-DPA-714 was performed in A549, HT29, U87MG, INS-1, and 4T1 xenograft models. Immunofluorescence staining was performed to evaluate infiltrated macrophages and angiogenesis in inflammation and/or tumors. Results: Uptake of ^{18}F-DPA-714 in RAW264.7 cells was 45.5% at 1 h after incubation, and could be blocked by PK11195. PETimaging showed increased ^{18}F-DPA-714 and ^{18}F-Alfatide II uptake at inflammatory muscles. Peak uptake of ^{18}F-DPA-714 was seen on day 6 [(4.02 ± 0.64)%ID/g], and peak uptake of ^{18}F-Alfatide II was shown on day 12 [(1.87 ± 0.35)%ID/g] at 1 h p.i.. Tracer uptakes could be inhibited by PK11195 for ^{18}F-DPA-714 or cold RGD for ^{18}F-Alfatide II. Moreover, macrophage depletion with liposomal clodronate also reduced the local accumulation of both tracers. A549, HT29, U87MG, INS-1, and 4T1 tumor uptakes of ^{18}F-DPA-714 [(0.46 ± 0.28), (0.91 ± 0.08), (1.69 ± 0.67), (1.13 ± 0.33), (1.22 ± 0.55)%ID/g at 1 h p.i., respectively] were significantly lower than inflammation uptake (All $P < 0.05$). Conclusion: PET imaging using ^{18}F-DPA-714 as a TSPO targeting tracer could evaluate the dynamics of macrophage activation and infiltration in different stages of inflammatory diseases. The concomitant longitudinal PET imaging with both ^{18}F-DPA-714 and ^{18}F-Alfatide II matched the causal relationship between macrophage infiltration and angiogenesis. Moreover, we found ^{18}F-DPA-714 uptake in several types of tumors is significantly lower than that in inflammatory muscles, suggesting ^{18}F-DPA-714 PET has the potential for better differentiation of tumor and non-tumor inflammation.

【评述】 研究应用两种示踪剂，^{18}F-DPA-714 和 ^{18}F-Alfatide II 用于肌肉炎症的多时段 PET 成像，并评估了 ^{18}F-DPA-714 在区分炎症与肿瘤的价值。^{18}F-DPA-714 是一种识别巨噬细胞转运蛋白（TSPO）的 PET 示踪剂，^{18}F-Alfatide II｛^{18}F-AlF-NOTA-E［PEG$_4$-c（RGDfk）］$_2$｝则特异地结合整合素 α$_v$β$_3$。通过炎症模型和肿瘤模型小鼠及多时段 PET 成像显示，^{18}F-DPA-714 和 ^{18}F-Alfatide II 的多时段 PET 成像与巨噬细胞浸润和血管生成之间的因果关系相一致。^{18}F-DPA-714 作为 TSPO 靶向示踪剂的 PET 成像可以评估炎性疾病的不同阶段的巨噬细胞活化和浸润的动态变化。而在几种类型的肿瘤成像显示，^{18}F-DPA-714 摄取明显低于炎性肌肉，显示 ^{18}F-DPA-714 PET 具有更好区分肿瘤和非肿瘤炎症的潜力。

文选 74

【题目】 Synthesis and biological evaluation of fatty acids conjugates bearing cyclopentadienyl-donors incorporated [^{99}Tc^m/Re(CO)3]＋ for myocardical imaging

【来源】 Zeng H, Zhang H. Eur J Med Chem, 2014, 72: 10-17.

【摘要】 Four $^{99}Tc^m$-labeled fatty acid analogs, 1b, 2b, 3b, 4b were synthesized by a double ligand transfer reaction and theirs potential were investigated. The radiochemical yield of the radiotracers was from 11.7% to 30.3% (no decay corrected). Those compounds were found to be chemically stable when incubated in SD rat serum for 3 h at 37℃. The biodistribution studies in mice showed that high radioactivity accumulated of $^{99}Tc^m$ complexes were observed, followed by moderate clearance from the heart. The maximum heart/blood ratio was 5.7 at 15 min postinjection of 1b. Metabolite analysis showed 1b was not metabolized by β-oxidation in the heart. These results suggest that 1b may be a promising radiotracer for evaluation of myocardial viability.

【评述】 $^{99}Tc^m$标记的脂肪酸对于心肌代谢的评估非常重要。研究对比了四个$^{99}Tc^m$标记的脂肪酸类似物 1b、2b、3b、4b，用于心肌成像的效用，并且对相关的生物学进行了评估。这些脂肪酸类似物通过二茂络铁和$^{99}Tc^m$之间的双配体转移反应而被标记，产物血清反应比较稳定。对比结果显示，有链分支的 1b 和 3b 在心肌中有着高吸收和长滞留。此外，代谢物分析显示，1b 在心脏中不是通过β-氧化代谢。这些结果表明 1b 可能是一个用于评估心肌存活力的有前途的放射性示踪剂。

文选 75

【题目】 Theranostics of malignant melanoma with $^{64}CuCl_2$

【来源】 Qin C, Liu H, Chen K, et al. J Nucl Med, 2014, 55 (5): 812-817.

【摘要】 Human copper transporter 1 (CTR1) is overexpressed in a variety of cancers. This study aimed to evaluate the use of $^{64}CuCl_2$ as a theranostic agent for PET and radionuclide therapy of malignant melanoma. Methods: CTR1 expression levels were detected by Western blot analysis of a group of tumor cell lines. Two melanoma cell lines (B16F10 and A375M) that highly expressed CTR1 were then selected to study the uptake and efflux of $^{64}CuCl_2$. Mice bearing B16F10 or A375M tumors ($n = 4$ for each group) were subjected to 5 min of static whole-body PET scans at different time points after intravenous injection of $^{64}CuCl_2$. Dynamic scans were also obtained for B16F10 tumor-bearing mice. All mice were sacrificed at 72 h after injection of $^{64}CuCl_2$, and biodistribution studies were performed. Mice bearing B16F10 or A375M tumors were further subjected to $^{64}CuCl_2$ radionuclide therapy. Specifically, when the tumor size reached 0.5~0.8 cm in diameter, tumor-bearing mice were systemically administered $^{64}CuCl_2$ (74 MBq) or phosphate-buffered saline, and tumor sizes were monitored over the treatment period. Results: CTR1 was found to be overexpressed in the cancer cell lines tested at different levels, and high expression levels in melanoma cells and tissues were observed (melanotic B16F10 and amelanotic A375M). $^{64}CuCl_2$ displayed high and specific uptake in B16F10 and A375M cells. In vivo $^{64}CuCl_2$ PET imaging demonstrated that both B16F10 and A375M tumors were clearly visualized. Radionuclide treatment studies showed that the tumor growth in both the B16F10 and the A375M models under $^{64}CuCl_2$ treatment were much slower than that of the control group. Conclusion: Both melanotic and amelanotic melanomas (B16F10 and A375M) tested were found to overexpress CTR1. The tumors can be successfully visualized by $^{64}CuCl_2$ PET and further treated by $^{64}CuCl_2$, highlighting the high potential of using $^{64}CuCl_2$ as a theranostic agent for the management of melanoma.

【评述】 人铜转运蛋白 1（CTR1）在各种癌症中过度表达。研究评估了 $^{64}CuCl_2$ 在恶性黑素瘤的 PET 诊断和放射性核素治疗的作用。研究发现，$^{64}CuCl_2$ 在高度表达 CTR1 的两个黑素瘤细胞系 B16F10 和 A375M 中表现出高度特异性摄取。$^{64}CuCl_2$ PET 动物成像显示过表达黑色素的 B16F10 和 A375M 肿瘤均清晰可视。而放射性核素治疗研究显示，在 $^{64}CuCl_2$ 治疗下，B16F10 和 A375M 模型中的肿瘤生长都比对照组慢。研究证明 $^{64}CuCl_2$ 用于肿瘤放射治疗，不仅可以利用 PET 很好的观察肿瘤，并且可以用 $^{64}CuCl_2$ 抑制肿瘤生长，具有作为黑素瘤治疗药物的高潜力。

文选 76

【题目】 Pilot study of a novel ^{18}F-labeled FSHR probe for tumor imaging

【来源】 Xu Y, Pan D, Zhu C, et al. Mol Imaging Biol, 2014, 16 (4): 578-585.

【摘要】 Purpose: Follicle-stimulating hormone receptor (FSHR) is overexpressed in primary and metastatic tumor. Molecular imaging of FSHR is beneficial for prognosis and therapy of cancer. FSHβ(33-53) (YTRDLVYKDPARPKIQKTCTF), denoted as FSH1, is a FSHR antagonist. In the present study, maleimide-NOTA conjugate of FSH1 (NOTA-MAL-FSH1) was designed and labeled with [^{18}F] aluminum fluoride. The resulting tracer, ^{18}F-Al-NOTA-MAL-FSH1, was preliminarily evaluated in PET imaging of FSHR-positive tumor. Procedures: NOTA-MAL-FSH1 was synthesized and radiolabeled with Al^{18}F complex. The tumor-targeting potential and pharmacokinetic profile of the ^{18}F-labeled compound were evaluated in vitro and in vivo using a PC3 human prostate tumor model. Results: ^{18}F-Al-NOTA-MAL-FSH1 can be efficiently produced within 30 min with a non-decay-corrected yield of (48.6±2.1)% and a radiochemical purity of more than 95%. The specific activity was at least 30 GBq/μmol. The radiotracer was stable in phosphate-buffered saline and human serum for at least 2 h. The IC50 values of displacement ^{18}F-Al-NOTA-MAL-FSH1 with FSH1 were (252±1.12) nM. The PC3 human prostate tumor xenografts were clearly visible with high contrast after injection of ^{18}F-Al-NOTA-MAL-FSH1 via microPET. At 30, 60 and 120 min postinjection, the tumor uptakes were (2.98±0.29) % injected dose (ID)/g, (2.53±0.20) %ID/g and (1.36±0.12) %ID/g, respectively. Dynamic PET scanning showed that tumor uptake reached a plateau by about 6 min. Heart peaked earlier and then cleared quickly. Biodistribution studies confirmed that the normal organs except kidney uptakes were all below 1 %ID/g at 1 h p.i. The tumor-to-blood and tumor-to-muscle ratio at 10 min, 0.5, 1, and 2 h after injection were (1.64±0.36), (2.97±0.40), (9.31±1.06), and (13.59±2.33) and (7.05±1.10), (10.10±1.48), (16.17±3.29), and (30.88±4.67), respectively. The tracer was excreted mainly through the renal system, as evidenced by high levels of radioactivity in the kidneys. FSHR-binding specificity was also demonstrated by reduced tumor uptake of ^{18}F-Al-NOTA-MAL-FSH1 after coinjection with an excess of unlabeled FSH1 peptide. Conclusion: NOTA-MAL-FSH1 could be labeled rapidly and efficiently with ^{18}F using one step method. Favorable preclinical data suggest that ^{18}F-Al-NOTA-MAL-FSH1 may be a suitable radiotracer for the non-invasive visualization of FSHR positive tumor in vivo.

【评述】 卵泡刺激素受体（FSHR）在原发性和转移性肿瘤中过表达。针对这个靶点，此研究新颖的用 ^{18}F-Al 标记 FSHR 拮抗剂 FSH1，用一步法制备出 FSHR 靶向探针 ^{18}F-Al-NOTA-MAL-

FSH1，并对 FSHR 表达阳性肿瘤进行 PET 成像，对这个探针的性质进行了初步评估。探针经过一步法标记可以在 30 min 内合成，结果显示其产率和放射化学纯度均比较高，具有良好的稳定性，FSHR 靶向特异性高。^{18}F-Al-NOTA-MAL-FSH1 是一种合适的 FSHR 阳性肿瘤的非侵入性可视化的放射性示踪剂。

文选 77

【题目】 ^{18}F-FDG PET/CT 多次显像在监测和预测非小细胞肺癌术后复发和转移中的价值

【来源】 董烨，吴湖炳，王全师，等. 中华核医学与分子影像杂志，2014，34（2）：81-85.

【摘要】 目的：探讨 ^{18}F-FDG PET/CT 多次显像在监测和预测 NSCLC 术后复发和转移中的价值。方法：NSCLC 患者 85 例（男 64 例，女 21 例；平均年龄 58.0 岁），分别于术前 1 周内和术后 3 个月接受多次全身 ^{18}F-FDG PET/CT 显像。肿瘤复发和转移的诊断经病理学确诊或经多种影像学综合诊断并经临床随访证实。计算 ^{18}F-FDG PET/CT 显像的诊断效能，统计学分析采用 χ^2 检验和两独立样本 t 检验。结果：85 例患者中，肿瘤复发和转移 43 例，无复发和转移 42 例。PET/CT 在半年内检出率为 9.3%（4/43），1 年内为 30.2%（13/43），2 年内为 76.7%（33/43），2 年以上为 97.7%（42/43），未检出 2.3%（1/43）。^{18}F-FDG PET/CT 对 NSCLC 复发和转移的诊断灵敏度、特异性、准确性分别为 97.7%（42/43）、95.2%（40/42）和 96.5%（82/85）。术前肿瘤分期、原发灶大小和原发灶 SUV_{max} 是 2 年内肿瘤复发和转移的影响因素（χ^2=12.360，t=3.281 和 2.465，均 $P<0.05$），而性别、年龄和病理类型对其则均无明显影响（χ^2=0.639、0.012 和 3.800，均 $P>0.05$）。结论：^{18}F-FDG PET/CT 多次显像有助于监测 NSCLC 术后复发和转移；术前肿瘤分期、原发灶大小及原发灶 SUV_{max} 为 2 年内发生肿瘤复发和转移的影响因素。

【评述】 非小细胞肺癌术后复发和转移的诊断是临床棘手难点。作者对 85 例 NSCLC 患者在术前 1 周内和术后 3 个月进行多次 ^{18}F-FDG PET/CT 显像，发现 ^{18}F-FDG PET/CT 多次显像有助于监测 NSCLC 术后复发和转移；术前肿瘤分期、原发灶大小及原发灶 SUV_{max} 为 2 年内发生肿瘤复发和转移的影响因素。该研究对临床应用 ^{18}F-FDG PET/CT 显像鉴别非小细胞肺癌术后复发和转移的临床问题具有指导意义。

文选 78

【题目】 ATP 介入心肌灌注显像诊断冠心病的多中心研究

【来源】 姚稚明，王蒨，田月琴，等. 中华核医学与分子影像杂志，2014，34（4）：292-295.

【摘要】 目的：评价 ATP 介入 MPI（ATP-MPI）对冠心病的诊断价值。方法：共纳入 2012 年 7 月至 2013 年 10 月 5 家医院 214 例［男 156 例，女 58 例，年龄 10～83（60.96±11.60）岁］临床拟行 MPI 并在 1 个月内完成 ATP-MPI 和 CAG 病例。ATP 介入试验：以 0.16 mg/（kg·min）静脉注射 ATP 5 min，在第 3 分钟末注射 $^{99}Tc^m$-MIBI 925 MBq，ATP 注射完毕后观察 1 min，无异常后终止试验。1 h 后行 ATP-MPI，次日行静息 MPI。显像表现为可逆性放射性减低或缺损者为心肌缺血，固定性缺损为心肌梗死。以 CAG 为"金标准",计算 ATP-MPI 的诊断效能。结果:214 例患者中冠状动脉正常 94 例(43.9%)、单支血管病变 47 例(22.0%)、双支血管病变 22 例(10.3%)、三支血管病变 51 例(23.8%),包括左主干病变 4 例。ATP-MPI 正常 106 例(49.5%),异常 108 例(50.5%),其中可逆性放射性缺损 65 例(60.2%)、固定性放射性缺损 15 例(13.9%)、混合性放射性缺损 28 例(25.9%)。ATP-MPI 异常节段数平均为(4.2±2.4)个。ATP-MPI 诊断冠心病的准确性为 84.1%(180/214),灵敏度为 80.8%(97/120),特异性为 88.3%(83/94),阳性预测值为 89.8%(97/108),阴性预测值为 78.3%(83/106)。结论:ATP-MPI 诊断冠心病的效能较高,有较好的临床推广应用价值。

【评述】 药物负荷 MPI 是临床诊断冠心病的关键影像学检查。作者通过临床多中心研究,对 5 家医院 214 例严格入选患者进行 ATP-MPI 和 CAG 对照比较,发现 ATP-MPI 诊断冠心病的准确性为 84.1%(180/214),灵敏度为 80.8%(97/120),特异性为 88.3%(83/94),阳性预测值为 89.8%(97/108),阴性预测值为 78.3%(83/106),并认为 ATP-MPI 诊断冠心病的效能较高,有较好的临床推广应用价值。该研究对临床推广应用 ATP 介入 MPI 显像诊断冠心病具有很好的指导意义。

文选 79

【题目】 PET/MR 与 PET/CT 的对比研究

【来源】 徐白萱,富丽萍,关志伟,等. 中华核医学与分子影像杂志,2014,34(6):423-427.

【摘要】 目的:通过与 PET/CT 在病灶检测及定量分析方面的比较,论证 PET/MR 一体机应用于临床的可行性。方法:2012 年 5 月至 2013 年 2 月共 300 例患者同天间隔 15~35 min 行 PET/CT 和 PET/MR 检查,其中临床及影像学资料完整的 277 例[男 165 例,女 112 例,平均年龄(52.9±12.6)岁]纳入该研究。扫描范围由下颌至大腿根部。PET/CT 采集为 2 min/床位或 3 min/床位,PET/MR 采集为 5 min/床位,MRI 图像包括 T_1、T_2 及弥散加权成像,图像重建采用 Vender 软件及 MRI 散射校正 Mu 图。PET、CT、MRI 中只要有 1 项为阳性,即认为 PET/CT 及 PET/MR 的结果为阳性。勾画 ROI 并计算 SUV_{max}。不同显像技术间探测效率的比较采用配对 χ^2 检验,并对 PET/CT 与 PET/MR 的 SUV_{max} 进行相关分析。结果:277 例患者随访证实阳性 220 例,病灶 353 个。与 PET/CT 比,PET/MR 少发现了 6 个病灶,但多发现了 30 个病灶。两者的探测效率差异有统计学意义($P<0.05$)。以病灶和患者计,两者的一致性分别为 89.8%(317/353)和 85.9%(189/220)。相同部位病灶 PET/CT 和 PET/MR 的 SUV_{max} 的相关性良好($r_s=0.91$,$P<0.01$),多数正常组织(除肺和主气管)的 SUV_{max} 也具有良好的相关性($r_s=0.62$~0.76,P 均<0.01)。结论:PET/MR 一体机在半定量分析方面与 PET/CT 有良好的相关性,在躯干部尤其是腹、盆腔病变及软组织病变检测方面优于 PET/CT,可以为临床提供可靠的影像学诊断。

【评述】 PET/MR 是目前最先进的分子影像设备。作者通过 300 例患者同天进行 PET/CT 和 PET/MR 检查患者的病灶检测及定量分析进行研究,发现 PET/MR 一体机在半定量分析方面与 PET/CT 有良好的相关性,在躯干部尤其是腹、盆腔病变及软组织病变检测方面优于 PET/CT,可以为临床提供可靠的影像学诊断。该研究为 PET/MR 在临床应用推广提供了很好的参考意见。

文选 80

【题目】 荧光素钠在切伦科夫能量转移中的应用

【来源】 何耘,屈亚威,宋天明,等. 中华核医学与分子影像杂志,2015,35(1): 59-62.

【摘要】 目的:分析医用造影剂荧光素钠作为 ^{18}F-FDG 的切伦科夫光子能量转移(CRET)媒介的应用价值和适宜应用方案。方法:将不同浓度(0.05、0.10、0.20、1.00、2.00、4.00 mmol/L 和 8.00 mmol/L)的荧光素钠溶液混合 1.85 MBq ^{18}F-FDG 进行 CLI,观察 CRET 效应。勾画 ROI,定量分析光学信号强度,研究荧光素钠浓度对 CRET 效应的影响,并确定产生最佳信号增强效果的浓度。将此浓度和对照浓度的荧光素钠溶液混合 1.85~11.10 MBq ^{18}F-FDG 进行 CLI,勾画 ROI 并进行直线拟合分析,研究该最佳浓度的适用范围和核素剂量对 CRET 效应的影响。将荷瘤裸鼠注射 ^{18}F-FDG 后进行 CLI,之后注射荧光素钠溶液再次成像,对比前后图像信号强度,观察 CRET 效应对活体 CLI 的改善效果。结果:体外实验表明,荧光素钠混合 ^{18}F-FDG 能有效产生 CRET 效应。1.00 mmol/L 荧光素钠溶液在 1.85~11.10 MBq ^{18}F-FDG 范围内能达到最佳光学信号增强效果,为单独 ^{18}F-FDG 的 3.7 倍。肿瘤模型实验表明荧光素钠和 ^{18}F-FDG 在生物组织内亦能有效产生 CRET,增强信号强度。结论:荧光素钠混合 ^{18}F-FDG 所产生的 CRET 效应能提高切伦科夫辐射的光学信号强度,有效缩短曝光时间,获得更高的信噪比和对比度。

【评述】 切伦科夫辐射的探测是近年来分子影像研究的热点。作者对医用造影剂荧光素钠作为 ^{18}F-FDG 的 CRET 媒介进行了优化研究,发现荧光素钠混合 ^{18}F-FDG 所产生的 CRET 效应能提高切伦科夫辐射的光学信号强度,有效缩短曝光时间,获得更高的信噪比和对比度。该研究为提高探测 ^{18}F-FDG 的切伦科夫光子的灵敏度提供了新的方法学依据。

文选 81

【题目】 ^{18}F-FDG PET/CT 与食管癌治疗前分期的相关性研究

【来源】 李小萌,吴宁,梁颖,等. 中华核医学与分子影像杂志,2015,35(2): 88-91.

【摘要】 目的:评价食管癌原发灶 SUV_{max}、SUV_{mean}、MTV、TLG 与临床分期的相关性,初步探讨转移淋巴结 SUV_{max} 与原发灶 SUV_{max}、SUV_{mean}、MTV、TLG 及临床分期的关系。方法:回顾性分析 161 例(男 130 例,女 31 例,年龄 41~90 岁)已确诊的食管癌患者资料。所有患者均于治疗前行 ^{18}F-FDG PET/CT 检查,测定食管癌原发灶的 SUV_{max}、SUV_{mean}、MTV,并计算 TLG。对于有淋巴结转移的患者,选取 FDG 摄取最高的转移淋巴结,测定其 SUV_{max}。采用单因素方差分析及两独立样本 t 检验进行组间比较。采用 Spearman 相关分析评价各参数与 TNM 分期及临床分期的相关性。结果:① 161 例食管癌原发灶的 SUV_{max}、SUV_{mean}、MTV、TLG 分别为(9.9±4.0)、(6.2±2.6)、(12.5±11.2) cm^3、(85.3±84.7) g。转移淋巴结的 SUV_{max} 为(6.0±3.5)。②不同病理类型、T 分期、N 分期的食管癌原发灶的 SUV_{max} 差异均有统计学意义(F=5.030 和 10.281,t=4.169,均 P<0.05),有淋巴结转移(N_1 期)患者高于无淋巴结转移(N_0 期)患者,鳞状细胞

癌高于腺癌。③ SUV_{max}、SUV_{mean}、MTV、TLG 均与 T 分期呈正相关（r_s=0.290、0.285、0.446 和 0.481，均 $P<0.05$）。SUV_{max}、SUV_{mean}、TLG 均与 N 分期呈正相关（r_s=0.237、0.230 和 0.204，均 $P<0.05$）。各参数与 M 分期均不存在相关性（r_s=0.029~0.074，均 $P>0.05$）。④食管癌转移淋巴结的 SUV_{max} 与原发灶的 SUV_{max}、SUV_{mean}、TLG 均呈正相关（r_s=0.269、0.249 和 0.232，均 $P<0.05$），而与 MTV 不存在相关性（r_s=0.170，$P>0.05$）。转移淋巴结的 SUV_{max} 与 T 分期不存在相关性（r_s=0.060，$P>0.05$），但与 M 分期及临床分期呈正相关（r_s=0.280 和 0.298，均 $P<0.05$）。结论：食管癌原发灶的 SUV_{max}、SUV_{mean}、TLG、MTV 均与 T 分期呈正相关，其中前 3 项参数还与 N 分期呈正相关。食管癌转移淋巴结的 SUV_{max} 与原发灶的 SUV_{max}、SUV_{mean}、TLG、M 分期及临床分期均呈正相关。

【评述】 食管癌的临床分期是食管癌临床治疗决策的基础。作者应用 ^{18}F-FDG PET/CT 对 161 例食管癌进行显像，发现食管癌原发灶的 SUV_{max}、SUV_{mean}、TLG、MTV 均与 T 分期呈正相关，其中前 3 项参数还与 N 分期呈正相关。食管癌转移淋巴结的 SUV_{max} 与原发灶的 SUV_{max}、SUV_{mean}、TLG、M 分期及临床分期均呈正相关。该研究为临床应用 ^{18}F-FDG PET/CT 进行食管癌临床分期提供了方法学依据。

文选 82

【题目】 靶向氧化低密度脂蛋白纳米探针活体检测小鼠腹主动脉粥样斑块的 MRI 研究

【来源】 姚玉宇，张宇，赵瑞，等. 中华核医学与分子影像杂志，2015，3（2）：120-124.

【摘要】 目的：构建新型抗氧化低密度脂蛋白纳米铁（anti-Ox-LDL-MNPs）探针，探讨该探针检测 ApoE$^{-/-}$ 小鼠粥样斑块的价值。方法：采用化学连接剂将 Ox-LDL 单克隆抗体与二巯基丁二酸（DMSA）修饰的磁赤铁矿纳米粒子（MNPs）相结合，构建具有免疫活性的分子探针。通过 ELISA、透射电子显微镜（TEM）等方法检测其免疫活性及形态。ApoE$^{-/-}$ 小鼠高脂饮食 8 周，尾静脉注射 Ox-LDL 靶向及对照探针（IgG-MNPs），分别在注射前及注射后 24 h 行 MRI，检查后处死小鼠取腹主动脉行病理学检查。行配对 t 检验分析数据。结果：anti-Ox-LDL-MNPs 和 IgG-MNPs 探针磁饱和强度高，分布均匀，生物活性较强，水合粒径分别为（21.5±3.3）nm 及（22.3±4.1）nm。2 组 ApoE$^{-/-}$ 小鼠腹主动脉平均信噪比（CNR）在探针注射前分别为（20.89±1.50）和（20.84±5.47），注射后 24 h anti-Ox-LDL-MNPs 探针组小鼠 CNR 显著下降［7.30±1.19）；t=5.373，$P<0.01$；n=5］，IgG-MNPs 探针组 CNR 略有下降［（18.66±2.84）；t=2.620，$P>0.05$；n=5］。免疫组织化学检查和普鲁士蓝染色证实 Ox-LDL 靶向探针在 ApoE$^{-/-}$ 小鼠腹主动脉壁斑块内沉积，与巨噬细胞共定位。结论：靶向 Ox-LDL 纳米铁 MRI 探针能活体检测动脉粥样硬化斑块 Ox-LDL。

【评述】 主动脉粥样斑块的探测对于早期发现冠心病患者、降低心因性猝死发生率有重要指导意义。作者制备新型 anti-Ox-LDL-MNPs 探针，进行 MRI 检测小鼠腹主动脉粥样斑块研究，发现靶向 Ox-LDL 纳米铁 MRI 探针能活体检测动脉粥样硬化斑块 Ox-LDL。该研究为应用分子影像技术探测主动脉粥样斑块提供了新的方法学参考。

文选83

【题目】 ^{131}I-Trastuzumab对人表皮生长因子受体2过表达乳腺癌细胞的杀伤效应及机制研究

【来源】 张龙杰，侯和磊，王国明，等. 中华核医学与分子影像杂志，2015，35（4）：293-297.

【摘要】 目的：观察[131]I-Trastuzumab对人表皮生长因子受体2（HER2）过表达乳腺癌细胞的杀伤效应并探讨其机制。方法：①免疫荧光法检测乳腺癌细胞（BT474、MCF-7和HCC1937）表面HER2表达水平。②Iodogen法和超滤法制备并纯化[131]I-Trastuzumab，测定其标记率、放化纯及免疫结合率。③细胞计数试剂盒-8（CCK-8）法检测不同剂量[131]I、Trastuzumab和[131]I-Trastuzumab对HER2过表达乳腺癌BT474细胞的杀伤效应并进行浓度筛选。④Western blot检测对照组及各干预组中总Akt及磷酸化Akt（p-Akt）表达水平。统计学分析采用单因素方差分析、析因设计资料的方差分析、Bonferroni校正法及Pearson相关分析。结果：①乳腺癌BT474细胞HER2表达水平明显高于MCF-7和HCC1937细胞。②[131]I-Trastuzumab的标记率、放射化学纯度和免疫结合率分别为（89.71±2.93）%、（91.80±1.43）%和（58.84±3.35）%。③[131]I、Trastuzumab及[131]I-Trastuzumab对BT474细胞的杀伤效应具有剂量依赖性（r=-0.964、-0.912和-0.618，均P<0.05）；对照组、[131]I（4.625 GBq/L）、Trastuzumab（125.0 mg/L）及[131]I-Trastuzumab（4.625 GBq/L）干预后的BT474细胞存活率分别为（100.00±4.54）%、（64.36±1.51）%、（58.09±4.14）%和（34.73±5.03）%，[131]I-Trastuzumab干预后的细胞存活率明显低于相应的[131]I和Trastuzumab干预组（t=10.373和8.180，均P<0.05）。[131]I、Trastuzumab均可杀伤BT474细胞（F=213.326和313.564，均P<0.05），两者间存在协同作用（F=9.226，P<0.05；CDI=0.929）。④Western blot结果显示对照组、[131]I、Trastuzumab和[131]I-Trastuzumab组之间总Akt的表达量差异无统计学意义（F=0.208，P>0.05）；与对照组及[131]I组相比，Trastuzumab、[131]I-Trastuzumab组p-Akt含量明显降低（t=12.524、15.984、7.347和10.807，均P<0.05），而Trastuzumab与[131]I-Trastuzumab组之间p-Akt含量差异无统计学意义（t=3.460，P>0.05）。结论：[131]I-Trastuzumab通过对PI3K/Akt通路的抑制作用增加了细胞的放射敏感性，提高了[131]I的协同杀伤效能，能较Trastuzumab更有效地杀伤HER2过表达的乳腺癌细胞。

【评述】 放射性核素结合分子靶向药物联合治疗肿瘤对继发性耐药肿瘤的靶向治疗具有重要意义。作者通过制备[131]I-Trastuzumab新型放射性分子靶向药物，对HER2过表达乳腺癌细胞进行体外研究，发现[131]I-Trastuzumab通过对PI3K/Akt通路的抑制作用增加了细胞的放射敏感性，提高了[131]I的协同杀伤效能，能较Trastuzumab更有效地杀伤HER2过表达的乳腺癌细胞。该研究为放射性核素结合分子靶向药物联合治疗肿瘤提供了细胞学依据。

文选84

【题目】 ^{18}F-FDG、[11]C-MET和[11]C-CHO PET/CT对大鼠C6胶质瘤和炎性病变的鉴别诊断价值及与HIF-1α、VEGF的相关性研究

【来源】 王振光，程楠，李大成，等. 中华核医学与分子影像杂志，2015，35（5）：340-345.

【摘要】 目的：比较 ^{18}F-FDG、^{11}C-MET 和 ^{11}C-CHO PET/CT 对大鼠 C6 胶质瘤和炎性病变的鉴别诊断价值，并探讨其与 HIF-1α、VEGF 的相关性。方法：选取 32 只 Wistar 大鼠同时构建右腹股沟区 C6 胶质瘤和左上肢急性炎性病变模型，分 2 组行 ^{11}C-MET、^{11}C-CHO 和 ^{18}F-FDG PET/CT 显像，单因素方差分析比较 2 种病变间 3 种显像剂的肿瘤 SUV_{max}/ 对侧脊柱旁肌肉 SUV_{max}（T/M）及急性炎性病变 SUV_{max}/M（AI/M）是否存在差异，同时计算肿瘤选择指数（SI）。Spearman 相关分析观察不同显像剂在 C6 胶质瘤中的摄取程度与 HIF-1α、VEGF 的相关性。结果：C6 胶质瘤 ^{18}F-FDG T/M 为（6.89±2.53），^{11}C-MET 为（2.75±0.87），^{11}C-CHO 为（2.73±1.01）；急性炎性病变三者 AI/M 分别为（4.77±2.21）、（1.75±0.66）和（2.23±0.90）。^{18}F-FDG 和 ^{11}C-MET 在 C6 胶质瘤和急性炎性病变间的摄取差异有统计学意义（t_{FDG}=2.133，t_{MET}=3.267，均 $P<0.05$），且 $SI_{MET}>SI_{FDG}$（t=2.600，$P<0.05$）；^{11}C-CHO 在 C6 胶质瘤和急性炎性病变间的摄取差异无统计学意义（t=1.537，$P>0.05$）。C6 胶质瘤对 ^{18}F-FDG 的摄取程度与 HIF-1α、VEGF 均相关（r_s=0.725 和 0.637，均 $P<0.05$）；C6 胶质瘤对 ^{11}C-MET 的摄取程度与 HIF-1α、VEGF 均相关（r_s=0.621 和 0.764，均 $P<0.05$）；C6 胶质瘤对 ^{11}C-CHO 的摄取程度仅与 VEGF 相关（r_s=0.682，$P<0.05$）。结论 ^{11}C-MET 和 ^{18}F-FDG 能够鉴别胶质瘤和炎性病变，且 ^{11}C-MET 更具肿瘤特异性，^{11}C-CHO 价值有限；^{18}F-FDG 和 ^{11}C-MET 可用于评价胶质瘤的乏氧状态，且 ^{18}F-FDG 更敏感；^{18}F-FDG、^{11}C-MET、^{11}C-CHO 均可评价胶质瘤的血管生成，但敏感性不同。

【评述】 多模态分子影像技术的应用是分子影像学研究的热点。作者应用 ^{18}F-FDG、^{11}C-MET 和 ^{11}C-CHO PET/CT 分别对大鼠 C6 胶质瘤和炎性病变模型进行显像。发现 ^{18}F-FDG、^{11}C-MET、^{11}C-CHO 均可评价胶质瘤的血管生成，但敏感性不同；^{11}C-MET 和 ^{18}F-FDG 能够鉴别胶质瘤和炎性病变，^{11}C-MET 更具肿瘤特异性；^{18}F-FDG 和 ^{11}C-MET 可用于评价胶质瘤的乏氧状态，^{18}F-FDG 更敏感。该研究为应用多模态分子影像技术探测肿瘤不同生物学行为提供了参考依据。

文选 85

【题目】 骨髓间充质干细胞移植治疗猪急性心肌梗死疗效与机制的影像学评价

【来源】 蔡敏，沈锐，宋雷，等. 中华核医学与分子影像杂志，2015，35（6）：420-427.

【摘要】 目的：将细胞生物学与 PET、SPECT 及 MRI 等影像检测手段结合，评价 MSCs 移植治疗模型猪缺血性心脏病的疗效并推测其机制。方法：按随机数字表将 24 头猪[（25±5）kg]分为 2 组：MSCs 移植组（n=12）及对照组（n=12）。建立 AMI 模型，体征平稳后于梗死周边心肌内注射自体 MSCs（$2×10^7$，2 ml），对照组以相同方法注射等体积无血清 Iscove 改良的 Dulbecc 培养基（IMDM）培养液。MSCs 移植后 1、4 周时行 PET 及 SPECT 检测心肌葡萄糖代谢及心肌血流灌注情况，分别计算 ^{18}F-FDG 平均信号强度（MSI）、SRS、SRS 百分比（SRS%）等；采用 MRI 检测左心室功能，计算 2 组 LVEF、ESV、左心室每搏输出量（SV）及心输出量（CO）等。4 周时影像检测后处死动物，取心肌组织行 HE 及 Masson 染色。2 组间比较采用非参数 Mann-Whitney u 检验，组内比较采用非参数 Wilcoxon 检验。结果：①移植 1 周时 MSCs 移植组最低 MSI 低于对照组[（22.10±3.18）与（35.70±3.02）；z=-2.65，$P<0.05$]，总 MSI 亦低于对

照组 [（1 013.50±29.37）与（1 084.00±21.15）；$z=-1.97$，$P<0.05$]，其余指标 2 组间差异均无统计学意义。移植 4 周时，MSCs 移植组最低 MSI（34.00±4.25）较 1 周时明显提高（$z=-2.81$，$P<0.01$），总 MSI（1 075.50±28.30）亦明显提高（$z=-2.80$，$P<0.01$）；SRS 及 SRS% 较 1 周时减低 [（20.20±2.24）与（23.80±1.58），（29.80±3.31）% 与（35.10±2.34）%；均 $z=-2.08$，均 $P<0.05$]；左心室梗死区（MSI 低于 70 的范围）内节段平均 MSI 较 1 周时明显增加 [（56.25±3.54）与（48.14±2.71）；$z=-2.80$，$P<0.01$）。对照组上述参数 4 周时均较 1 周时改善，但差异均无统计学意义（均 $P>0.05$）。②移植 1 周时 2 组血流灌注参数无明显差异，4 周时各血流灌注指标及灌注缺损范围均无明显改变。③移植 1 周时 2 组心功能参数无明显差异；移植 4 周时，MSCs 移植组 LVEF 显著增加 [（54.41±2.62）% 与（47.54±2.43）%；$z=-2.60$，$P<0.01$]，ESV 明显减低 [（22.85±1.91）与（27.07±1.67）ml；$z=-2.70$，$P<0.01$]，SV 及 CO 较 1 周时均明显增加 [（29.35±1.84）与（26.52±1.46）ml，（2.23±0.14）与（1.96±0.13）L/min；$z=-2.09$ 和 -1.99，均 $P<0.05$]；对照组未见明显差异（均 $P>0.05$）。结论：经心肌内注射骨髓 MSCs 治疗猪急性心肌梗死，4 周后心功能明显改善，心肌葡萄糖代谢显著提高，而心肌血流灌注未见明显改善；推测心功能的改善与心肌糖代谢增加有关。

【评述】 骨髓间充质干细胞移植治疗是治疗心肌梗死发展的一个方向。作者应用 PET、SPECT 及 MRI 等影像检测手段分别对 24 头 MSCs 移植治疗猪缺血性心脏病模型进行来连续动态影像学观察，发现经心肌内注射骨髓 MSCs 治疗猪急性心肌梗死，4 周后心功能明显改善，心肌葡萄糖代谢显著提高，而心肌血流灌注未见明显改善；推测心功能的改善与心肌糖代谢增加有关。该研究为临床应用分子影像技术监测干细胞移植治疗疗效提供参考，对选择干细胞移植治疗疗效评估的方法学具有指导意义。

文选 86

【题目】 光动力治疗及荧光成像诊断裸鼠胰腺癌的实验研究

【来源】 曾超挺，尚文婷，迟崇巍，等. 中华核医学与分子影像杂志，2016，36（1）：12-18.

【摘要】 目的：制备新型的光动力治疗（PDT）光敏剂及荧光纳米探针，并评估其在胰腺癌诊疗中的应用价值。方法：利用 MSNs 包载 ICG 制成纳米探针 ICG/MSNs，采用 MTT 法评估其毒性。ICG/MSNs 与人胰腺癌细胞共同温育 24 h 后，利用近红外体视荧光显微镜观察摄取情况。分别用 PBS、ICG（10 μg/ml）、MSNs 和 ICG/MSNs（含 ICG 10 μg/ml）与人胰腺癌细胞共同温育 24 h，经（780±25）nm 激光、以 500 mW/cm² 的照射强度 PDT 后，用 MTT 法检测细胞存活率，评估治疗效果。建立荷人胰腺癌裸鼠皮下肿瘤模型，用小动物活体荧光成像仪（IVIS）观察 ICG/MSNs 在体分布情况。参照 ICG 按体质量 0.5 mg/kg 的注射量，给 PBS 对照组、ICG 组和 ICG/MSNs 组（4 只/组）荷瘤裸鼠经尾静脉分别注射 150 μl PBS、ICG 溶液和 ICG/MSNs 溶液，经同样的 PDT 疗程后，用 IVIS 的 BLI 功能观察肿瘤生长情况 2 周，评估在体 PDT 效果。用近红外体视荧光显微镜观察 ICG/MSNs 在人胰腺癌肿瘤上的荧光成像效果。采用单因素方差分析处理数据。结果：ICG/MSNs 直径约 100 nm，可被胰腺癌细胞摄取；胰腺癌细胞与 ICG/MSNs、ICG、MSNs 或 PBS 共同温育后，经 PDT 处理，存活率分别为（24.5±5.0）%、（81.2±1.6）%、（90.7±2.0）% 和（93.4±1.7）%（F=212.289，P<0.05）；其中 ICG/MSNs 组比 ICG 组治疗效果明显（P<0.05）；荷瘤裸鼠经 PDT 12 d 后，肉眼观察 ICG/MSNs 组肿瘤无复发生长，ICG 组和 PBS 对照组肿瘤生长明显。PBS 对照组、ICG 组和 ICG/MSNs 组肿瘤区域 BLI 分别为（61.2±7.7）×10^8、（56.7±9.0）×10^8 和（2.4±1.5）×10^8（F=67.098，P<0.05），其中 ICG/MSNs 组与 ICG 组差异有统计学意义（P<0.05）。在近红外体视荧光显微镜下通过 ICG/MSNs 的荧光效果能清晰观察肿瘤位置。结论：ICG/MSNs 生物适应性良好，对胰腺癌细胞及在体胰腺癌肿瘤具有良好的成像及 PDT 效果。

【评述】 PDT 是肿瘤治疗研究的一个热点。作者利用 MSNs 包载 ICG 制成纳米探针 ICG/MSNs，制备新型的 PDT 光敏剂及荧光纳米探针，并通过小动物活体荧光成像仪（IVIS）观察和评估 PDT 治疗结果。发现 ICG/MSNs 生物适应性良好，对胰腺癌细胞及在体胰腺癌肿瘤具有良好的成像及 PDT 效果。该研究为光动力治疗肿瘤提供了新的光敏剂及荧光纳米探针，有助于光动力治疗的研究和推广。

文选 87

【题目】 超顺磁性氧化铁纳米粒子标记内皮祖细胞靶向肝癌的 MR 实验研究

【来源】 麦筱莉，范海健，牡丹，等. 中华核医学与分子影像杂志，2016，36（1）：19-24.

【摘要】 目的：采用小动物专用高场 MR（7.0 T）观察超顺磁性氧化铁纳米粒子（SPIO）标记的骨髓内皮祖细胞（EPCs）归巢至肿瘤局部的情况。方法：抽取荷瘤鼠腹腔积液，直接注射法种植于 15 只裸鼠肝，制作小鼠移植性 H22 HCC 模型；取 C57BL/6 小鼠骨髓分离培养 EPCs，用 25 μg/ml 纳米铁复合物（SPIO-PLL）对第三代 EPCs 进行标记；利用 MTT 比色实验、流式细胞分析检测磁性标记对细胞生长、凋亡的影响。模型制作第 3 天将标记细胞经尾静脉移植至模型鼠（n=15）及对照组（n=6）体内，移植后第 1、3、7 天应用 MR 观察肿瘤信号改变情况。行铁蓝染色、CD31 免疫组织化学检查，并将 MR 所见与病理切片行对照分析。采用两样本 t 检验分析数据。结果：模型制作 3 d 后，15 只裸鼠肝均可见肿瘤病灶；MTT 比色实验、流式细胞分析示 25 μg/ml SPIO-PLL 标记细胞后，其生长曲线（t=0.281，P>0.05）、凋亡与未标记细胞间差异未见统计学意义［早期凋亡率：（12.31±1.43）% 与（11.57±1.24）%，晚期凋亡率：（0.55±0.07）% 与（0.49±0.05）%；t=0.967 和 1.060，均 P>0.05］；模型组小鼠细胞移植后第 3 天，MR 成像可见信号改变（4/5），低信号呈斑片、条带状，主要位于肿瘤病灶边缘；第 7 天信号改变程度减低。病理证实标记细胞归巢至肿瘤周围或肿瘤局部。对照组小鼠 MR 成像未见明显低信号改变。结论：EPCs 可归巢至肿瘤局部或周围，高场 MR 可对其进行动态观察。

【评述】 EPCs 归巢至肿瘤局部是肿瘤转移研究的一个热点。作者应用超顺磁性氧化铁纳米粒子（SPIO）标记的 EPCs 作为探针，通过小动物专用高场 MR（7.0 T）观察 EPCs 的归巢情况，发现 EPCs 可归巢至肿瘤局部或周围，高场 MR 可对其进行动态观察。该研究为通过分子影像技术在体观察细胞生物学行为提供了直接证据，对系统了解生物学机制具有很好的指导意义。

文选 88

【题目】 ^{68}Ga-PSMA-11 标记合成及生物分布和代谢动力学研究

【来源】 崔璨，邵国强，徐志红，等. 中华核医学与分子影像杂志，2016，36（2）：106-111.

【摘要】 目的：利用合成模块，建立 ^{68}Ga 标记合成 PSMA 抑制剂 PSMA-11 的新方法，研究其生物分布及代谢动力学特征。方法：向 4 ml 含 185～555 MBq GaCl$_3$ 溶液中加入 5 μg PSMA-11，调节 pH 值至 4.0，常温或 90 ℃反应 10 min，HPLC 检测其放射化学纯度、产率，评价 ^{68}Ga-PSMA-11 的体外稳定性。利用 22RV1 和 PC-3 细胞考察肿瘤细胞与其结合能力。MicroPET/CT 动态显像及解剖观察 ^{68}Ga-PSMA-11 在正常小鼠及荷瘤鼠体内的生物分布。勾画 ROI，获得血液、肿瘤和各主要脏器的 TAC，并考察其在血液中的代谢动力学特点。结果：常温或 90 ℃反应条件下，产物放射化学纯度均在 99% 以上；90 ℃加热时未校正的产率为（95±2）%，高于常温时的（89±3）%。PSMA 阳性的 22RV1 细胞对该标记化合物的摄取明显高于 PSMA 阴性的 PC-3 细胞。^{68}Ga-PSMA-11 血液清除快，主要经肾排泄，肠道有部分放射性摄取，肝和肺放射性摄取少。MicroPET/CT 显像示，^{68}Ga-PSMA-11 对 PSMA 阳性肿瘤有很好的靶向性。加热条件下清除半衰期更短。结论：^{68}Ga-PSMA-11 的生物分布理想、血液清除快，主要经肾排泄，小肠、肝、肺放射性摄取很少，清除很快，是优良的 PSMA 靶向显像剂。加热条件下制备的 ^{68}Ga-PSMA-11 产率更高、血液清除更快。

【评述】 ^{68}Ga-PSMA 分子探针已经成为前列腺癌分子影像研究的热点。作者通过建立 ^{68}Ga 标记合成 PSMA 抑制剂 PSMA-11 的新方法研究，发现 ^{68}Ga-PSMA-11 的生物分布理想、血液清除快，主要经肾排泄，小肠、肝、肺放射性摄取很少，清除很快，是优良的 PSMA 靶向显像剂。该研究为进一步优化和开发新型 PSMA 分子探针的临床转化提供了临床前依据。

文选 89

【题目】 帕金森病认知功能障碍的 ^{18}F-FDG PET/CT 研究

【来源】 浦兰兰，解敬慧，冯洪波，等. 中华核医学与分子影像杂志，2016，36（2）：146-150.

【摘要】 目的：利用 ^{18}F-FDG PET/CT 研究 PD 认知功能障碍（PD-CI）患者的脑葡萄糖代谢特点，分析 PD-CI 的进展过程及认知功能变化与脑代谢显像的相关性。方法：将 2013 年 5 月至 2014 年 2 月 31 例（男 14 例，女 17 例，年龄 37～77 岁）原发性 PD 患者，按蒙特利尔认知评估量表（MoCA）分为无认知功能障碍（PD-NC）组（MoCA 评分>26 分）、轻度认知功能障碍（PD-MCI）组（MoCA 评分 21～26 分）和痴呆（PDD）组（MoCA 分<21 分），同时以 12 名（男 7 名，女 5 名，年龄 40～76 岁）年龄、性别匹配的健康体检者作为健康对照（NC）组，进行前瞻性研究。受检者按体质量静脉注射 5.55 MBq/kg 的 ^{18}F-FDG 后行 PET/CT 显像，采用 MIMneuro 软件分析图像，比较各组间脑代谢及认知功能的差异和相关性。采用 Pearson 和 Spearson 相关分析数据间相关性。结果：①PD 各组与 NC 组比较：PDD 组与 NC 组相比出现广泛皮质代谢减低；PD-MCI 组与 NC 组相比在枕叶、顶叶等后部皮质出现代谢减低，额叶、颞叶也有部分区域代谢减低；PD-NC 组与 NC 组相比

脑代谢未见明显减低。②PD各组间脑代谢比较：相比于PD-NC组，PDD组在枕叶广泛皮质、颞叶、部分顶叶及后扣带回出现代谢减低；相比于PD-MCI组，PDD组在后部皮质中的枕叶、颞叶和顶叶出现代谢减低；相比于PD-NC组，PD-MCI组在右侧缘上回及左侧海马旁回出现代谢减低。③PD-CI患者脑代谢与认知功能相关性分析：视空间与执行功能与视觉皮质区、角回、顶上小叶代谢均成正相关（r=0.535、0.443和0.395，均P<0.05），延迟回忆与颞横回代谢成正相关（r=0.337，P<0.05）。结论：^{18}F-FDG PET/CT显像能客观反映PD-CI的进展过程，由其测得的脑代谢改变同MoCA量表的评估结果间具有良好的相关性。

【评述】 认知功能障碍是脑科学研究的一个热点。作者应用^{18}F-FDG PET/CT对PD认知功能障碍（PD-CI）患者进行显像，研究PD-CI的进展过程及认知功能变化与脑代谢显像的相关性。发现^{18}F-FDG PET/CT显像能客观反映PD-CI的进展过程，由其测得的脑代谢改变同MOCA量表的评估结果间具有良好的相关性。该研究为临床应用^{18}F-FDG PET/CT早期评估PD认知功能障碍提供了方法学依据。

文选90

【题目】 脑血流灌注SPECT/CT显像与脑MRI联合应用对缺血性脑血管疾病的诊断价值

【来源】 杨淑贞，刘婷婷，邱进，等. 中华核医学与分子影像杂志，2016，36（3）：232-236.

【摘要】 目的：研究脑血流灌注SPECT/CT显像及其与脑MRI联合应用对缺血性脑血管疾病患者的诊断价值。方法：回顾性分析2011年8月至2013年8月间107例临床诊断为缺血性脑血管疾病的患者资料（男71例，女36例；年龄33~84岁），其中短暂性脑缺血发作患者31例、脑梗死首次发病患者40例、脑梗死再发患者36例。所有患者均在发病7 d内行^{99}Tc^{m}-ECD SPECT/CT脑血流灌注显像及脑MRI检查，2种检查间隔≤5 d。分别统计分析脑血流灌注SPECT/CT、脑血流灌注SPECT、同机脑CT、脑MRI及其联合应用时的病灶检出数及阳性率。用χ^2检验对数据进行分析。结果：各种影像学及其组合对缺血性脑血管疾病诊断的阳性率由高到低依次为：SPECT/CT＋MRI＝SPECT＋MRI＞SPECT/CT＞SPECT＞MRI＞CT，其值分别为97.20%（104/107）、97.20%（104/107）、95.33%（102/107）、90.65%（97/107）、85.05%（91/107）、65.42%（70/107）。SPECT/CT＋MRI与SPECT＋MRI、SPECT/CT比较差异无统计学意义（χ^2=0.17、0.13，均P>0.05），SPECT/CT＋MRI与SPECT、MRI、CT比较差异有统计学意义（χ^2=4.01、9.76、35.50，均P<0.05）。脑血流灌注SPECT/CT显像能显示出更多的大脑灰质缺血区域，检出了5例存在交叉性小脑失联络现象的急性脑梗死患者，而MRI能检出更多的基底核区、脑干及脑白质深部较小的腔隙性病变。结论：脑血流灌注SPECT/CT显像对缺血性脑血管疾病患者的诊断具有重要价值，与MRI联合应用能更全面地揭示病变。

【评述】 缺血性脑血管疾病是临床常见病，及时诊断对预后具有重要指导意义。该研究回顾性分析了107例临床诊断为缺血性脑血管疾病患者的脑血流灌注SPECT/CT显像、脑MRI显像，发现脑血流灌注SPECT/CT显像对缺血性脑血管疾病患者的诊断具有重要价值，与MRI联合应用能更全面地揭示病变。该研究为临床应用脑血流灌注SPECT/CT显像与脑MRI联合早期发现缺血性脑血管疾病提供了参考依据。

文选 91

【题目】 唾液吸入显像在儿童肺吸入诊断中的价值

【来源】 杨吉刚，庄红明. 中华核医学与分子影像杂志，2016，36（4）：284-286.

【摘要】 目的：探讨唾液吸入显像对儿童肺吸入的诊断价值。方法：回顾性分析2006年1月至2011年12月间于北京友谊医院行 $^{99}Tc^m$-硫胶体唾液吸入显像的469例患儿［年龄6周～16岁，平均年龄（4.5±3.1）岁；男229例，女240例］资料。患儿家属均签署知情同意书。将含有11.1 MBq的1滴（100 μl）$^{99}Tc^m$-硫胶体滴于患儿舌根部，即刻行后位动态采集，共60 min，结束后采集前位和后位2张胸部静态图像5 min。若主支气管或双肺野显影或出现放射性，则诊断为肺吸入。所有患儿检查结束后随访3～6个月，随访比较唾液吸入显像的诊断结果。结果：唾液吸入显像示20.7%（97/469）的患儿肺吸入唾液。假阴性3例，无假阳性发生。结论：唾液吸入显像诊断儿童肺吸入的价值较大。

【评述】 儿童肺吸入的诊断往往是临床需要解决的一个主要问题。作者回顾性分析了469例患儿进行唾液吸入显像的定量参数和临床资料，发现唾液吸入显像可发现20.7%（97/469）的患儿肺吸入唾液，假阴性3例，无假阳性发生。认为唾液吸入显像诊断儿童肺吸入的价值较大。该研究为临床应用唾液吸入显像诊断儿童肺吸入提供很好的参考依据。

文选 92

【题目】 低剂量和高剂量 ^{131}I 治疗中低危分化型甲状腺癌的随机对照研究

【来源】 瞿源，黄蕊，董萍，等. 中华核医学与分子影像杂志，2016，36（5）：384-388.

【摘要】 目的：分别使用低剂量（1.1 GBq）和高剂量（3.7 GBq）^{131}I 对经甲状腺全切术后的中低危DTC患者进行治疗，比较不同剂量 ^{131}I 的清除甲状腺残余组织（简称清甲）结果、患者对治疗的反应有无差异。方法：2014年10月至2015年6月，共140例（男37例，女103例，年龄18～75岁）患者入选。采用随机数字表法将经甲状腺全切术后的中低危DTC患者随机分配至低剂量组或高剂量组。（6±3）个月后评估停左甲状腺素钠患者的清甲结果，并评估所有患者对治疗的反应。定性资料的组间比较采用 χ^2 检验或Fisher确切概率法。结果：共132例（男33例，女99例，年龄18～75岁）患者完成试验，2组均为66例。清甲总体成功率55.6%（55/99）。低剂量组和高剂量组的清甲成功率分别为52.7%（29/55）和59.1%（26/44），两组清甲结果差异无统计学意义（$\chi^2=0.74$，$P=0.548$）。低剂量组的反应良好率为80.3%（53/66），反应不确定发生率为19.7%（13/66），无生化反应不完全者；高剂量组的反应良好率为84.8%（56/66），反应不确定发生率为10.6%（7/66），生化反应不完全者为4.5%（3/66）。2组对治疗的反应结果差异无统计学意义（$\chi^2=4.88$，$P=0.087$）。结论：就甲状腺癌全切术后分期为 T_1N_0～T_1M_0 的中低危DTC患者而言，使用低剂量和高剂量 ^{131}I 治疗的清甲结果和对治疗的反应差异均无统计学意义。

【评述】 ^{131}I 治疗分化型甲状腺癌的给予剂量是临床争议的热点。该研究使用低剂量（1.1 GBq）和高剂量（3.7 GBq）^{131}I 分别对140例经甲状腺全切术后的中低危DTC患者进行治疗，发现甲状腺

癌全切术后分期为 T_1N_0~T_1M_0 的中低危 DTC 患者而言，使用低剂量和高剂量 [131]I 治疗的清甲结果和对治疗的反应差异均无统计学意义。该研究为临床使用 [131]I 治疗中低危 DTC 患者提供了剂量学参考。

文选 93

【题目】 ^{18}F-FDG PET/CT 在胆囊癌鉴别诊断及分期中的应用价值

【来源】 王珍，吴湖炳，王全师，等. 中华核医学与分子影像杂志，2016，36（5）：402-407.

【摘要】 目的：探讨如何将 ^{18}F-FDG PET/CT 和临床资料相结合，以更好地诊断胆囊癌，并评价全身 PET/CT 在胆囊癌分期中的应用价值。方法：回顾性分析 2009 年 3 月至 2014 年 3 月 54 例疑似胆囊癌患者（男 28 例，女 26 例，年龄 18~82 岁）的 PET/CT 显像结果及相关临床资料，以组织病理学及临床随访为"金标准"，分析 PET/CT 定性法、定量法对胆囊癌的诊断效能，并研究血清 CEA、CA19-9 和外周血 WBC 计数在进一步区分 ^{18}F-FDG 代谢增高的胆囊良、恶性病变中的作用。以临床分期为基准，研究全身 PET/CT 在胆囊癌分期中的价值。采用两样本 t 检验、χ^2 检验和 McNemar 检验对数据进行分析。结果：① 54 例患者中 27 例为胆囊癌，另 27 例为胆囊良性病变。[18]F-FDG PET/CT 显像阳性者 42 例（真阳性 27 例，假阳性 15 例）。以胆囊病灶代谢增高为定性诊断标准，PET/CT 诊断胆囊癌的灵敏度、特异性和准确性分别为 100%（27/27）、44.4%（12/27）和 72.2%（39/54）；以 SUV_{max} 6.6 为定量诊断标准时的相应值分别为 81.5%（22/27）、70.4%（19/27）和 75.9%（41/54），与定性方法间差异无统计学意义（χ^2=3.711 和 0.193，均 P>0.05）。早期胆囊癌和代谢增高胆囊良性病变患者的 CEA 和 CA19-9 阳性率差异无统计学意义（χ^2=0.529 和 0.045，均 P>0.05）。然而代谢增高胆囊良性病变患者的外周血 WBC 计数增高异常率明显高于早期胆囊癌患者（14/15 和 1/6；χ^2=12.343，P<0.05）。② ^{18}F-FDG PET/CT 全身显像提高了 59.3%（16/27）患者的临床分期。[18]F-FDG PET/CT 全身显像诊断胆囊癌淋巴结转移灶的灵敏度和特异性分别为 18/19 和 7/8，诊断胆囊癌远处转移灶的灵敏度和特异性分别为 17/17 和 9/10。结论：无论是定性法还是定量法，[18]F-FDG PET/CT 均难以特异性鉴别诊断早期胆囊癌和代谢增高胆囊良性病变（急性炎性病变为主），PET/CT 显像结合外周血 WBC 计数有助于两者的鉴别。全身 ^{18}F-FDG PET/CT 显像有助于胆囊癌准确分期。

【评述】 胆囊占位的良恶性鉴别诊断是临床棘手难点。作者通过回顾性分析 54 例疑似胆囊癌患者 ^{18}F-FDG PET/CT 和临床资料结果，发现无论是定性法还是定量法，[18]F-FDG PET/CT 均难以特异性鉴别诊断早期胆囊癌和代谢增高胆囊良性病变（急性炎性病变为主），PET/CT 显像结合外周血 WBC 计数有助于两者的鉴别。全身 ^{18}F-FDG PET/CT 显像有助于胆囊癌准确分期。该研究对 ^{18}F-FDG PET/CT 在胆囊癌中的临床应用具有指导意义。

文选 94

【题目】 ^{68}Ga-DOTA-iNGR 的最佳制备条件及在小鼠体内的分布研究

【来源】 赵明玄，张明如，康飞，等. 中华核医学与分子影像杂志，2016，36（5）：445-449.

【摘要】 目的：摸索 [68]Ga 标记的、经 DOTA 螯合的、含 CendR 基序的 iNGR 多肽（[68]Ga-DOTA-iNGR)的最佳制备条件,观察其在小鼠体内的生物分布,并初步评价其在荷瘤裸鼠的靶向显像能力。方法:取 ^{68}Ga 新鲜淋洗液 200 μl(92.5~129.5 MBq),通过调节 pH 值、反应温度、反应时间及 DOTA-iNGR 用量,摸索最佳标记条件。测定标记产物的体外稳定性、体内稳定性及脂水分配系数。正常小鼠经尾静脉注射 ^{68}Ga-DOTA-iNGR 后,分别于 10、20、40、60 min 及 120 min 处死,取血及主要脏器,测质量及放射性计数。建立人纤维肉瘤细胞 HT-1080(表达 CD13)和人结肠癌细胞 HT-29(不表达 CD13)荷瘤裸鼠模型,经尾静脉注射 ^{68}Ga-DOTA-iNGR,60 min 后用 microPET 采集静态图像。采用独立样本 t 检验分析数据。结果:^{68}Ga 放射性活度 92.5~129.5 MBq、DOTA-iNGR 用量 2 μg、pH 值 4.0、90℃~100℃ 加热 5~10 min 时的标记率最高,可达(97.5±1.3)%。^{68}Ga-DOTA-iNGR 在生理盐水(室温)及鼠血清(37℃)中放置 4 h 后,放射化学纯度均大于 95%,在体内代谢 1 h 后,尿液中 ^{68}Ga-DOTA-iNGR 的放射化学纯度仍大于 85%。脂水分配系数为 -(2.71±0.18)。^{68}Ga-DOTA-iNGR 在小鼠体内经肾代谢,血液清除迅速,其他脏器放射性摄取少。荷瘤裸鼠 microPET 显像显示,HT-1080 肿瘤部位有明显放射性浓聚。结论:^{68}Ga-DOTA-iNGR 标记方法简便,标记率高,无需进一步纯化,体外及体内稳定性好,生物分布理想,能靶向结合 CD13 阳性肿瘤,有望成为一种新型的 CD13 阳性肿瘤靶向显像剂。

【评述】 ^{68}Ga-DOTA-iNGR 是一种靶向 CD13 阳性肿瘤的新型分子显像探针。作者通过优化 ^{68}Ga 标记的、经 DOTA 螯合的、含 CendR 基序的 iNGR 多肽(^{68}Ga-DOTA-iNGR)的制备条件,分别在人纤维肉瘤细胞 HT-1080(表达 CD13)和人结肠癌细胞 HT-29(不表达 CD13)荷瘤裸鼠模型进行显像验证。认为 ^{68}Ga-DOTA-iNGR 标记方法简便,标记率高,无需进一步纯化,体外及体内稳定性好,生物分布理想,能靶向结合 CD13 阳性肿瘤,有望成为一种新型的 CD13 阳性肿瘤靶向显像剂。该研究为新型分子探针 ^{68}Ga-DOTA-iNGR 临床转化具有很好的指导意义。

文选 95

【题目】 存活心肌数量与冠心病患者冠状动脉旁路移植术后左心室容积变化的关系

【来源】 王跃涛,杨彦松,张晓膺,等. 中华核医学与分子影像杂志,2016,36(6):500-506.

【摘要】 目的:探讨 PET 心肌代谢显像结合心肌灌注显像评估存活心肌数量与冠心病患者冠状动脉旁路移植术(CABG)后左心室容积变化的关系。方法:前瞻性入选苏州大学附属第三医院心胸外科 2013 年 12 月至 2014 年 12 月行 CABG 的冠心病患者 39 例[男 37 例、女 2 例,平均年龄(64±9)岁],术前进行 ^{99}Tc^m-MIBI GSMPI 和 ^{18}F-FDG PET 心肌代谢显像评估存活心肌,术后 3~6 个月随访并复查 GSMPI。根据术后 EDV 和(或)ESV 减少 10% 及以上判断为左心室容积减小,将患者分成左心室容积减小组和左心室容积未减小组。采用独立样本 t 检验、χ^2 检验和秩和检验分析 2 组患者相关临床指标及存活心肌节段数、瘢痕心肌节段数等指标间的差异,用 Logistic 回归分析相关指标与左心室容积变化之间的关系,用 ROC 曲线寻找预测术后左心室容积减小的存活心肌数量界值。结果:① 39 例冠心病患者 CABG 术后 26 例左心室容积较术前减小,13 例左心室容积未减小。②左心室容积减小组存活心肌节段数明显高于左心室容积未减小组[(4.5±2.8)和(2.4±1.5);$t=-3.011$,$P<0.05$],瘢痕心肌节段数明显少于左心室容积未减小组[0(0,1.0)和 1.0(0,2.0);

$z=-2.084$,$P<0.05$],差异有统计学意义。两组间性别、年龄、BMI、高血压病史、糖尿病病史、高脂血症病史、心绞痛病史、CCS分级、NYHA分级、EDV、ESV、LVEF、术前肌酐、Gensini score、正常心肌节段数、术后GSMPI时间差异均无统计学意义($t=-0.253\sim1.522$,$\chi^2=-1.014\sim1.251$,均$P>0.05$)。③Logistic回归分析显示,存活心肌节段数是冠心病患者CABG术后左心室容积减小的独立影响因素[比值比(OR)=2.462,$P<0.05$]。④ROC曲线示,存活心肌数量预测CABG术后左心室容积减小的界值为存活心肌节段数≥3,AUC为0.743,其灵敏度、特异性、准确性均为76.92%(10/13、20/26和30/39)。⑤存活心肌节段数≥3的冠心病患者中,CABG术后左心室容积减小者的比例(86.96%,20/23)明显高于存活心肌节段数<3的冠心病患者(37.50%,6/16;$\chi^2=10.39$,$P<0.01$)。结论:存活心肌数量是冠心病患者CABG术后左心室容积减小的独立影响因素,存活心肌节段数≥3可较准确地预测CABG术后左心室容积减小。

【评述】 冠心病患者冠状动脉旁路移植术(CABG)后左心室容积变化与患者预后密切相关。作者在39例患者中,应用 ^{18}F-FDG PET心肌代谢显像在CABG术前评估存活心肌,^{99}Tc^m-MIBI GSMPI分别在术前和术后3~6个月显像评估左心室容积变化,发现存活心肌数量是冠心病患者CABG术后左心室容积减小的独立影响因素,存活心肌节段数≥3可较准确地预测CABG术后左心室容积减小。该研究将术前存活心肌程度和CABG术后疗效直接关联,为临床应用术前PET心肌代谢显像预测CABG手术效果提供了科学依据,对指导CABG手术决策具有重要意义。

(黄 钢 张永学 何作祥 刘建军 兰晓莉 方 纬)

附　录

附录一　以核医学科、PET/CT 中心及相关研究机构为第一作者单位的影响因子＞5 分的 SCI 文章

序号	题目	第一作者	第一作者单位	杂志	影响因子（分）	年、卷、期、DOI
1	An unusual case of abdominal pain	Zhao Q	Department of Nuclear Medicine, General Hospital of Ningxia Medical University	Gastroenterology	18.392	2017, pii: S0016-5085(17)36094-8. DOI: 10.1053/j.gastro.2017.08.061
2	Ultrasmall magnetic cuFeSe2 ternary nanocrystals for multimodal imaging guided photothermal therapy of cancer	Jiang X	Center for Molecular Imaging and Nuclear Medicine, School for Radiological and Interdisciplinary Sciences (RAD-X), Soochow University, Collaborative Innovation Center of Radiation Medicine of Jiangsu Higher Education Institutions	ACS Nano	13.942	2017, 11(6):5633-5645. DOI: 10.1021/acsnano.7b01032
3	Ultrasmall biocompatible Bi2Se3 nanodots for multimodal imaging-guided synergistic radiophotothermal therapy against cancer	Mao F	Center for Molecular Imaging and Nuclear Medicine, School for Radiological and Interdisciplinary Sciences (RAD-X), Soochow University, Collaborative Innovation Center of Radiation Medicine of Jiangsu Higher Education Institutions	ACS Nano	13.942	2016, 10(12):11145-11155. DOI: 10.1021/acsnano.6b06067
4	Bioengineered magnetoferritin nanoprobes for single-dose nuclear-magnetic resonance tumor imaging	Zhao Y	Department of Nuclear Medicine, Zhongshan Hospital, Fudan University/Shanghai Institute of Medical Imaging	ACS Nano	13.942	2016, 10(4):4184-4191. DOI: 10.1021/acsnano.5b07408
5	Multiple peripheral pulmonary artery aneurysms in association with a right atrial myxoma	Dong A	From Departments of Nuclear Medicine (A.D., C.Z.) and Radiology (J.L.), Changhai Hospital, Second Military Medical University	Circulation	19.309	2016, 133(4):444-446. DOI: 10.1161/CIRCULATIONAHA.115.019729
6	In vivo nanoparticle-mediated radiopharmaceutical-excited fluorescence molecular imaging	Hu Z	Key Laboratory of Molecular Imaging, Institute of Automation, Chinese Academy of Sciences	Nat Commun	12.124	2015, 6:7560. DOI: 10.1038/ncomms8560
7	Consistent abnormalities in metabolic network activity in idiopathic rapid eye movement sleep behaviour disorder	Wu P	PET Centre, Department of Nuclear Medicine, Huashan Hospital, Shanghai Medical College, Fudan University	Brain	10.292	2014, 137(Pt 12):3122-3128. DOI: 10.1093/brain/awu290
8	SIRT1-mediated deacetylation of CRABPII regulates cellular retinoic acid signaling and modulates embryonic stem cell differentiation	Tang S	Department of Nuclear Medicine, Ren Ji Hospital, School of Medicine, Shanghai Jiao Tong University	Mol Cell	14.714	2014, 55(6):843-855. DOI: 10.1016/j.molcel.2014.07.011

（待续）

(续表)

序号	题目	第一作者	第一作者单位	杂志	影响因子（分）	年、卷、期、DOI
9	Evaluation of synovial angiogenesis in patients with rheumatoid arthritis using ^{68}Ga-PRGD2 PET/CT: a prospective proof-of-concept cohort study	Zhu Z	Department of Nuclear Medicine, Peking Union Medical College Hospital, Chinese Academy of Medical Sciences and Peking Union Medical College	Ann Rheum Dis	12.811	2014, 73(6):1269-1272. DOI: 10.1136/annrheumdis-2013-204820
10	Inhibiting metastasis and preventing tumor relapse by triggering host immunity with tumor-targeted photodynamic therapy using photosensitizer-loaded functional nanographenes	Yu X	Medical Isotopes Research Center and Department of Radiation Medicine, School of Basic Medical Sciences, Peking University Health Science Center	ACS Nano	13.942	2017, 11(10):10147-10158. DOI: 10.1021/acsnano.7b04736
11	Alteration of monoamine receptor activity and glucose metabolism in pediatric patients with anticonvulsant-induced cognitive impairment	Zhu Y	Department of Nuclear Medicine, The Second Hospital of Zhejiang University School of Medicine	J Nucl Med	6.646	2017, 58(9):1490-1497. DOI: 10.2967/jnumed.116.189290
12	Glucose metabolic profile by visual assessment combined with statistical parametric mapping analysis in pediatric patients with epilepsy	Zhu Y	Department of Nuclear Medicine, The Second Hospital of Zhejiang University School of Medicine	J Nucl Med	6.646	2017, 58(8):1293-1299. DOI: 10.2967/jnumed.116.187492
13	13N-Ammonia PET/CT detection of myocardial perfusion abnormalities in beagle dogs after local heart irradiation	Song J	Department of Nuclear Medicine, First Hospital of Shanxi Medical University	J Nucl Med	6.646	2017, 58(4):605-610. DOI: 10.2967/jnumed.116.179697
14	Novel "Add-On" molecule based on evans blue confers superior pharmacokinetics and transforms drugs to theranostic agents	Chen H	Department of Nuclear Medicine, Xiamen Cancer Hospital of the First Affiliated Hospital of Xiamen University	J Nucl Med	6.646	2017, 58(4):590-597. DOI: 10.2967/jnumed.116.182097
15	In vivo 3-dimensional radiopharmaceutical-excited fluorescence tomography	Hu Z	Key Laboratory of Molecular Imaging of Chinese Academy of Sciences, Institute of Automation, Chinese Academy of Sciences	J Nucl Med	6.646	2017, 58(1):169-174. DOI: 10.2967/jnumed.116.180596
16	In vivo dynamic metabolic changes after transplantation of induced pluripotent stem cells for ischemic injury	Wu S	Department of Nuclear Medicine and Medical PET Center, Second Hospital of Zhejiang University School of Medicine	J Nucl Med	6.646	2016, 57(12):2012-2015
17	Clinical translation of a dual integrin $α_vβ_3$- and gastrin-releasing peptide receptor-targeting PET radiotracer, ^{68}Ga-BBN-RGD	Zhang J	Department of Nuclear Medicine, Peking Union Medical College Hospital, Chinese Academy of Medical Sciences and Peking Union Medical College	J Nucl Med	6.646	2017, 58(2):228-234. DOI: 10.2967/jnumed.116.177048
18	^{99}Tc^m-Glu-c(RGDyK)-bombesin SPECT can reduce unnecessary biopsy of masses that are BI-RADS category 4 on ultrasonography	Ji T	Department of Nuclear Medicine, China-Japan Union Hospital of Jilin University	J Nucl Med	6.646	2016, 57(8):1196-1200. DOI: 10.2967/jnumed.115.168773

（待续）

(续表)

序号	题目	第一作者	第一作者单位	杂志	影响因子（分）	年、卷、期、DOI
19	PET mapping of neurofunctional changes in a posttraumatic stress disorder model	Zhu Y	Department of Nuclear Medicine, The Second Hospital of Zhejiang University School of Medicine	J Nucl Med	6.646	2016, 57(9):1474-1477. DOI: 10.2967/jnumed.116.173443
20	Relationship between ^{18}F-FDG PET/CT findings and HER2 expression in gastric cancer	Chen R	Department of Nuclear Medicine, Ren Ji Hospital, School of Medicine, Shanghai Jiao Tong University	J Nucl Med	6.646	2016, 57(7):1040-1044. DOI: 10.2967/jnumed.115.171165
21	PET Mapping for Brain-Computer Interface Stimulation of the Ventroposterior Medial Nucleus of the Thalamus in Rats with Implanted Electrodes	Zhu Y	Department of Nuclear Medicine, Second Hospital of Zhejiang University School of Medicine	J Nucl Med	6.646	2016, 57(7):1141-1145. DOI: 10.2967/jnumed.115.171868
22	Glucagon-like peptide-1 receptor PET/CT with ^{68}Ga-NOTA-exendin-4 for detecting localized insulinoma: A prospective cohort study	Luo Y	Department of Nuclear Medicine, Chinese Academy of Medical Sciences and Peking Union Medical College Hospital	J Nucl Med	6.646	2016, 57(5):715-720. DOI: 10.2967/jnumed.115.167445
23	Comparing the diagnostic potential of ^{68}Ga-alfatide II and ^{18}F-FDG in differentiating between non-small cell lung cancer and tuberculosis	Kang F	Department of Nuclear Medicine, Xijing Hospital, Fourth Military Medical University	J Nucl Med	6.646	2016, 57(5):672-677. DOI: 10.2967/jnumed.115.167924
24	^{18}F-FDG PET/CT for the diagnosis of residual or recurrent nasopharyngeal carcinoma after radiotherapy: A meta analysis	Zhou H	Department of Nuclear Medicine, West China Hospital of Sichuan University	J Nucl Med	6.646	2016, 57(3):342-347. DOI: 10.2967/jnumed.115.165407
25	^{68}Ga-NOTA-Aca-BBN(7-14) PET/CT in healthy volunteers and glioma patients	Zhang J	Department of Nuclear Medicine, Peking Union Medical College Hospital, Chinese Academy of Medical Sciences and Peking Union Medical College	J Nucl Med	6.646	2016, 57(1):9-14. DOI: 10.2967/jnumed.115.165316
26	^{68}Ga-NOTA-PRGD2 PET/CT for integrin imaging in patients with lung cancer	Zheng K	Department of Nuclear Medicine, Peking Union Medical College Hospital, Chinese Academy of Medical Sciences and Peking Union Medical College	J Nucl Med	6.646	2015, 56(12):1823-1827. DOI: 10.2967/jnumed.115.160648
27	Molecular imaging of post-src inhibition tumor signatures for guiding dasatinib combination therapy	Gao L	Medical Isotopes Research Center and Department of Radiation Medicine, School of Basic Medical Sciences, Peking University Health Science Center	J Nucl Med	6.646	2016, 57(2):321-326. DOI: 10.2967/jnumed.115.158881
28	Spatiotemporal PET imaging of dynamic metabolic changes after therapeutic approaches of induced pluripotent stem cells, neuronal stem cells, and a Chinese patent medicine in stroke	Zhang H	Department of Nuclear Medicine, The Second Affiliated Hospital of Zhejiang University School of Medicine	J Nucl Med	6.646	2015, 56(11):1774-1779. DOI: 10.2967/jnumed.115.163170

（待续）

(续表)

序号	题目	第一作者	第一作者单位	杂志	影响因子（分）	年、卷、期、DOI
29	Clinical translation of an albumin-binding PET radiotracer ^{68}Ga-NEB	Zhang J	Department of Nuclear Medicine, Peking Union Medical College Hospital (PUMCH) Academy of Medical Sciences and Peking Union Medical College (CAMS and PUMC)	J Nucl Med	6.646	2015, 56(10):1609-1614. DOI: 10.2967/jnumed.115.159640
30	Characterizing POEMS syndrome with ^{18}F-FDG PET/CT	Pan Q	Department of Nuclear Medicine, Peking Union Medical College Hospital, Chinese Academy of Medical Sciences and Peking Union Medical College	J Nucl Med	6.646	2015, 56(9):1334-1337. DOI: 10.2967/jnumed.115.160507
31	In vivo cancer dual-targeting and dual-modality imaging with functionalized quantum dots	Hu K	PET-CT Center, Department of Nuclear Medicine, the First Affiliated Hospital, Sun Yat-Sen University	J Nucl Med	6.646	2015, 56(8):1278-1284. DOI: 10.2967/jnumed.115.158873
32	^{64}Cu-labeled divalent cystine knot peptide for imaging carotid atherosclerotic plaques	Jiang L	Department of Nuclear Medicine, Zhongshan Hospital, Fudan University	J Nucl Med	6.646	2015, 56(6):939-944. DOI: 10.2967/jnumed.115.155176
33	The reverse Warburg effect and ^{18}F-FDG uptake in non-small cell lung cancer A549 in mice: a pilot study	Zhang G	Department of Nuclear Medicine, Inner Mongolia Medical University Affiliated Hospital	J Nucl Med	6.646	2015, 56(4):607-612. DOI: 10.2967/jnumed.114.148254
34	Relationship between ^{18}F-FDG accumulation and lactate dehydrogenase A expression in lung adenocarcinomas	Zhou X	Department of Nuclear Medicine, Ren ji Hospital, School of Medicine, Shanghai Jiao Tong University	J Nucl Med	6.646	2014, 55(11):1766-1771. DOI: 10.2967/jnumed.114.145490
35	Preparation and evaluation of ^{99}Tc^{m}-epidermal growth factor receptor (EGFR)-peptide nucleic acid for visualization of EGFR messenger RNA expression in malignant tumors	Zhao X	Department of Nuclear Medicine, the Fourth Hospital of Hebei Medical University	J Nucl Med	6.646	2014, 55(6):1008-16. DOI: 10.2967/jnumed.113.136101
36	Molecular imaging reveals trastuzumab-induced epidermal growth factor receptor downregulation in vivo	Ma T	Medical Isotopes Research Center, Peking University Department of Radiation Medicine, School of Basic Medical Sciences, Peking University	J Nucl Med	6.646	2014, 55(6):1002-1007. DOI: 10.2967/jnumed.114.137000
37	Integrin $\alpha_v\beta_6$-targeted SPECT imaging for pancreatic cancer detection	Liu Z	Medical Isotopes Research Center, Peking University Department of Radiation Medicine, School of Basic Medical Sciences, Peking University	J Nucl Med	6.646	2014, 55(6):989-994. DOI: 10.2967/jnumed.113.132969
38	Propranolol inhibits glucose metabolism and ^{18}F-FDG uptake of breast cancer through posttranscriptional downregulation of hexokinase-2	Kang F	Department of Nuclear Medicine, Xijing Hospital, Fourth Military Medical University	J Nucl Med	6.646	2014, 55(3):439-445. DOI: 10.2967/jnumed.113.121327

（待续）

（续表）

序号	题目	第一作者	第一作者单位	杂志	影响因子（分）	年、卷、期、DOI
39	Prediction of thyroidal ^{131}I effective half-life in patients with Graves' disease	Zhang R	Department of Nuclear Medicine, Tianjin Medical University General Hospital	Oncotarget	5.168	2017, 8(46):80934-80940. DOI: 10.18632/oncotarget.20849
40	Prognostic value of metabolic indices and bone marrow uptake pattern on preoperative ^{18}F-FDG PET/CT in pediatric patients with neuroblastoma	Li C	Department of Nuclear Medicine, Xinhua Hospital, Shanghai Jiao Tong University School of Medicine	Eur J Nucl Med Mol Imaging	7.277	2017. DOI: 10.1007/s00259-017-3851-9
41	Ratio of positive lymph nodes: The prognostic value in stage IV thyroid cancer	Jiang T	Department of Nuclear Medicine, Second Affiliated Hospital, Fujian Medicine University	Oncotargetw	5.168	2017, 8(45):79462-79468. DOI: 10.18632/oncotarget.18402
42	Clinical characteristics and outcomes of propylthiouracil-induced antineutrophil cytoplasmic antibody-associated vasculitis in patients with Graves' disease: A median 38-month retrospective cohort study from a single institution in China	Yang J	the First Affiliated Hospital, College of Medicine, Zhejiang University, The Department of Nuclear Medicine	Thyroid	5.515	2017. DOI: 10.1089/thy.2017.0468
43	Clinical study of ^{99}Tc^{m}-3P-RGD2 peptide imaging in osteolytic bone metastasis	Shao G	Department of Nuclear Medicine, Nanjing First Hospital, Nanjing Medical University	Oncotarget	5.168	2017, 8(43):75587-75596. DOI: 10.18632/oncotarget.17486
44	Preclinical PET imaging of HIP/PAP using 1'-^{18}F-fluoroethyl-β-D-lactose	Yao S	Department of Nuclear Medicine, Peking Union Medical College Hospital, Chinese Academy of Medical Science & Peking Union Medical College	Oncotarget	5.168	2017, 8(43):75162-75173. DOI: 10.18632/oncotarget.20654
45	^{64}Cu-PSMA-617: A novel PSMA-targeted radio-tracer for PET imaging in gastric adenocarcinoma xenografted mice model	Han XD	Key Laboratory of Carcinogenesis and Translational Research (Ministry of Education), Department of Nuclear Medicine, Peking University Cancer Hospital and Institute	Oncotarget	5.168	2017, 8(43):74159-74169. DOI: 10.18632/oncotarget.18276
46	PET and SPECT imaging of melanoma: the state of the art	Wei W	Department of Nuclear Medicine, Shanghai Jiao Tong University Affiliated Sixth People's Hospital	Eur J Nucl Med Mol Imaging	7.277	2018, 45(1):132-150. DOI: 10.1007/s00259-017-3839-5
47	Down-regulation of MRPS23 inhibits rat breast cancer proliferation and metastasis	Gao Y	Department of PET Center and Institute of Anesthesiology and Pain, Taihe Hospital, Hubei University of medicine	Oncotarget	5.168	2017, 8(42):71772-71781. DOI: 10.18632/oncotarget.17888

（待续）

(续表)

序号	题目	第一作者	第一作者单位	杂志	影响因子（分）	年、卷、期、DOI
48	Dual time-point ^{18}F-FDG PET/CT imaging with multiple metabolic parameters in the differential diagnosis of malignancy-suspected bone/joint lesions	Shen CT	Department of Nuclear Medicine, Shanghai Jiao Tong University Affiliated Sixth People's Hospital	Oncotarget	5.168	2017, 8(41):71188-71196. DOI: 10.18632/oncotarget.17140
49	Report on the development and application of PET/CT in mainland China	Chen Y	Department of Nuclear Medicine, Ren Ji Hospital, School of Medicine, Shanghai Jiao Tong University	Oncotarget	5.168	2017, 8(38):64417-64426. DOI: 10.18632/oncotarget.16295
50	Identification of long non-coding RNA signature for paclitaxel-resistant patients with advanced ovarian cancer	Wang L	Department of Nuclear Medicine, Liaocheng People's Hospital, Taishan Medical College	Oncotarget	5.168	2017, 8(38):64191-64202. DOI: 10.18632/oncotarget.19828
51	Wild-Type P53 Induces Sodium/Iodide Symporter Expression Allowing Radioiodide Therapy in Anaplastic Thyroid Cancer	Liu L	Department of Nuclear Medicine, Shanghai Tenth People's Hospital, Tongji University	Cell Physiol Biochem	5.104	2017, 43(3):905-914. DOI: 10.1159/000481640
52	Evaluation of pituitary uptake incidentally identified on ^{18}F-FDG PET/CT scan	Ju H	Department of Nuclear Medicine, Rui Jin Hospital, Shang hai Jiao Tong University School of Medicine	Oncotarget	5.168	2017, 8(33):55544-55549. DOI: 10.18632/oncotarget.15417
53	Dendrimer-based contrast agents for PET imaging	Zhao L	Department of Nuclear Medicine , Shanghai General Hospital, Shanghai Jiao Tong University School of Medicine	DRUG DELIV	6.402	2017, 24(sup1):81-93. DOI: 10.1080/10717544
54	Experimental study on the therapeutic effect and underlining mechanisms of positron in pancreatic cancer cells	Wang Y	Department of Nuclear Medicine, First Affiliated Hospital of China Medical University	Oncotarget	5.168	2017, 8(31):51652-51662. DOI: 10.18632/oncotarget.18366
55	Preliminary biological evaluation of ^{18}F-AlF-NOTA-MAL-Cys-Annexin V as a novel apoptosis imaging agent	Lu C	Key Laboratory of Nuclear Medicine, Ministry of Health & Jiangsu Key Laboratory of Molecular Nuclear Medicine, Jiangsu Institute of Nuclear Medicine	Oncotarget	5.168	2017, 8(31):51086-51095. DOI: 10.18632/oncotarget.16994
56	Comment on "Comparison of CT and PET/CT for biopsy guidance in oncological patients"	Chen L	Department of PET/CT Center, Yunnan Tumor Hospital, The Third Affiliated Hospital of Kunming Medical University	Eur J Nucl Med Mol Imaging	7.277	2018, 45(1):151. DOI: 10.1007/s00259-017-3801-6
57	Quantification of Tumor Vascular Permeability and Blood Volume by Positron Emission Tomography	Chen H	Department of Nuclear Medicine and Minnan PET Center, Xiamen Cancer Hospital, the First Affiliated Hospital of Xiamen University	Theranostics	8.712	2017, 7(9):2363-2376. DOI: 10.7150/thno.19898

（待续）

（续表）

序号	题目	第一作者	第一作者单位	杂志	影响因子（分）	年、卷、期、DOI
58	Restoration of p53 using the novel MDM2-p53 antagonist APG115 suppresses dedifferentiated papillary thyroid cancer cells	Chen H	Department of Nuclear Medicine, Sun Yat-Sen Memorial Hospital, Sun Yat-Sen University	Oncotarget	5.168	2017, 8(26):43008-43022. DOI: 10.18632/oncotarget.17398
59	Knockdown of PKM2 and GLS1 expression can significantly reverse oxaliplatin-resistance in colorectal cancer cells	Lu WQ	Department of Nuclear Medicine, Sun Yat-Sen University Cancer Centre, State Key Laboratory of Oncology in South China, Collaborative Innovation Centre for Cancer Medicine	Oncotarget	5.168	2017, 8(27):44171-44185. DOI: 10.18632/oncotarget.17396
60	Rare Solitary Fibrous Tumor in the Pulmonary Artery Mimicking Pulmonary Embolism	Luo R	From the Departments of Nuclear Medicine (R.L., F.W.), Radiology (H.X.), Echocardiography (P.Z.), and Cardiology (F.Y.), Nanjing First Hospital, Nanjing Medical University	Circ Cardiovasc Imaging.	6.803	2017, 10(5). pii: e005933. DOI: 10.1161/CIRCIMAGING
61	Silver-Decorated Polymeric Micelles Combined with Curcumin for Enhanced Antibacterial Activity	Huang F	Tianjin Key Laboratory of Radiation Medicine and Molecular Nuclear Medicine, Institute of Radiation Medicine, Chinese Academy of Medical Sciences & Peking Union Medical College	ACS Appl Mater Interfaces	7.504	2017, 9(20):16880-16889. DOI: 10.1021/acsami.7b03347
62	Oncolytic efficacy of thymidine kinase-deleted vaccinia virus strain Guang9	Deng L	Key Laboratory of Nuclear Medicine, Ministry of Health, Jiangsu Key Laboratory of Molecular Nuclear Medicine, Jiangsu Institute of Nuclear Medicine	Oncotarget	5.168	2017, 8(25):40533-40543. DOI: 10.18632/oncotarget.17125
63	Radioimmunotherapy for CD133(＋) colonic cancer stem cells inhibits tumor development in nude mice	Weng D	Department of Nuclear Medicine, Union Hospital, Tongji Medical College, Huazhong University of Science and Technology	Oncotarget	5.168	2017, 8(27):44004-44014. DOI: 10.18632/oncotarget.16868
64	HER inhibitor promotes BRAF/MEK inhibitor-induced redifferentiation in papillary thyroid cancer harboring BRAFV600E	Cheng L	Department of Nuclear Medicine, Shanghai Jiao Tong University Affiliated Sixth People's Hospital	Oncotarget	5.168	2017, 8(12):19843-19854. DOI: 10.18632/oncotarget.15773
65	HRD1 sensitizes breast cancer cells to Tamoxifen by promoting S100A8 degradation	Wang Y	Department of Nuclear Medicine, The Affiliated Drum Tower Hospital of Nanjing University	Oncotarget	5.168	2017, 8(14):23564-23574. DOI: 10.18632/oncotarget.15797
66	Solitary ground-glass opacity nodules of stage IA pulmonary adenocarcinoma: combination of ^{18}F-FDG PET/CT and high-resolution computed tomography features to predict invasive adenocarcinoma	Zhou J	Department of Nuclear Medicine, Zhongshan Hospital, Fudan University	Oncotarget	5.168	2017, 8(14):23312-23321. DOI: 10.18632/oncotarget.15577

（待续）

(续表)

序号	题目	第一作者	第一作者单位	杂志	影响因子（分）	年、卷、期、DOI
67	BI-RADS 3-5 microcalcifications: prediction of lymph node metastasis of breast cancer	Cen D	Department of Radiation Oncology and Department of Nuclear Medicine, The Third Affiliated Hospital of Guangzhou Medical University	Oncotarget	5.168	2017, 8(18):30190-30198. DOI: 10.18632/oncotarget.16318
68	Inter-heterogeneity and intra-heterogeneity of $\alpha_v\beta_3$ in non-small cell lung cancer and small cell lung cancer patients as revealed by ^{68}Ga-RGD2 PET imaging	Kang F	Department of Nuclear Medicine, Xijing Hospital, Fourth Military Medical University	Eur J Nucl Med Mol Imaging	7.277	2017, 44(9):1520-1528. DOI: 10.1007/s00259-017-3696-2
69	Chinese Data of Efficacy of Low- and High-Dose Iodine-131 for the Ablation of Thyroid Remnant	Ma C	Department of Nuclear Medicine, Xin Hua Hospital, Shanghai Jiao Tong University School of Medicine	Thyroid	5.515	2017, 27(6):832-837. DOI: 10.1089/thy.2015.0658
70	Fructose-1,6-Bisphosphatase 1 Reduces 18F FDG Uptake in Hepatocellular Carcinoma	Chen R	From the Department of Nuclear Medicine, Ren Ji Hospital, School of Medicine, Shanghai Jiao Tong University	Radiology	7.296	2017, 284(3):844-853. DOI: 10.1148/radiol.2017161607
71	Obatoclax and LY3009120 Efficiently Overcome Vemurafenib Resistance in Differentiated Thyroid Cancer	Wei WJ	Department of Nuclear Medicine, Shanghai Jiao Tong University Affiliated Sixth People's Hospital, Shanghai Jiao Tong University School of Medicine	Theranostics	8.712	2017, 7(4):987-1001. DOI: 10.7150/thno.17322
72	Progress of small molecular inhibitors in the development of anti-influenza virus agents	Wu X	Department of Nuclear Medicine, West China Hospital, Sichuan University State Key Laboratory of Biotherapy and Cancer Center, West China Hospital, and Collaborative Innovation Center for Biotherapy, Sichuan University	Theranostics	8.712	2017, 7(4):826-845. DOI: 10.7150/thno.17071
73	Targeted Chemo-Photodynamic Combination Platform Based on the DOX Prodrug Nanoparticles for Enhanced Cancer Therapy	Zhang Y	Tianjin Key Laboratory of Radiation Medicine and Molecular Nuclear Medicine, Institute of Radiation Medicine, Chinese Academy of Medical Science & Peking Union Medical College	ACS Appl Mater Interfaces	7.504	2017, 9(15):13016-13028. DOI: 10.1021/acsami.7b00927
74	Nanostructures for NIR light-controlled therapies	Yang Y	Center for Molecular Imaging and Nuclear Medicine, School for Radiological and Interdisciplinary Sciences (RAD-X) and Collaborative Innovation Center of Radiological Medicine of Jiangsu Higher Education Institutions, Soochow University	Nanoscale	7.367	2017, 9(11):3698-3718. DOI: 10.1039/c6nr09177f
75	Faecal microbiota transplantation protects against radiation-induced toxicity	Cui M	Tianjin Key Laboratory of Radiation Medicine and Molecular Nuclear Medicine, Institute of Radiation Medicine, Chinese Academy of Medical Sciences and Peking Union Medical College	EMBO Mol Med	9.249	2017, 9(4):448-461. DOI: 10.15252/emmm.201606932

(待续)

(续表)

序号	题目	第一作者	第一作者单位	杂志	影响因子（分）	年、卷、期、DOI
76	Down-regulation of lncRNA CASC2 promotes cell proliferation and metastasis of bladder cancer by activation of the Wnt/β-catenin signaling pathway	Pei Z	Department of PET Center & Institute of Anesthesiology and Pain, Taihe Hospital, Hubei University of Medicine	Oncotarget	5.168	2017, 8(11):18145-18153. DOI: 10.18632/oncotarget.15210
77	Overwhelming rapid metabolic and structural response to apatinib in radioiodine refractory differentiated thyroid cancer	Lin Y	Department of Nuclear Medicine, Peking Union Medical College Hospital	Oncotarget	5.168	2017, 8(26):42252-42261. DOI: 10.18632/oncotarget.15036
78	SPECT and PET radiopharmaceuticals for molecular imaging of apoptosis: from bench to clinic	Wang X	Department of Nuclear Medicine, Henan Provincial People's Hospital and People's Hospital of Zhengzhou University	Oncotarget	5.168	2017, 8(12):20476-20495. DOI: 10.18632/oncotarget.14730
79	Discovery of 1,2,3-Triazole derivatives for multimodality PET/CT/cryoimaging of myelination in the central nervous system	Wu C	Department of Nuclear Medicine, PLA General Hospital	J Med Chem	6.259	2017, 60(3):987-999. DOI: 10.1021/acs.jmedchem.6b01328
80	^{68}Ga-PSMA-11 PET/CT for prostate cancer staging and risk stratification in Chinese patients	Zang S	Department of Nuclear Medicine, Nanjing First Hospital, Nanjing Medical University	Oncotarget	5.168	2017 Feb 14;8(7):12247-12258. DOI: 10.18632/oncotarget.14691
81	BI-RADS 3-5 microcalcifications can preoperatively predict breast cancer HER2 and Luminal a molecular subtype	Cen D	Department of Radiation Oncology and Department of Nuclear Medicine, The Third Affiliated Hospital of Guangzhou Medical University	Oncotarget	5.168	2017, 8(8):13855-13862. DOI: 10.18632/oncotarget.14655
82	High expression of miR-105-1 positively correlates with clinical prognosis of hepatocellular carcinoma by targeting oncogene NCOA1	Ma YS	Department of Nuclear Medicine, Shanghai Tenth People's Hospital, Tongji University School of Medicine	Oncotarget	5.168	2017, 8(7):11896-11905. DOI: 10.18632/oncotarget.14435
83	P4HB promotes HCC tumorigenesis through downregulation of GRP78 and subsequent upregulation of epithelial-to-mesenchymal transition	Xia W	Department of Nuclear Medicine, Seventh People's Hospital of Shanghai University of TCM	Oncotarget	5.168	2017, 8(5):8512-8521. DOI: 10.18632/oncotarget.14337
84	Early detection of rheumatoid arthritis in rats and humans with $^{99}Tc^m$-3PRGD2 scintigraphy: imaging synovial neoangiogenesis	Wu Y	Department of Nuclear Medicine, Inner Mongolia Medical University Affiliated Hospital	Oncotarget	5.168	2017, 8(4):5753-5760. DOI: 10.18632/oncotarget.13953

（待续）

（续表）

序号	题目	第一作者	第一作者单位	杂志	影响因子（分）	年、卷、期、DOI
85	Prognostic value of total lesion glycolysis of baseline ^{18}F-fluorodeoxyglucose positron emission tomography/computed tomography in diffuse large B-cell lymphoma	Zhou M	Department of Nuclear Medicine, Ren Ji Hospital, School of Medicine, Shanghai Jiao Tong University	Oncotarget	5.168	2016, 7(50):83544-83553. DOI: 10.18632/oncotarget.13180
86	Incidence and physiological mechanism of carboplatin-induced electrolyte abnormality among patients with non-small cell lung cancer	Ma Y	Department of Nuclear Medicine, Shanghai Tenth People's Hospital, Tongji University School of Medicine	Oncotarget	5.168	2017, 8(11):18417-18423. DOI: 10.18632/oncotarget.12813
87	Oxygen-generating hybrid nanoparticles to enhance fluorescent/photoacoustic/ultrasound imaging guided tumor photodynamic therapy	Gao S	Department of Nuclear Medicine, China-Japan Union Hospital, Jilin University	Biomaterials	8.402	2017, 112:324-335. DOI: 10.1016/j.biomaterials.2016.10.030
88	Data-driven identification of intensity normalization region based on longitudinal coherency of 18F-FDG metabolism in the healthy brain	Zhang H	PET Center, Huashan Hospital, Fudan University	Neuroimage	5.835	2017, 146:589-599. DOI: 10.1016/j.neuroimage.2016.09.031
89	Mesenchymal stem cells stimulate intestinal stem cells to repair radiation-induced intestinal injury	Gong W	Tianjin Key Laboratory of Radiation Medicine and Molecular Nuclear Medicine, Department of Radiobiology, Institute of Radiation Medicine of Chinese Academy of Medical Science and Peking Union Medical College	Cell Death Dis	5.965	2016, 7(9):e2387. DOI: 10.1038/cddis.2016.276
90	Gold nanoparticles-based SPECT/CT imaging probe targeting for vulnerable atherosclerosis plaques	Li X	Department of Nuclear Medicine, Zhongshan Hospital, Fudan University, Shanghai, 200032, China; Shanghai Institute of Medical Imaging	Biomaterials	8.402	2016, 108:71-80. DOI: 10.1016/j.biomaterials.2016.08.048
91	Sensitive detection of microRNA in complex biological samples by using two stages DSN-assisted target recycling signal amplification method	Zhang K	Key Laboratory of Nuclear Medicine, Ministry of Health, Jiangsu Key Laboratory of Molecular Nuclear Medicine, Jiangsu Institute of Nuclear Medicine	Biosens Bioelectron	7.78	2017, 87:358-364. DOI: 10.1016/j.bios.2016.08.081
92	^{18}F-FDG PET/CT for monitoring the response of breast cancer to miR-143-based therapeutics by targeting tumor glycolysis	Miao Y	Department of Nuclear Medicine, Ruijin Hospital, Shanghai Jiaotong University School of Medicine	Mol Ther Nucleic Acids	6.392	2016, 5(8):e357. DOI: 10.1038/mtna.2016.72

（待续）

(续表)

序号	题目	第一作者	第一作者单位	杂志	影响因子（分）	年、卷、期、DOI
93	A new method for sensitive detection of microphthalmia-associated transcription factor based on "OFF-state" and "ON-state" equilibrium of a well-designed probe and duplex-specific nuclease signal amplification	Zhang K	Key Laboratory of Nuclear Medicine, Ministry of Health, Jiangsu Key Laboratory of Molecular Nuclear Medicine, Jiangsu Institute of Nuclear Medicine	Biosens Bioelectron	7.78	2017, 87:299-304. DOI: 10.1016/j.bios.2016.08.070
94	Integrin imaging with $^{99}Tc^m$-3PRGD2 SPECT/CT shows high specificity in the diagnosis of lymph node metastasis from non-small cell lung cancer	Jin X	From the Departments of Nuclear Medicine Peking Union Medical College Hospital, Chinese Academy of Medical Sciences and Peking Union Medical College	Radiology	7.296	2016, 281(3):958-966
95	Excess iodine promotes apoptosis of thyroid follicular epithelial cells by inducing autophagy suppression and is associated with Hashimoto thyroiditis disease.	Xu C	Department of Nuclear Medicine, The Affiliated Hospital of Jiangsu University	J Autoimmun	7.641	2016, 75:50-57. DOI: 10.1016/j.jaut.2016.07.008
96	Inhibition of SREBP increases gefitinib sensitivity in non-small cell lung cancer cells	Li J	Department of Nuclear Medicine, Ren Ji Hospital, School of Medicine, Shanghai Jiao Tong University	Oncotarget	5.168	2016, 7(32):52392-52403. DOI: 10.18632/oncotarget.10721
97	PET/CT-guided percutaneous biopsy of FDG-avid metastatic bone lesions in patients with advanced lung cancer: a safe and effective technique	Guo W	Department of Nuclear Medicine & Minnan PET Center, Xiamen Cancer Hospital, The First Affiliated Hospital of Xiamen University	Eur J Nucl Med Mol Imaging	7.277	2017, 44(1):25-32
98	miR-22 inhibits tumor growth and metastasis by targeting ATP citrate lyase: evidence in osteosarcoma, prostate cancer, cervical cancer and lung cancer	Xin M	Department of Nuclear Medicine, Renji Hospital, School of Medicine, Shanghai Jiao Tong University	Oncotarget	5.168	2016, 7(28):44252-44265. DOI: 10.18632/oncotarget.10020
99	Comparison of RECIST, EORTC criteria and PERCIST for evaluation of early response to chemotherapy in patients with non-small-cell lung cancer	Shang J	Department of Nuclear Medicine and PET/CT-MRI Centre, The First Affiliated Hospital of Jinan University	Eur J Nucl Med Mol Imaging	7.277	2016, 43(11):1945-1953. DOI: 10.1007/s00259-016-3420-7
100	Radiosynthesis and preliminary biological evaluation of N-(2-[^{18}F]fluoropropionyl)-L-glutamine as a PET tracer for tumor imaging	Tang C	PET-CT Center, Department of Nuclear Medicine, The First Affiliated Hospital, Sun Yat-Sen University	Oncotarget	5.168	2016, 7(23):34100-34111. DOI: 10.18632/oncotarget.9115
101	^{18}F-FDG hepatic superscan caused by a non-germinal center subtype of diffuse large B-cell lymphoma	Yang G	PET/CT Center, The Affiliated Hospital of Qingdao University	Eur J Nucl Med Mol Imaging	7.277	2016, 43(10):1928. DOI: 10.1007/s00259-016-3399-0

（待续）

(续表)

序号	题目	第一作者	第一作者单位	杂志	影响因子（分）	年、卷、期、DOI
102	Design, Synthesis, and Evaluation of Fluorinated Radioligands for Myelin Imaging	Tiwari AD	Department of Nuclear Medicine, People's Liberation Army (PLA) General Hospital	J Med Chem	6.259	2016, 59(8):3705-3718. DOI: 10.1021/acs.jmedchem.5b01858
103	cRGD-modified benzimidazole-based pH-responsive nanoparticles for enhanced tumor targeted doxorubicin delivery	Liu J	Tianjin Key Laboratory of Radiation Medicine and Molecular Nuclear Medicine, Institute of Radiation Medicine, Chinese Academy of Medical Science, Peking Union Medical College	ACS Appl Mater Interfaces	7.504	2016, 8(17):10726-10736. DOI: 10.1021/acsami.6b01501
104	The altered glucose metabolism in tumor and a tumor acidic microenvironment associated with extracellular matrix metalloproteinase inducer and monocarboxylate transporters	Li X	Department of Molecular Imaging and Nuclear Medicine, Tianjin Medical University Cancer Institute and Hospital	Oncotarget	5.168	2016, 7(17):23141-23155. DOI: 10.18632/oncotarget.8153
105	Label-free and enzyme-free colorimetric detection of microRNA by catalyzed hairpin assembly coupled with hybridization chain reaction	Wu H	Key Laboratory of Nuclear Medicine, Ministry of Health, Jiangsu Key Laboratory of Molecular Nuclear Medicine, Jiangsu Institute of Nuclear Medicine	Biosens Bioelectron	7.78	2016, 81:303-308. DOI: 10.1016/j.bios.2016.03.013
106	The preclinical study of predicting radiosensitivity in human nasopharyngeal carcinoma xenografts by ^{18}F-ML-10 animal-PET/CT imaging	Bao X	Department of Nuclear Medicine, Fudan University Shanghai Cancer Center	Oncotarget	5.168	2016, 7(15):20743-20752. DOI: 10.18632/oncotarget.7868
107	miR-194 inhibits the proliferation, invasion, migration, and enhances the chemosensitivity of non-small cell lung cancer cells by targeting forkhead box A1 protein	Zhu X	Department of Nuclear Medicine, Shanghai Tenth People's Hospital, Tongji University School of Medicine	Oncotarget	5.168	2016, 7(11):13139-13152. doi: 10.18632/oncotarget.7545
108	Chemical Conjugation of Evans Blue Derivative: A Strategy to Develop Long-Acting Therapeutics through Albumin Binding.	Chen H	Department of Nuclear Medicine, Xiamen Cancer Center, the First Affiliated Hospital of Xiamen University	Theranostics	8.712	2016, 6(2):243-253. DOI: 10.7150/thno.14322
109	Characteristics of antithyroid drug-induced agranulocytosis in patients with hyperthyroidism: a retrospective analysis of 114 cases in a single institution in China involving 9690 patients referred for radioiodine treatment over 15 years.	Yang J	Department of Nuclear Medicine, First Affiliated Hospital, College of Medicine, Zhejiang University	Thyroid	5.515	2016, 26(5):627-633. DOI: 10.1089/thy.2015.0439

（待续）

(续表)

序号	题目	第一作者	第一作者单位	杂志	影响因子（分）	年、卷、期、DOI
110	Solid cancer incidence among Chinese medical diagnostic x-ray workers, 1950-1995: Estimation of radiation-related risks	Sun Z	Tianjin Key Laboratory of Radiation Medicine and Molecular Nuclear Medicine, Institute of Radiation Medicine, Chinese Academy of Medical Sciences & Peking Union Medical College	Int J Cancer	6.513	2016, 138(12):2875-2883. DOI: 10.1002/ijc.30036
111	pH-responsive Fe(III)-Gallic acid nanoparticles for in vivo photoacoustic-imaging-guided photothermal therapy	Zeng J	Center for Molecular Imaging and Nuclear Medicine, School for Radiological and Interdisciplinary Sciences (RAD-X), Soochow University	Adv Healthc Mater	5.11	2016, 5(7):772-780. DOI: 10.1002/adhm.201500898
112	Oncolytic and immunologic cancer therapy with GM-CSF-armed vaccinia virus of Tian Tan strain Guang9	Deng L	Key Laboratory of Nuclear Medicine, Ministry of Health, Jiangsu Key Laboratory of Molecular Nuclear Medicine, Jiangsu Institute of Nuclear Medicine	Cancer Lett	6.375	2016, 372(2):251-257. DOI: 10.1016/j.canlet.2016.01.025
113	Noninferior response in BRAF(V600E) mutant nonmetastatic papillary thyroid carcinoma to radioiodine therapy	Li J	Department of Nuclear Medicine, Peking Union Medical College Hospital	Eur J Nucl Med Mol Imaging	7.277	2016, 43(6):1034-1049. DOI: 10.1007/s00259-015-3305-1
114	Arginine methylation of SREBP1a via PRMT5 promotes de novo lipogenesis and tumor growth	Liu L	Department of Nuclear Medicine, Renji Hospital, School of Medicine, Shanghai Jiao Tong University	Cancer Res	9.122	2016, 76(5):1260-1272. DOI: 10.1158/0008-5472.CAN-15-1766
115	Clinical application of radiolabeled RGD peptides for PET imaging of integrin $\alpha_v\beta_3$	Chen H	Department of Nuclear Medicine, Xiamen Cancer Center, the First Affiliated Hospital of Xiamen University	Theranostics	8.712	2016, 6(1):78-92. DOI: 10.7150/thno.13242
116	Hybrid graphene/Au activatable theranostic agent for multimodalities imaging guided enhanced photothermal therapy	Gao S	Department of Nuclear Medicine, China-Japan Union Hospital, Jilin University	Biomaterials	8.402	2016, 79:36-45. DOI: 10.1016/j.biomaterials.2015.11.041
117	G-quadruplex DNAzyme-based chemiluminescence biosensing platform based on dual signal amplification for label-free and sensitive detection of protein	Zou P	Key Laboratory of Nuclear Medicine, Ministry of Health, Jiangsu Key Laboratory of Molecular Nuclear Medicine, Jiangsu Institute of Nuclear Medicine	Biosens Bioelectron	7.78	2016, 79:29-33. DOI: 10.1016/j.bios.2015.12.012
118	A label-free kissing complexes-induced fluorescence aptasensor using DNA-templated silver nanoclusters as a signal transducer.	Zhang K	Key Laboratory of Nuclear Medicine, Ministry of Health, Jiangsu Key Laboratory of Molecular Nuclear Medicine, Jiangsu Institute of Nuclear Medicine	Biosens Bioelectron	7.78	2016, 78:154-159. DOI: 10.1016/j.bios.2015.11.038
119	Quantitative assessment of right ventricular glucose metabolism in idiopathic pulmonary arterial hypertension patients: a longitudinal study	Wang L	Department of Nuclear Medicine, Fu Wai Hospital, National Center for Cardiovascular Diseases, Chinese Academy of Medical Sciences and Peking Union Medical College	Eur Heart J Cardiovasc Imaging	5.99	2016, 17(10):1161-1168. DOI: 10.1093/ehjci/jev297

（待续）

(续表)

序号	题目	第一作者	第一作者单位	杂志	影响因子（分）	年、卷、期、DOI
120	Multiple osteolytic lesions in a hemodialysis patient	Zhang RG	Department of Nuclear Medicine, Tianjin First Center Hospital	Kidney Int	8.395	2015, 88(5):1201-1202. DOI: 10.1038/ki.2015.44
121	Sensitive detection of transcription factors in cell nuclear extracts by using a molecular beacons based amplification strategy	Zhang K	Key Laboratory of Nuclear Medicine, Ministry of Health, Jiangsu Key Laboratory of Molecular Nuclear Medicine, Jiangsu Institute of Nuclear Medicine	Biosens Bioelectron	7.78	2016, 77:264-269. DOI: 10.1016/j.bios.2015.09.040
122	Predictive efficacy of (11)C-PD153035 PET imaging for EGFR-tyrosine kinase inhibitor sensitivity in non-small cell lung cancer patients	Dai D	Department of Molecular Imaging and Nuclear Medicine, Tianjin Medical University Cancer Institute and Hospital, National Clinical Research Center for Cancer, Key Laboratory of Cancer Prevention and Therapy	Int J Cancer	6.513	2016, 138(4):1003-1012. DOI: 10.1002/ijc.29832
123	Use of ^{18}F-FDG PET and MPI with ^{99}Tc^m-MIBI in a patient with delayed diagnosis of homozygous familial hypercholesterolemia	Jiao J	Beijing Anzhen Hospital, Capital Medical University, Department of Nuclear Medicine	Int J Cardiol	6.189	2015, 201:145-147. DOI: 10.1016/j.ijcard.2015.07.092
124	Chlorotoxin-conjugated multifunctional dendrimers labeled with radionuclide ^{131}I for single photon emission computed tomography imaging and radiotherapy of gliomas	Zhao L	Department of Nuclear Medicine, Shanghai General Hospital, School of Medicine, Shanghai Jiaotong University	ACS Appl Mater Interfaces	7.504	2015, 7(35):19798-19808. DOI: 10.1021/acsami.5b05836
125	Dragon fruit-like biocage as an iron trapping nanoplatform for high efficiency targeted cancer multimodality imaging	Yang M	Key Laboratory of Nuclear Medicine, Ministry of Health, Jiangsu Key Laboratory of Molecular Nuclear Medicine, Jiangsu Institute of Nuclear Medicine	Biomaterials	8.402	2015, 69:30-37. DOI: 10.1016/j.biomaterials.2015.08.001
126	Imaging malignant melanoma with ^{18}F-5-FPN	Feng H	Department of Nuclear Medicine, Union Hospital, Tongji Medical College, Huazhong University of Science and Technology; Hubei Key Laboratory of Molecular Imaging	Eur J Nucl Med Mol Imaging	7.277	2016, 43(1):113-122. DOI: 10.1007/s00259-015-3134-2
127	Risk stratification in patients with advanced-stage breast cancer by pretreatment [^{18}F]FDG PET/CT	Chen S	Department of Nuclear Medicine, Xinhua Hospital, Shanghai Jiaotong University School of Medicine	Cancer	5.997	2015, 121(22):3965-3974. DOI: 10.1002/cncr.29565
128	Pilot Prospective Evaluation of ^{18}F-Alfatide II for Detection of Skeletal Metastases	Mi B	Department of Nuclear Medicine, Affiliated Hospital of Jiangnan University (Wuxi 4th People's Hospital)	Theranostics	8.712	2015, 5(10):1115-21. DOI: 10.7150/thno.12938
129	p54(nrb)/NONO regulates lipid metabolism and breast cancer growth through SREBP-1A	Zhu Z	Department of Nuclear Medicine, Ren Ji Hospital, School of Medicine, Shanghai Jiao Tong University	Oncogene	7.519	2016, 35(11):1399-1410. DOI: 10.1038/onc.2015.197

(待续)

（续表）

序号	题目	第一作者	第一作者单位	杂志	影响因子（分）	年、卷、期、DOI
130	^{18}F-Alfatide II PET/CT in healthy human volunteers and patients with brain metastases	Yu C	Department of Nuclear Medicine, Affiliated Hospital of Jiangnan University (Wuxi No. 4 People's Hospital)	Eur J Nucl Med Mol Imaging	7.277	2015, 42(13):2021-2028. DOI: 10.1007/s00259-015-3118-2
131	Intensity enhanced cerenkov luminescence imaging using terbium-doped Gd2O2S microparticles	Cao X	Department of Nuclear Medicine, Xijing Hospital, Fourth Military Medical University	ACS Appl Mater Interfaces	7.504	2015, 7(22):11775-11782. DOI: 10.1021/acsami.5b00432
132	^{99}Tc^m-3PRGD2 SPECT to monitor early response to neoadjuvant chemotherapy in stage II and III breast cancer	Ji B	Department of Nuclear Medicine, China-Japan Union Hospital of Jilin University	Eur J Nucl Med Mol Imaging	7.277	2015, 42(9):1362-1370. DOI: 10.1007/s00259-015-3062-1
133	A near-infrared phthalocyanine dye-labeled agent for integrin $\alpha_v\beta_6$-targeted theranostics of pancreatic cancer	Gao D	Medical Isotopes Research Center and Department of Radiation Medicine, School of Basic Medical Sciences, Peking University	Biomaterials	8.402	2015, 53:229-238. DOI: 10.1016/j.biomaterials.2015.02.093
134	Dichloroacetate restores drug sensitivity in paclitaxel-resistant cells by inducing citric acid accumulation	Zhou X	Department of Nuclear Medicine, Ren Ji Hospital, School of Medicine, Shanghai Jiao Tong University	Mol Cancer	6.204	2015, 14:63. DOI: 10.1186/s12943-015-0331-3
135	Four FCRL3 gene polymorphisms (FCRL3_3, _5, _6, _8) confer susceptibility to multiple sclerosis: Results from a case-control study	Yuan M	Department of Nuclear Medicine, Tangdu Hospital, the Fourth Military Medical University	Mol Neurobiol.	6.19	2016, 53(3):2029-2035. DOI: 10.1007/s12035-015-9149-7
136	Kinetic analysis of dynamic (11) C-acetate PET/CT imaging as a potential method for differentiation of hepatocellular carcinoma and benign liver lesions	Huo L	Department of Nuclear Medicine, Peking Union Medical College Hospital	Theranostics	8.712	2015, 5(4):371-377. DOI: 10.7150/thno.10760
137	Integrin-targeted pH-responsive micelles for enhanced efficiency of anticancer treatment in vitro and in vivo	Liu J	Tianjin Key Laboratory of Radiation Medicine and Molecular Nuclear Medicine, Institute of Radiation Medicine, Chinese Academy of Medical Science & Peking Union Medical College	Nanoscale	7.367	2015, 7(10):4451-4460. DOI: 10.1039/c4nr07435a
138	Relationship between overall survival of patients with non-small cell lung cancer and whole-body metabolic tumor burden seen on postsurgical fluorodeoxyglucose PET images.	Zhang C	From the Department of Nuclear Medicine, Ren Ji Hospital, School of Medicine, Shanghai Jiao Tong University	Radiology	7.296	2015, 275(3):862-869. DOI: 10.1148/radiol.14141398

（待续）

（续表）

序号	题目	第一作者	第一作者单位	杂志	影响因子（分）	年、卷、期、DOI
139	Detection of vulnerable atherosclerosis plaques with a dual-modal single-photon-emission computed tomography/magnetic resonance imaging probe targeting apoptotic macrophages.	Cheng D	Department of Nuclear Medicine and // Shanghai Institute of Cardiovascular Diseases, Zhongshan Hospital, Fudan University	ACS Appl Mater Interfaces	7.504	2015, 7(4):2847-2855. DOI: 10.1021/am508118x
140	Dynamic biostability, biodistribution, and toxicity of L/D-peptide-based supramolecular nanofibers	Yang C	Tianjin Key Laboratory of Radiation Medicine and Molecular Nuclear Medicine, Institute of Radiation Medicine, Chinese Academy of Medical Science & Peking Union Medical College	ACS Appl Mater Interfaces	7.504	2015, 7(4):2735-2744. DOI: 10.1021/am507800e
141	Label-free and ultrasensitive colorimetric detection of DNA based on target-triggered quadratic amplification strategy	Wu H	Key Laboratory of Nuclear Medicine, Ministry of Health, Jiangsu Key Laboratory of Molecular Nuclear Medicine, Jiangsu Institute of Nuclear Medicine	Biosens Bioelectron	7.78	2015, 66:277-282. DOI: 10.1016/j.bios.2014.11.031
142	Storage of gold nanoclusters in muscle leads to their biphasic in vivo clearance	Zhang XD	Tianjin Key Laboratory of Molecular Nuclear Medicine, Institute of Radiation Medicine, Chinese Academy of Medical Sciences and Peking Union Medical College	Small	8.643	2015, 11(14):1683-1690. DOI: 10.1002/smll.201402233
143	^{68}Ga-NOTA-exendin-4 PET/CT in detection of occult insulinoma and evaluation of physiological uptake	Luo Y	Department of Nuclear Medicine, Chinese Academy of Medical Sciences and Peking Union Medical College Hospital	Eur J Nucl Med Mol Imaging	7.277	2015, 42(3):531-532. DOI: 10.1007/s00259-014-2946-9
144	Analysis of 90 cases of antithyroid drug-induced severe hepatotoxicity over 13 years in China	Yang J	Department of Nuclear Medicine, First Affiliated Hospital, College of Medicine	Thyroid	5.515	2015, 25(3):278-283. DOI: 10.1089/thy.2014.0350
145	Clinical management and outcomes in patients with hyperfunctioning distant metastases from differentiated thyroid cancer after total thyroidectomy and radioactive iodine therapy	Qiu ZL	Department of Nuclear Medicine, Shanghai Jiao Tong University Affiliated Sixth People's Hospital	Thyroid	5.515	2015, 25(2):229-237. DOI: 10.1089/thy.2014.0233
146	Deficiency of osteoblastic Arl6ip5 impaired osteoblast differentiation and enhanced osteoclastogenesis via disturbance of ER calcium homeostasis and induction of ER stress-mediated apoptosis	Wu Y	Key Laboratory of Nuclear Medicine, Ministry of Health, Jiangsu Key Laboratory of Molecular Nuclear Medicine, Jiangsu Institute of Nuclear Medicine	Cell Death Dis	5.965	2014, 5:e1464. DOI: 10.1038/cddis.2014.427

（待续）

（续表）

序号	题目	第一作者	第一作者单位	杂志	影响因子（分）	年、卷、期、DOI
147	Binding-induced and label-free colorimetric method for protein detection based on autonomous assembly of hemin/G-quadruplex DNAzyme amplification strategy	Wu H	Key Laboratory of Nuclear Medicine, Ministry of Health, Jiangsu Key Laboratory of Molecular Nuclear Medicine, Jiangsu Institute of Nuclear Medicine	Biosens Bioelectron	7.78	2015, 64:572-578. DOI: 10.1016/j.bios.2014.09.096
148	Minimal lymphatic leakage in an infant with chylothorax detected by lymphoscintigraphy SPECT/CT	Yang J	Department of Nuclear Medicine, Beijing Friendship Hospital of Capital Medical University	Pediatrics	5.705	2014, 134(2):e606-610. DOI: 10.1542/peds.2013-2689
149	Application of ^{68}Ga-PRGD2 PET/CT for $\alpha_v\beta_3$-integrin imaging of myocardial infarction and stroke	Sun Y	Department of Nuclear Medicine, Peking Union Medical College Hospital, Chinese Academy of Medical Science and Peking Union Medical College	Theranostics	8.712	2014, 4(8):778-86. DOI: 10.7150/thno.8809
150	Thyroid cancer: radiation safety precautions in ^{131}I therapy based on actual biokinetic measurements	Liu B	From the Department of Nuclear Medicine, West China Hospital, Sichuan University	Radiology	7.296	2014, 273(1):211-219. DOI: 10.1148/radiol.14132234
151	The prognostic value of ^{18}F-FDG PET/CT for hepatocellular carcinoma treated with transarterial chemoembolization (TACE)	Ma W	Department of Nuclear Medicine, Xijing Hospital, Fourth Military Medical University	Theranostics	8.712	2014, 4(7):736-744. DOI: 10.7150/thno.8725
152	Disruption of chaperone-mediated autophagy-dependent degradation of MEF2A by oxidative stress-induced lysosome destabilization	Zhang L	Key Laboratory of Nuclear Medicine; Ministry of Health; Jiangsu Key Laboratory of Molecular Nuclear Medicine; Jiangsu Institute of Nuclear Medicine State Key Laboratory of Pharmaceutical Biotechnology, School of Life Sciences, Nanjing University	Autophagy	8.593	2014, 10(6):1015-1035. DOI: 10.4161/auto.28477
153	Characterizing IgG4-related disease with ^{18}F-FDG PET/CT: a prospective cohort study	Zhang J	Department of Nuclear Medicine, Peking Union Medical College Hospital, Chinese Academy of Medical Sciences and Peking Union Medical College	Eur J Nucl Med Mol Imaging	7.277	2014, 41(8):1624-1634. DOI: 10.1007/s00259-014-2729-3
154	PET imaging reveals brain functional changes in internet gaming disorder	Tian M	Department of Nuclear Medicine, The Second Hospital of Zhejiang University School of Medicine	Eur J Nucl Med Mol Imaging	7.277	2014, 41(7):1388-1397. DOI: 10.1007/s00259-014-2708-8
155	Notable decrease of malignant pleural effusion after treatment with sorafenib in radioiodine-refractory follicular thyroid carcinoma	Liu M	Department of Nuclear Medicine, Shanghai Jiao Tong University Affiliated Sixth People's Hospital	Thyroid	5.515	2014, 24(7):1179-1183. DOI: 10.1089/thy.2013.0703

（待续）

（续表）

序号	题目	第一作者	第一作者单位	杂志	影响因子（分）	年、卷、期、DOI
156	Longitudinal PET imaging of muscular inflammation using ^{18}F-DPA-714 and ^{18}F-Alfatide II and differentiation with tumors	Wu C	Department of Nuclear Medicine, Peking Union Medical College Hospital (PUMCH) Academy of Medical Sciences & Peking Union Medical College (CAMS & PUMC)	Theranostics	8.712	2014, 4(5):546-555. doi: 10.7150/thno.8159
157	Self-assembling peptide of D-amino acids boosts selectivity and antitumor efficacy of 10-hydroxycamptothecin	Liu J	Tianjin Key Laboratory of Radiation Medicine and Molecular Nuclear Medicine, Institute of Radiation Medicine, Chinese Academy of Medical Science & Peking Union Medical College	ACS Appl Mater Interfaces	7.504	2014, 6(8):5558-5565. DOI: 10.1021/am406007g
158	Ultrasensitive detection of microRNA with isothermal amplification and a time-resolved fluorescence sensor	Wang K	Key Laboratory of Nuclear Medicine, Ministry of Health, Jiangsu Key Laboratory of Molecular Nuclear Medicine, Jiangsu Institute of Nuclear Medicine	Biosens Bioelectron	7.78	2014, 57:91-95. DOI: 10.1016/j.bios.2014.01.058
159	Anti-tumor effect of integrin targeted (177)Lu-3PRGD2 and combined therapy with Endostar	Shi J	Medical Isotopes Research Center, Peking University	Theranostics	8.712	2014, 4(3):256-266. DOI: 10.7150/thno.7781
160	Sorafenib in the treatment of radioiodine-refractory differentiated thyroid cancer: a meta-analysis	Shen CT	Department of Nuclear Medicine, Shanghai Jiao Tong University Affiliated Sixth People's Hospital	Endocr Relat Cancer	5.267	2014, 21(2):253-261. DOI: 10.1530/ERC-13-0438
161	DNA-templated silver nanoclusters based label-free fluorescent molecular beacon for the detection of adenosine deaminase	Zhang K	Key Laboratory of Nuclear Medicine, Ministry of Health, Jiangsu Key Laboratory of Molecular Nuclear Medicine, Jiangsu Institute of Nuclear Medicine	Biosens Bioelectron	7.78	2014, 52:124-128. DOI: 10.1016/j.bios.2013.08.049
162	Enhanced tumor accumulation of sub-2 nm gold nanoclusters for cancer radiation therapy	Zhang XD	Tianjin Key Laboratory of Molecular Nuclear Medicine, Institute of Radiation Medicine, Chinese Academy of Medical Sciences and Peking Union Medical College	Adv Healthc Mater	5.11	2014, 3(1):133-141. DOI: 10.1002/adhm.201300189
163	MicroRNA-146a targets PRKCE to modulate papillary thyroid tumor development	Zhang X	Department of Nuclear Medicine, Shanghai 10th People's Hospital, School of Medicine, Tongji University	Int J Cancer	6.513	2014, 134(2):257-267. DOI: 10.1002/ijc.28141
164	Chemotherapy-induced macrophage infiltration into tumors enhances nanographene-based photodynamic therapy	Zhao Y	Medical Isotopes Research Center and Department of Radiation Medicine, School of Basic Medical Sciences, Peking University Health Science Center	Cancer Res	9.122	2017, 77(21):6021-6032. DOI: 10.1158/0008-5472.CAN-17-1655

（待续）

（续表）

序号	题目	第一作者	第一作者单位	杂志	影响因子（分）	年、卷、期、DOI
165	Radiolabeled novel mAb 4G1 for immuno SPECT imaging of EGFRVIII expression in preclinical glioblastoma xenografts	Liu X	Medical Isotopes Research Center and Department of Radiation Medicine, School of Basic Medical Sciences, Peking University	Oncotarget	5.168	2017, 8(4):6364-6375. DOI: 10.18632/oncotarget.14088
166	Inhibition of tumor growth and metastasis by photoimmunotherapy targeting tumor-associated macrophage in a sorafenib-resistant tumor model	Zhang C	Medical Isotopes Research Center and Department of Radiation Medicine, School of Basic Medical Sciences, Peking University Health Science Center	BIOMATERIALS	8.402	2016, 84:1-12. DOI: 10.1016/j.biomaterials.2016.01.027

注：相关信息从网络选择摘录

附录二 放射性药物标准名称

序号	药品名称
1	锝 [^{99}Tc^m] 比西酯注射液
2	锝 [^{99}Tc^m] 二巯丁二酸盐注射液
3	锝 [^{99}Tc^m] 甲氧乙腈注射液
4	锝 [^{99}Tc^m] 甲氧异腈注射液
5	锝 [^{99}Tc^m] 聚合白蛋白注射液
6	锝 [^{99}Tc^m] 喷替酸盐注射液
7	锝 [^{99}Tc^m] 双半胱氨酸注射液
8	锝 [^{99}Tc^m] 双半胱乙酯注射液
9	锝 [^{99}Tc^m] 司它比注射液
10	锝 [^{99}Tc^m] 亚甲基二膦酸盐注射液
11	锝 [^{99}Tc^m] 依替菲宁注射液
12	锝 [^{99}Tc^m] 植酸盐注射液
13	锝 [^{99}Tc] 亚甲基二膦酸盐注射液
14	碘 [^{125}I] 密封籽源
15	碘 [^{131}I] 化钠口服溶液
16	碘 [^{131}I] 美妥昔单抗皮试制剂
17	碘 [^{131}I] 美妥昔单抗注射液
18	氟 [^{18}F] 脱氧葡糖注射液
19	高锝 [^{99}Tc^m] 酸钠注射液
20	高锝 [^{99}Tc^m] 酸钠注射液（^{99}Mo-^{99}Tc^m 发生器）
21	胶体磷 [^{32}P] 酸铬注射液
22	来昔决南钐 [^{153}Sm] 注射液
23	邻碘 [^{131}I] 马尿酸钠注射液
24	磷 [^{32}P] 酸钠盐口服溶液
25	氯化锶 [^{89}Sr] 注射液

（待续）

(续表)

序号	药品名称
26	氯化亚铊 [^{201}Tl] 注射液
27	尿素 [^{14}C] 呼气试验药盒
28	尿素 [^{14}C] 胶囊
29	注射用甲氧异腈
30	注射用双半胱氨酸
31	注射用双半胱乙酯
32	注射用亚锡二巯丁二钠
33	注射用亚锡甲氧异腈
34	注射用亚锡焦磷酸钠
35	注射用亚锡聚合白蛋白
36	注射用亚锡喷替酸
37	注射用亚锡葡庚糖酸钠
38	注射用亚锡双半胱氨酸
39	注射用亚锡双半胱乙酯
40	注射用亚锡替曲膦
41	注射用亚锡亚甲基二膦酸盐
42	注射用亚锡依替菲宁
43	注射用亚锡植酸钠

注：附录二中的放射性药物标准名称均在国家食品药品监督管理总局登记